Questões Comentadas em Ginecologia e Obstetrícia

Questões Comentadas em Ginecologia e Obstetrícia

Organizadores

Agnaldo Lopes da Silva Filho

Professor Titular do Departamento de Ginecologia e Obstetrícia da UFMG.
Vice-Presidente da Região Sudeste da FEBRASGO.

Aline Evangelista Santiago

Médica especialista em Ginecologia e Obstetrícia pela FEBRASGO. Doutoranda do Programa de Pós-Graduação em Ginecologia, Obstetrícia e Mastologia da UNESP (Faculdade de Medicina de Botucatu). Especialização em Ginecologia Oncológica pela UNICAMP.

Eduardo Batista Cândido

Professor Adjunto do Departamento de Ginecologia e Obstetrícia da Faculdade de Medicina de Minas Gerais – UFMG. Diretor de Marketing e Comunicação da SOGIMIG. Médico da Equipe de Ginecologia Oncológica do Hospital Mater Dei.

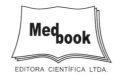

EDITORA CIENTÍFICA LTDA.

Questões Comentadas em Ginecologia e Obstetrícia
Direitos exclusivos para a língua portuguesa
Copyright © 2019 by MEDBOOK Editora Científica Ltda.

Nota da editora: Os organizadores desta obra verificaram cuidadosamente os nomes genéricos e comerciais dos medicamentos mencionados, assim como conferiram os dados referentes à posologia, objetivando fornecer informações acuradas e de acordo com os padrões atualmente aceitos. Entretanto, em virtude do dinamismo da área da saúde, os leitores devem prestar atenção às informações fornecidas pelos fabricantes para que possam se certificar de que as doses preconizadas ou as contraindicações não sofreram modificações, principalmente em relação a substâncias novas ou prescritas com pouca frequência.

Os organizadores e a editora não podem ser responsabilizados pelo uso impróprio nem pela aplicação incorreta de produto apresentado nesta obra. Apesar de terem envidado esforço máximo para localizar os detentores dos direitos autorais de qualquer material utilizado, os organizadores e a editora estão dispostos a acertos posteriores caso, inadvertidamente, a identificação de algum deles tenha sido omitida.

Editoração Eletrônica: ASA Editoração e Produção Gráfica
Capa: Bruno Sales

Reservados todos os direitos. É proibida a duplicação ou reprodução deste volume, no todo ou em parte, sob quaisquer formas ou por quaisquer meios (eletrônico, mecânico, gravação, fotocópia, distribuição na Web ou outros), sem permissão expressa da Editora.

CIP-BRASIL. CATALOGAÇÃO NA PUBLICAÇÃO
SINDICATO NACIONAL DOS EDITORES DE LIVROS, RJ

S578m

Questões Comentadas em Ginecologia e Obstetrícia / Agnaldo Lopes da Silva Filho ... [et al.].
1. ed. - Rio de Janeiro: MedBook, 2019.
   520 p. : il. ; 24 cm.

ISBN 978-85-8369-049-8

1. Obstetrícia / Ginecologia, etc. I. Silva Filho, Agnaldo Lopes.

19-56988	CDD: 618.2
	CDU: 618.2

26/07/2019   02/08/2019

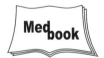

EDITORA CIENTÍFICA LTDA.
Avenida Treze de Maio 41/salas 803 e 804 – Cep 20.031-007 – Rio de Janeiro – RJ
Telefones: (21) 2502-4438 e 2569-2524 – www.medbookeditora.com.br
contato@medbookeditora.com.br – vendasrj@medbookeditora.com.br

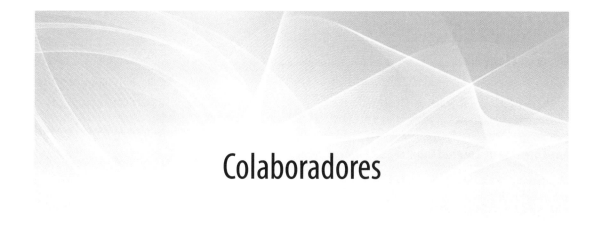

Colaboradores

Adriana Ribeiro da Silva

Graduação em Medicina pela UFMG. Especialista em Ginecologia e Obstetrícia pelo Hospital Municipal Odilon Behrens. Especialista em Endoscopia Ginecológica pelo Hospital das Clínicas de Minas Gerais. Pós-Graduanda em Sexualidade Humana pela USP.

Adriana Yoshida

Graduação em Medicina pela Universidade Estadual de Campinas. Mestrado e Doutorado em Tocoginecologia pela Universidade Estadual de Campinas. Médica Oncologista do Hospital da Mulher Prof. Dr. Aristodemo Pinotti – Universidade Estadual de Campinas, Residência Médica em Tocoginecologia.

Agnaldo Lopes da Silva Filho

Professor Titular do Departamento de Ginecologia e Obstetrícia da UFMG. Vice-Presidente da Região Sudeste da FEBRASGO.

Alim Alves Demian

Mestre e Doutor em GOB CPG/FAME/UFMG. Professor da Disciplina de Saúde da Mulher II – FAME/UNIPAC-JF. Coordenador do Internato em Ginecologia e Obstetrícia – FAME/UNIPAC-JF. Médico Ginecologista/Obstetra – Hospital das Clínicas UFMG/EBSERH.

Aline Evangelista Santiago

Médica especialista em Ginecologia e Obstetrícia pela FEBRASGO. Doutoranda do Programa de Pós-Graduação em Ginecologia, Obstetrícia e Mastologia da UNESP (Faculdade de Medicina de Botucatu). Especialização em Ginecologia Oncológica pela UNICAMP.

Álvaro Luiz Lage Alves

Professor Adjunto de Ginecologia e Obstetrícia da Faculdade de Ciências Médicas de Minas Gerais. Obstetra do Hospital Sofia Feldman e do Hospital das Clínicas da UFMG. Doutor em Ginecologia e Obstetrícia pela UFMG.

Ana Christina de Lacerda Lobato

Mestre em Saúde da Mulher pela UFMG. Coordenadora da Residência Médica de Obstetrícia e Ginecologia do Hospital Júlia Kubitschek – FHEMIG. Professora-Supervisora de Estágio de Obstetrícia e Ginecologia das Faculdades de Medicina da UNIFENAS-BH, UNI-BH e PUC-Betim.

Ana Luiza Lunardi Rocha

Professora de Ginecologia e Obstetrícia da Faculdade de Medicina da UFMG. Doutora em Saúde da Mulher pela UFMG/Università di Siena. Pós-Doutora em Saúde da Mulher pela UFMG. Coordenadora do Setor de Planejamento Familiar do Hospital das Clínicas da UFMG.

Angélica Lemos Debs Diniz

Professora Associada do Departamento de Ginecologia e Obstetrícia da Universidade Federal de Uberlândia – UFU. Professora permanente do Programa de Pós-Graduação em Ciências da Saúde da UFU. Doutora em Medicina pela Universidade Federal de São Paulo – UNIFESP. Chefe do Setor de Ultrassonografia do DEPGO da UFU. Coordenadora do Ambulatório de Medicina Fetal do Hospital das Clínicas da UFU.

Antônio Braga

Livre-Docente em Obstetrícia pela Universidade Estadual Paulista – UNESP. Pós-Doutor pela Harvard Medical School. Presidente da Comissão Nacional em Doença Trofoblástica Gestacional – FEBRASGO. Presidente da Associação Brasileira de Doença Trofoblástica Gestacional – ABDTG.

Augusto Henriques Fulgêncio Brandão

Professor do Departamento de Ginecologia e Obstetrícia da UFMG. Mestre e Doutor em Ginecologia e Obstetrícia.

Bertha Andrade Coelho

Doutora em Mastologia – UNESP. Professora do Centro Universitário FIPMoc. Professora do Curso de Imaginologia Mamária e Procedimentos Minimamente Invasivos em Mastologia SBM – Redimama.

Bruna Costa Queiroz

Graduação em Medicina pela Faculdade de Medicina da UFMG. Residência Médica em Ginecologia e Obstetrícia pelo HC-UFMG.

Camila Martins de Carvalho

Mestranda em Saúde da Mulher na UFMG. Ginecologista e Obstetra Membro do Corpo Clínico do Hospital Vila da Serra. Membro do Corpo Clínico da Maternidade Octaviano Neves. Membro do Corpo Clínico do Hospital Governador Israel Pinheiro/IPSEMG. Ginecologista e Obstetra na Prefeitura de Belo Horizonte.

Carolina Martins Vieira

Médica Oncologista do Grupo Oncoclínicas. Preceptora da Residência Médica do Hospital das Clínicas da UFMG. Mestranda em Saúde do Adulto pela UFMG.

Cláudia Navarro Carvalho Duarte Lemos

Mestre e Doutora em Ginecologia e Obstetrícia pela Faculdade de Medicina da UFMG. Membro da Câmara Técnica de Reprodução Assistida do Conselho Federal de Medicina. Membro do Corpo Clínico do Laboratório de Reprodução Aroldo Camargos do Hospital das Clínicas da UFMG. Diretora Clínica da Life Search – Serviço de Reprodução Humana.

Daisy Martins Rodrigues

Professora da Faculdade de Medicina da Pontifícia Universidade Católica de Minas Gerais. Professora da Faculdade de Medicina UNIFENAS-BH.

Daniela Guimarães Discacciati

Médica Obstetra do HC-UFMG. Residência em Medicina Fetal pela UFMG.

Eduardo Batista Cândido

Professor Adjunto do Departamento de Ginecologia e Obstetrícia da Faculdade de Medicina de Minas Gerais – UFMG. Diretor de Marketing e Comunicação da SOGIMIG. Médico da Equipe de Ginecologia Oncológica do Hospital Mater Dei.

Elaine Cristina Fontes de Oliveira

Médica especialista em Reprodução Humana. Médica do Hospital das Clínicas da UFMG. Mestre em Saúde da Mulher pela UFMG.

Fabiene Bernardes Castro Vale

Ginecologista, Mestre e Doutora pelo Programa de Saúde da Mulher da Faculdade de Medicina da UFMG. Professora Adjunta I no Departamento de Ginecologia e Obstetrícia da Faculdade de Medicina da UFMG. Coordenadora dos Ambulatórios de Sexologia da Faculdade de Medicina da UFMG e do Hospital Metropolitano Odilon Behrens – Belo Horizonte-MG. Membro do comitê de especialidades de Sexologia da SOGIMIG. Membro da Comissão Nacional Especializada (CNE) de Sexologia da FEBRASGO.

Gabriel Costa Osanan

Professor do Departamento de Ginecologia e Obstetrícia da UFMG. Diretor de Ensino e Residência Médica – SOGIMIG. Vice-Presidente da Comissão Nacional de Urgências Obstétricas – FEBRASGO. Membro da Associação Brasileira de Doença Trofoblástica Gestacional – ABDTG.

Guilherme de Castro Rezende

Doutorado em Saúde da Mulher, Área de Concentração Perinatologia – UFMG. Professor de Obstetrícia da FASEH.

Gustavo Francisco da Silva

Ginecologista e Obstetra, Membro do Corpo Clínico do Hospital Vila da Serra. Coordenador da Residência Médica em Ginecologia e Obstetrícia do Hospital Vila da Serra. Membro do Corpo Clínico da Maternidade Neocenter.

Henrique Lima Couto

Doutor em Saúde da Mulher – UFMG. Presidente do Comitê de Mastologia da SOGIMIG. Coordenador do Curso de Imaginologia Mamária e Procedimentos Minimamente Invasivos em Mastologia SBM – Redimama.

Ines Katerina Damasceno Cavallo Cruzeiro

Mestre e Doutora em Ginecologia e Obstetrícia pela Faculdade de Medicina da UFMG. Especialista em Reprodução Assistida pela FEBRASGO. Diretora da Associação de Ginecologistas e Obstetras de Minas Gerais e da Sociedade Brasileira de Reprodução Humana. Diretora Técnica da Clínica Life Search – Serviço de Reprodução Humana. Responsável Técnica do Laboratório de Reprodução Humana Aroldo Camargos do Hospital das Clínicas da UFMG.

Inessa Beraldo de Andrade Bonomi

Doutoranda em Bioética pela Faculdade de Medicina da Universidade do Porto. Diretora Técnica e Médica Obstetra do Hospital Júlia Kubitschek – FHEMIG. Professora/Coordenadora do Internato de Saúde da Mulher da Faculdade de Medicina da UNIFENAS-BH. Diretora da SOGIMIG, triênio 2017-2019.

Isabella Chaves

Residência Médica em Ginecologia e Obstetrícia pelo Hospital Municipal Odilon Behrens-BH. Ginecologista e Obstetra do Hospital Odilon Behrens e do Hospital das Clínicas – UFMG. Mestranda no Programa de Ginecologia Saúde da Mulher pela UFMG.

Isis Caroline Firmano

Graduação em Medicina. Residência Médica em Ginecologia e Obstetrícia e Especialização em Oncologia Pélvica. Pós-graduanda da Universidade Estadual de Campinas – CAISM.

Izabela Bartholomeu Nogueres Terra

Professora do Departamento de Medicina da Mulher da Faculdade Dinâmica do Vale do Piranga Ponte Nova-MG. Graduada em Medicina pela Faculdade de Medicina de Barbacena. Especialista em Ginecologia e Obstetrícia pelo Programa de Residência Médica do Hospital Municipal Odilon Behrens-BH. Especialista em Reprodução Humana pela Sociedade Argentina de Medicina Reprodutiva. Especialista em Medicina Fetal pelo CETRUS-SP. Preceptora do Programa de Residência Médica de Ginecologia e Obstetrícia do Hospital Nossa Senhora das Dores – Ponte Nova-MG.

Jacqueline Braga Pereira

Professora do Departamento de Ginecologia e Obstetrícia da UFMG. Mestre e Doutora em Ginecologia e Obstetrícia.

Janaína Campos Senra

Especialista em Ginecologia e Obstetrícia – FEBRASGO. Mestre em Saúde da Mulher/Concentração: Reprodução Humana e Patologia Ginecológica pela UFMG. Doutora em Ciências pela Universidade de São Paulo – USP. Pesquisadora do Children's Hospital of Philadelphia – EUA.

Júlia Alves Dias

Título de Ginecologia e Obstetrícia pela FEBRASGO. Especialista em Reprodução Humana pela UFMG. Mestre em Medicina Molecular pela UFMG.

Juliana Silva Barra

Professora do Departamento de Ginecologia e Obstetrícia da UFMG.

Junia Dueli Boroni

Médica Ginecologista/Obstetra do Hospital Odilon Behrens – Belo Horizonte-MG.

Karayana Gil Fernandes

Mestrado pela Faculdade de Medicina de Jundiaí-SP. Doutorado pela Universidade Estadual de Campinas – UNICAMP. Professora Colaboradora de Obstetrícia da Faculdade de Medicina de Jundiaí. Médica responsável pelo CRDTG (Centro de Referência em Doença Trofoblástica Gestacional) da Faculdade de Medicina de Jundiaí. Membro da Associação Brasileira de Doença Trofoblástica Gestacional – ABDTG.

Karla Zanolla Dias Sousa

Residência Médica em Ginecologia e Obstetrícia pelo Instituto de Previdência dos Servidores do Estado de Minas Gerais – IPSEMG. Título de Especialista em Ginecologia e Obstetrícia. Residência Médica em Reprodução Humana pelo HC-UFMG. Mestre em Saúde da Mulher pela UFMG. Professora Assistente do Departamento de Ciências da Saúde da Universidade Federal de Lavras – UFLA.

Laís Rayana de Oliveira Carvalho

Residência Médica em Ginecologia e Obstetrícia pela Rede Mater Dei de Saúde – Belo Horizonte-MG.

Lara Rodrigues Felix

Título de Especialista em Ginecologia e Obstetrícia (TEGO/FEBRASGO). Título de Especialista em Ultrassonografia em Ginecologia e Obstetrícia (TUSGO/CBR). Mestrado em Saúde da Mulher (Perinatologia) pela UFMG. Docente do Departamento de Ginecologia e Obstetrícia da Universidade Federal de Uberlândia – UFU.

Leonardo Pandolfi Caliman

Residência Médica em Ginecologia e Obstetrícia pela UFMG. Mestrado em Ginecologia pela UFMG. Pós-Graduação e *Fellow* em Endoscopia Ginecológica e Cirurgia Minimamente Invasiva pelo Instituto Crispi/SUPREMA. Professor da Disciplina de Ginecologia e Obstetrícia da Faculdade de Ciências Médicas e da Saúde de Juiz de Fora – SUPREMA.

Lucas Giarolla Gonçalves de Matos

Médico Ginecologista e Obstetra. Videoendoscopista Ginecológico. Mestre em Saúde da Mulher pela Faculdade de Medicina da UFMG. Professor do Departamento de Ciências da Saúde da Universidade Federal de Lavras-MG.

Luciana Rezende Pais

Ginecologista e Obstetra. Pós-Graduação em Laparoscopia Ginecológica pela Faculdade de Ciências Médicas de Minas Gerais – FCMMG. Membro da Equipe de Ginecologia e Obstetrícia do Hospital Mater Dei – Belo Horizonte-MG.

Luiza Marçoni Mendes Godinho

Residência Médica em Ginecologia e Obstetrícia pela Rede Mater Dei de Saúde – Belo Horizonte-MG.

Marcella Falcão Leal

Graduação no Curso de Medicina pela Faculdade Pernambucana de Saúde – FPS. Residência Médica em Ginecologia e Obstetrícia no Instituto de Medicina Integral Professor Fernando Figueira – IMIP/PE. Especialização em Oncologia Ginecológica pela Universidade Estadual de Campinas – UNICAMP.

Marcelle Andrade Abreu

Residência Médica em Ginecologia e Obstetrícia e em Ultrassonografia no Hospital Municipal Odilon Behrens. Pós-Graduação em Termografia Médica pela Faculdade de Medicina da Universidade de São Paulo – FMUSP.

Mariana Furtado Meinberg

Mestre em Saúde da Mulher pela Faculdade de Medicina da UFMG. Professora Assistente da Faculdade de Medicina da Faculdade da Saúde e Ecologia Humana – FASEH – Vespasiano-MG. Médica Assistente da Maternidade Odete Valadares – FHEMIG.

Mariana Pereira Araújo

Médica especialista em Clínica Médica e Neurologia Clínica pelo Hospital SOCOR.

Mariana Seabra Leite Praça

Professora Adjunta da Faculdade de Medicina da UFMG. Médica Ginecologista e Obstetra da Rede Mater Dei de Saúde – Belo Horizonte-MG.

Marina Bartolomeu de Carvalho

Residência Médica em Ginecologia e Obstetrícia pelo HC-UFMG.

Michael Zarnowski Passos

Graduação em Medicina pela Faculdade de Ciências Médicas de Minas Gerais – FCMMG. Especialista em Ginecologia e Obstetrícia pelo HC-UFMG. Mestrando em Ginecologia e Obstetrícia pela Universidade Estadual Paulista – UNESP. Preceptor de Residência no Hospital Universitário Risoleta Tolentino Neves – Belo Horizonte-MG.

Paulo Henrique Costa Diniz

Oncologista Clínico. Doutor em Saúde do Adulto pela Faculdade de Medicina da UFMG. Preceptor do Programa de Residência Médica em Oncologia Clínica do HC-UFMG.

Rachel Freitas Lopes Nunes

Residência Médica em Ginecologia e Obstetrícia no HC-UFMG.

Raíza de Almeida Aguiar

Residência Médica em Ginecologia e Obstetrícia no Hospital Sofia Feldman – Belo Horizonte-MG.

Raquel Leite Perini

Graduação em Medicina, Residência Médica em Ginecologia e Obstetrícia, Especialização em Oncologia Pélvica. Pós-graduanda pela Universidade Federal de São Paulo.

Roberta Sacchetto Guimarães de Oliveira

Residência Médica em Reprodução Humana na Rede Mater Dei de Saúde – Belo Horizonte-MG.

Rogéria Werneck

Médica Ginecologista e Obstetra – TEGO 0166/2018. Médica Assistente de Ginecologia e Obstetrícia da Santa Casa de Misericórdia de Belo Horizonte. Médica Ginecologista e Obstetra – EBSERH/HC-UFMG. Professora voluntária da Faculdade de Medicina da UFMG. Membro da Comissão de Residência Médica de Ginecologia e Obstetrícia do HC-UFMG. Mestre em Saúde da Mulher – UFMG. Doutoranda em Saúde da Mulher – UFMG.

Sandra Carvalho de Almeida Braga

Graduação em Medicina pela Faculdade de Medicina da UNIFENAS-BH. Médica Residente em Obstetrícia e Ginecologia pelo Hospital Júlia Kubitschek – FHEMIG.

Sandra Cristina Armond

Professora Adjunta da Universidade Federal de São João Del Rei – UFSJ. Mestre pelo Programa de Pós--Graduação da Saúde da Mulher da UFMG. Preceptora do Serviço de Gestação de Alto Risco de Divinópolis. Ultrassonografista com Área de Atuação Ginecobstétrica dos Serviços de Imagem Mamocentro e Sonar.

Sephora Augusta Cardoso Queiroz

Médica Ginecologista e Obstetra. Especialista em Reprodução Humana. Mestrado em Saúde da Mulher pela UFMG.

Tania Mara Giarolla de Matos

Médica Ginecologista e Obstetra. Título de Especialista em Ginecologia e Obstetrícia. Sexóloga. Fundadora da Maternidade da Santa Casa de Lavras.

Vera Maria Alves Dias

Professora Associada do Departamento de Pediatria da UFMG. Doutora em Endocrinologia pela UNIFESP. Título de Endocrinologia Pediátrica pela Sociedade Brasileira de Endocrinologia e Metabologia – SBEM.

Victoria Furquim Werneck Marinho

Graduação em Medicina na Faculdade de Ciências Médicas de Minas Gerais.

Vilmar Marques de Oliveira

Doutor em Tocoginecologia pela Faculdade de Ciências Médicas da Santa Casa de São Paulo. Professor Adjunto da Faculdade de Ciências Médicas da Santa Casa de São Paulo. Chefe do Setor de Mastologia da Santa Casa de São Paulo. Vice-Presidente da Sociedade Brasileira de Mastologia (2017-2019).

Prefácio

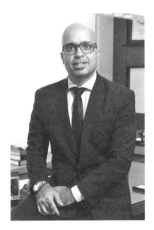

A Ginecologia/Obstetrícia é inquestionavelmente uma das especialidades médicas mais fascinantes em função principalmente das inúmeras dificuldades diagnósticas e terapêuticas com que deparamos no dia a dia. Neste livro, tentamos produzir um guia de estudo por meio de comentários elaborados por profissionais experientes sobre questões apresentadas anteriormente em concursos. Nosso objetivo maior é oferecer um instrumento que possibilite ao mesmo tempo testar e aprimorar os conhecimentos em Ginecologia e Obstetrícia. Esta obra não tem a pretensão de ser definitiva, mas se trata de uma contribuição aos colegas que podem e devem utilizá-la como parte do processo de aprendizado. Para isso, selecionamos cerca de mil questões de concursos que abrangem os principais temas da área.

Este livro tem como público-alvo jovens tocoginecologistas, pós-graduandos e estudantes de graduação da área médica. Para sua elaboração, contamos com a competente e inestimável colaboração da Doutora Aline Evangelista Santiago e do Professor Eduardo Batista Cândido, além de inúmeros especialistas de importantes instituições acadêmicas brasileiras. A todos, nossos sinceros agradecimentos. Somos também muito gratos à Medbook Editora pelo apoio fundamental, bem como a todas as pessoas que direta ou indiretamente contribuíram para este trabalho.

Esperamos que *Questões Comentadas em Ginecologia e Obstetrícia* alcance plenamente seus objetivos e possa ser de grande utilidade para aqueles que o adquirirem.

Agnaldo Lopes da Silva Filho
*Professor Titular do Departamento de
Ginecologia e Obstetrícia da UFMG*

Sumário

SEÇÃO I   **OBSTETRÍCIA, 1**

Capítulo 1   Embriologia e Desenvolvimento Fetal, 3
Bruna Costa Queiroz
Eduardo Batista Cândido
Agnaldo Lopes da Silva Filho

Capítulo 2   Modificações Fisiológicas, Nutrição, Hábitos e Vícios da Gestação, 11
Bruna Costa Queiroz
Eduardo Batista Cândido
Agnaldo Lopes da Silva Filho

Capítulo 3   Abortamentos, 18
Sandra Cristina Armond

Capítulo 4   Gestação Ectópica, 29
Gabriel Costa Osanan
Jacqueline Braga Pereira
Augusto Henriques Fulgêncio Brandão

Capítulo 5   Doença Trofoblástica Gestacional, 37
Gabriel Costa Osanan
Karayana Gil Fernandes
Antônio Braga

Capítulo 6   Assistência Pré-Natal de Risco Habitual e de Alto Risco, 45
Janaína Campos Senra

Capítulo 7 Condução do Trabalho de Parto e Assistência ao Parto, 56
Álvaro Luiz Lage Alves
Raíza de Almeida Aguiar
Daniela Guimarães Discacciati

Capítulo 8 Avaliação da Vitalidade Fetal, 67
Guilherme de Castro Rezende
Sephora Augusta Cardoso Queiroz

Capítulo 9 Indução do Parto, 76
Isabella Chaves

Capítulo 10 Assistência ao Puerpério, 82
Inessa Beraldo de Andrade Bonomi
Ana Christina de Lacerda Lobato
Sandra Carvalho de Almeida Braga

Capítulo 11 Puerpério Patológico, 92
Inessa Beraldo de Andrade Bonomi
Ana Christina de Lacerda Lobato
Sandra Carvalho de Almeida Braga

Capítulo 12 Distócias Mecânicas, Discinesias e Apresentações Anômalas, 102
Lara Rodrigues Felix

Capítulo 13 Prematuridade e Rotura Prematura de Membranas, 110
Angélica Lemos Debs Diniz

Capítulo 14 Gemelaridade, 116
Janaína Campos Senra

Capítulo 15 Hemorragias da Segunda Metade da Gestação, 122
Álvaro Luiz Lage Alves
Marina Bartolomeu de Carvalho
Rachel Freitas Lopes Nunes

Capítulo 16 Síndromes Hipertensivas na Gestação, 128
Izabela Bartholomeu Nogueres Terra
Marcelle Andrade Abreu

Capítulo 17 Avaliação do Crescimento Fetal e Restrição de Crescimento Intrauterino, 136
Guilherme de Castro Rezende
Sephora Augusta Cardoso Queiroz

Capítulo 18 Infecções Congênitas, 144
Adriana Ribeiro da Silva
Luciana Rezende Pais

Capítulo 19 Interrupção Legal da Gestação, 149
Alim Alves Demian

Capítulo 20	Doenças Clínicas e Infecciosas na Gravidez, 154
	Sandra Cristina Armond
	Parte A – Doenças Clínicas na Gravidez, 154
	Parte B – Doenças Infecciosas na Gravidez, 168

Capítulo 21   Terapêutica Medicamentosa na Gestação, 176
Izabela Bartholomeu Nogueres Terra
Marcelle Andrade Abreu
Mariana Pereira Araújo

Capítulo 22   Malformações Fetais e Aconselhamento em Medicina Fetal, 183
Alim Alves Demian

Capítulo 23   Urgências e Emergências Obstétricas, 191
Gabriel Costa Osanan
Daisy Martins Rodrigues
Juliana Silva Barra

Capítulo 24   Câncer e Gestação, 199
Carolina Martins Vieira
Paulo Henrique Costa Diniz

SEÇÃO II   GINECOLOGIA, 207

Capítulo 25   Embriologia e Anatomia do Aparelho Urogenital Feminino, 209
Michael Zarnowski Passos
Aline Evangelista Santiago
Agnaldo Lopes da Silva Filho

Capítulo 26   Fisiologia Menstrual – Controle Neuroendócrino, 215
Camila Martins de Carvalho
Gustavo Francisco da Silva

Capítulo 27   Esteroidogênese, 223
Camila Martins de Carvalho
Gustavo Francisco da Silva

Capítulo 28   Desenvolvimento Puberal Normal e Anormal, 229
Júlia Alves Dias
Vera Maria Alves Dias

Capítulo 29   Malformações Genitais, 239
Rogéria Werneck

Capítulo 30   Planejamento Familiar – Métodos Anticoncepcionais, 244
Ana Luiza Lunardi Rocha

Capítulo 31   Amenorreias e Síndromes Hiperandrogênicas, 249
Fabiene Bernardes Castro Vale
Junia Dueli Boroni

xviii Sumário

Capítulo 32 Sangramento Genital e Sangramento Uterino Anormal, 260
Agnaldo Lopes da Silva Filho
Aline Evangelista Santiago
Michael Zarnowski Passos

Capítulo 33 Vulvovaginites, 267
Lucas Giarolla Gonçalves de Matos
Tania Mara Giarolla de Matos
Karla Zanolla Dias Sousa

Capítulo 34 Doenças Sexualmente Transmissíveis, 274
Lucas Giarolla Gonçalves de Matos
Tania Mara Giarolla de Matos
Karla Zanolla Dias Sousa

Capítulo 35 Doença Inflamatória Pélvica, 283
Ines Katerina Damasceno Cavallo Cruzeiro
Elaine Cristina Fontes de Oliveira

Capítulo 36 Dor Pélvica e Endometriose, 293
Mariana Seabra Leite Praça
Roberta Sacchetto Guimarães de Oliveira
Victoria Furquim Werneck Marinho

Capítulo 37 Miomatose Uterina, 304
Mariana Seabra Leite Praça
Luiza Marçoni Mendes Godinho
Laís Rayana de Oliveira Carvalho

Capítulo 38 Dismenorreia e Síndrome Pré-Menstrual, 317
Ana Luiza Lunardi Rocha

Capítulo 39 Climatério, 321
Rogéria Werneck

Capítulo 40 Doenças Benignas da Mama, 329
Bertha Andrade Coelho
Henrique Lima Couto
Vilmar Marques de Oliveira

Capítulo 41 Infertilidade Conjugal, 337
Fabiene Bernardes Castro Vale
Junia Dueli Boroni

Capítulo 42 Sexualidade, 352
Fabiene Bernardes Castro Vale
Junia Dueli Boroni

Capítulo 43 Doenças Malignas da Mama, 359
Bertha Andrade Coelho
Henrique Lima Couto
Vilmar Marques de Oliveira

Sumário **xix**

Capítulo 44   Propedêutica Mamária, 368
Bertha Andrade Coelho
Henrique Lima Couto
Vilmar Marques de Oliveira

Capítulo 45   Propedêutica do Colo e Câncer de Colo Uterino, 377
Raquel Leite Perini

Capítulo 46   Câncer de Endométrio, 389
Marcella Falcão Leal

Capítulo 47   Tumores Anexiais, 395
Isis Caroline Firmano

Capítulo 48   Câncer de Ovário, 402
Adriana Yoshida

Capítulo 49   Doenças Benignas da Vulva e Câncer Vulvar, 412
Marcella Falcão Leal

Capítulo 50   Outros Tumores Ginecológicos, 420
Raquel Leite Perini

Capítulo 51   Cirurgias Ginecológicas, 426
Leonardo Pandolfi Caliman

Capítulo 52   Complicações Pós-Operatórias, 434
Leonardo Pandolfi Caliman

Capítulo 53   Endoscopia Ginecológica – Procedimentos Histeroscópicos e Laparoscópicos, 439
Adriana Ribeiro da Silva

Capítulo 54   Uroginecologia, 446
Mariana Furtado Meinberg

SEÇÃO III   **GINECOLOGIA E OBSTETRÍCIA, 457**

Capítulo 55   Noções Gerais de Ultrassonografia e Dopplervelocimetria, 459
Guilherme de Castro Rezende

Capítulo 56   Bioética e Ética Médica, 468
Ines Katerina Damasceno Cavallo Cruzeiro
Cláudia Navarro Carvalho Duarte Lemos

Capítulo 57   Metodologia de Pesquisa, Epidemiologia e Bioestatística, 480
Mariana Furtado Meinberg

Índice Remissivo, 491

SEÇÃO I

OBSTETRÍCIA

CAPÍTULO

1

Embriologia
e Desenvolvimento Fetal

Bruna Costa Queiroz
Eduardo Batista Cândido
Agnaldo Lopes da Silva Filho

1 Sobre a invasão trofoblástica da parede das artérias espiraladas do útero, é CORRETO afirmar que:

(A) Na primeira onda de invasão, a camada média das artérias espiraladas é substituída pelo sinciciotrofoblasto.

(B) A segunda onda de invasão ocorre na porção decidual das artérias espiraladas.

(C) Dos componentes trofoblásticos, o citotrofoblasto é o que apresenta maior capacidade de invasão.

(D) Na gestação normal, o trofoblasto extravilositário não contribui para a invasão.

Resposta: **C.**

COMENTÁRIO: o trofoblasto se diferencia em sinciciotrofoblasto e citotrofoblasto. O citotrofoblasto é composto por células germinativas com capacidade de sintetizar DNA e realizar mitose, originando o trofoblasto extravilositário, responsável pela invasão decidual. Na primeira onda de invasão intravascular (8 a 12 semanas), o trofoblasto alcança e modifica apenas o segmento decidual das artérias espiraladas, enquanto na segunda onda (12 a 16 semanas) há invasão de segmentos intramiometriais.

2 A placenta humana é:

(A) Discoidal, deciduada, cotiledonária e sindesmocorial.

(B) Discoidal, deciduada, alantocorial e hemocorial.

(C) Difusa, não deciduada, vitelocorial e epiteliocorial.

(D) Discoidal, não deciduada, hemoendotelial e alantocorial.

Resposta: **B.**

Comentário: a placenta humana é: discoidal: os vilos se agrupam na forma de discos; deciduada: resultado da invasão trofoblástica no endométrio modificado (a decídua); alantocorial: a circulação resulta da junção dos vasos embrionários e coriais; e hemocorial: as trocas ocorrem graças ao contato direto entre o sangue materno e as vilosidades.

3 O hormônio produzido apenas pelo sinciciotrofoblasto é:
(A) Prolactina.
(B) Progesterona.
(C) Estriol.
(D) Lactogênio placentário.

Resposta: **D.**

Comentário: o lactogênio placentário é produzido apenas pelo sinciciotrofoblasto. A prolactina é produzida pela decídua e pela hipófise materna. A progesterona é produzida pelo corpo lúteo gravídico até a oitava semana, aproximadamente. O estriol também é produzido inicialmente nos ovários e, na fase de produção placentária, depende de precursores sintetizados nas suprarrenais e fígado fetais.

4 Na figura, a estrutura sinalizada representa:
(A) Nódulo embrionário.
(B) Mesênquima.
(C) Sinciciotrofoblasto.
(D) Citotrofoblasto.

Resposta: **A.**

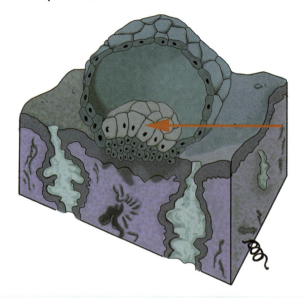

Comentário: a figura representa um blastocisto no processo de implantação. A massa celular interna, indicada pela seta, é responsável pela formação do embrião e chamada de nódulo embrionário, disco embrionário ou embrioblasto. As células que a circundam são o trofoblasto, diferenciado em citotrofoblasto e sinciciotrofoblasto. O mesênquima surgirá na fase de gastrulação a partir do nódulo embrionário.

5 Atuam como fatores etiopatogênicos e predisponentes na inserção baixa da placenta:
  I. Usuárias de maconha/diabéticas tipo 1.
  II. Hipomaturidade do ovo/lesões endometriais.
  III. Anemias crônicas/baixo peso materno.
  IV. Impropriedade da decídua/multiparidade.

Está correto apenas o contido em:
(A) I, II e III.
(B) I e III.
(C) II e IV.
(D) IV.

Resposta: **C.**

COMENTÁRIO: as evidências científicas não embasam a associação entre placenta de inserção baixa e o uso de *cannabis*, bem como o baixo peso materno. Fatores que cursam com hipoxemia uteroplacentária podem causar hipertrofia compensatória da placenta e/ou aumento da superfície de implantação com consequente risco de inserção anômala, caso do diabetes tipo 1 e das anemias crônicas, como a falciforme. Fatores que prejudicam a implantação do blastocisto nos sítios esperados também favorecem essas inserções, como impropriedade da decídua, lesões endometriais e hipomaturidade do ovo. A multiparidade é fator de risco conhecido provavelmente por sua associação a dano endometrial prévio.

6 A estrutura indicada na figura representa:
(A) Citotrofoblasto de ancoragem.
(B) Lâmina basal trofoblástica.
(C) Placa corial.
(D) Septo decidual.

Resposta: **A.**

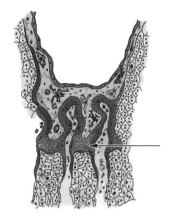

COMENTÁRIO: a imagem representa uma vilosidade placentária humana. A estrutura indicada pela seta corresponde ao citotrofoblasto de ancoragem: colunas de células trofoblásticas ancoradas à lâmina basal, formando as vilosidades de ancoragem. Logo, a lâmina basal trofoblástica corresponde à camada de células acima. A placa corial forma a cobertura do espaço interviloso, recoberta pelo âmnio na face fetal. Os septos deciduais são os espaços que separam os vilos entre si.

7 O dióxido de carbono e o oxigênio ultrapassam a membrana sinciciocapilar por meio de:
(A) Endocitose.
(B) Difusão facilitada.

(C) Transporte ativo.
(D) Difusão simples.

Resposta: **D.**

COMENTÁRIO: o oxigênio e o dióxido de carbono, bem como a maioria das moléculas pequenas, atravessam a membrana placentária por difusão simples a partir de gradientes químicos.

8 A partir do espaço interviloso, a barreira placentária é formada por:

(A) Citotrofoblasto, sinciciotrofoblasto, conjuntivo, capilar fetal.
(B) Capilar fetal, conjuntivo, sinciciotrofoblasto, citotrofoblasto.
(C) Sinciciotrofoblasto, citotrofoblasto, conjuntivo, capilar fetal.
(D) Sinciciotrofoblasto, conjuntivo, endotélio fetal, citotrofoblasto.

Resposta: **C.**

COMENTÁRIO: as circulações materna e fetal estão separadas pela membrana vasculossincicial, composta por sinciciotrofoblasto, citotrofoblasto, tecido conjuntivo e o endotélio capilar fetal.

9 As curvas A, B e C da figura representam, respectivamente, a produção placentária dos seguintes hormônios:

(A) Progesterona, estradiol e estrona.
(B) Estriol, progesterona e β-hCG.
(C) Progesterona, estriol e β-hCG.
(D) Estriol, estradiol e estrona.

Resposta: **A.**

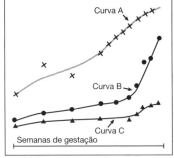

COMENTÁRIO: a progesterona é o principal hormônio da gestação. Apresenta elevação gradual de seus níveis séricos, atingindo concentrações > 100ng/mL no termo. A produção de estrogênios também sofre aumento progressivo. O estradiol é o mais potente, atingindo em média valores séricos de 15ng/mL no termo. Em seguida, vêm o estriol, com valor médio de 13ng/mL, e a estrona, com valor médio de 7,5ng/mL no mesmo período. A β-hCG apresenta um pico por volta da décima semana, seguido de queda até atingir um nadir em torno de 16 semanas.

10 A queratinização da pele fetal inicia:

(A) Entre a 12ª e a 16ª semana.
(B) Entre a 17ª e a 20ª semana.
(C) Entre a 21ª e a 25ª semana.
(D) A partir da 25ª semana.

Resposta: **B.**

Capítulo 1   Embriologia e Desenvolvimento Fetal   **7**

Comentário: em torno da terceira semana de idade gestacional (SIG), em humanos, a epiderme primitiva consiste em uma única camada de células epiteliais achatadas. Durante a quarta SIG, essas células apresentam aspecto cuboide e formam o estrato basal ou germinativo. Após a neurulação, a ectoderme prolifera e produz outra camada de um epitélio pavimentoso, chamada periderme. Na sexta SIG, podem ser distinguidas duas camadas de células: a periderme, também denominada camada epítrica, e o estrato basal. Na 11ª SIG, a camada basal produz uma nova camada intermediária, a própria camada basal, e a periderme. A periderme é uma estrutura totalmente embrionária; é perdida no útero quando ocorre a queratinização da epiderme definitiva. Na 24ª SIG, em humanos, as células da periderme são gradualmente descartadas no fluido amniótico, junto com lanugo (primeiros pelos formados), sebo e outros materiais. Todos esses elementos formam o verniz; no período fetal, o verniz protege a pele em desenvolvimento da exposição constante ao líquido amniótico que contém urina, além de facilitar o parto em razão de sua constituição escorregadia. Em alguns fetos humanos, a periderme persiste até o nascimento, formando uma casca ou casulo que cerca o recém--nascido e que pode ser removida pelo médico ou espontaneamente durante as primeiras semanas de vida. No momento em que as células peridérmicas se destacam e caem no fluido amniótico, a epiderme assume a função de atuar como uma barreira impermeável entre o feto e o meio externo.

11 **Com relação ao controle do tônus vascular na homeostase das trocas materno-fetais, pode-se dizer que:**

   I. A concentração reduzida de angiotensina II estimula a síntese de óxido nítrico endotelial.
  II. O óxido nítrico ativa a síntese de monofosfato de guanosina, relaxante de musculatura lisa.
 III. O estrogênio inibe a óxido nítrico sintetase, modulando o fluxo sanguíneo uteroplacentário.
 IV. A inibição de óxido nítrico sintetase reduz a perfusão uteroplacentária.

   Está correto o contido apenas em:
   (A) I, II e III.
   (B) I e III.
   (C) II e IV.
   (D) IV.

   Resposta: **C.**

Comentário: a concentração aumentada de angiotensina II estimula a síntese de óxido nítrico (NO), que ativa a reação da guanosina trifosfato em guanosina monofosfato, responsável pelo relaxamento da musculatura lisa. O estrogênio estimula a transcrição de óxido nítrico sintetase (eNOS), levando à produção de NO e promovendo vasodilatação. Em caso de inibição da eNOS, há menos vasodilatação com consequente redução da perfusão uteroplacentária.

12 **A passagem placentária de aminoácidos, açúcares e oxigênio ocorre por meio dos seguintes processos, respectivamente:**

   (A) Difusão simples, difusão facilitada, transporte ativo.
   (B) Difusão facilitada, transporte ativo, difusão simples.
   (C) Transporte ativo, difusão facilitada, difusão simples.
   (D) Difusão simples, transporte ativo, difusão facilitada.

   Resposta: **C.**

8   Capítulo 1   Embriologia e Desenvolvimento Fetal

COMENTÁRIO: os aminoácidos atravessam a barreira placentária por meio de transporte ativo graças a transportadores de membrana que exigem gasto energético. Os açúcares atravessam por meio de difusão facilitada, pela conjugação com moléculas carreadoras, sem despender energia. Já o oxigênio atravessa a membrana por difusão simples, secundária a um gradiente químico.

13   **Com relação à biossíntese hormonal placentária, pode-se afirmar que:**

I. O LDL-colesterol materno é precursor de progesterona.
II. A placenta não tem capacidade de síntese de cortisol.
III. A placenta não tem capacidade de síntese de colesterol.
IV. O sulfato de colesterol materno é precursor de progesterona.

Está correto apenas o contido em:
(A) I, II e III.
(B) I e III.
(C) II e IV.
(D) IV.

Resposta: **B.**

COMENTÁRIO: a progesterona é produzida pelo trofoblasto a partir do colesterol plasmático materno, preferencialmente o LDL-colesterol. O cortisol é produzido pelas suprarrenais materna e fetal e não tem síntese placentária. A síntese de colesterol pelos trofoblastos é ineficaz. A progesterona é produzida a partir da hidroxilação do colesterol obtido de suas formas ligadas a lipoproteínas e não do sulfato de colesterol.

14   **Sobre a fisiologia do líquido amniótico (LA), pode-se afirmar que:**

I. A cavidade amniótica se desenvolve no estágio de blastocisto.
II. O amnioblasto se origina de células do citotrofoblasto.
III. Âmnio e cório se fundem na 12ª semana de gestação.
IV. Até a 12ª semana o LA é constituído por ultrafiltração de água e plasma.

Está correto apenas o contido em:
(A) I, II e III.
(B) I e III.
(C) II e IV.
(D) IV.

Resposta: **A.**

COMENTÁRIO: durante a implantação, no estágio de blastocisto, surge um pequeno espaço entre o disco embrionário e o trofoblasto que originará a cavidade amniótica. A partir do trofoblasto, forma-se uma camada de células achatadas, chamadas amnioblastos. Com a distensão do saco amniótico o âmnio atinge o cório liso por volta de 12 semanas, obliterando a cavidade excelômica e formando o amniocório avascular. Durante a primeira metade da gestação ocorre a transferência de água e de outras pequenas moléculas pelo âmnio (fluxo transmembranoso), pelos vasos fetais na superfície placentária (fluxo intramembranoso) e pela pele fetal. A produção fetal de urina tem início entre 8 e 11 semanas.

15 A chegada do produto conceptual no útero ocorre sob a forma de:
(A) Gástrula.
(B) Blastocisto.
(C) Trofoblasto.
(D) Mórula.

Resposta: **D.**

COMENTÁRIO: a mórula adentra o útero no quarto ou quinto dia após a fecundação e permanece livre na luz uterina por mais 1 ou 2 dias, quando a zona pelúcida é dissolvida, surgindo uma cavidade preenchida por líquido no interior da mórula. A partir disso, a mórula passa a se chamar blastocisto, o qual é constituído por embrioblasto e trofoblasto.

16 A figura mostra um embrião de 4 semanas. As setas 1, 2, 3 e 4 representam, respectivamente:

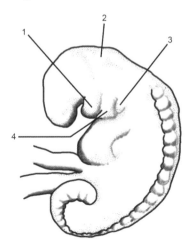

(A) Arco mandibular, encéfalo anterior, cauda, arco hioide.
(B) Arco hioide, fosseta óptica, terceiro arco branquial, placódio do cristalino.
(C) Encéfalo anterior, fosseta óptica, arco hioide, arco mandibular.
(D) Arco mandibular, fosseta óptica, terceiro arco branquial, arco hioide.

Resposta: **D.**

COMENTÁRIO: após a formação das três camadas germinativas, o embrião passa de uma forma laminar para uma tubular através de dobraduras e flexões. No período embrionário (da quarta à oitava semana da gestação), ocorre a formação dos primórdios das principais estruturas, quando o embrião é mais suscetível a agentes teratogênicos. Nesse período ocorrem, simultaneamente, o desenvolvimento inicial do sistema nervoso, a segmentação do mesoderma intraembrionário e o desenvolvimento do sistema cardiovascular primitivo. Os planos de dobramento do embrião

10   Capítulo 1   Embriologia e Desenvolvimento Fetal

são o longitudinal, composto pelas pregas cefálica e caudal (simultâneas), e o transversal, composto pelas pregas laterais. O dobramento cefalocaudal é consequente ao crescimento acentuado dorsal e caudal do tubo neural. A figura em questão representa essa fase embriológica, com a seta 1 indicando o arco mandibular, a 2, a fosseta óptica, a 3, o terceiro arco laríngeo (branquial), e a 4, o arco hioide.

17 **Para que ocorra a diferenciação testicular é necessária a presença de:**

(A) Hormônio antimülleriano.

(B) SRY.

(C) Testosterona.

(D) 5α-redutase.

Resposta: B.

COMENTÁRIO: o desenvolvimento testicular é determinado pelo gene SRY, específico do cromossomo Y e responsável pela transcrição dos demais genes da diferenciação gonadal. O testículo fetal então secreta hormônio antimülleriano e testosterona, que atuam na diferenciação sexual masculina. A 5α-redutase converte a testosterona em 5α-di-hidrotestosterona.

BIBLIOGRAFIA

Cabral AVC. Fundamentos e prática em obstetrícia. São Paulo: Atheneu, 2009.
Cunningham FG, Leveno KJ, Bloom SL. Williams obstetrics. 24. ed. Porto Alegre: McGraw-Hill, 2015.
Langman & Sadler. Embriologia médica. 9. ed. Rio de Janeiro: Guanabara Koogan, 2005.
Moore KL, Persuad TVN. Embriologia clínica. 7. ed. Rio de Janeiro: Elsevier, 2004.
Rezende J, Montenegro CAB, Rezende Filho J. Obstetrícia. 12. ed. Rio de Janeiro: Guanabara Koogan, 2013.
Zugaib M. Obstetrícia. 2. ed. São Paulo: Manole, 2012.

CAPÍTULO 2

Modificações Fisiológicas, Nutrição, Hábitos e Vícios da Gestação

Bruna Costa Queiroz
Eduardo Batista Cândido
Agnaldo Lopes da Silva Filho

---

1 **São modificações mamárias durante a gravidez, EXCETO:**

(A) Vascularização aumentada.
(B) Hiperpigmentação mamilar.
(C) Hipertrofia das glândulas sebáceas.
(D) Hiperplasia do tecido areolar.

Resposta: **D.**

COMENTÁRIO: o estímulo promovido pelo aumento dos esteroides circulantes causa diversas alterações no tecido mamário, como aumento da vascularização (sendo comum o aparecimento de uma trama venosa visível na pele, a rede de Haller), os tubérculos de Montgomery, resultantes de glândulas sebáceas ou mamárias hipertrofiadas, e hiperpigmentação dos mamilos secundária à elevação do hormônio melanotrófico. O tecido areolar sofre hiperpigmentação e há o aparecimento de aréola secundária (sinal de Hunter).

---

2 **Durante a gravidez de evolução normal, observa-se:**

I. Predomínio da ação do tromboxano sobre a prostaciclina.
II. Refratariedade vascular à angiotensina.
III. Redução na produção do óxido nítrico.
IV. Aumento do rendimento cardíaco.

Está correto apenas o contido em:
(A) I, II e III.
(B) I e III.
(C) II e IV.
(D) IV.

Resposta: **C.**

12 Capítulo 2 Modificações Fisiológicas, Nutrição, Hábitos e Vícios da Gestação

---

Comentário: os níveis altos de estrogênio acarretam aumento global das prostaglandinas circulantes. Nos casos de desequilíbrio com predomínio do tromboxano sobre a prostaciclina, há risco aumentado de pré-eclâmpsia. Apesar do aumento nos níveis de angiotensina II, há refratariedade dos vasos maternos à sua ação, o que impede que se desenvolva hipertensão arterial. O aumento na produção de óxido nítrico possibilita a criação de um leito vascular dilatado que facilita as trocas materno-placentárias. O aumento tanto da frequência cardíaca como do volume sistólico determina aumento do rendimento ou débito cardíaco.

3 Tercigesta, 39 anos de idade, inicia o pré-natal na 28ª semana, referindo palpitações aos grandes esforços. O exame físico revela pressão arterial de 110 × 60mmHg, pulso de 78bpm, hiperfonese de primeira bulha e sopro mesossistólico em foco pulmonar. Esse quadro é compatível com:

(A) Alterações normais da gestação.
(B) Taquicardia supraventricular.
(C) Estenose pulmonar.
(D) Insuficiência tricúspide.

Resposta: **A.**

Comentário: as alterações fisiológicas da gravidez sobre o sistema cardiovascular promovem achados na ausculta cardíaca, como hiperfonese e desdobramento da primeira bulha, e a identificação de sopro mesossistólico. Na taquicardia supraventricular espera-se uma frequência de pulso aumentada. Na estenose pulmonar há sopro sistólico e desdobramento da segunda bulha. Já na insuficiência tricúspide, o sopro é holossistólico e predominante na borda esternal.

4 Constituem modificações gravídicas gerais do organismo materno:

(A) Aumento no volume de reserva expiratória e de frequência respiratória.
(B) Aumento no tempo de esvaziamento gástrico e hipoatividade da vesícula biliar.
(C) Hipermotilidade do trato urinário e polaciúria.
(D) Hemodiluição sanguínea e diminuição na concentração de fibrinogênio.

Resposta: **B.**

Comentário: a elevação do diafragma resultante da distensão do útero gravídico e a diminuição da complacência da parede torácica promovem a redução do volume de reserva expiratória. A frequência respiratória não se altera, mas o volume corrente aumenta. A progesterona reduz a motilidade do trato gastrointestinal, prolongando o tempo de esvaziamento gástrico e diminuindo a contratilidade da vesícula biliar. Analogamente, há hipomotilidade do trato urinário secundária à ação da progesterona. A polaciúria é resultado da compressão do útero gravídico na bexiga e do aumento da taxa de filtração glomerular. O aumento da massa eritrocitária é sobrepujado pelo aumento do volume plasmático, acarretando hemodiluição sanguínea. Há acréscimo importante nos níveis de fibrinogênio.

Capítulo 2   Modificações Fisiológicas, Nutrição, Hábitos e Vícios da Gestação   **13**

5 **Dez semanas após o término de uma gestação normal, a pressão arterial média, quando comparada aos níveis do último trimestre:**

(A) Aumenta.

(B) Não se modifica.

(C) Diminui cerca de 15%.

(D) Diminui mais de 30%.

Resposta: **B.**

COMENTÁRIO: em uma gestação normal, a pressão arterial tende à queda no primeiro trimestre, atingindo valores mínimos no segundo e voltando a subir, retornando aos níveis pré-gestacionais no terceiro trimestre. Dez semanas após o parto, os parâmetros cardiovasculares alterados na gestação voltam aos padrões basais e espera-se uma pressão arterial semelhante à pré-gestacional e, portanto, igual à do último trimestre.

6 **Faz(em) parte das alterações fisiológicas no organismo materno:**

(A) A elevação da ureia e da creatinina.

(B) A glicosúria e o aumento da filtração glomerular.

(C) A redução do diâmetro transverso da caixa torácica.

(D) A hipervolemia e o aumento da viscosidade sanguínea.

(E) O aumento da resistência vascular periférica.

Resposta: **B.**

COMENTÁRIO: dentre as alterações fisiológicas da gestação há a elevação na taxa de filtração glomerular (TFG) secundária ao aumento do fluxo plasmático renal. Uma maior TFG determina diminuição da ureia e creatinina plasmáticas e leva à glicosúria à medida que é ultrapassado o limite da reabsorção tubular. Há aumento do diâmetro transverso da caixa torácica secundário ao relaxamento dos ligamentos. A hipervolemia leva à hemodiluição sanguínea com queda do hematócrito e diminuição da viscosidade sanguínea. Na gestação, há refratariedade dos vasos à ação da angiotensina II, o que, associado à maior produção de óxido nítrico, promove a diminuição da resistência vascular periférica.

7 **Uma consequência da retenção de líquido na gestação é o(a):**

(A) Aumento do hematócrito.

(B) Aumento na concentração de hemoglobina.

(C) Diminuição da concentração de albumina.

(D) Diminuição do débito cardíaco.

(E) Redução do fluxo plasmático renal.

Resposta: **C.**

COMENTÁRIO: o aumento da volemia na gestação promove hemodiluição e consequente redução do hematócrito e da concentração de hemoglobina. Analogamente, as proteínas do plasma também se encontram diluídas com redução na concentração de albumina. O aumento da frequência

14 Capítulo 2 Modificações Fisiológicas, Nutrição, Hábitos e Vícios da Gestação

cardíaca e do volume sistólico leva ao aumento do débito cardíaco e este, associado à redução da resistência vascular sistêmica, determina o aumento do fluxo plasmático renal.

8 **Assinale a opção que apresenta um sinal de probabilidade de gravidez:**

(A) Aumento do volume das mamas com hipersensibilidade nos mamilos.

(B) Percepção dos movimentos fetais entre 18 e 20 semanas.

(C) Positividade da fração beta da gonadotrofina coriônica humana (hCG) no soro materno a partir do oitavo dia após a fecundação.

(D) Presença dos batimentos cardíacos fetais detectados pelo sonar a partir de 12 semanas.

(E) Saco gestacional observado por via transvaginal.

Resposta: **C.**

Comentário: os sinais de presunção da gravidez são aqueles menos específicos, geralmente relatados pela paciente e associados a alterações da mama e sistêmicas, como o aumento do volume e da sensibilidade das mamas. Os sinais de probabilidade estão associados às alterações do trato reprodutivo ou à positividade de frações da hCG no soro materno. Já os sinais de certeza são aqueles relacionados com a percepção de partes ou de vitalidade fetal pelo examinador, como os movimentos ou batimentos fetais ou a visualização do produto da concepção pela ultrassonografia.

9 **Exercícios físicos vigorosos durante a gestação:**

I. Associam-se a baixo peso fetal e reduzido ganho de peso materno.

II. Reduzem os níveis tensionais maternos.

III. Podem ocasionar a antecipação do parto.

IV. Fortalecem a musculatura abdominal e promovem maior estabilidade articular.

Está correto apenas o contido em:

(A) I, II e III.

(B) I e III.

(C) II e IV.

(D) IV.

Resposta: **B.**

Comentário: as diretrizes de 2002 e 2015 do American College of Obstetricians and Gynecologists (ACOG) sobre a atividade física na gestação e no puerpério citam estudos que sugerem a associação entre exercícios físicos vigorosos, principalmente relacionados com o levantamento excessivo de peso, e risco aumentado de parto prematuro. A diretriz de 2002 também aponta risco aumentado de recém-nascidos pequenos para idade gestacional e reduzido ganho de peso materno, o que não é corroborado pela diretriz atual, de 2015. A redução da resistência vascular periférica esperada na gestação tende a manter as cifras tensionais maternas reduzidas. As pacientes que realizam esforços extenuantes devem estar atentas à desidratação e à hipertermia. Da mesma maneira, o relaxamento dos ligamentos articulares e as alterações no centro de gravidade acarretam menor estabilidade articular e aumentam o risco de lesões musculoesqueléticas.

Capítulo 2   Modificações Fisiológicas, Nutrição, Hábitos e Vícios da Gestação   **15**

10   **Sobre os exercícios na gravidez, é possível afirmar que:**

   I. Atividade muscular moderada induz sobrecarga cardiovascular e está contraindicada.
   II. Em geral, não alteram significativamente o padrão de contração uterina e da frequência cardíaca fetal.
   III. Aqueles que utilizam grandes grupos musculares não devem ser estimulados.
   IV. Deve ser recomendada atividade aeróbica moderada durante 30 minutos, pelo menos três vezes por semana.

   Está correto apenas o contido em:
   (A) I, II e III.
   (B) I e III.
   (C) II e IV.
   (D) IV.

   Resposta: **C.**

Comentário: a diretriz de 2002 do ACOG sobre a atividade física na gestação e no puerpério recomenda às gestantes sem contraindicações a realização de atividade física diariamente, de moderada intensidade, por 30 minutos ou mais. Na diretriz de 2015, a recomendação passa a ser de pelo menos 150 minutos por semana. As evidências indicam que exercícios não extenuantes não alteram a frequência cardíaca fetal nem o padrão de contrações uterinas, porém exercícios vigorosos podem causar bradicardia fetal. As alterações hemodinâmicas habituais da gestação promovem reserva circulatória suficiente para garantir perfusão materna e fetal adequada durante o exercício. A ativação de grandes grupos musculares propicia melhor utilização da glicose e aumenta a sensibilidade à insulina, sendo mais bem indicada.

11   **A conversão da forma globosa do útero à forma cilíndrica se caracteriza por:**

   (A) Hiperplasia das fibras musculares.
   (B) Hipertrofia das fibras musculares.
   (C) Alongamento das fibras musculares.
   (D) Aumento das fibras elásticas no colo.

   Resposta: **C.**

Comentário: durante a gestação há hiperplasia e hipertrofia das fibras musculares, além de proliferação do tecido conjuntivo. Entretanto, a alteração responsável pela mudança no formato do útero de globoso para cilíndrico que ocorre por volta de 20 semanas é o alongamento das fibras musculares.

12   **A respeito das alterações fisiológicas do aparelho cardiovascular durante a gestação, é possível afirmar que:**

   (A) A pressão arterial sistólica diminui ao final da gestação, quando comparada com os níveis iniciais.
   (B) O volume sanguíneo é crescente até o final da 36ª semana, quando atinge um platô.
   (C) O débito cardíaco é maior no segundo trimestre, quando comparado com os demais.
   (D) Em virtude da elevação do diafragma, ocorre a dextrorrotação cardíaca, desviando seu eixo elétrico.

   Resposta: **C.**

16   Capítulo 2   Modificações Fisiológicas, Nutrição, Hábitos e Vícios da Gestação

Comentário: a pressão arterial sistólica diminui nos dois primeiros trimestres e volta a subir, mantendo-se similar aos valores pré-gestacionais no fim da gravidez. O volume plasmático é crescente até cerca de 28 a 32 semanas, atingindo um platô até o parto. O débito cardíaco cresce progressivamente até alcançar os valores máximos entre 28 e 32 semanas, sofrendo então queda discreta. Desse modo, a média do débito cardíaco na gestação é maior no segundo trimestre. Com a elevação diafragmática há mudança na posição do coração para a esquerda e anteriormente, desviando discretamente o eixo elétrico para a esquerda.

13   Uma gestante inicia pré-natal com índice de massa corporal (IMC) de 26kg/m². Sua orientação em relação ao ganho de peso adequado seria:

(A) Manter peso.
(B) Ganho total entre 7 e 11,5kg.
(C) Ganho total máximo entre 11,52 e 16kg.
(D) Reduzir peso para recuperar IMC normal.

Resposta: **B.**

Comentário: segundo a recomendação do Institute of Medicine e do National Research Council de 2009, endossada pelo ACOG em 2012, o ganho de peso na gestação é estratificado com base no IMC pré-concepcional. As pacientes com sobrepeso (IMC entre 25,0 e 29,9), como no caso em questão, têm como limite de ganho de peso total entre 7 e 11kg. Pacientes com IMC < 18,5 devem ganhar de 12,5 a 18kg; as com IMC entre 18,5 e 24,9, de 11,5 a 16kg; e as com IMC ≥ 30, de 5 a 9kg.

14   O ganho ponderal materno deficiente aumenta o risco de:

(A) Gravidez prolongada.
(B) Pré-eclâmpsia.
(C) Discinesias.
(D) Prematuridade.

Resposta: **D.**

Comentário: a recomendação do Institute of Medicine e do National Research Council referente ao ganho ponderal na gestação, endossada pelo ACOG, levou em conta estudos que associam o aumento deficiente de peso materno à prematuridade e ao crescimento intrauterino restrito.

15   São contraindicações para atividade física na gravidez:

   I. Restrição de crescimento fetal e hipertensão arterial.
   II. Diabetes prévio e gestacional.
   III. Rotura prematura das membranas e trabalho de parto prematuro.
   IV. Sedentarismo e obesidade.

Está correto apenas o contido em:

(A) I, II e III.
(B) I e III.
(C) II e IV.
(D) IV.

Resposta: **B.**

COMENTÁRIO: segundo a diretriz de 2015 do ACOG em relação à atividade física na gestação, são contraindicações absolutas aos exercícios aeróbicos: cardiopatias com repercussão hemodinâmica, pneumopatias restritivas, incompetência istmocervical, gestações múltiplas com risco de parto prematuro, sangramento persistente nos dois últimos trimestres, placenta prévia, risco de parto prematuro na gestação atual, rotura de membranas, pré-eclâmpsia ou hipertensão gestacional e anemia grave.

16 **Primigesta, 28 anos de idade, na 32ª semana, com formigamento e adormecimento nas mãos sem motivos específicos. A conduta é:**

(A) Aguardar o final da gravidez para posterior tratamento ortopédico.
(B) Restrição de hidrato de carbono, pois está relacionado com neuropatia diabética.
(C) Restringir a mobilização do punho à noite.
(D) Prescrever tiamina e anti-inflamatório.

Resposta: **C.**

COMENTÁRIO: o afrouxamento ligamentar associado ao edema fisiológico da gestação é a base da chamada síndrome do túnel do carpo, alteração ortopédica comum na gravidez que consiste na compressão do nervo mediano à altura do punho. Os sintomas são adormecimento e formigamento das mãos acentuadamente no período da noite. A doença tem caráter autolimitado, melhorando após o parto em razão da redução da volemia. Portanto, o tratamento é fundamentado em medidas para alívio dos sintomas, como imobilização do punho, uso de analgésicos comuns e medidas de controle do edema local.

BIBLIOGRAFIA

American College of Obstetricians and Gynecologists. Physical activity and exercise during pregnancy and the postpartum period. Committee Opinion No. 650. Obstet Gynecol 2015; 126:e135-42.

American College of Obstetricians and Gynecologists. Weight gain during pregnancy. Committee Opinion No. 548. Obstet Gynecol 2013; 121:210-2.

American College of Sports Medicine. Exercise during pregnancy. ACSM Current Comment.

Cabral AVC. Fundamentos e prática em obstetrícia. São Paulo: Atheneu, 2009.

Cunningham FG, Leveno KJ, Bloom SL. Williams obstetrics. 24. ed. McGraw-Hill, 2015.

Rezende J, Montenegro CAB, Rezende Filho J. Obstetrícia. 12. ed. Rio de Janeiro: Guanabara Koogan, 2013.

Zugaib M. Obstetrícia. 2. ed. São Paulo: Manole, 2012.

CAPÍTULO

3

Abortamentos

Sandra Cristina Armond

1 Uma gestante com 8 semanas de gravidez chega ao pronto-socorro com sangramento vaginal e cólicas. Ao exame, pressão arterial de 110 × 70mmHg, descorada +, pulso de 80bpm. Traz uma ultrassonografia realizada 2 semanas antes e compatível com 6 semanas, indicando boa evolução e gestação tópica. Ao toque, útero discretamente aumentado de volume, colo impérvio e, ao exame especular, presença de sangramento ativo em moderada quantidade pelo orifício externo do colo. É correto afirmar que se trata de abortamento:

(A) Evitável e deverá permanecer em observação.
(B) Completo e deverá ser administrado derivado do ergot e ter alta.
(C) Incompleto e deverá ser internada e aplicado misoprostol.
(D) Inevitável e deverá ser internada e aplicado misoprostol.
(E) Em curso e deverá ser internada para fazer curetagem.

> Resposta: **A.**

COMENTÁRIO: trata-se de ameaça de abortamento e, portanto, abortamento evitável: há sangramento possivelmente não volumoso em razão da ausência de sinais clínicos de anemia aguda. Além disso, o colo se encontra fechado, útero compatível com gravidez inicial e exame de imagem demonstrando gravidez eutópica com idade gestacional compatível com a cronologia informada. A terapêutica se baseia em observação e orientações, como repouso relativo, abstinência sexual, analgesia e imunoglobulina anti-D, caso a gestante seja Rh e Du-negativa e Coombs indireto negativo. A ultrassonografia endovaginal pode auxiliar a avaliação do prognóstico gestacional.

2 São causas maternas de abortamento, EXCETO:

(A) Hipotireoidismo.
(B) Deficiência de progesterona.
(C) *Diabetes mellitus*.
(D) Má nutrição.

> Resposta: **D.**

Capítulo 3 Abortamentos **19**

Comentário: apesar de a subnutrição materna grave apresentar potencial deletério sobre o crescimento e o desenvolvimento fetal, há extraordinária adaptabilidade dos organismos materno e fetal aos déficits nutricionais, muitas vezes capaz de compensar a deficiência. Assim, não há relação estabelecida entre desnutrição e abortamento. As causas maternas comumente relacionadas com o abortamento são: infecções (toxoplasmose, rubéola, citomegalovírus, parvovírus B19), doenças sistêmicas (diabetes, lúpus eritematoso sistêmico), alterações hormonais (hipo e hipertireoidismo, insuficiência do corpo lúteo e/ou deficiência de progesterona), consumo abusivo de fumo e álcool, intoxicação por chumbo, arsênio, benzeno etc., uso de medicamentos teratogênicos (talidomida, antiblásticos, antagonistas do ácido fólico etc.), fatores imunológicos, como trombofilias adquiridas (síndrome do anticorpo antifosfolípide) e hereditárias, procedimentos invasivos (biópsia de vilo corial, amniocentese) e anormalidades uterinas (adquiridas ou congênitas).

3 **G3P1A1 na 12ª semana de gestação apresenta sangramento genital ativo com perda de substância sólida. O colo é permeável, e a ultrassonografia sugere retenção de membranas e restos placentários. Conduta:**

(A) Administrar misoprostol vaginal.
(B) Curagem uterina.
(C) Curetagem uterina.
(D) Aguardar resolução espontânea.

Resposta: **C.**

Comentário: trata-se de abortamento incompleto com sangramento ativo e idade gestacional (IG) de 12 semanas, quando as vilosidades coriônicas aderem mais ao útero, sendo necessária a evacuação uterina pela única propositiva correta apresentada: curetagem uterina. O misoprostol não está indicado porque o colo já é até certo ponto permeável, o que traduz dilatação no nível do orifício interno do colo, e na IG informada não é necessária a expulsão prévia do concepto para evacuação uterina. A curagem uterina é procedimento manual, por meio de manobras digitais, para a retirada de restos ovulares comumente após dequitação placentária durante a cesariana e menos usada após parto vaginal, exceto nos casos de retenção e/ou encarceramento placentário. Para sua realização, é necessária ampla via de acesso para a introdução da mão do obstetra. Já a conduta conservadora não se aplica, pois há sangramento ativo. Em alguns casos, é possível aguardar a resolução espontânea, quando o sangramento cessou e a avaliação ultrassonográfica demonstra cavidade uterina com espessura < 15mm.

4 **No abortamento, a aspiração manual intrauterina (AMIU) é técnica recomendada até:**

(A) 6 semanas.
(B) 8 semanas.
(C) 10 semanas.
(D) 12 semanas.

Resposta: **D.**

20 Capítulo 3 Abortamentos

Comentário: indica-se o esvaziamento primário da cavidade uterina tanto por curetagem como por AMIU até 12 semanas de idade gestacional. Após essa idade é necessário aguardar a expulsão do feto, o qual já apresenta grau de ossificação suficiente para inviabilizar o procedimento primário devido ao risco de lacerações e/ou perfuração uterina. Além disso, para a realização da AMIU é exigida a perfeita adaptação da cânula ao colo para manutenção do vácuo para aspiração. As cânulas têm de 4 a 12mm e não podem ser utilizadas em colos com dilatação maior, a qual é frequentemente identificada em colos após expulsão fetal de segundo trimestre.

5 Tercigesta com 14 semanas refere antecedente obstétrico de duas perdas gestacionais, sendo a primeira com 23 e a segunda com 19 semanas. Refere partos rápidos, de fetos vivos e com pouca dor. O obstetra deve:

(A) Pedir sorologia para afastar sífilis.
(B) Indicar uso de uterolíticos e repouso.
(C) Indicar cerclagem preventiva.
(D) Acompanhar o comprimento do colo uterino pela ultrassonografia.

Resposta: **C.**

Comentário: a insuficiência istmocervical se caracteriza por fraqueza congênita ou adquirida na junção do orifício interno cervical com o segmento inferior do útero. Associa-se a esvaecimento e dilatação cervical indolor durante o segundo trimestre, culminando com protrusão ou rotura das membranas fetais e parto pré-termo, abortamento ou perda fetal. O diagnóstico é firmado a partir da história clínica (como no caso citado) e nos casos duvidosos, durante a gravidez, mediante rastreamento clínico e ultrassonográfico da cérvice uterina. O tratamento é a cerclagem, realizada eletivamente entre 12 e 16 semanas ou mais tarde, em caráter de urgência, quando detectada a abertura do canal cervical.

6 Paciente com ciclos irregulares, com atraso menstrual de 8 semanas, realiza ultrassonografia transvaginal que constata saco gestacional único e tópico com contornos regulares e medindo 45mm de diâmetro médio, contendo vesícula vitelínica única com 12mm de diâmetro. Embrião não visualizado. A conduta consiste em:

(A) Repetir a ultrassonografia em 1 semana.
(B) Realizar dosagem de β-hCG quantitativa.
(C) Orientar que se trata de uma gravidez inviável.
(D) Encaminhar ao pré-natal de alto risco.

Resposta: **C.**

Comentário: trata-se de gravidez inviável, pois apresenta saco gestacional anormalmente grande sem que se visibilize eco embrionário, além de exibir vesícula vitelina hidrópica (> 6mm de diâmetro interno). Em gravidezes com boa evolução, o polo embrionário deve ser visibilizado com diâmetro médio do saco gestacional (DMSG) de 15mm, e quando o DMSG alcançar 20 a 30mm deve conter embrião com atividade cardíaca presente. Um DMSG > 16mm por via endovaginal e um DMSG > 24 a 25mm por via abdominal estabelecem o diagnóstico de gestação inviável ou gestação anembrionada/ovo cego.

Capítulo 3   Abortamentos   **21**

7 **Qual deve ser a conduta em relação ao abortamento retido na 14ª semana de gestação?**

(A) Curetagem uterina.
(B) Aspiração manual intrauterina (AMIU).
(C) Misoprostol e, após expulsão do feto, curetagem.
(D) Ocitocina e, após expulsão do feto, AMIU.
(E) Microcesariana.

Resposta: **C.**

COMENTÁRIO: é necessário aguardar a expulsão do feto, o qual já apresenta grau de ossificação suficiente para inviabilizar a curetagem/AMIU de forma primária devido ao risco de lacerações e/ou perfuração uterina. O misoprostol (análogo da prostaglandina E1) é o agente mais usado no Brasil e determina mudanças histológicas na cérvice, dissolução das pontes de colágeno e aumento da concentração de água, além de promover as contrações uterinas, possibilitando, assim, a expulsão do concepto. Resultados similares podem ser alcançados com o emprego de ocitocina em altas doses ou a aplicação do método de Krause (inserção da sonda de Foley). A curetagem uterina é sempre indicada após expulsão fetal nesses casos. Não se indica a AMIU pelos motivos já apresentados na questão 4.

8 **Com relação ao abortamento, é CORRETO afirmar que:**

(A) A incompetência istmocervical (IIC) é um abortamento precoce de repetição doloroso e a cerclagem deve ocorrer entre 8 e 10 semanas.
(B) O abortamento legal no Brasil pode ser realizado em casos de anomalias genéticas, como síndrome de Turner ou síndrome de Edwards.
(C) No abortamento completo com ultrassonografia sem evidências de gestação, deve-se proceder ao esvaziamento uterino em virtude do risco de discrasias.
(D) No abortamento infectado, deve-se proceder apenas à antibioticoterapia e não ao esvaziamento uterino, em razão do risco de perfuração uterina.
(E) A trissomia autossômica é o achado mais frequente nos abortamentos espontâneos, precoces e esporádicos.

Resposta: **E.**

COMENTÁRIO: a causa mais comum de perda gestacional precoce são as anomalias cromossômicas: mais de 50% delas são decorrentes de trissomias autossômicas (16 [mais frequente], 13, 15, 21 e 22), acompanhadas de monossomia X (19%), poliploidias (22%) e outras (7%). A IIC e o abortamento de repetição são diagnósticos distintos. No entanto, a IIC pode estar relacionada ao histórico de duas ou mais perdas gestacionais sucessivas com idade gestacional < 20 a 22 semanas ou peso < 500g. Na IIC, a perda gestacional é frequentemente de segundo trimestre, sem ou com pouca dor, e o tratamento eletivo – cerclagem – é realizado entre 12 e 16 semanas. O abortamento eugênico no Brasil é liberado nos casos de anencefalia e não é aplicável a outras anomalias genéticas (à exceção de poucos casos fatais liberados pela jurisprudência). No abortamento completo, supõe-se a expulsão completa do produto conceptual e não está indicado procedimento invasivo, apenas orientação e observação. No abortamento infectado, pressupõe-se também a eliminação incompleta do ovo, haja vista a manutenção de restos ser a causa da permanência da abertura do colo e da ascensão de bactérias, que deve ser tratada com antibióticos e evacuação uterina.

22 Capítulo 3 Abortamentos

---

9 **NÃO corresponde às situações contempladas pelo abortamento legal no Brasil:**

(A) Gestante após transplante cardíaco em decorrência de cardiomiopatia periparto.
(B) Gravidez decorrente de estupro.
(C) Gravidez com feto apresentando displasia óssea.
(D) Feto com acrania em laudo ultrassonográfico assinado por profissionais habilitados.

Resposta: C.

COMENTÁRIO: de acordo com o Código Penal Brasileiro, a prática de abortamento é prevista como crime contra a vida, exceto em duas condições: quando não existe outro meio de salvar a vida da gestante (aborto necessário) e em gravidez resultante de estupro ou de outra forma de violência sexual (aborto sentimental), mediante a autorização da gestante ou, quando incapaz, de seu representante legal (art. 128, incisos I e II, respectivamente, do Código Penal). Existe ainda outra condição, não constante no Código Penal, que se refere aos casos de fetos anencéfalos, sendo essa condição instituída pela Arguição de Descumprimento de Preceito Fundamental 54, votada e aprovada em 12 de abril de 2012 pelo Supremo Tribunal Federal e normatizada pelo Conselho Federal de Medicina por meio da Resolução CFM 1.989/2012, que dispõe sobre os critérios diagnósticos de anencefalia para a antecipação terapêutica do parto.

10 **Gestante com 17 semanas de idade gestacional (IG), estimada por ultrassonografia precoce, obesa, sem doenças prévias, relata perda recente e abundante de líquido pelos genitais, batimento cardíaco fetal (BCF) presente e exame especular negativo para bolsa rota. Faz ultrassonografia que mostra anidramnia – rins e bexiga fetal visibilizados. O diagnóstico e a conduta mais acertados são:**

(A) Abortamento inevitável – misoprostol e curetagem após expulsão fetal.
(B) Abortamento infectado – antibióticos e curetagem após expulsão fetal.
(C) Abortamento retido – dosagem de fibrinogênio – misoprostol e curetagem após expulsão fetal.
(D) Rotura prematura de membranas – controle ambulatorial e uso de antibióticos para aumento da fase de latência e profilaxia da sepse neonatal precoce.

Resposta: A.

COMENTÁRIO: no abortamento inevitável, a gravidez não pode prosseguir, seja pela ausência de vitalidade conceptual, seja pela ausência de prognóstico gestacional, apresentando-se sob três modalidades clássicas: rotura de membranas com flagrante perda de líquido, sangramento genital volumoso com coágulos, cólicas intensas e colo aberto, e infecção intracavitária. No caso em questão, não há dados clínicos para confirmar a presença de infecção e tampouco se diagnostica abortamento retido, tendo em vista o BCF positivo e a perda de parte do conteúdo ovular. Apesar da não ocorrência de perda de líquido ao exame clínico, observa-se anidramnia em feto sem malformação do sistema urinário – principal fonte de líquido amniótico a partir de 17 semanas. De acordo com a história clínica e a ultrassonografia, trata-se de abortamento inevitável, e a conduta mais acertada deve ser a evacuação uterina. Caso a gestante opte pela manutenção da gravidez, deve ser informada (se possível em conjunto com um familiar) sobre as baixíssimas taxas de sucesso e o risco elevado de infecção materna, morte neonatal e lesão neurológica grave. Nenhuma conduta para reduzir o risco neonatal, como uso de corticoide ou antibioticoprofilaxia, deve ser indicada com IG < 24 semanas.

Capítulo 3 Abortamentos **23**

11 Todas as opções a seguir são orientações adequadas às gestantes com feto anencéfalo, EXCETO:

(A) O diagnóstico deve ser firmado a partir da 12ª semana de gestação.
(B) Caso a gestante se decida pela manutenção da gravidez, o pré-natal será de alto risco.
(C) Poderá optar pelo término da gravidez até 20 semanas.
(D) Para a interrupção da gravidez deve ser obtido consentimento por escrito da gestante, além da anexação do laudo que contenha duas fotografias demonstrando ausência de calota craniana e tecido cerebral identificável e assinado por dois médicos capacitados.

Resposta: C.

COMENTÁRIO: as diretrizes do Conselho Federal de Medicina definem que o diagnóstico de anencefalia deverá ser feito por exame ultrassonográfico realizado a partir da 12ª semana de gestação, o qual deverá conter duas fotografias identificadas e datadas: uma com a face do feto em posição sagital e a outra com a visualização do polo cefálico no corte transversal, demonstrando a ausência da calota craniana e de parênquima cerebral identificável. Será obrigatório ainda um laudo assinado por dois médicos capacitados para esse diagnóstico. Se a gestante optar pela manutenção da gravidez, será assegurada assistência médica pré-natal compatível com o diagnóstico (a gravidez de anencéfalo é considerada de alto risco). A gestante tem o direito de decidir livremente manter a gravidez ou interrompê-la imediatamente, independentemente do tempo de gestação.

12 Quanto aos aspectos ético-profissionais e jurídicos do abortamento no Brasil, todas as opções estão corretas, EXCETO:

(A) Abortamento é a interrupção da gravidez até a 20ª/22ª semana e com produto da concepção pesando < 500g.
(B) O médico pode se recusar a realizar o abortamento, alegando poder exercer a profissão com ampla autonomia, não sendo obrigado a prestar serviços profissionais a quem não deseje atender.
(C) O Código Penal não exige qualquer documento para a prática do abortamento nos casos de violência sexual, e a mulher não tem o dever legal de notificar o fato à polícia.
(D) O médico e os demais profissionais de saúde não devem temer possíveis consequências jurídicas caso se revele posteriormente que a gravidez não foi resultado de violência sexual.

Resposta: B.

COMENTÁRIO: é vedada a objeção de consciência em qualquer situação de abortamento juridicamente permitido, na ausência de outro médico que o faça e quando a mulher puder sofrer danos ou agravos à saúde em razão da omissão do médico. Também é vedada a mesma objeção no atendimento de complicações derivadas de abortamento inseguro por se tratar de casos de urgência. O Código Penal não exige qualquer documento para a prática do abortamento nos casos de violência sexual, e a mulher não tem o dever legal de notificar o fato à polícia. Ela deve ser orientada a tomar as providências policiais e judiciais cabíveis, mas, caso não o faça, não lhe pode ser negado o abortamento. O médico e os demais profissionais de saúde não devem temer possíveis consequências jurídicas caso se revele posteriormente que a gravidez não foi resultado de violência sexual, pois "é isento de pena quem, por erro plenamente justificado pelas circunstâncias, supõe situação de fato que, se existisse, tornaria a ação legítima" (Código Penal, art. 20, §1º).

24 Capítulo 3 Abortamentos

---

13 G1P0 com gestação de 12 semanas procura atendimento médico por apresentar cólicas leves sem sangramento genital. Relata náuseas e dolorimento mamário bem no início da gravidez, mas esses sintomas desapareceram alguns dias depois. Ao exame físico, o colo está fechado e o útero se encontra menor que o esperado. A hipótese diagnóstica mais provável e a conduta são:

(A) Ameaça de abortamento e erro de data – retornar ao acompanhamento pré-natal.
(B) *Missed abortium* e/ou gravidez anembrionada – realizar dilatação e curetagem uterina.
(C) Abortamento retido – realizar curetagem uterina ou AMIU.
(D) Abortamento retido – realizar ultrassonografia endovaginal.

> Resposta: **D.**

Comentário: comumente, na vigência de abortamento retido, há regressão dos sinais e sintomas da gestação, o colo uterino se encontra fechado e não há perda sanguínea ou essa é mínima e de sangue hemolisado. O exame de ultrassom é necessário para confirmação e revela ausência de sinais de vitalidade ou a presença de saco gestacional sem embrião (ovo anembrionado). Pode ocorrer abortamento retido sem os sinais de ameaça. Pode ser tratado com misoprostol ou, quando o tamanho uterino corresponder à gestação com menos de 12 semanas, pode ser empregada a técnica de AMIU.

---

14 Gestante com amenorreia de 5 semanas e 4 dias comparece à consulta de urgência em razão de sangramento genital e cólicas leves. Ao exame físico, o colo está fechado e há mínima quantidade de sangue misturado ao resíduo vaginal. Traz ultrassonografia endovaginal, realizada imediatamente antes da consulta, que mostra saco gestacional com 10mm de diâmetro médio, vesícula vitelina visibilizada e ausência de eco embrionário identificável. A hipótese diagnóstica mais provável e a orientação adequada são:

(A) Gestação anembrionada – aguardar expulsão espontânea do ovo.
(B) Gestação interrompida ou abortamento retido – aguardar expulsão espontânea do ovo.
(C) Ameaça de abortamento – orientações sobre o bom prognóstico clínico e ultrassonográfico, analgésico e ultrassonografia oportuna.
(D) Ameaça de abortamento – prognóstico ultrassonográfico reservado; confirmar evolução gestacional com ultrassonografia em 7 a 14 dias.

> Resposta: **C.**

Comentário: é esperado em gestação de 5 semanas: saco gestacional com vesícula vitelina e diâmetro médio aproximado de 8 a 10mm. Todos os achados, portanto, são compatíveis com o tempo de amenorreia informado e a sintomatologia é leve. Assim, há bom prognóstico gestacional e apenas o diagnóstico de ameaça de abortamento. É muito possível o surgimento do embrião com a evolução gestacional.

---

15 Todas as situações apresentam sinais ecográficos de gestação com evolução desfavorável, EXCETO:

(A) Ausência de batimentos cardíacos em embrião com comprimento cabeça-nádega (CCN) > 5mm.
(B) Ausência de embrião visível com diâmetro médio do saco > 16mm.

Capítulo 3 Abortamentos **25**

(C) Saco gestacional anormalmente pequeno.

(D) Implantação corporal e fúndica do saco gestacional.

(E) Ausência de sinal de duplo halo formado pela reação trofoblástica e a decídua.

Resposta: C.

COMENTÁRIO: fetos com CCN > 5mm são compatíveis com gestação de 6 semanas e, segundo Pastore e Cerri (2003), devem apresentar batimento cardioembrionário detectável à ecografia. Em gestações com boa evolução, o eco embrionário deve ser mensurável com o diâmetro médio do saco de até 15mm. O diâmetro médio do saco com diferença de medida ≤ 5mm em relação à medida do CCN corresponde a mau prognóstico gestacional. A ausência do sinal de duplo halo pode corresponder a pseudossaco e se apresentar no contexto de prenhez ectópica. A nidação do blastocisto se faz, na maior parte das vezes, na região fúndica do útero e/ou corpóreo-fúndica.

16 **Todos são achados ultrassonográficos relacionados com o abortamento retido, EXCETO:**

(A) Translucência nucal < 3mm.

(B) Embrião sem vitalidade.

(C) Higroma cístico.

(D) Degeneração ou vesículas na região trofoblástica.

(E) Parada do desenvolvimento embrionário.

Resposta: A.

COMENTÁRIO: fetos com translucência nucal normal apresentam risco baixo de anomalias cromossômicas, a primeira causa de abortamento. A perda gestacional retida é habitualmente definida na prática com a visualização do saco gestacional vazio até a 12ª semana, gestação intrauterina no primeiro trimestre com perda da atividade cardíaca ou a estabilização da medida do CNN em avaliações ecográficas sucessivas. Atualmente, a doença trofoblástica gestacional é diagnosticada na gestante assintomática e na ultrassonografia de rotina e, portanto, no contexto clínico de abortamento retido.

17 Gestante com amenorreia de 11 semanas, hiperêmese gravídica e sangramento genital escuro e discreto. Ao exame físico, observam-se útero maior que o esperado para a idade gestacional e batimento cardiofetal (BCF) inaudível ao sonar. Ultrassonografia obstétrica revela feto único, vivo, com comprimento cabeça-nádega de 40mm, BCF = 160bpm e translucência nucal = 6,6mm. A placenta se apresenta com várias áreas císticas em meio a tecido trofoblástico normal. Qual é a hipótese diagnóstica mais provável?

(A) Mola parcial.

(B) Tumor trofoblástico.

(C) Feto de 11 semanas portador de cardiopatia e provável aneuploidia.

(D) Hidropisia fetal não imunitária.

Resposta: A.

26 Capítulo 3 Abortamentos

Comentário: os sinais e sintomas mais frequentes de mola hidatiforme são, em ordem de importância: sangramento tipo "suco de ameixa", aumento do volume uterino acima do esperado para a idade gestacional, hiperêmese gravídica, hipertensão associada à proteinúria e complicações, como anemia, tireotoxicose, coagulação intravascular disseminada e cistos tecaluteínicos. A mola parcial apresenta potencial menor para transformação em tumor trofoblástico e se diferencia da mola completa em razão da presença necessária de feto, o qual é triploide e muitas vezes hidrópico. Sinais clínicos clássicos, como grandes volumes uterinos, liberação de sangue com vesículas e anemia, são menos frequentes na atualidade em virtude do advento da ultrassonografia realizada de modo cada vez mais frequente e precoce.

---

18 G2PN1A0, gestação atual de 14 semanas, apresentando histórico de parto prematuro com 23 semanas no contexto de infecção urinária não tratada, apresentou cólicas leves a moderadas, sangramento discreto e, ao atendimento de urgência, demonstrava dilatação avançada e bolsa herniada. Ultrassonografia recente mostra translucência nucal de 1,4mm, feto vivo, colo de 3,8cm e ausência do sinal de "funil" mesmo após manobra de compressão do fundo uterino. A hipótese diagnóstica mais provável e o manejo do caso são:

(A) Insuficiência istmocervical (IIC) primária – internação para cerclagem eletiva do colo uterino.

(B) Risco de abortamento tardio ou parto prematuro – avaliações cervicais periódicas por ultrassonografia endovaginal – cerclagem se sinais sugestivos de IIC.

(C) Risco de trabalho de parto prematuro – realizar medida do comprimento do colo entre 22 e 24 semanas – realizar cerclagem se colo ≤ 20mm.

(D) Risco de abortamento tardio ou parto prematuro – iniciar progesterona a partir de 16 semanas e realizar cerclagem de urgência, se necessário.

> Resposta: **B.**

Comentário: o diagnóstico de IIC apresenta vários aspectos polêmicos, uma vez que não existem critérios uniformes para sua caracterização. Inicialmente, deve ser embasado na história clínica, com especial atenção aos antecedentes obstétricos de partos prematuros sem trabalho de parto, dilatação cervical na ausência de contrações, rotura prematura de membranas sem causa aparente, abortamentos tardios com expulsão espontânea de membranas e feto sem contrações dolorosas. No caso apresentado, o diagnóstico clínico de IIC não está claro e os achados ultrassonográficos são negativos para IIC.

A ultrassonografia transvaginal é o método mais utilizado no diagnóstico de IIC durante a gestação por sua sensibilidade e pela possibilidade de diagnóstico mais precoce que o toque genital. Por vezes é necessária a avaliação periódica para acompanhamento de possível dilatação do colo e cerclagem tão logo se comprovem sinais de IIC. O encurtamento do colo é o preditor mais relevante de parto pré-termo, e seu valor preditivo aumenta em populações selecionadas que apresentam fatores de risco, como história prévia de parto pré-termo. Os valores normais variam de 28 a 48mm, e o risco surge com medidas < 25, 20 ou 15mm. Há a tendência à adoção do ponto de corte de 20mm medido entre 22 e 24 semanas de gravidez. A progesterona, e não a cerclagem, está indicada em caso de risco de trabalho de parto prematuro e colo curto.

19 G3P0A3, portadora de lúpus eritematoso sistêmico, apresenta três perdas gestacionais consecutivas. Em duas ocasiões, a ultrassonografia mostrou embrião com boa evolução, mas progrediu para abortamento espontâneo de primeiro trimestre. Em outra, apresentou decesso fetal de 20 semanas e de peso menor que o percentil 3 considerado para a idade gestacional. Qual das propedêuticas a seguir teria mais chances de elucidar a causa das perdas gestacionais de repetição?

(A) Histerossalpingografia.
(B) Avaliação com vela de Hegar 8 no período menstrual.
(C) Cariótipo banda G.
(D) Dosagem anticorpos anticardiolipina IgG e IgM.

Resposta: **D.**

Comentário: a síndrome do anticorpo antifosfolípide (SAF) está associada a perdas gestacionais e/ou a perdas gestacionais de repetição e pode ocorrer em associação a outra doença autoimune, mais frequentemente o lúpus eritematoso sistêmico (LES), ou ser observada de maneira isolada (SAF primária). O diagnóstico de SAF gestacional é estabelecido a partir do relato de passado gestacional adverso e de anticorpos antifosfolípides: anticoagulante lúpico, anticorpos anticardiolipina e anticorpo antibeta-2-glicoproteína 1. As perdas gestacionais podem ser precoces e/ou tardias e estão relacionadas com alterações na placentação, refletidas pela invasão trofoblástica reduzida da decídua e processo limitado de transformação das artérias espiraladas e, consequentemente, disfunção placentária.

20 Admite a conduta conservadora em sua abordagem:

(A) Gestante com ultrassonografia mostrando decesso embrionário de 8 semanas e exame físico compatível com abortamento retido.
(B) Gestante febril com gestação de 18 semanas, diagnóstico de abortamento inevitável, mas com colo fechado e sangramento genital escasso e em antibioticoterapia.
(C) Gestante de 12 semanas com decesso fetal e sinais ecográficos sugestivos de degeneração molar, colo fechado e sangramento ausente.
(D) Gestante apresentando sangramento ativo e com coágulos, colo pérvio uma polpa digital e ultrassonografia mostrando cavidade uterina de 22mm à custa de conteúdo heterogêneo.

Resposta: **A.**

Comentário: o tratamento expectante se baseia na espera pela eliminação espontânea dos produtos gestacionais retidos no útero e é considerado aceitável e eficaz para aquelas pacientes que optam por uma alternativa à conduta ativa. Tem taxa de sucesso > 80% para perdas gestacionais incompletas e menor para perdas gestacionais retidas. Em razão da evolução imprevisível do tratamento expectante, são necessárias adequadas orientação e informação da paciente, além de infraestrutura de suporte e seguimento. Esse acompanhamento pode ser mantido pelo tempo necessário até a eliminação completa do ovo, enquanto não houver suspeita ou evidência de complicação clínica (processo infeccioso associado), ou enquanto a paciente quiser continuar aguardando a eliminação espontânea e sem ultrapassar 8 semanas. A conduta ativa está indicada para todos os casos de infecção ovular, doença trofoblástica gestacional suspeita e abortamento inevitável com sangramento ativo.

BIBLIOGRAFIA

Corrêa et al. Noções práticas de obstetrícia. 14. ed. Belo Horizonte: Coopmed, 2011.

Cunningham et al. Obstetrícia de Williams. 24. ed. Porto Alegre: AMGH, 2016.

Ministério da Saúde, Secretaria de Atenção à Saúde, Departamento de Ações Programáticas Estratégicas. Atenção humanizada ao abortamento: norma técnica. Brasília: Ministério da Saúde, 2005. Disponível em: http://bvsms. saude.gov.br/bvs/publicacoes/atencao_humanizada_abortamento_norma_tecnica_2ed.pdf.

Pastore & Cerri. Ultra-sonografia em ginecologia e obstetrícia. 1. ed. Rio de Janeiro: Revinter, 2003.

Resolução CFM 1.989/2012. Dispõe sobre o diagnóstico de anencefalia para a antecipação terapêutica do parto e dá outras providências. Brasília, 2012. Disponível em: http://www.portalmedico.org.br/resolucoes/cfm/2012/1989_2012.pdf.

SOGIMIG. Manual de ginecologia e obstetrícia. 6. ed. Rio de Janeiro: Medbook, 2017.

CAPÍTULO
4

Gestação Ectópica

Gabriel Costa Osanan
Jacqueline Braga Pereira
Augusto Henriques Fulgêncio Brandão

1 O metotrexato NÃO deve ser utilizado no tratamento da prenhez ectópica quando:

I. O saco gestacional tem > 4cm.
II. O saco gestacional tem 3,5cm.
III. A prenhez ectópica está rota.
IV. Quando o embrião está morto.

Está correto apenas o contido em:
(A) I, II e III.
(B) I e III.
(C) II e IV.
(D) IV.

Resposta: **B.**

COMENTÁRIO: o uso do metotrexato apresenta riscos e benefícios que devem ser considerados no momento da decisão terapêutica. São consideradas contraindicações: gravidez intrauterina, imunodeficiência, anemia, leucopenia (leucócitos < 2.000 células/mm³) ou trombocitopenia (plaquetas < 100.000), sensibilidade prévia ao metotrexato na vigência de doença pulmonar, disfunção importante hepática e renal, amamentação, imagem de gravidez ectópica com embrião apresentando batimentos cardíacos, declínio dos títulos da β-hCG no intervalo de 24 a 48 horas antes do tratamento, recusa em receber transfusão sanguínea e impossibilidade de dar continuidade ao acompanhamento. São critérios para considerar seu uso: estabilidade hemodinâmica, diâmetro da massa anexial < 3,5cm, β-hCG inicial < 5.000mUI/mL, ausência de dor abdominal, desejo de gravidez futura e termo de consentimento assinado.

30   Capítulo 4   Gestação Ectópica

2   **A conduta recomendada nos casos de gravidez ectópica inclui:**

I. Tratamento clínico se gestação < 8 semanas, embrião vivo e massa < 5cm.
II. Salpingostomia, se ectópica tubária rota.
III. Laparoscopia como primeira opção de abordagem em todos os casos.
IV. Acompanhamento com β-hCG no quarto e no sétimo dia após tratamento com metotrexato.

Está correto apenas o contido em:
(A) I, II e III.
(B) I e III.
(C) II e IV.
(D) IV.

Resposta: **D.**

COMENTÁRIO: a cirurgia é a conduta padrão no tratamento da gravidez ectópica. A operação clássica consiste na salpingectomia total, mas para as pacientes que desejam preservação da fertilidade com integridade anatômica da tuba (gravidez tubária íntegra) pode-se optar pela salpingostomia. A via de escolha para a abordagem da gravidez ectópica íntegra é a laparoscópica. Contudo, a laparotomia é imperativa nos casos de abdome agudo hemorrágico (ectópica rota).

O tratamento clínico da gravidez ectópica é reservado para situações específicas e consiste na conduta clínica expectante (acompanhando a queda dos níveis de β-hCG) e na conduta clínica medicamentosa (em que se lança mão do uso do metotrexato). São considerados critérios para a conduta clínica expectante: estabilidade hemodinâmica, β-hCG < 2.000mUI/mL, ultrassom endovaginal com massa anexial ou tubária < 5cm e ausência de embrião vivo, títulos de β-hCG em declínio em 48 horas e desejo de gravidez futura, além de termo de consentimento assinado.

Para o uso do metotrexato considera-se importante a presença de: estabilidade hemodinâmica, diâmetro da massa anexial < 3,5cm, β-hCG inicial < 5.000mUI/mL, ausência de dor abdominal, desejo de gravidez futura, além de termo de consentimento assinado. O esquema mais usado é com a dose de 50mg/m², em aplicação intramuscular única, seguida da dosagem de β-hCG seriada no primeiro, quarto e sétimo dias (e semanal a partir daí, até se tornar indetectável). Existem outros esquemas posológicos de metotrexato na gravidez ectópica.

3   **Multípara, 38 anos de idade, história de doença inflamatória pélvica há 6 meses, amenorreia de 6 semanas, apresenta imagem de pequena massa tubária à esquerda e útero vazio com reação decidual. Nesse caso, o tratamento com metotrexato estará indicado se houver:**

I. Massa anexial até 4cm.
II. Estabilidade hemodinâmica.
III. Desejo reprodutivo.
IV. β-hCG > 10.000.

Está correto apenas o contido em:
(A) I, II e III.
(B) I e III.
(C) II e IV.
(D) IV.

Resposta: **A.**

Capítulo 4   Gestação Ectópica   **31**

Comentário: o caso clínico sugere um quadro de gravidez ectópica. Em algumas situações, apesar de não totalmente estabelecido na literatura, pode-se propor uma conduta clínica medicamentosa conservadora com o uso do metotrexato. Considera-se usualmente essencial para se propor essa conduta medicamentosa (metotrexato) a presença de: estabilidade hemodinâmica, diâmetro da massa anexial < 3,5cm, β-hCG inicial < 5.000mUI/mL, ausência de dor abdominal e desejo de gravidez futura, além de termo de consentimento assinado.

4   **Paciente, 25 anos de idade, G1A1, sexualmente ativa, com vontade de engravidar, chega ao pronto-socorro com queixa de dor abdominal há 1 dia. Mantém hábito intestinal normal. Nega outras queixas. Ao exame: sinais vitais estáveis, descorada 1+ em 4, abdome pouco doloroso à palpação profunda, mas indolor à descompressão. Coletado β-hCG = 5.500. Ultrassonografia transvaginal mostra útero sem alterações, imagem em anel com diâmetro de 3cm na região anexial à esquerda e ausência de líquido livre no fundo de saco. O diagnóstico e a conduta recomendada são:**

(A) Gestação ectópica íntegra – tratamento cirúrgico conservador com salpingostomia.
(B) Gestação ectópica íntegra – tratamento cirúrgico com salpingectomia esquerda.
(C) Gestação ectópica íntegra – conduta expectante com seguimento clínico.
(D) Gestação ectópica rota – indicar laparotomia exploradora de emergência e salpingooforectomia esquerda.
(E) Gestação ectópica rota em resolução – conduta expectante.

Resposta: **A.**

Comentário: o quadro clínico sugere prenhez ectópica íntegra. A melhor conduta para essa paciente seria a abordagem cirúrgica conservadora através da salpingostomia, pois se trata de paciente sem prole, hemodinamicamente estável e com gravidez ectópica íntegra. A conduta clínica expectante não está indicada, já que a β-hCG é considerada elevada (5.500mUI/mL) para essa conduta, o que aumenta a necessidade de tratamento adicional da gravidez ectópica (medicamentoso ou cirúrgico). São considerados critérios importantes para propor a conduta expectante com sucesso: β-hCG < 2.000mUI/mL, ultrassom endovaginal com massa anexial ou tubária < 5cm e ausência de embrião vivo, títulos do β-hCG em declínio em 48 horas e desejo de gravidez futura, além de termo de consentimento assinado. São considerados critérios para indicação de tratamento cirúrgico da gestação ectópica: instabilidade hemodinâmica (sinais de rotura), β-hCG > 5.000mUI/mL, presença de atividade cardíaca fetal, massa anexial > 5cm e falha no tratamento medicamentoso.

5   **O uso de metotrexato na prenhez ectópica NÃO está indicado em caso de:**

(A) Dosagem sérica do β-hCG < 4.000.
(B) Ultrassonografia mostrando líquido livre em cavidade.
(C) Batimento cardiofetal negativo.
(D) Massa < 3,5cm.
(E) Prenhez ectópica íntegra com estabilidade hemodinâmica.

Resposta: **B.**

Comentário: em algumas situações é possível propor uma conduta clínica conservadora medicamentosa com o uso de metotrexato. São considerados critérios essenciais para o uso do metotrexato: estabilidade hemodinâmica, diâmetro da massa anexial < 3,5cm, β-hCG inicial < 5.000mUI/mL, ausência de dor abdominal e desejo de gravidez futura, além de termo de consentimento assinado.

São consideradas contraindicações para o uso do metotrexato: gravidez intrauterina, imunodeficiência, anemia, leucopenia (leucócitos < 2.000 células/mm^3) ou trombocitopenia (plaquetas < 100.000), sensibilidade prévia ao metotrexato, na vigência de doença pulmonar, disfunção importante hepática e renal, amamentação, imagem de gravidez ectópica com embrião apresentando batimentos cardíacos, gestação heterotópica viável, amamentação, declínio dos títulos de β-hCG no intervalo de 24 a 48 horas antes do tratamento, sinais de rotura da gravidez tubária, recusa em receber transfusão sanguínea e impossibilidade de dar continuidade ao acompanhamento.

6 Paciente de 25 anos de idade com sangramento genital e dor pélvica aguda evidenciados à videolaparoscopia. O diagnóstico mais provável é:

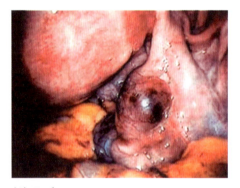

(A) Endometrioma.
(B) Cisto hemorrágico.
(C) Gravidez tubária.
(D) Torção de anexo.

Resposta: C.

Comentário: a imagem apresenta uma massa anexial sugestiva de gravidez ectópica. Recomenda-se que as mulheres em idade reprodutiva que se apresentam com quadro de dor abdominal aguda realizem teste de gravidez. Nos casos de exame positivo, é importante avaliar se a gravidez é tópica ou ectópica por meio de exame de imagem. A história de atraso menstrual, apesar de frequente, pode estar ausente. A detecção de massa anexial ao exame clínico reforça a suspeita diagnóstica, mas essa identificação ocorre em menos da metade das pacientes com gravidez ectópica. A dor anexial durante o exame de toque vaginal costuma ser importante.

A torção anexial e a presença de cisto hemorrágico podem determinar quadros abdominais agudos passíveis de confusão com a gravidez ectópica. Contudo, história clínica, β-hCG e ultrassonografia transvaginal (se possível com Doppler) usualmente esclarecem a dúvida diagnóstica. A endometriose costuma causar quadro de dor pélvica crônica geralmente exacerbada na menstruação. A β-hCG é negativa.

Capítulo 4 Gestação Ectópica **33**

7 A gravidez ectópica ainda é uma grande urgência ginecológica. Responsável por muitas mortes no passado, atualmente sua condução depende da precocidade no diagnóstico, dos achados clínicos e da opção da paciente. No que se refere ao tratamento, assinale a opção CORRETA:

(A) Paciente com β-hCG = 40.000mUI/mL e muito líquido na cavidade apresenta alta taxa de eficácia com o tratamento medicamentoso, mesmo que assintomática.

(B) A presença de batimento cardíaco fetal detectável na ecografia é contraindicação absoluta para o tratamento com metotrexato.

(C) Na paciente submetida à laparoscopia com salpingostomia e manutenção dos níveis de β-hCG, a melhor opção é nova cirurgia com salpingectomia.

(D) Pacientes em tratamento cirúrgico apenas conseguem tratamento conservador eficaz da trompa por laparoscopia; não há possibilidade de salpingostomia em laparotomia.

Resposta: **B.**

COMENTÁRIO: são consideradas contraindicações para o uso do metotrexato: gravidez intrauterina, imunodeficiência, anemia, leucopenia (leucócitos < 2.000 células/mm³) ou trombocitopenia (plaquetas < 100.000), sensibilidade prévia ao metotrexato na vigência de doença pulmonar, disfunção hepática e renal importante, amamentação, imagem de gravidez ectópica com embrião apresentando batimentos cardíacos, gestação heterotópica viável, amamentação, declínio dos títulos de β-hCG no intervalo de 24 a 48 horas antes do tratamento, sinais de rotura da gravidez tubária, recusa em receber transfusão sanguínea e impossibilidade de dar continuidade ao acompanhamento.

8 O ultrassom é um grande aliado na detecção da gravidez ectópica, uma causa importante de morte materna no primeiro trimestre de gestação. O local mais comum de gravidez ectópica é:

(A) A porção ampular da trompa de Falópio.

(B) O colo uterino.

(C) A cicatriz de cesariana.

(D) O ovário.

(E) A porção infundibular da trompa de Falópio.

Resposta: **A.**

COMENTÁRIO: a gestação ectópica está mais comumente localizada nas tubas uterinas (98% dos casos), seguidas da ampola (80%), istmo (12%), fímbrias (6%) e interstício (2%). As outras localizações (ovários, cavidade abdominal, cicatriz de cesariana e colo) correspondem a 2% dos casos.

9 No acompanhamento da suspeita de gravidez ectópica íntegra, a situação laboratorial mais relevante é:

(A) Aumento progressivo e acima da média da progesterona sérica materna.

(B) Crescimento deficiente da concentração sérica materna da gonadotrofina coriônica.

(C) Queda do hematócrito sanguíneo.

(D) Elevação da concentração sérica materna do cortisol.

Resposta: **B.**

34 Capítulo 4   Gestação Ectópica

Comentário: existe uma zona discriminatória do nível sérico de β-hCG para o diagnóstico de gestação intrauterina. A menor dosagem sérica de β-hCG para visualização de gestação intrauterina é > 1.500 a 2.000mUI/mL. Na presença desses valores, a gestação intrauterina deverá ser identificada. Pode ser observada uma curva de crescimento da β-hCG normal com aumento de pelo menos 50% a 60% do valor em 48 horas (na maioria das vezes, duplica nesse tempo). No entanto, essa curva não ocorre da mesma maneira na gravidez ectópica: 79% dos casos cursam com crescimento alterado, crescimento deficiente da concentração sérica materna da β-hCG < 60% em 48 horas, e 21% dos casos apresentam curva de crescimento normal.

10   São fatores de risco para gravidez ectópica, EXCETO:

(A) Gravidez ectópica prévia.
(B) Doença inflamatória pélvica.
(C) Diabetes.
(D) Uso de dispositivo intrauterino.

Resposta: C.

Comentário: são considerados fatores de alto risco: gestação ectópica prévia (chance 15% maior de novo episódio), salpingite/doença inflamatória pélvica por alteração estrutural e funcional das tubas, cirurgia tubária prévia e laqueadura tubária (risco maior quando realizada após os 30 anos de idade); a técnica com bisturi elétrico apresenta risco maior que a salpingectomia. O dispositivo intrauterino (DIU) aumenta o risco de gravidez ectópica somente quando a paciente engravida usando o dispositivo. Contudo, assim como a ligadura das trompas, o DIU reduz o número de gravidezes e, portanto, diminui o risco absoluto de gravidez ectópica. São considerados fatores de médio e baixo risco: infertilidade, tabagismo, idade avançada e idiopático. O diabetes não é fator de risco para gestação ectópica.

11   No que se refere ao manejo cirúrgico da prenhez ectópica, assinale a opção CORRETA:

(A) A salpingectomia é o método de escolha em mulheres que não desejam procriação futura ou em caso de rotura tubária.
(B) Tem indicação de salpingostomia linear quando a mulher não deseja gestar novamente e o tamanho da prenhez ectópica é > 5cm.
(C) Quando a gravidez é ectópica cornual, deve-se fazer abordagem apenas laparotômica.
(D) Dor escapular em caso de suspeita de gravidez ectópica não tem significado clínico.
(E) A única contraindicação para o emprego da laparoscopia na prenhez ectópica é a obesidade.

Resposta: A.

Comentário: em relação à técnica cirúrgica para abordagem da gestação ectópica, a salpingectomia está indicada em caso de sangramento incontrolável, tratamento com fertilização *in vitro*, massa > 5cm, lesão extensa e gestação ectópica prévia na mesma tuba. A salpingostomia está indicada em caso de doença em tuba contralateral, desejo de gestação futura e possibilidade de acompanhamento com β-hCG.

Capítulo 4   Gestação Ectópica   **35**

12 **Na avaliação da gestação ectópica, é CORRETO afirmar que:**

(A) Os dados ultrassonográficos que mais sugerem gestação ectópica tubária são a ausência de gestação intrauterina e a presença de massa anexial.

(B) A dosagem seriada de β-hCG só se torna útil no diagnóstico de gestação ectópica quando > 6.000mUI/mL.

(C) Níveis séricos de progesterona entre 5 e 25ng/mL se associam a gestações normais em 98% dos casos.

(D) A culdocentese deve ser realizada para confirmação do diagnóstico de gestação ectópica íntegra.

Resposta: **A.**

COMENTÁRIO: entre os achados ultrassonográficos mais comuns em quadro sugestivo de gestação ectópica estão: visualização do saco gestacional com 4 a 5 semanas, vesícula vitelina com 5 a 6 semanas, batimentos cardiofetais com 6 semanas de gestação e achados inespecíficos (presença de massa anexial, anel tubário e líquido livre em fundo de saco). Assim, é possível afirmar que os dados ultrassonográficos que mais sugerem gestação ectópica tubária diante de β-hCG > 1.500 a 2.000mUI/mL são a ausência de gestação intrauterina e a presença de massa anexial.

13 **Com relação à gravidez ectópica, é CORRETO afirmar que:**

(A) A localização mais frequente da gravidez tubária é em sua porção intersticial.

(B) A taxa de gravidez ectópica vem diminuindo nas últimas décadas.

(C) Cirurgias tubárias prévias predispõem gravidez tubária.

(D) O tratamento com metotrexato IM está recomendado nos casos de gravidez tubária rota com hemoperitônio e hipovolemia para evitar anestesia geral.

Resposta: **C.**

COMENTÁRIO: a localização mais frequente das gestações tubárias é a ampolar (95%), seguida do istmo. As diversas cirurgias tubárias (p. ex., salpingectomia contraceptiva, salpingectomia e salpingostomia no tratamento cirúrgico da gestação ectópica) predispõem a formação de aderências e, por isso, aumentam o risco de gestação ectópica.

14 **Em caso de gravidez tubária com massa anexial de 3,5 a 5cm à ultrassonografia transvaginal e com ascensão dos títulos de β-hCG em 24 horas, está indicado(a):**

(A) Metotrexato.

(B) Laparoscopia.

(C) Laparotomia.

(D) Nenhuma das anteriores.

Resposta: **B.**

COMENTÁRIO: a cirurgia é a conduta padrão no tratamento da gravidez ectópica. A operação clássica é a salpingectomia videolaparoscópica. O tratamento clínico da gravidez ectópica é reservado para situações específicas. São considerados critérios para a conduta clínica expectante: estabi-

36 Capítulo 4 Gestação Ectópica

lidade hemodinâmica, β-hCG < 2.000mUI/mL, ultrassom endovaginal com massa anexial ou tubária < 5cm e ausência de embrião vivo, títulos de β-hCG em declínio em 48 horas e desejo de gravidez futura, além de termo de consentimento assinado. Para a adoção da conduta conservadora com o uso do metotrexato, é importante a presença de estabilidade hemodinâmica, diâmetro da massa anexial < 3,5cm, β-hCG inicial < 5.000mUI/mL, ausência de dor abdominal e desejo de gravidez futura, além de termo de consentimento assinado.

15 **Paciente de 22 anos de idade com diagnóstico de gravidez ectópica íntegra foi submetida a tratamento medicamentoso com dose única de metotrexato (MTX). Realizou dosagem de β-hCG no primeiro dia de aplicação de MTX e no quarto e no sétimo dia após o uso do medicamento. Os resultados foram: primeiro dia: 1.590mUI/mL; quarto dia: 2.570mUI/mL; sétimo dia: 1.950mUI/mL. Pode-se inferir que:**

(A) A subida dos títulos de β-hCG entre o primeiro e o sétimo dia representa falha do tratamento.

(B) O discreto declínio dos títulos de β-hCG entre o quarto e o sétimo dia indica a necessidade de uma segunda dose de MTX.

(C) A subida dos títulos de β-hCG entre o primeiro e o quarto dia indica tratamento cirúrgico.

(D) O declínio dos títulos de β-hCG entre o quarto e o sétimo dia representa boa evolução do tratamento.

Resposta: **D.**

COMENTÁRIO: o monitoramento da terapia com dose única de metotrexato ($50mg/m^2$ IM) exige determinações séricas de β-hCG nos dias 4 e 7 após a injeção inicial no dia 1. Após dose única de MTX, os níveis séricos médios de β-hCG podem aumentar ou diminuir durante o tratamento nos primeiros 4 dias e em seguida reduzir gradualmente. As pacientes com redução dos títulos de β-hCG > 15% entre o quarto e o sétimo dia apresentam bom prognóstico e devem ser acompanhadas semanalmente até a negativação. Se o nível não cair mais de 15% entre os dias 4 e 7, será necessária uma segunda dose de MTX. Isso é necessário em 15% a 20% das mulheres tratadas com terapia de dose única.

BIBLIOGRAFIA

Cunningham FG et al. Ectopic pregnancy. In: William obstetrics. 25. ed, 2018:371-87.
Elito-Jr E. Gravidez ectópica. In: Tratado de obstetrícia – Febrasgo. Rio de Janeiro: Elsevier, 2019:164-77.
Elito-Jr E. Gravidez ectópica. In: Urgências e emergências em ginecologia e obstetrícia. São Paulo, 2019:41-65.

CAPÍTULO 5

Doença Trofoblástica Gestacional

Gabriel Costa Osanan
Karayana Gil Fernandes
Antônio Braga

1 **Podem fazer parte da clínica da doença trofoblástica gestacional:**

(A) Policistose ovariana, embolização trofoblástica, hipotireoidismo.
(B) Hiperêmese gravídica, toxemia tardia, sangramento vaginal.
(C) Sangramento vaginal, hipertireoidismo, policistose ovariana.
(D) Toxemia precoce, hipopituitarismo, sangramento vaginal.

Resposta: C.

COMENTÁRIO: o sangramento transvaginal é a apresentação mais comum da mola hidatiforme e usualmente se caracteriza por sangramento de repetição, indolor, de intensidade variável, associado ou não à eliminação de vesículas. É comum a presença de náuseas e vômitos, podendo ocorrer quadro de hipertireoidismo em função dos níveis elevados de hCG. Os cistos tecaluteínicos (policistose ovariana) podem estar presentes em cerca de 20% das pacientes e representam uma forma de hiperestimulação ovariana também resultante dos níveis elevados de hCG. O útero aumentado de volume para a idade gestacional é achado frequente em caso de mola completa. Uma importante complicação da doença trofoblástica gestacional é a pré-eclâmpsia, que costuma ser precoce e pode surgir até mesmo antes de 20 semanas de gravidez. O hipopituitarismo não faz parte da clínica da doença trofoblástica gestacional.

2 Uma paciente grávida, após importante episódio hemorrágico, elimina o material mostrado na imagem e sugestivo de:

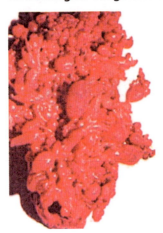

(A) Hidátide de Morgagni.
(B) Ovo anembrionado.
(C) Degeneração polipoide.
(D) Diploidia diândrica.

Resposta: **D.**

Comentário: a foto é compatível com mola hidatiforme completa, cuja origem citogenética é uma partenogênese diploide diândrica.

3 A imagem a seguir é de uma ultrassonografia de nulípara com 15 semanas e com êmese importante e sangramento vaginal. Ao exame, mucosas descoradas, pressão arterial de 140 × 90mmHg, altura uterina de 18cm, batimentos cardiofetais de 152bpm, sangramento vaginal discreto e colo impérvio. O diagnóstico e a conduta são:

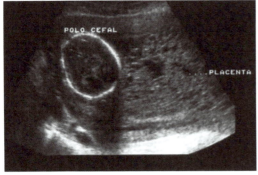

(A) Mola parcial – solicitar β-hCG e cariótipo fetal.
(B) Gravidez normal – solicitar exames de rotina e eletrólitos.
(C) Mola completa – solicitar β-hCG e proteinúria em urina de 24 horas.
(D) Gravidez normal – solicitar exames de rotina e função renal.

Resposta: **A.**

Capítulo 5   Doença Trofoblástica Gestacional   **39**

Comentário: a ultrassonografia obstétrica sugere um quadro de gestação molar parcial, pois coexistem imagem placentária com múltiplos cistos e a presença de um feto. São raras as situações de gestações gemelares em que coexistem uma gravidez normal e uma gravidez molar completa. A mola parcial é o resultado da fecundação de um oócito haploide por dois espermatozoides ou da duplicação de um espermatozoide, resultando em feto com cariótipo triploide 69,XXX, 69,XXY ou 69,XYY (ou seja, feto malformado e de prognóstico reservado). Já a mola hidatiforme completa é o resultado da fecundação de um óvulo vazio por um espermatozoide que se duplica ou por dois espermatozoides, resultando em um ovo com cariótipo 46,XX ou 46,XY.

A mola completa não apresenta feto. Para o diagnóstico correto dessa situação, diferenciando a mola parcial de gestação molar gemelar, é necessário estudo genético fetal. Se o resultado do cariótipo indicar triploidia, o diagnóstico de mola parcial é reforçado e está indicado o esvaziamento uterino. Caso o cariótipo seja diploide, provavelmente se trata de um quadro de mola completa associada a feto normal e deve ser discutida com a paciente a continuidade da gravidez. Nesse caso, a elevação dos níveis pressóricos levanta a suspeita de pré-eclâmpsia precoce (< 20 semanas) e pode ser oferecido à paciente o esvaziamento uterino.

4   **Uma paciente foi submetida a esvaziamento uterino por doença trofoblástica gestacional (DTG). A quimioterapia deverá ser empregada quando houver:**

   I. Aumento dos títulos de β-hCG em duas ou três dosagens consecutivas.
   II. Ultrassom com hiperecogenicidade miometrial e hiperfluxo de alta resistência no local de invasão.
   III. β-hCG > 100.000mUI/mL por mais de 4 semanas após o esvaziamento.
   IV. Presença de cistos tecaluteínicos.

Está correto apenas o contido em:
(A) I, II e III.
(B) I e III.
(C) II e IV.
(D) IV.

Resposta: **B.**

Comentário: de acordo com a Federação Internacional de Ginecologia e Obstetrícia (FIGO), a neoplasia trofoblástica gestacional (NTG) é diagnosticada após gestação molar se for observado qualquer um dos seguintes:
- Quatro valores ou mais de platô hCG por mais de 3 semanas (dias 1, 7, 14 e 21).
- Aumento de hCG ≥ 10% em três ou mais valores em pelo menos 2 semanas (dias 1, 7 e 14).
- Presença de coriocarcinoma histológico.
- Persistência dos níveis de hCG 6 meses após evacuação molar.

Protocolos britânicos também consideram como indicação de quimioterapia:
- Metástases > 2cm em cérebro, fígado, tubo digestório ou pulmão (radiografia).
- Sangramento importante por via vaginal ou intraperitoneal.
- Metástase pulmonar, vulvar ou vaginal (a não ser que a hCG esteja em diminuição).
- β-hCG > 20.000mUI/mL em mais de 4 semanas após o esvaziamento uterino.

40 Capítulo 5 Doença Trofoblástica Gestacional

---

5 **Assinale a opção CORRETA referente à doença trofoblástica gestacional:**

(A) A maioria das molas completas é triploide (XXY ou XXX).
(B) A presença de cistos tecaluteínicos proeminentes é fator de risco para mola invasora.
(C) Nas molas parciais, não existe feto ou embrião.
(D) O principal sítio de metástase no coriocarcinoma é o sistema gastrointestinal.
(E) O DIU é indicado para contracepção após o esvaziamento uterino.

Resposta: **B.**

COMENTÁRIO: a mola hidatiforme pode ser parcial ou completa. A parcial é o resultado da fecundação de um oócito haploide por dois espermatozoides ou da duplicação de um espermatozoide, resultando em um cariótipo triploide (69,XXX, 69,XXY ou 69,XYY) e na presença de feto malformado e sem prognóstico pós-natal. A taxa de neoplasia trofoblástica após um quadro de mola parcial é de aproximadamente 5%. Já a mola hidatiforme completa é o resultado da fecundação de um óvulo vazio por um espermatozoide que se duplica ou por dois espermatozoides, resultando em um ovo com cariótipo 46,XX ou 46,XY, e não apresenta feto. O risco de neoplasia após mola completa é de 20%, e os níveis de hCG nesse tipo de mola são mais elevados do que na mola parcial. Os cistos tecaluteínicos refletem o hiperestímulo ovariano em razão dos níveis altos de hCG. A neoplasia trofoblástica gestacional pós-molar ocorre mais frequentemente (40% a 50%) no grupo de pacientes que tiveram mola hidatiforme completa de "alto risco", caracterizada por volume uterino maior para a idade gestacional, níveis de β-hCG > 100.000mUI/mL e cistos tecaluteínicos bilaterais.

6 **Após o esvaziamento uterino na mola hidatiforme, a anticoncepção pode ser iniciada após alta hospitalar com todos os métodos abaixo, EXCETO:**

(A) Anticoncepcional hormonal oral combinado.
(B) Anticoncepcional hormonal oral com progestogênio.
(C) Dispositivo intrauterino de cobre.
(D) Implante subdérmico.

Resposta: **C.**

COMENTÁRIO: a doença trofoblástica gestacional tem a hCG como marcador biológico que pode indicar de maneira fidedigna a regressão, a persistência ou mesmo a resposta da doença aos tratamentos implementados. Por isso, recomenda-se evitar uma nova gravidez durante o período de seguimento e tratamento dessas pacientes.

Atualmente, recomenda-se o uso de contraceptivo eficaz logo após o esvaziamento uterino de uma gravidez molar. O contraceptivo hormonal combinado oral tem sido o mais utilizado. Além disso, os métodos hormonais não aumentam o risco de doença persistente e, portanto, sua utilização é considerada segura logo após o esvaziamento uterino. Os métodos de barreira, em virtude das altas taxas de falha quando comparados aos contraceptivos hormonais, não são os métodos de escolha para a maioria das pacientes. Não se recomenda o uso de dispositivos intrauterinos até que os níveis de hCG estejam indetectáveis.

7 **Gestante de 19 anos de idade, referindo atraso menstrual de 15 semanas sem início do pré-natal, apresenta quadro de sangramento vaginal intermitente, de pequena intensidade e indolor. Relata quadro de vômitos incoercíveis. Ao exame, apresentou pressão arterial de**

150 × 90mmHg no momento da consulta. A altura uterina mensurada foi de 18cm; entretanto, os batimentos cardíacos fetais foram inaudíveis. O diagnóstico mais provável é:

(A) Aborto incompleto.
(B) Descolamento prematuro de placenta.
(C) Êmese gravídica.
(D) Mola hidatiforme.
(E) Pré-eclâmpsia.

Resposta: **D.**

Comentário: sangramento transvaginal, usualmente de repetição, indolor, de intensidade variável, associado ou não à eliminação de vesículas, pode fazer parte da clínica da doença trofoblástica gestacional. Útero aumentado de volume para a idade gestacional ocorre nos casos de mola completa. Uma das complicações mais preocupantes da doença trofoblástica gestacional é a pré-eclâmpsia, usualmente precoce e grave. A doença trofoblástica gestacional é uma das raras situações em que a pré-eclâmpsia pode surgir antes de 20 semanas de gravidez.

8 Gestante de 41 anos de idade, G3P1, com gestação molar anterior, portadora de diabetes e pré-eclâmpsia leve, fazendo uso de hormônio antitireoidiano, apresenta sangramento vaginal com eliminação de vesículas. A ocorrência de mola hidatiforme nessa gestação está associada ao fato de a gestante:

(A) Fazer uso de hormônio antitireoidiano e ter diabetes prévio à gestação.
(B) Ser diabética previamente e ter tido mola na gestação anterior.
(C) Ter doença hipertensiva e estar em um dos extremos da idade.
(D) Estar em um dos extremos da idade e ter tido mola na gestação anterior.

Resposta: **D.**

Comentário: idade materna > 35 anos e mola em gestação anterior são os principais fatores de risco para doença trofoblástica gestacional.

9 Paciente de 19 anos de idade refere que estava grávida de 10 semanas quando teve sangramento abundante 30 dias atrás, interpretado como aborto espontâneo sem necessidade de curetagem uterina. Continuou apresentando sangramento vaginal, sendo submetida à ultrassonografia pélvica por via transvaginal, que mostrou a seguinte imagem na cavidade uterina:

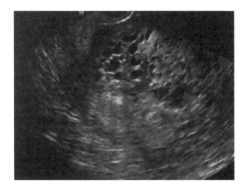

42 Capítulo 5 Doença Trofoblástica Gestacional

Indique a opção que contém, respectivamente, a principal hipótese diagnóstica e a conduta:

(A) Abortamento incompleto – esvaziamento uterino por vacuoaspiração.

(B) Mola hidatiforme invasora – estadiamento e tratamento quimioterapêutico.

(C) Mola hidatiforme parcial – esvaziamento uterino com uso de misoprostol.

(D) Mola hidatiforme completa – esvaziamento uterino por vacuoaspiração.

(E) Abortamento retido – esvaziamento uterino por curetagem uterina.

Resposta: D.

COMENTÁRIO: a imagem corresponde à mola hidatiforme completa, revelando eco endometrial hiperecoico preenchido por imagens císticas irregulares e ausência de embrião/feto, imagem típica, padrão de flocos de neve. Diante do diagnóstico de mola hidatiforme completa, está indicado o esvaziamento uterino, sendo a aspiração a vácuo (aspiração a vácuo elétrica ou AMIU) o tratamento mais adequado por ser o que carreia menos risco de perfuração uterina e menos chances de permanência de restos ovulares na cavidade uterina. Não está indicado o esvaziamento uterino com misoprostol em virtude da grande possibilidade de hemorragia e embolização.

10 **Quanto à doença trofoblástica gestacional (DTG), é CORRETO afirmar que:**

(A) A evolução para mola invasora é mais comum na mola hidatiforme parcial que na completa.

(B) O cariótipo associado à mola parcial é a triploidia.

(C) Na mola hidatiforme incompleta é sempre identificado um embrião.

(D) Entre os exames solicitados de rotina na DTG estão TSH, T4 livre, coagulograma e tomografia de tórax.

Resposta: B.

COMENTÁRIO: a DTG (forma benigna da doença) pode evoluir para neoplasia trofoblástica gestacional (NTG), forma maligna da doença, a qual pode ocorrer após gravidez molar ou não molar. As taxas de NTG são de 15% a 20% após mola completa e de 3% a 5% após mola parcial. A mola parcial resulta da fecundação de um óvulo haploide por dois espermatozoides ou ainda da duplicação de um espermatozoide, resultando em um cariótipo triploide (69,XXX, 69,XXY ou 69,XYY). A mola completa resulta da fecundação de um óvulo vazio (ovo cego) por um espermatozoide que se duplica ou ainda por dois espermatozoides, resultando em um ovo com cariótipo 46,XX ou 46,XY. A tomografia não faz parte da relação de exames a serem solicitados de rotina na DTG. Os exames de rotina em caso de DTG são: hemograma, tipagem sanguínea e fator Rh, β-hCG quantitativa, TSH, T4 livre, sorologia para sífilis e anti-HIV e radiografia de tórax. A afirmação de que sempre é identificado embrião na mola incompleta pode causar certa dúvida, pois algumas vezes é possível não visualizar o feto, e o que vai confirmar a existência de material embrionário é o anatomopatológico.

11 **Com relação ao estadiamento das neoplasias trofoblásticas gestacionais (NTG), de acordo com a Organização Mundial da Saúde e a Federação Internacional de Ginecologia e Obstetrícia, assinale a opção INCORRETA:**

(A) Estádio I: persistência de β-hCG elevada e doença confinada ao útero.

(B) Estádio II: doença além do útero, mas limitada à pelve (ovário, tuba uterina e vagina).

Capítulo 5   Doença Trofoblástica Gestacional   **43**

(C) Estádio III: metástases pulmonares com ou sem envolvimento uterino, vaginal ou pélvico.
(D) Estádio IV: outros sítios de doença metastática (cérebro, fígado, rim, sistema gastrointestinal).
(E) Estádio IV: metástases pulmonares, cérebro, fígado, rim e sistema gastrointestinal.

Resposta: **E.**

COMENTÁRIO:
• Estádio I – Doença restrita ao corpo do útero.
• Estádio II – NTG em pelve, vagina, anexos, ligamento largo.
• Estádio III – NTG com extensão para os pulmões, com ou sem envolvimento genital.
• Estádio IV – Todos os outros locais de metástases.

12 **Em 90% a 95% dos casos de mola completa observa-se cariótipo com:**

(A) Triploidia.
(B) Tetraploidia.
(C) 46,XX.
(D) XY.

Resposta: **C.**

COMENTÁRIO: a mola parcial resulta da fecundação de um oócito haploide por dois espermatozoides ou ainda pela duplicação de um espermatozoide, resultando em um cariótipo triploide (69,XXX, 69,XXY ou 69,XYY). A mola completa resulta da fecundação de um óvulo vazio (ovo cego) por um espermatozoide que se duplica ou ainda por dois espermatozoides, resultando em um ovo com cariótipo 46,XX ou 46,XY.

13 **O coriocarcinoma é um tumor maligno do trofoblasto e pode se seguir a qualquer tipo de evento gestacional. Com relação a esse tumor, é CORRETO afirmar que:**

(A) O metotrexato é um dos principais medicamentos para o tratamento dessa doença.
(B) O local mais frequente de metástase é a vulva.
(C) As adolescentes são as mais propensas a ter esse tipo de tumor.
(D) As vilosidades coriônicas são encontradas em sua composição.

Resposta: **A.**

COMENTÁRIO: o coriocarcinoma é a forma de NTG mais agressiva e se caracteriza por invasão vascular precoce e metástases generalizadas. Com frequência, cursa com sangramento vaginal irregular. Metástases pulmonares são as mais comuns, ocorrendo em aproximadamente 80% das pacientes com NTG metastática, enquanto as metástases vaginais estão presentes em cerca de 30% dos casos. Essas lesões apresentam vascularização aumentada e são propensas a sangramento. O tratamento é fundamentado no tipo e estadiamento do tumor e compreende esvaziamento do conteúdo uterino, histerectomia e quimioterapia (há vários esquemas de quimioterapia, entre os quais o uso de metotrexato).

44 Capítulo 5 Doença Trofoblástica Gestacional

14 **Paciente de 38 anos de idade submetida a esvaziamento uterino por mola hidatiforme completa há 2 meses, em uso correto de contraceptivo hormonal, apresenta os seguintes resultados de β-hCG coletados em 4 semanas consecutivas: 5.000mUI/mL, 4.900mUI/mL, 5.100mUI/mL e 5.000mUI/mL. Qual deve ser o passo seguinte?**

(A) Realizar histeroscopia diagnóstica para identificar a presença de restos.

(B) Realizar curetagem uterina para excluir restos molares.

(C) Realizar tomografia pélvica para confirmar neoplasia trofoblástica gestacional (NTG).

(D) Solicitar outro β-hCG para confirmar NTG.

(E) Realizar estadiamento para NTG.

Resposta: **E.**

COMENTÁRIO: cerca de 15% a 40% das pacientes desenvolvem NTG pós-molar. O diagnóstico de NTG é estabelecido pela curva de regressão anormal da β-hCG, onde é possível encontrar valores estacionários (curva em platô) ou em elevação (curva em ascensão). Define-se o platô como quatro valores ou mais de β-hCG por pelo menos 3 semanas consecutivas (dias 1, 7, 14 e 21), enquanto o aumento do valor da β-hCG em 10% ou mais por pelo menos 2 semanas consecutivas (dias 1, 7 e 14) indica curva em ascensão. Após o diagnóstico de NTG através da ascensão dos valores de β-hCG ou platô, está indicado o estadiamento para início do tratamento quimioterapêutico conforme o estadiamento.

BIBLIOGRAFIA

Biscaro A, Braga A, Berkowitz RS. Diagnosis, classification and treatment of gestational trophoblastic neoplasia. Rev Bras Ginecol Obstet 2015; 37(1):42-51.

Braga A, Sun SY, Maestá I, Uberti E. Doença trofoblástica gestacional. São Paulo: Federação Brasileira das Associações de Ginecologia e Obstetrícia (Febrasgo), 2018. (Protocolo Febrasgo – Obstetrícia, nº 23, Comissão Nacional Especializada em Doença Trofoblástica Gestacional.)

Braga A, Sun SY, Maestá I, Uberti E. Doença trofoblástica gestacional. In: Tratado de obstetrícia Febrasgo. Rio de Janeiro: Elsevier, 2019:178-91.

Dantas PRS et al. Does hormonal contraception during molar pregnancy follow-up influence the risk and clinical aggressiveness of gestational trophoblastic neoplasia after controlling for risk factors? Gynecol Oncol 2017; 147(2):364-70.

Silva PA, Silva SR. Coriocarcinoma: um estudo de caso. Rev Bras Enferm, Brasília, 2010 jan-fev; 63(1).

CAPÍTULO 6

Assistência Pré-Natal de Risco Habitual e de Alto Risco

Janaína Campos Senra

1 Uma gestante G3P3, com antecedentes de abortamento com curetagem e gravidez ectópica, encontra-se na 27ª semana de gravidez. A tipagem sanguínea revelou ser do grupo A com fator Rh negativo. O teste de Coombs indireto revelou ser negativo. Qual seria a melhor conduta?

(A) Aguardar o parto e somente após tipagem do recém-nascido, se for Rh positivo, fazer a profilaxia, pois na gestação não se sabe o fator Rh do feto e não se justifica fazer nada antes.

(B) Não se faz profilaxia, pois se trata da terceira gestação com duas perdas anteriores, e a gestante poderia estar sensibilizada.

(C) Se o pai da criança pertence ao grupo B, não se faz profilaxia nem na gestação nem no pós-parto, pois, por ser do grupo A, a mãe possui anticorpos naturais anti-B.

(D) Nesse caso, é necessário aguardar o parto, pois em caso de profilaxia na gestação o teste de Coombs indireto ficará positivo e irá atrapalhar o seguimento.

(E) Profilaxia com imunoglobulina anti-Rh na 28ª semana.

> Resposta: **E.**

COMENTÁRIO: a doença hemolítica fetal, condição na qual as hemácias do feto são destruídas, tem como causa principal a incompatibilidade Rh. Nela, uma mãe Rh-negativa apresenta anticorpos que atacam e destroem as hemácias de um feto Rh-positivo. Esses anticorpos anti-D são produzidos entre 5 e 15 semanas após pequenos episódios de hemorragias feto-maternas (no período pré-natal ou durante o parto), o que leva à detecção de hemácias fetais na circulação materna. Essa "sensibilização" materna não prejudica o feto em questão, uma vez que o parto geralmente ocorre antes, mas pode causar doença hemolítica em gestações subsequentes com fetos também Rh-positivos. Outros eventos sensibilizantes incluem o abortamento e alguns procedimentos fetais invasivos.

A gamaglobulina anti-D é uma solução estéril contendo anticorpos anti-D do tipo IgG humanos. Após o início de sua aplicação em puérperas Rh-negativas que deram à luz recém-nascidos

Rh-positivos (profilaxia pós-parto) na década de 1970, a ocorrência da doença reduziu bastante. Sabe-se que a medicação deve ser administrada nas primeiras 72 horas após o parto e que doses maiores (200μg ou mais) apresentam melhores resultados que doses menores (50μg).

Essa estratégia, entretanto, não previne a sensibilização que possa ocorrer antes do parto. Mais recentemente, a profilaxia anteparto foi proposta em diversos países na tentativa de complementar a profilaxia pós-parto e proteger a gestante da sensibilização diante de um evento hemorrágico silencioso, mais frequente no terceiro trimestre. Apesar das evidências de baixa qualidade na literatura, algumas vezes não comprovando o benefício da profilaxia anteparto, esta provavelmente diminui o número de mulheres sensibilizadas pelo antígeno Rhesus D.

Assim, a relação custo-benefício deve ser avaliada pelas instituições e governos para definição das melhores estratégias de profilaxia da doença. Por exemplo, o Instituto Nacional de Saúde e Excelência Clínica (NICE) do Reino Unido recomenda a profilaxia combinada e universal. No entanto, de acordo com o Caderno de Atenção Básica ao Pré-Natal de Baixo Risco do Ministério da Saúde, publicado em 2013, a gestante Rh-negativa deve realizar apenas profilaxia pós-parto.

2 **Assinale a opção que indica um fator determinante da placenta prévia:**

(A) Restrição de crescimento fetal.
(B) Hipertensão.
(C) Adolescência.
(D) Pré-eclâmpsia.
(E) Multiparidade.

Resposta: **E.**

Comentário: placenta prévia significa a presença de tecido placentário no segmento inferior do útero, à frente da apresentação fetal após 28 semanas de gestação. Desse modo, ela pode encobrir parcial ou totalmente o orifício interno do colo uterino. Na maioria das vezes, essa condição é diagnosticada pela ultrassonografia de pré-natal. Os fatores de risco incluem a existência de cesarianas prévias, cirurgias uterinas, tabagismo, uso de cocaína, idade materna avançada e multiparidade. Nos casos de placentas prévias totais e parciais, a via de parto de escolha é a cesariana.

3 **Com relação ao diabetes gestacional, assinale a opção CORRETA:**

(A) Costuma se associar a altas taxas de malformações fetais.
(B) O diagnóstico pode ser feito com glicemia de jejum ≥ 92mg.
(C) Como pode se associar a desconforto respiratório, é prudente prescrever corticoide para todas as mulheres com diabetes gestacional.
(D) O parto deve ser programado para 38 semanas.
(E) A dopplervelocimetria é fundamental para acompanhamento da vitalidade.

Resposta: **B.**

Comentário: o descontrole glicêmico no período concepcional (e, portanto, em pacientes previamente diabéticas) pode associar-se a malformações fetais em 10% dos casos, aproximadamente. Esse risco é diretamente proporcional aos níveis de hemoglobina glicada. Assim, níveis < 6% reduzem

Capítulo 6   Assistência Pré-Natal de Risco Habitual e de Alto Risco   **47**

o risco. Já o diabetes gestacional é uma condição na qual a hiperglicemia é detectada pela primeira vez na gestação, porém com níveis ainda abaixo dos critérios diagnósticos de *diabetes mellitus*. Portanto, essa condição não apresenta os mesmos riscos concepcionais que a doença prévia.

Segundo o relatório Rastreamento e Diagnóstico de *Diabetes Mellitus* Gestacional no Brasil, o diagnóstico pode ser estabelecido a partir da glicemia de jejum > 92mg/dL e < 125mg/dL no primeiro trimestre ou por pelo menos um valor alterado do teste oral de tolerância à glicose com 75g de glicose após 24 semanas de gestação (glicemia de jejum > 92mg/dL, primeira hora > 180mg/dL ou segunda hora > 153mg/dL). O diabetes gestacional decorre do estado de resistência insulínica típico da gestação associado ao aumento insuficiente da produção da insulina nas mulheres que já estão em seu limite. Assim, as vasculopatias ainda não estão presentes e, portanto, a placentação ocorre de maneira habitual e o Doppler fetal não se altera exclusivamente por esse motivo.

A definição do melhor momento do parto irá depender do controle glicêmico e das condições fetais, podendo ocorrer desde prematuramente até 40 semanas, nos casos de bom controle metabólico. Já o uso do corticoide fica reservado para aqueles fetos que nascerão antes de completar 34 ou 37 semanas, dependendo do protocolo empregado na instituição.

4 **Com relação à vacinação na gestação, considere que:**

I. A vacina contra o vírus B da hepatite pode ser indicada.
II. A vacina antirrábica pode ser administrada em situações especiais.
III. A vacinação antidifteria e tétano é de uso rotineiro.
IV. A vacina anti-influenza A e B é de uso rotineiro.

Está correto apenas o contido em:
(A) I, II e III.
(B) I e III.
(C) II e IV.
(D) IV.

Resposta: **A.**

COMENTÁRIO: a vacinação contra o vírus da hepatite B é segura e eficaz e deve ser indicada para a gestante não imunizada previamente, em qualquer fase, segundo orientações do Ministério da Saúde e da Organização Mundial da Saúde. Ela é constituída por produtos do antígeno de superfície do vírus purificado e compreende três doses intramusculares (0, 1 ou 6 meses). No caso de vacinação prévia incompleta, recomenda-se completar as doses faltantes.

Já a vacina antirrábica, constituída de vírus inativados, deve ser indicada em situações de deslocamento da gestante para regiões de risco, como os continentes africano e asiático, onde não há o controle da raiva urbana, transmitida por cachorros domésticos infectados, ou em casos de profissionais cujas atividades implicam exposição a animais silvestres. Além disso, a antirrábica também é indicada para a gestante em situações de pós-exposição.

A vacinação contra difteria e tétano é fornecida em conjunto e deve ser reforçada a cada 10 anos. Além disso, deve-se dar preferência à tríplice viral, que inclui a imunização contra coqueluche (dTpa), principalmente após a epidemia em crianças até 6 meses registrada em 2011. Assim, toda gestante deve receber reforço de dTpa durante a gestação.

48 Capítulo 6 Assistência Pré-Natal de Risco Habitual e de Alto Risco

Por fim, a vacinação contra influenza ocorre em campanhas de abril a maio de cada ano e prioriza grupos de risco, como o de gestantes (ou seja, não é rotineira). É constituída, na maioria dos casos, por vírus inativados e pode ser trivalente (duas cepas de influenza tipo A – H1N1 e H3N2 – e uma cepa do tipo B variável) ou tetravalente (duas cepas de influenza tipo A – H1N1 e H3N2 – e duas cepas do tipo B variável).

5 **Nas condições relacionadas, existe associação entre síndrome antifosfólipides e gravidez, EXCETO:**

(A) Polidrâmnio.
(B) Perdas fetais.
(C) Parto pré-termo.
(D) Restrição de crescimento.

Resposta: **A.**

Comentário: a síndrome antifosfolípide, trombofilia adquirida, é caracterizada por um estado de hipercoagulabilidade mediado pela presença de anticorpos antifosfolípides. Está associada à restrição de crescimento nas gestantes afetadas, além de aumentar os riscos de abortamento espontâneo no primeiro trimestre e de pré-eclâmpsia. As gestantes com a síndrome apresentam incidência ainda maior de óbito fetal, prematuridade e descolamento prematuro de placenta. No entanto, o polidrâmnio não se associa ao quadro.

O diagnóstico é estabelecido por um ou mais critérios clínicos (trombose vascular profunda confirmada histologicamente ou por imagem, óbito de feto morfologicamente normal > 10 semanas, um ou mais partos prematuros < 34 semanas por pré-eclâmpsia grave, eclâmpsia ou insuficiência placentária, três ou mais abortos espontâneos < 10 semanas, excluídas causas anatômicas, hormonais ou genéticas) associados a um ou mais critérios laboratoriais (identificação do anticoagulante lúpico em duas ocasiões com intervalo de 12 semanas, anticorpo anticardiolipina IgM ou IgG em títulos moderados a altos com intervalo de 12 semanas, anticorpo anti-β2-glicoproteína IgM ou IgG com intervalo de 12 semanas).

6 **Uma gestante de 34 semanas comparece ao pré-natal queixando-se de prurido generalizado. Você não observa pápulas, placas ou outras lesões dermatológicas, exceto pequenas escoriações nos antebraços e nas pernas. Entre suas preocupações e condutas inclui-se a:**

(A) Solicitação de enzimas hepáticas e bilirrubinas.
(B) Prescrição de colestiramina e antipruriginosos.
(C) Aplicação de corticoide tópico.
(D) Aplicação de dissulfiram após banho.

Resposta: **A.**

Comentário: a colestase intra-hepática da gestação é uma condição reversível que se desenvolve geralmente no terceiro trimestre e se manifesta inicialmente por prurido sem lesões dermatológicas específicas, podendo evoluir com icterícia em até metade dos casos. As escoriações se devem a trauma por coçadura na pele. Os níveis séricos de bilirrubina estão elevados à custa da fração conjugada, assim como a fosfatase alcalina. As transaminases podem estar elevadas ou dentro dos valores normais. No entanto, trata-se de um diagnóstico de exclusão, e a ultrassonografia abdominal também pode ajudar a excluir outras doenças com sintomas semelhantes.

O quadro tende a regredir após o parto, e o tratamento é ainda controverso, uma vez que não diminui os riscos fetais de sofrimento intrauterino, parto prematuro e óbito. O ácido ursodesoxicólico é o agente de primeira escolha para controle do prurido, quando necessário. Os demais medicamentos não apresentam evidências suficientes que justifiquem sua utilização.

7 Gestante fez exame para investigação de hepatite B por ter tido contato com a doença. Os resultados mostraram: HBsAg não reagente, anti-Hbc (IgG) reagente, anti-Hbs reagente, HBeAg não reagente e anti-Hbe reagente. O que dizer à paciente?

(A) É suscetível.
(B) Está imune.
(C) Resposta à vacina.
(D) Estado de infecção aguda.

Resposta: **B.**

Comentário: o anticorpo anti-HBc é produzido após exposição à doença e se direciona a antígenos do capsídeo do vírus, ou seja, é marcador de infecção atual (HBsAg reagente) ou prévia (HBsAg não reagente). Inicialmente é produzida a imunoglobulina IgM e posteriormente a IgG. Quando o vírus está presente no organismo, identificam-se o antígeno de superfície HBsAg e posteriormente o anticorpo direcionado a ele, o anti-HBs. Além disso, as pacientes imunizadas pela vacina contra a hepatite B, constituída de proteínas do envelope viral, também apresentam anti-HBs reagente. Já o antígeno de superfície do vírus da hepatite B (HBeAg) ocorre na doença aguda e crônica, sendo um marcador de replicação viral.

8 Grávida de 24 semanas apresenta, ao exame obstétrico, altura uterina de 26cm. A partir do gráfico é possível excluir a hipótese de:

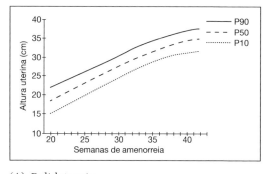

(A) Polidrâmnio.
(B) Erro de data.
(C) Restrição de crescimento fetal.
(D) Gestação múltipla.

Resposta: **C.**

50 Capítulo 6 Assistência Pré-Natal de Risco Habitual e de Alto Risco

COMENTÁRIO: a medida da altura uterina faz parte do exame obstétrico de rotina e auxilia o rastreamento das alterações do crescimento fetal, do volume de líquido amniótico e da presença de multiparidade, quando a ultrassonografia não está disponível. Ela deve ser aferida com a gestante em decúbito dorsal, entre a sínfise púbica e o fundo uterino, após manobras de palpação. Quando se encontra abaixo do percentil 10 para a idade gestacional, sua sensibilidade é de 78% e a especificidade é de 77,1% para predição da restrição de crescimento fetal. No caso de altura uterina acima do percentil 90 para a idade gestacional, como nesta questão, não é possível excluir o aumento no líquido amniótico, a presença de mais de um feto e muito menos o erro de data, dependendo de como foi calculada.

9 Uma parturiente está com lesões vesiculares no tórax e refere contato há 21 dias com criança apresentando varicela. Considerando o desconhecimento materno de varicela anterior, a orientação consiste em indicar:

(A) Vacinação imediata.
(B) Imunoglobulina hiperimune para a gestante.
(C) Imunoglobulina hiperimune para o recém-nascido até 48 a 72 horas após o nascimento.
(D) Imunoglobulina hiperimune para a gestante e vacinação para o recém-nascido até 48 a 72 horas após o nascimento.

Resposta: **C.**

COMENTÁRIO: a infecção congênita pelo vírus varicela-zoster pode ser grave ou letal. Por essa razão, o recém-nascido deve receber imunoglobulina em caso de exposição à doença. A amamentação é permitida após o fim do período de transmissão da doença, de 6 a 10 dias após o *rash* cutâneo. Antes disso, o leite pode ser ordenhado e dado ao recém-nascido, desde que não haja lesões na mama e a imunoglobulina tenha sido administrada.

10 Paciente de 27 anos de idade, primigesta, com 12 semanas de gestação, traz seu exames de pré-natal e dentre os resultados observa-se sorologia para toxoplasmose IgM-positiva em título baixo, IgG-positiva com alta avidez. O diagnóstico e a conduta recomendada são:

(A) Toxoplasmose materna antiga (há mais de 12 semanas) – conduta expectante.
(B) Toxoplasmose materna antiga (há mais de 12 semanas) – iniciar tratamento materno com espiramicina.
(C) Toxoplasmose materna aguda – iniciar tratamento materno e investigar infecção fetal.
(D) Toxoplasmose fetal aguda – iniciar tratamento intercalado com espiramicina para a mãe e sulfadiazina + pirimetamina para o feto.
(E) Paciente suscetível à toxoplasmose – orientar profilaxia e repetir sorologias seriadas.

Resposta: **A.**

COMENTÁRIO: quando a gestante apresenta sorologia de toxoplasmose positiva tanto para IgM como para IgG, devemos pesquisar se estamos diante de um quadro recente ou antigo da doença. Uma opção são os testes seriados após 2 semanas, pois na infecção recente os títulos de IgG aumentam nas primeiras 8 semanas para depois se estabilizarem, enquanto o IgM pode desaparecer

Capítulo 6   Assistência Pré-Natal de Risco Habitual e de Alto Risco   **51**

ou não. Outra alternativa é o teste de avidez do IgG, que aumenta com a maturação da resposta imunológica. Assim, um teste de baixa avidez sugere infecção recente, enquanto o de alta avidez indica infecção há mais de 3 a 5 meses.

11 **Paciente primigesta realizou a ultrassonografia morfológica com 23 semanas de gestação. Não foram observadas alterações morfológicas, porém o comprimento do colo uterino encontra-se reduzido: 18mm. Está assintomática no momento. A conduta adequada para prevenir prematuridade nessa paciente é:**

(A) Pré-natal habitual, pois a paciente não apresenta risco aumentado de prematuridade.

(B) Indicar cerclagem do colo uterino de emergência com 24 semanas.

(C) Iniciar progesterona micronizada via oral ou via vaginal, a ser utilizada até 36 semanas de gestação, e orientar repouso físico e sexual.

(D) Internar e iniciar tocolítico terbutalina imediatamente.

(E) Manter conduta expectante e indicar tocolíticos e cerclagem caso a paciente entre em trabalho de parto prematuro.

Resposta: **C.**

COMENTÁRIO: a medida do colo curto (< 20mm ou < 25mm, dependendo da referência) no período da ultrassonografia morfológica se associa a risco aumentado de trabalho de parto prematuro. Além disso, o uso de progesterona nessas pacientes de risco diminui as chances de parto prematuro independentemente da via de administração. Já a cerclagem é uma estratégia utilizada para prevenção secundária da prematuridade nos casos de incompetência istmocervical (perdas fetais recorrentes no segundo trimestre da gestação, excluindo trabalho de parto prematuro e malformações fetais). Os tocolíticos, por sua vez, são utilizados na tentativa de inibir o trabalho de parto prematuro ou pelo menos adiar o nascimento em até 48 ou 72 horas a fim de permitir a corticoterapia antenatal e a profilaxia da infecção neonatal pelo estreptococo do grupo B. Essa estratégia pode ser usada desde que não haja contraindicações, como presença de infecções uterinas ou rotura prematura de membranas.

12 **Considerando as infecções na gestação, assinale a opção CORRETA:**

(A) A contaminação do recém-nascido pelo papilomavírus humano (HPV) é decorrente de sua passagem pelo canal do parto; portanto, a cesariana impede a transmissão materno-fetal do vírus.

(B) Gestante com infecção por herpes genital na ocasião do parto não tem indicação de resolução da gestação por cesariana.

(C) O tratamento da bacteriúria assintomática na gestação não está relacionada com redução da incidência de rotura prematura das membranas fetais ou trabalho de parto prematuro.

(D) Derivados imidazólicos não devem ser prescritos para o tratamento da candidíase na gestação.

(E) O tratamento da sífilis na gestação é realizado com penicilina benzatina. As pacientes alérgicas deverão ser encaminhadas para dessensibilização em centro de referência terciária. Existem outras opções terapêuticas caso não seja possível o encaminhamento para o centro de referência.

Resposta: **E.**

52   Capítulo 6   Assistência Pré-Natal de Risco Habitual e de Alto Risco

Comentário: a contaminação do recém-nascido pelo HPV pode causar papilomatose respiratória, condição de difícil controle e alta recidiva. O quadro geralmente se inicia após os 6 meses com sinais de obstrução de via aérea. No entanto, a cesariana não previne a doença e, mesmo sendo a via de parto, o vírus pode ser encontrado no líquido amniótico. Já a infecção ativa por herpes genital no momento do parto é contraindicação materna para a via vaginal, uma vez que a infecção neonatal por exposição intraparto pode ser grave ou letal. Com relação ao tratamento da bacteriúria assintomática na gestação, ele diminui os riscos de pielonefrite e parto prematuro. Por fim, os derivados imidazólicos podem ser usados como cremes vaginais para o tratamento da candidíase vaginal na gestação.

---

13   Gestante com 32 semanas retornou à consulta de pré-natal de rotina com exames do terceiro trimestre. Ao exame físico: altura uterina de 31cm e batimentos cardiofetais presentes. Exames laboratoriais: toxoplasmose IgG+ e IgM+ e previamente negativos no primeiro e segundo trimestres. A conduta neste caso é:

(A) Expectante, pois o risco de infecção fetal é mínimo até o parto.

(B) Expectante, enquanto se aguarda a repetição das imunoglobulinas para confirmação.

(C) Introduzir espiramicina e solicitar teste de avidez.

(D) Introduzir espiramicina e propor amniocentese.

(E) Introduzir esquema tríplice para tratamento de toxoplasmose aguda.

Resposta: **D.**

Comentário: o caso relatado evidencia soroconversão para toxoplasmose. Nesses casos, deve-se iniciar o tratamento da mãe com espiramicina, 3g/dia, dividida em três tomadas, a fim de reduzir o risco de contaminação fetal. Além disso, deve-se oferecer a pesquisa de infecção fetal por meio da amniocentese. Caso negativa, manter espiramicina até o final da gestação e seguir acompanhamento fetal por ultrassonografia mensal (de modo a identificar possíveis sintomas de infecção fetal, como calcificações intracranianas, ventriculomegalia, hepatoesplenomegalia, ascite, restrição de crescimento, entre outros). Se positiva, adicionam-se pirimetamina (50mg/dia) e sulfadiazina (3g/dia) ao tratamento por 3 semanas com intervalos também de 3 semanas entre as doses. A suplementação com ácido folínico (15mg/dia) é importante devido ao potencial de mielotoxicidade desse último tratamento.

---

14   Uma gestante chega à consulta de pré-natal referindo que a DUM (data da última menstruação) foi 12/09/2018. Considerando que a consulta foi realizada no dia 20/02/2019, seu médico assistente fez os cálculos e concluiu que sua DPP (data provável do parto) e sua idade gestacional, em semanas, seriam, respectivamente:

(A) 19/06/2019 e 23 semanas.

(B) 20/06/2019 e 24 semanas.

(C) 19/07/2019 e 20 semanas.

(D) 20/07/2019 e 14 semanas.

(E) 20/06/2019 e 22 semanas.

Resposta: **A.**

Capítulo 6   Assistência Pré-Natal de Risco Habitual e de Alto Risco   **53**

Comentário: segundo a Regra de Naegele, o cálculo da DPP é feito a partir da DUM. Assim, adicionam-se 7 dias ao primeiro dia da última menstruação e 9 ao mês (ou se subtraem 3, caso a DUM seja após o mês 3, ou seja, março). Para saber a idade gestacional da paciente no dia da consulta são somados os dias desde a DUM e divididos por 7 (que corresponde a 1 semana). Será obtida, então, a idade gestacional em semanas.

15 **G5P2A2, 26ª semana, gestante Rh-negativa sensibilizada com título de anticorpos irregulares de 1/512. Ao exame ultrassonográfico, evidencia-se hidropisia fetal. A conduta mais adequada é:**

(A) Internação e resolução da gestação por cesariana.
(B) Amniocentese para realização do teste de Kleihauer-Betke.
(C) Repouso e repetição da pesquisa de anticorpos em 7 dias.
(D) Cordocentese para averiguar Hb fetal e transfusão intrauterina.

Resposta: **D.**

Comentário: neste caso, a mãe se encontra sensibilizada e o feto apresenta um dos parâmetros mais importantes para sugerir anemia fetal grave, a hidropisia. Outras alterações podem ser vistas à ultrassonografia, como derrame cavitário e/ou aumento da velocidade máxima da artéria cerebral média (> 1,5MoM). Portanto, a cordocentese deve ser realizada para quantificar o nível da hemoglobina fetal e, em caso de anemia, realizar a transfusão intrauterina. A resolução da gestação nessa idade gestacional teria complicações neonatais importantes relacionadas com a prematuridade. Além disso, a conduta expectante em um feto hidrópico por causa conhecida e parcialmente tratável também implicaria riscos maiores.

16 **Trombose venosa superficial na gravidez sem outros comprometimentos. Neste caso:**

(A) A heparina e os analgésicos são agentes de primeira escolha.
(B) Recomendam-se uso de meias elásticas, analgesia e repouso.
(C) A deambulação precoce evita complicações.
(D) A utilização de filtro na veia cava previne a disseminação do trombo.

Resposta: **B.**

Comentário: o tratamento da trombose venosa superficial na ou fora da gravidez deve incluir medidas que reduzam a estase e aumentem a velocidade do fluxo venoso, como deambulação, repouso em Trendelenburg e uso de meias elásticas de média a alta compressão. Esta última medida é adotada principalmente para o tratamento de manutenção após o evento agudo. Além disso, a analgesia é bem-vinda, uma vez que a doença se apresenta com dor e sinais de inflamação ao longo do vaso acometido.

Ainda é controversa a relação entre a ocorrência de trombose venosa superficial e o risco de trombose venosa profunda; portanto, o uso de heparina ou filtro de veia cava não se aplica ao caso em questão. Apesar disso, a Sociedade Americana de Hematologia recomendou o uso da heparina de baixo peso molecular nos casos de trombose venosa superficial na gravidez com o objetivo de reduzir as chances de recorrência ou de um evento profundo. Já a Sociedade Canadense

54 Capítulo 6 Assistência Pré-Natal de Risco Habitual e de Alto Risco

de Ginecologistas e Obstetras sugere a profilaxia para as pacientes muito sintomáticas com evento bilateral localizado a menos de 5cm de junções de veias profundas ou nas quais haja o acometimento de mais de 5cm de um vaso.

17 **Sobre a hiperêmese gravídica, pode-se afirmar que:**

(A) A frequência diminui em casos de gemelaridade e neoplasia trofoblástica gestacional.
(B) A etiologia está relacionada com fatores endocrinológicos, imunológicos, psicossomáticos ou mecânicos.
(C) O quadro clínico é caracterizado por vômitos incoercíveis não associados a perda hidroeletrolítica e desidratação.
(D) O distúrbio metabólico mais encontrado é a alcalose hiperclorêmica.

Resposta: **B.**

COMENTÁRIO: mais da metade das gestantes poderá apresentar êmese gravídica, que consiste em náuseas acompanhadas ou não de vômitos. Um pequena parcela terá vômitos incoercíveis, que poderão causar desidratação, distúrbios eletrolíticos, perda de peso e até disfunções sistêmicas.

A hiperêmese gravídica corresponde à persistência de vômitos com perda de mais de 5% da massa corporal prévia à gestação e cetonúria. Sua etiologia é ainda inexplicada, apesar de estar associada a inúmeros fatores, como aumento da hCG sérica. Por isso, pode ser mais frequente nos casos de gemelaridade e mola hidatiforme.

Além disso, outras hipóteses incluem variações nos níveis de cortisol, progesterona, estrogênio, TSH e instabilidade emocional. Diante dos vômitos persistentes e da perda de ácido clorídrico do suco gástrico, a paciente pode apresentar alcalose hipoclorêmica. O tratamento inicial inclui internação hospitalar, jejum e hidratação venosa com aporte calórico. Prefere-se o uso de cloreto de sódio a fim de repor o cloro perdido nos episódios de vômito. O potássio também deve ser reposto se necessário.

BIBLIOGRAFIA

Bates SM, Rajasekhar A, Middeldorp S et al. American Society of Hematology 2018 guidelines for management of venous thromboembolism: venous thromboembolism in the context of pregnancy. Blood Advances 2018; 2(22):3317.

Bialas KM, Swamy GK, Permar SR. Perinatal cytomegalovirus and varicella zoster virus infections: epidemiology, prevention, and treatment. Clin Perinatol 2015; 42(1):61-75, viii.

Bottomley C, Bourne T. Management strategies for hyperemesis. Best Pract Res Clin Obstet Gynaecol 2009; 23(4): 549-64.

Castori M. Diabetic embryopathy: a developmental perspective from fertilization to adulthood. Mol Syndromol 2013; 4(1-2):74-86.

Chilcott J, Lloyd Jones M, Wight J et al. A review of the clinical effectiveness and cost-effectiveness of routine anti-D prophylaxis for pregnant women who are Rhesus negative. Health Technol Assess 2003; 7(4):iii-62.

Crowther C, Middleton P. Anti-D administration after childbirth for preventing Rhesus alloimmunisation. Cochrane Database Syst Rev 2000(2):Cd000021.

Crowther CA, Middleton P, McBain RD. Anti-D administration in pregnancy for preventing Rhesus alloimmunisation. Cochrane Database Syst Rev 2013(2):Cd000020.

Dodd JM, Jones L, Flenady V, Cincotta R, Crowther CA. Prenatal administration of progesterone for preventing preterm birth in women considered to be at risk of preterm birth. Cochrane Database Syst Rev 2013(7): Cd004947.

Febrasgo – Federação Brasileira das Associações de Ginecologia e Obstetrícia. Programa vacinal para mulheres. Série Orientações e Recomendações Febrasgo, nº 13. Comissão Nacional Especializada de Vacinas. São Paulo, 2017:170.

Gurung V, Middleton P, Milan SJ, Hague W, Thornton JG. Interventions for treating cholestasis in pregnancy. Cochrane Database Syst Rev 2013(6):Cd000493.

Hogge JS, Hogge WA. Preconception genetic counseling. Clin Obstet Gynecol 1996; 39(4):751-62.

Honest H, Bachmann LM, Coomarasamy A, Gupta JK, Kleijnen J, Khan KS. Accuracy of cervical transvaginal sonography in predicting preterm birth: a systematic review. Ultrasound Obstet Gynecol 2003; 22(3):305-22.

MacKenzie IZ, Bowell P, Gregory H, Pratt G, Guest C, Entwistle CC. Routine antenatal Rhesus D immunoglobulin prophylaxis: the results of a prospective 10-year study. BJOG: An International Journal of Obstetrics & Gynaecology 1999; 106(5):492-7.

Martinelli S, Bittar RE, Zugaib M. Predição da restrição do crescimento fetal pela medida da altura uterina. Revista Brasileira de Ginecologia e Obstetrícia 2004; 26:383-9.

NHS – National Institute for Health and Clinical Excellence. Routine antenatal anti-D prophylaxis for women who are Rhesus D negative: review of NICE technology appraisal guidance TA156. Disponível em: http://www.nice.org.uk/. Acesso: 6/02/2019.

Paquet C, Yudin MH. Toxoplasmosis in pregnancy: prevention, screening, and treatment. J Obstet Gynaecol Can 2013; 35(1):78-81.

Qureshi H, Massey E, Kirwan D et al. BCSH guideline for the use of anti-D immunoglobulin for the prevention of haemolytic disease of the fetus and newborn. Transfusion Medicine 2014; 24(1):8-20.

Sarkola ME, Grenman SE, Rintala MA, Syrjanen KJ, Syrjanen SM. Human papillomavirus in the placenta and umbilical cord blood. Acta Obstet Gynecol Scand 2008; 87(11):1181-8.

Silverberg MJ, Thorsen P, Lindeberg H, Grant LA, Shah KV. Condyloma in pregnancy is strongly predictive of juvenile-onset recurrent respiratory papillomatosis. Obstet Gynecol 2003; 101(4):645-52.

Smaill FM, Vazquez JC. Antibiotics for asymptomatic bacteriuria in pregnancy. Cochrane Database Syst Rev 2015(8):Cd000490.

Sobreira ML, Yoshida WB, Lastória S. Tromboflebite superficial: epidemiologia, fisiopatologia, diagnóstico e tratamento. Jornal Vascular Brasileiro 2008; 7:131-43.

Yasuda M, Takakuwa K, Tokunaga A, Tanaka K. Prospective studies of the association between anticardiolipin antibody and outcome of pregnancy. Obstet Gynecol 1995; 86(4 Pt 1):555-9.

Zugaib M, Francisco RPV. Zugaib obstetrícia. 3. ed. Barueri: Manole, 2016.

CAPÍTULO 7

Condução do Trabalho de Parto e Assistência ao Parto

Álvaro Luiz Lage Alves
Raíza de Almeida Aguiar
Daniela Guimarães Discacciati

1 **Para que o especialista possa acompanhar um trabalho de parto, é importante que tenha conhecimentos acerca da bacia obstétrica, pois assim poderá entender a mecânica do parto. Com relação a esses conhecimentos, é CORRETO afirmar que:**

(A) No estreito médio existe um predomínio do diâmetro transverso sobre o anteroposterior.

(B) O diâmetro transverso do estreito inferior não impõe dificuldades, pois o feto já está insinuado.

(C) O diâmetro anteroposterior do estreito inferior pode ser aumentado em 1,5cm no decorrer do processo de parturição.

(D) O maior diâmetro no estreito superior de uma bacia ginecoide é o anteroposterior.

(E) Se as espinhas isquiáticas forem salientes, o diâmetro transverso do estreito superior fica comprometido.

Resposta: **C.**

COMENTÁRIO: o diâmetro anteroposterior do estreito inferior é, em média, de 9,5cm. Entretanto, no momento da deflexão (desprendimento) o polo cefálico fetal pressiona a articulação sacrococcígea posteriormente, exercendo uma retropulsão do cóccix e promovendo aumento de aproximadamente 1,5cm no diâmetro anteroposterior do estreito inferior. Com relação às outras afirmativas, no estreito médio o diâmetro anteroposterior é de 12,5cm, e o transverso, 10cm em média; as espinhas isquiáticas estão no estreito médio, e não no estreito superior; quando reduzido, o diâmetro transverso do estreito inferior pode impor dificuldades ao desprendimento fetal; a bacia que apresenta estreito superior com diâmetro anteroposterior proeminente é a antropoide.

2 **No mecanismo fisiológico da contração uterina:**

(A) Ocorre fosforilação da cadeia leve da miosina.

(B) A interação actina-miosina reduz a ativação da ATPase.

(C) É importante a queda do nível de cálcio intracelular.

(D) ADP sofre hidrólise e se transforma em ATP.

Resposta: **A.**

Comentário: nas contrações uterinas, a actina assume uma forma fibrilar e o cálcio entra na célula para se combinar com a calmodulina e formar complexos. Esses complexos ativam a quinase da cadeia leve da miosina (MCLK), que por sua vez promove a fosforilação de suas cadeias leves. Isso produz atividade de ATPase (ATP hidrolisado em ADP) e provoca o deslizamento da miosina sobre as fibrilas de actina, que é um agente contrátil uterino, como mostra a figura.

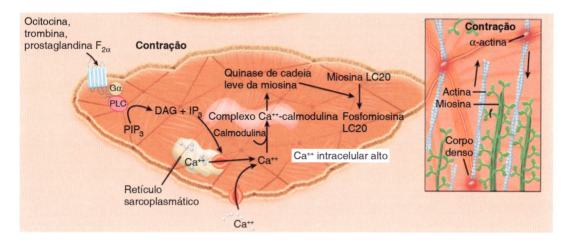

3 Com referência aos períodos do parto, pode-se afirmar que:
  I. No quarto período pode ocorrer distócia funcional.
  II. O partograma é útil para a caracterização do terceiro período.
  III. No período expulsivo, o segmento uterino sofre espessamento máximo.
  IV. O miotamponamento e o trombotamponamento são fenômenos fisiológicos da hemostasia após a dequitação.

Está correto apenas o contido em:
(A) I, II e III.
(B) I e III.
(C) II e IV.
(D) IV.

Resposta: **D.**

Comentário: o quarto período do trabalho de parto consiste na observação da parturiente, avaliando o sangramento genital, a involução uterina e seu estado geral. A distócia ocorre no primeiro, segundo ou terceiro período do trabalho de parto. O partograma é útil para o acompanhamento do primeiro período (fase de dilatação). No período pélvico (expulsivo), o estiramento uterino atinge o máximo e, portanto, o segmento uterino apresenta espessamento mínimo. A redução do sangramento uterino no quarto período ocorre inicialmente por contração do útero pós-dequitação, provocando a obliteração dos vasos miometriais (miotamponamento). Em uma segunda etapa, conhecida como fase de trombotamponamento, há a formação de trombos intravasculares e de coágulos. Os trombos obliteram os grandes vasos uteroplacentários e os coágulos preenchem a cavidade uterina.

4 De acordo com o partograma, pode-se afirmar que:

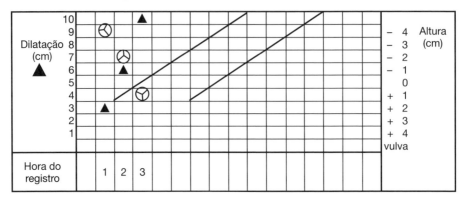

(A) Não há risco de complicações fetais.
(B) Caracteriza-se como parto taquitócico.
(C) Não há necessidade de revisão do canal de parto.
(D) É um partograma típico de primíparas.

Resposta: **B.**

Comentário: esse partograma representa um parto taquitócito, caracterizado pela dilatação, descida e expulsão do feto em um período de 4 horas ou menos. Em geral, o padrão de contratilidade consiste em taquissistolia acompanhada de hipersistolia. Nas situações em que a placenta se encontra no limiar inferior de sua fisiologia, pode ocorrer o estado fetal não tranquilizador. A revisão do canal de parto é essencial nessas situações, pois as lacerações do trajeto são mais frequentes em virtude da brevidade do tempo para acomodação dos tecidos pélvicos. Esse partograma não é típico das primíparas, nas quais a duração do trabalho de parto é de cerca de 12 horas, com dilatação até os 5cm correspondendo a aproximadamente dois terços do tempo total do trabalho de parto.

5 Dos registros apresentados a seguir, obtidos durante o trabalho de parto, o que mostra padrão sinusoidal da frequência cardíaca é o:

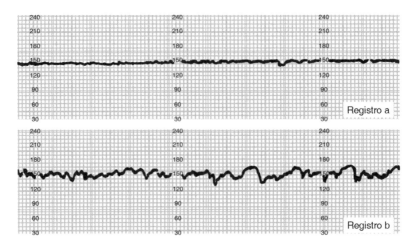

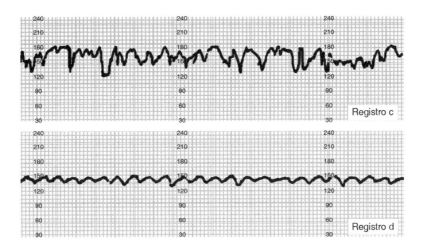

(A) Registro a.
(B) Registro b.
(C) Registro c.
(D) Registro d.

Resposta: D.

COMENTÁRIO: o padrão sinusoidal se caracteriza por variabilidade mínima ou ausente, traçado em forma de sino e com ausência de acelerações transitórias. Em geral, está associado a anemia fetal grave secundária à isoimunização pelo fator Rh, hemorragia feto-materna, síndrome da transfusão feto-fetal ou vasa prévia com sangramento. Pode associar-se a hemorragia intracraniana fetal e asfixia fetal grave. No registro "a", a variabilidade se encontra mínima ou ausente, porém o traçado não tem formato de sino. No registro "b", a variabilidade se encontra comprimida, mas também não tem forma de sino. No registro "c", a variabilidade é ondulatória.

6 Quintigesta, sob condução do trabalho de parto com ocitocina, apresenta agitação e refere dor intensa na região suprapúbica. Na inspeção do abdome apresenta os sinais de Bandl e Frommel. O diagnóstico é:

(A) Trabalho de parto taquitócico.
(B) Descolamento prematuro de placenta.
(C) Iminência de rotura uterina.
(D) Rotura uterina.

Resposta: C.

COMENTÁRIO: a iminência de rotura uterina revela sinais característicos. As contrações são subentrantes, intensas e excessivamente dolorosas. O sinal de Bandl consiste na distensão do segmento inferior do útero (útero em ampulheta), formando depressão em anel na região infraumbilical e refletindo possível separação entre o colo e o corpo uterino. Já o sinal de Frommel se caracteriza pelo estiramento dos ligamentos redondos com desvio anterior do órgão, formando dois "cordões fibrosos" laterais nas fossas ilíacas.

60 Capítulo 7 Condução do Trabalho de Parto e Assistência ao Parto

7 **Parturiente com dinâmica uterina de cinco contrações de 50 segundos em 10 minutos, plano +3 de DeLee, dilatação completa, bolsa rota, em occipitopúbica, bradicardia fetal (< 100bpm) mesmo após cessadas as contrações, associada à eliminação de mecônio +/4. A conduta é:**

(A) Ultimar o parto com auxílio de fórcipe.

(B) Realizar cesariana imediatamente.

(C) Aguardar a ocorrência do parto espontâneo.

(D) Administrar tocolíticos e oxigênio e aguardar evolução espontânea.

Resposta: **A.**

COMENTÁRIO: este caso clínico evidencia uma situação de estado fetal não tranquilizador (bradicardia fetal mantida < 100bpm) em parturiente em período pélvico. A conduta mais adequada é o parto imediato. Uma vez que estão presentes os critérios de aplicabilidade para o parto vaginal operatório (feto insinuado, dilatação completa, bolsa rota), a via de parto mais rápida e eficiente para a segurança do feto é a vaginal por meio da aplicação do fórcipe.

8 **Sobre a extração a vácuo na assistência ao parto vaginal, é INCORRETA a afirmação:**

(A) O traumatismo materno é significativamente menor do que quando utilizado o fórcipe.

(B) É maior a chance de cefalematoma e hemorragia retiniana no recém-nascido, quando comparado ao uso do fórcipe.

(C) É indicada no período expulsivo prolongado, quando os puxos são ineficientes.

(D) A apresentação cefálica defletida de primeiro grau é contraindicação relativa.

Resposta: **D.**

COMENTÁRIO: as contraindicações absolutas ao parto vaginal operatório são desproporção cefalopélvica absoluta, placenta prévia total ou parcial e apresentações pélvica, córmica e cefálica defletidas. São contraindicações relativas para extração a vácuo: prematuridade (idade gestacional < 34 semanas), coleta prévia de sangue ou traumatismo do couro cabeludo fetal, feto morto, anomalias do polo cefálico (anencefalia, hidrocefalia), macrossomia fetal e tração de prova negativa em tentativa anterior por meio de fórcipe. Como o extrator a vácuo necessita de mais tempo para extração fetal, não deve ser preferido ao fórcipe nas situações de emergência.

9 **Multípara com hemorragia grave, após a dequitação, apresenta tumoração vaginal sangrante e fundo uterino muito abaixo da cicatriz umbilical. A conduta indicada é:**

(A) Realizar reposição volêmica e medroxiprogesterona intramuscular.

(B) Administrar uterotônicos e realizar exérese do tumor.

(C) Realizar o morcelamento do tumor via vaginal.

(D) Solicitar anestesia com halogenado e realizar manobra de Taxe.

Resposta: **D.**

COMENTÁRIO: a descrição do quadro clínico é compatível com inversão uterina. Na maioria dos casos, o quadro se associa à hemorragia pós-parto imediata, potencialmente fatal. O útero recém-invertido com a placenta já desprendida geralmente pode ser reposicionado empurrando-se seu fundo invertido para cima, utilizando a palma da mão e os dedos na direção do eixo longitudinal da vagina (manobra de Taxe).

Capítulo 7   Condução do Trabalho de Parto e Assistência ao Parto   **61**

10 **Durante a cesariana eletiva, após a dequitação manual, a paciente iniciou quadro de dispneia importante, cianose intensa e hipotensão arterial súbita, seguida de parada cardiorrespiratória. A hipótese diagnóstica mais provável é de:**

(A) Infarto agudo do miocárdio.

(B) Embolia gordurosa.

(C) Acidente vascular cerebral.

(D) Embolia amniocaseosa.

Resposta: **D.**

COMENTÁRIO: no quadro clínico clássico de embolia amniocaseosa, nos períodos finais do trabalho de parto ou logo após a expulsão fetal, a gestante apresenta dispneia e pouco tempo depois desenvolve convulsões ou parada cardiorrespiratória complicada por coagulopatia de consumo, hemorragia vaginal grave e óbito. O líquido amniótico entra na circulação em consequência de falha na barreira fisiológica habitualmente existente entre os compartimentos materno e fetal, o que parece comum ou universal, uma vez que células descamadas de origem fetal e trofoblasto são comumente encontrados na circulação materna. Na maioria dos casos, essa mistura é inócua. Entretanto, em algumas gestantes essa exposição desencadeia uma série complexa de reações fisiopatológicas, ainda não muito elucidadas, que culminam em embolia.

11 **Ao orientar uma mãe que questiona sobre a razão da bossa e sua permanência, você dirá que se trata de:**

(A) Hemorragia localizada no couro cabeludo com reabsorção prevista para 5 a 7 dias.

(B) Edema de couro cabeludo com reabsorção prevista para 5 a 7 dias.

(C) Hemorragia localizada no couro cabeludo com reabsorção prevista para 24 a 36 horas.

(D) Edema de couro cabeludo com reabsorção prevista para 24 a 36 horas.

Resposta: **D.**

COMENTÁRIO: a bossa serossanguínea é uma tumefação edematosa e difusa localizada no subcutâneo do couro cabeludo ou em outras regiões correspondentes à apresentação fetal. Ocorre em consequência das forças do trabalho de parto para adaptação fetal no canal de parto, ou seja, do contato entre a apresentação e os ossos da bacia materna. Não necessita tratamento e apresenta resolução espontânea dentro de 24 a 36 horas.

12 **Sobre cesariana-histerectomia, assinale a opção INCORRETA:**

(A) A histerectomia total deve ser indicada nos casos de percretismo placentário no colo uterino.

(B) As principais complicações pós-operatórias são anemia, infecção de parede e infecção do trato urinário.

(C) As principais morbidades intraoperatórias são hemorragia profusa e lesões do trato urinário.

(D) As causas mais frequentes incluem rotura uterina e atonia uterina.

Resposta: **D.**

62 Capítulo 7 Condução do Trabalho de Parto e Assistência ao Parto

COMENTÁRIO: na placenta percreta, a invasão miometrial das vilosidades coriônicas atinge a serosa do útero, podendo ainda invadir órgãos adjacentes, como bexiga e intestino. Nos casos em que o percretismo atinge o colo uterino, a cesariana acompanhada de histerectomia total se encontra indicada, principalmente nas pacientes com prole constituída. É importante ressaltar que durante a cirurgia a placenta deve ser mantida *in situ*, sem tentativa de remoção manual, como uma estratégia para minimizar a perda sanguínea intraoperatória. As morbidades intraoperatórias comuns são as lesões do trato urinário (bexiga e ureter), bem como a hemorragia profusa. Como complicações pós-operatórias se destacam as infecções urinárias e do sítio cirúrgico e a anemia, esta última relacionada com a perda sanguínea associada ao procedimento e ao prolongamento do tempo cirúrgico. A rotura uterina é uma complicação rara, ocorrendo em aproximadamente 0,05% dos nascimentos, e pode ser tratada com rafia da lesão sem necessidade de remoção uterina. Cabe destacar que a atonia uterina não responsiva ao tratamento farmacológico pode e deve ser tratada por meio de técnicas cirúrgicas que preservam o útero, como balões intrauterinos, suturas uterinas compressivas e técnicas de ligaduras vasculares. Assim, a histerectomia deve ser a última opção para o tratamento cirúrgico da atonia uterina.

13 **Paciente primigesta de 28 anos de idade se encontra em trabalho de parto. Durante assistência ao período expulsivo, seu obstetra optou por realizar a episiotomia mediolateral direita para proteção das estruturas do assoalho pélvico no decorrer do desprendimento fetal. Tanto o parto como a episiotomia transcorreram bem. Assinale a opção que apresenta as estruturas habitualmente lesadas na episiotomia mediolateral direita:**

(A) Pele, mucosa vaginal, aponeurose superficial do períneo, fibras dos músculos bulbocavernoso e transverso superficial do períneo.

(B) Pele, mucosa vaginal, aponeurose superficial do períneo, fibras dos músculos isquiocavernoso e transverso profundo do períneo.

(C) Pele, mucosa vaginal, aponeurose superficial do períneo, fibras dos músculos bulbocavernoso, transverso superficial e transverso profundo do períneo e elevadores do ânus.

(D) Pele, mucosa vaginal, aponeurose superficial do períneo, fibras dos músculos bulbocavernoso, transverso superficial e transverso profundo do períneo, elevadores do ânus e esfíncter anal.

(E) Pele, mucosa vaginal, fáscias superficial e profunda do períneo.

Resposta: **A.**

COMENTÁRIO: esta questão exige conhecimento da anatomia perineal. Na episiotomia mediolateral, a incisão deve iniciar na linha média, partindo da fúrcula. Deve ser dirigida lateral e inferiormente com o objetivo de se afastar do reto em uma angulação de 60 graus. Assim, a incisão atinge a pele, a mucosa vaginal, a aponeurose superficial do períneo e as fibras dos músculos bulbocavernoso (bulboesponjoso) e transverso superficial do períneo, como mostra a figura a seguir:

Períneo e diafragma urogenital – Sexo feminino

Músculo bulboesponjoso com a fáscia profunda (de Gallaudet) parcialmente removida

Clítóris

Ligamento suspensor do clítóris

Músculo isquiocavernoso

Espaço superficial do períneo (bolsa ou compartilhamento)

Ramo isquiopúbico com margem cortada da fáscia superficial do períneo (de Colles)

Fáscia inferior do diafragma urogenital

Tuberosidade isquiática

Ligamento sacrotuberal

Músculo glúteo máximo

Fossa isquiorretal

Músculo esfíncter externo anal

Ligamento anococcígeo

Cóccix

Bulbo do vestíbulo

Glândula vestibular maior (de Bartholin)

Músculo bulboesponjoso (removido)

Músculo transverso superficial do períneo

Fáscia do obturador interno

Arco tendíneo do músculo levantador do ânus

Fáscia inferior do diagrama pélvico (seccionado)

Músculo levantador do ânus

Centro tendíneo do períneo

Adaptada de Frank H. Netter. Atlas de Anatomia Humana, 2. ed.

14 **Assinale a opção que representa indicação absoluta de parto por cesariana, sendo contra-indicado o parto vaginal ou a fórcipe:**

(A) Apresentação cefálica defletida de segundo grau ou de fronte.

(B) Placenta prévia marginal.

(C) Líquido amniótico com mecônio fluido, 1+.

(D) Apresentação cefálica em ODT (occipício-direita-transversa).

(E) Histórico de cesariana há 3 anos (sem outras cirurgias prévias).

Resposta: **A.**

COMENTÁRIO: na apresentação cefálica defletida de segundo grau (fronte), o diâmetro de insinuação é o occipitomentoniano. Esse diâmetro mede 13,5cm, sendo, portanto, incompatível com a proporcionalidade cefalopélvica. O parto somente se tornará viável quando a apresentação de fronte for transitória, ou seja, se evoluir subsequentemente para apresentação cefálica fletida (vértice) ou para defletida de terceiro grau (face) em mento anterior. O parto vaginal nas placentas prévias marginais pode ser permitido principalmente nas situações em que a borda placentária se encontra a mais de 10mm do orifício interno do colo uterino, não implicando fenômenos

64 Capítulo 7 Condução do Trabalho de Parto e Assistência ao Parto

obstrutivos. Líquido meconial isolado não é indicação de cesariana. Nas apresentações cefálicas transversas, o parto vaginal é possível mediante correção por meio de rotação manual ou fórcipe rotatório (Kielland). Não existe relação comprovada entre o tempo de cesariana prévia e a probabilidade de rotura uterina motivando o impedimento do parto por via vaginal.

15 O mecanismo do trabalho de parto pode ser dividido em movimentos que representam as modificações de posição da apresentação fetal durante sua passagem no canal do parto. Na apresentação de vértice, qual das opções a seguir apresenta esses movimentos e sua sequência correta durante o trabalho de parto?

(A) Primeiro período, segundo período, terceiro período e puerpério.
(B) Encaixamento, flexão, descida, rotação interna, desprendimento da cabeça, rotação externa e desprendimento das espáduas.
(C) Encaixamento, flexão, descida, rotação, desprendimento da cabeça e desprendimento das espáduas.
(D) Fase latente, fase ativa e período expulsivo.
(E) Insinuação, descida e expulsão do feto.

Resposta: **B.**

COMENTÁRIO: em virtude da constituição da bacia óssea materna, com estreitos e diâmetros de dimensões diferentes, e também das dimensões variáveis das estruturas ósseas fetais, para penetrar no estreito superior, passar pelo estreito médio e sair pelo estreito inferior o feto se submete a um processo de adaptação e acomodação e realiza uma série de movimentos que caracterizam o mecanismo de parto. Os tempos principais do mecanismo de parto são insinuação (encaixamento), descida e desprendimento. Os tempos acessórios são flexão, rotação interna e rotação externa. O desprendimento do polo cefálico ocorre por deflexão sob o púbis materno e a rotação externa da cabeça, já delivrada, propicia o desprendimento das espáduas, ultimando a saída total do corpo fetal.

16 O fórcipe obstétrico é um instrumento destinado a extrair fetos por meio da preensão do polo cefálico e ainda apresenta enorme utilidade na prática obstétrica. Referente ao assunto, assinale a opção INCORRETA:

(A) As condições maternas para aplicabilidade do fórcipe são: dilatação total do colo, bolsa das águas rota e proporção cefalopélvica.
(B) As condições fetais para aplicação do fórcipe são: concepto vivo, cabeça insinuada e volume cefálico normal.
(C) Nas situações de cabeça derradeira, o instrumento de escolha é o fórcipe de Piper.
(D) Nas situações de cabeça derradeira, o instrumento de escolha é o fórcipe de Kielland.
(E) A principal indicação do fórcipe é abreviar o fim do segundo período do trabalho de parto.

Resposta: **D.**

COMENTÁRIO: as condições para aplicabilidade do fórcipe são: feto vivo, proporção fetopélvica (polo cefálico insinuado), dilatação cervical completa e bolsa rota. A avaliação da variedade de posição é indispensável para a aplicação do fórcipe e é otimizada quando as membranas estão rotas. O principal objetivo é auxiliar a passagem do polo cefálico pela bacia óssea materna, promovendo a tração, acompanhada ou não de rotação. Portanto, a contribuição ocorre no período expulsivo do trabalho de parto (segundo período). Dos diversos fórcipes já idealizados, os mais utilizados atualmente são os de Simpson, Kielland e Piper. O de Simpson é um fórcipe de articulação fixa e ampla curvatura pélvica, vantajoso para execução da tração. O de Kielland apresenta articulação móvel e curvatura pélvica discreta. Essas especificidades ampliam suas ações além da tração, pois permitem a correção do assinclitismo e a execução de amplas rotações. O fórcipe de Piper contém ramos mais extensos e colheres com ampla curvatura pélvica, sendo específico para extração da cabeça derradeira no parto pélvico.

17 É indicação absoluta de resolução da gestação por cesariana:
(A) Síndrome de Marfan.
(B) Diabetes tipo 1.
(C) Iminência de eclâmpsia.
(D) Estenose mitral.
(E) Tetralogia de Fallot corrigida.

Resposta: **A.**

Comentário: na síndrome de Marfan existe risco materno intraparto de dissecção da aorta, cuja mortalidade pode atingir 22%. Assim, nessa situação não está indicado o parto por via vaginal. Nas demais patologias citadas (diabetes tipo 1, iminência de eclâmpsia, estenose mitral e tetralogia de Fallot corrigida) não existe contraindicação formal ao parto por via vaginal.

18 Paciente primigesta de 29 anos de idade, sem patologias e com idade gestacional de 40 semanas, é admitida em trabalho de parto. Ao exame, altura uterina = 35cm, colo apagado 80%, dilatado 6cm, e bolsa íntegra com suspeita de presença de mecônio. A cardiotocografia de entrada é representada pela figura. O padrão do traçado pode ser classificado como:

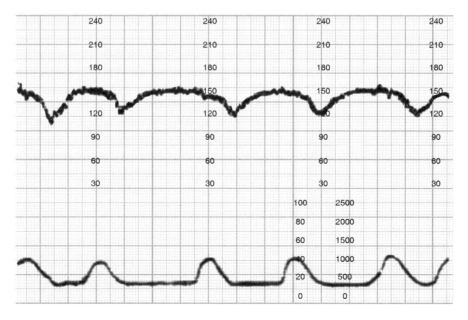

(A) Categoria I.
(B) Categoria II.
(C) Categoria III.
(D) Reativo-umbilical.
(E) Sinusoidal.

Resposta: C.

COMENTÁRIO: em 2008, o National Institute of Child Health and Human Development (NICHD) estabeleceu uma classificação do estado fetal em cardiotocografia que adota três categorias: I, II e III. A categoria III se caracteriza pela variabilidade da frequência cardíaca fetal reduzida ou ausente, acompanhada de qualquer uma das seguintes alterações: desacelerações tardias recorrentes, desacelerações variáveis recorrentes, bradicardia fetal e padrão sinusoidal. O traçado em questão apresenta variabilidade comprimida acompanhada de desacelerações tardias, ou seja, desacelerações que ocorrem após as contrações uterinas, caracterizadas pelo decréscimo gradual da frequência cardíaca fetal com retorno à linha de base e com o nadir da desaceleração ocorrendo além de 30 segundos do início desta.

19 A manobra a seguir é realizada em caso de:

(A) Atonia uterina.
(B) Inversão uterina.
(C) Prolapso uterino.
(D) Retenção placentária.
(E) Rotura uterina.

Resposta: A.

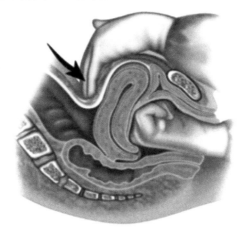

COMENTÁRIO: a atonia uterina é a causa mais comum de hemorragia pós-parto. Essa etiologia deve ser tratada com infusão de uterotônicos acompanhada pela manobra de Hamilton, ilustrada nesta questão. Essa manobra promove compressão bimanual do segmento uterino e deve ser executada enquanto se aguarda a ação dos uterotônicos. O segmento uterino é comprimido anterior e posteriormente, objetivando a obliteração das artérias uterinas: anteriormente pelo punho de uma das mãos, que é posicionada no fundo vaginal anterior, e posteriormente pelos dedos da outra mão (abdominal), posicionada atrás do útero, que é verticalizado no abdome materno.

BIBLIOGRAFIA

Correa MD, Melo VH, Aguiar RAL, Correa Júnior MD. Noções práticas de obstetrícia. 14. ed. Belo Horizonte: Coopmed, 2011.
Cunningham FG et al. Williams obstetrics. 24. ed. Rio de Janeiro: Guanabara Koogan, 2016.
Fernandes CE, Sá MF. Tratado de obstetrícia 1. ed. Febrasgo. Rio de Janeiro: Elsevier, 2018.
Montenegro CAB, Rezende Filho J. Obstetrícia fundamental. 14. ed. Rio de Janeiro: Guanabara Koogan, 2018.

CAPÍTULO
8

Avaliação da Vitalidade Fetal

Guilherme de Castro Rezende
Sephora Augusta Cardoso Queiroz

1 **O volume de líquido amniótico NÃO sofre influência de:**

(A) Idade gestacional.
(B) Movimentos fetais.
(C) Deglutição fetal.
(D) Diurese fetal.

Resposta: **B.**

COMENTÁRIO: o volume do líquido amniótico (VLA) é variável, havendo a tendência de aumento progressivo de acordo com a idade gestacional. Inicialmente, o VLA é maior que o volume do concepto, e no fim do terceiro trimestre observa-se a inversão na relação desses volumes. A membrana amniótica é a principal produtora de líquido amniótico até a 20ª semana de gestação, quando o feto passa a ser o principal produtor por meio da diurese. A regulação da absorção fica a cargo da deglutição fetal. Alterações extrínsecas ou intrínsecas ao sistema gastrointestinal podem acarretar polidrâmnio, assim como as alterações do aparelho urinário podem causar oligoidrâmnio. O VLA tem importância no desenvolvimento pulmonar fetal, ajudando na expansão da árvore brônquica e dos alvéolos, exerce a função de proteção mecânica fetal, além de possibilitar movimentos fetais para prevenir a contratura de membros e promover o adequado crescimento corporal.

2 **São parâmetros considerados na avaliação do bem-estar fetal anteparto pela cardiotoco-grafia, EXCETO:**

(A) Linha de base.
(B) Variabilidade.
(C) Presença ou não de desacelerações intraparto (DIP) I.
(D) Presença ou não de acelerações transitórias.

Resposta: **C.**

68 Capítulo 8 Avaliação da Vitalidade Fetal

COMENTÁRIO: as DIP representam quedas temporárias da frequência cardíaca fetal (FCF) e têm importância clínica quando analisadas em relação ao registro das contrações uterinas do trabalho de parto. Nas cardiotocografias anteparto (fora do trabalho de parto/sem atividade uterina), os principais parâmetros avaliados são: *linha de base:* frequência cardíaca fetal basal (110 a 160bpm); *variabilidade:* oscilação da frequência cardíaca fetal a partir de sua linha de base, avaliando a interação entre o sistema nervoso simpático e o parassimpático e podendo ser dividida em normal (5 a 25bpm), reduzida (< 5bpm) ou aumentada (> 25bpm); *padrão:* ondulatório e sinusoidal (padrão regular com ondas em formato de sinos, lisas, com frequência de 3 a 5 ciclos/min), durando mais de 30 minutos e sem acelerações transitórias; *acelerações transitórias:* aumento súbito da FCF com amplitude > 15bpm e duração > 15 segundos (antes de 32 semanas de gestação, em virtude de imaturidade do sistema nervoso central do feto, deve-se considerar amplitude > 10bpm e duração > 10 segundos); *atividade fetal:* movimentação fetal.

3 Quanto ao líquido amniótico, pode-se afirmar que:

I. As concentrações de fosfatidilglicerol e fosfatidilinositol aumentam com a idade gestacional.

II. Os inibidores de prostaglandinas aumentam a produção do líquido amniótico.

III. A concentração de bilirrubina aumenta proporcionalmente à idade gestacional.

IV. Sua propriedade antibacteriana aumenta com a idade gestacional.

Está correto apenas o contido em:
(A) I, II e III.
(B) I e III.
(C) II e IV.
(D) IV.

Resposta: **D.**

COMENTÁRIO: as propriedades antibacterianas do líquido amniótico estão associadas ao aumento gradual das concentrações de zinco nesse fluido durante a gestação. Fosfatidilglicerol e fosfatidilinositol são substâncias produzidas pelo pulmão fetal e encontradas no líquido amniótico. A concentração de fosfatidilglicerol aumenta com a idade gestacional, sugerindo maturidade pulmonar fetal. Inibidores da síntese de prostaglandina (indometacina) diminuem a diurese fetal, aumentam a reabsorção do fluido pulmonar pelos pulmões fetais e melhoram o transporte de água através das membranas fetais, diminuindo o volume de líquido amniótico. A presença de bilirrubina no líquido amniótico está associada à hemólise fetal decorrente da incompatibilidade de fator Rh entre a mãe e o feto, não sendo normalmente encontrada no líquido amniótico.

4 Com relação ao perfil biofísico fetal, pode-se afirmar que:

I. O índice 0 (zero) corresponde ao óbito fetal.

II. A cardiotocografia é o primeiro componente a se alterar.

III. A glicemia materna não exerce influência sobre as atividades biofísicas fetais.

IV. O oligoidrâmnio indica risco de hipoxemia fetal crônica.

Capítulo 8   Avaliação da Vitalidade Fetal   **69**

Está correto apenas o contido em:

(A) I, II e III.

(B) I e III.

(C) II e IV.

(D) IV.

Resposta: **C.**

Comentário: as alterações do perfil biofísico fetal (PBF) em resposta à hipoxemia estão relacionadas com a embriogênese do sistema nervoso central do concepto; em situações de hipoxemia, a cardiotocografia basal será a primeira a se alterar em razão da hipoxia no bulbo e hipotálamo posterior. A hipoxemia fetal de instalação gradual e prolongada acarreta alterações vasculares para privilegiar a perfusão de órgãos nobres, o que promove a diminuição da perfusão renal e diurese fetal, levando ao quadro de oligoidrâmnio. Apesar de receber zero na avaliação do PBF, o feto pode apresentar frequência cardíaca basal tanto na ultrassonografia como na cardiotocografia fetal. Hipoglicemia materna, causada por jejum prolongado, por exemplo, pode causar alterações no PBF, como diminuição da movimentação fetal.

5   **São parâmetros utilizados no perfil biofísico fetal (PBF), EXCETO:**

(A) Cardiotocografia.

(B) Quantidade de líquido amniótico.

(C) Movimentos respiratórios.

(D) Grau de maturação placentária.

Resposta: **D.**

Comentário: o PBF é constituído de parâmetros cardiotocográficos (cardiotocografia basal) e ultrassonográficos: movimentos respiratórios, movimentos fetais, tônus fetal e presença de bolsão de líquido amniótico ≥ 2cm. O grau de maturação placentária não está entre os parâmetros analisados no PBF, porém tem importância clínica nos casos de maturação de grau II antes de 32 semanas ou de grau III antes de 35 semanas de gestação, que podem estar associados a crescimento intrauterino restrito (CIUR).

6   **Com relação ao perfil biofísico fetal, assinale a opção que corresponde ao primeiro parâmetro que se altera diante dos mecanismos de hipoxemia crônica intraútero:**

(A) Movimentos respiratórios.

(B) Tônus fetal.

(C) Movimentos fetais.

(D) Frequência cardíaca fetal.

Resposta: **D.**

Comentário: as respostas do sistema nervoso central fetal à hipoxemia acontecem inversamente à embriogênese. Na embriogênese, observa-se inicialmente a formação da área subcortical do córtex, relacionada com o tônus fetal, e depois a formação dos núcleos do córtex, que estão relacionados com os movimentos fetais, a formação da superfície ventral do IV ventrículo, associado aos movimentos respiratórios fetais, e, por último, a formação do hipotálamo posterior e do bulbo, que estão associados à frequência cardíaca fetal. Assim, o primeiro parâmetro a se alterar diante de hipoxemia fetal é a frequência cardíaca fetal.

7 Qual o melhor recurso propedêutico utilizado para avaliação da vitalidade fetal em caso de amniorrexe prematura?
(A) Perfil biofísico fetal (PBF).
(B) Cardiotocografia.
(C) Dopplerfluxometria.
(D) Ultrassonografia.

Resposta: A.

Comentário: em casos de amniorrexe prematura, são fundamentais a avaliação do volume de líquido amniótico e a existência de alterações sugestivas de sofrimento fetal agudo decorrentes da amniorrexe. Assim, a propedêutica mais completa nesses casos é o PBF, que sistematiza diversos parâmetros para avaliação do bem-estar fetal e orientação da conduta clínica. A cardiotocografia é um dos parâmetros do PBF. A dopplerfluxometria é importante para avaliar a centralização de fluxo do concepto em decorrência de hipoxemia crônica. O pedido de ultrassonografia isoladamente é abrangente e não serve de orientação para o que realmente necessita ser avaliado como adjuvante da conduta obstétrica. Em geral, a ultrassonografia obstétrica padrão incorpora apenas a apresentação e posição fetais, a biometria fetal, a avaliação placentária e o índice de líquido amniótico.

8 O traçado cardiotocográfico foi realizado no período anteparto. Assinale a opção CORRETA:

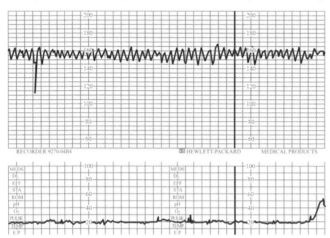

(A) Achado muito comum em fetos de gestantes usuárias de betabloqueadores.
(B) Ocorre comumente em fetos hidrópicos nas anemias maternas graves.
(C) Indica situação de gravidade nas anemias hemolíticas fetais.
(D) É achado comum na gestação prolongada.

Resposta: C.

Comentário: o traçado cardiotocográfico mostra padrão sinusoidal com ondas em formato de sino, lisas, regulares, ondulatórias, por período prolongado, com ausência de acelerações transitórias. A fisiopatologia desse padrão não é compreendida, mas está associada à anemia fetal grave (isoimunização pelo fator Rh, transfusão feto-fetal ou rotura de *vasa* prévia). Gestantes em uso de betabloqueadores apresentarão bradicardia fetal. Gestações prolongadas podem apresentar linha de base próxima aos limites inferiores da normalidade, porém com variabilidade e demais parâmetros cardiotocográficos normais. Fetos hidrópicos estão associados à anemia fetal grave e não à anemia materna.

9 A presença do padrão cardiotocográfico observado na figura está associado a:

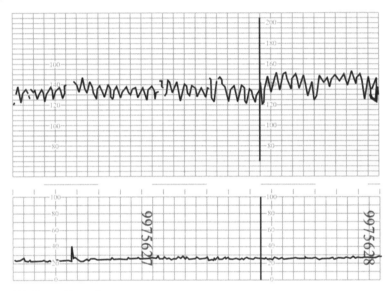

(A) Pré-eclâmpsia.
(B) *Diabetes mellitus* materno.
(C) Amniorrexe prematura.
(D) Doença hemolítica perinatal.

Resposta: **D.**

Comentário: em pacientes apresentando pré-eclâmpsia ou *diabetes mellitus* são esperadas alterações no padrão cardiotocográfico relacionadas com hipoxemia fetal, como ausência de acelerações, variabilidade reduzida ou bradicardia, por exemplo. Na amniorrexe prematura, as alterações cardiotocográficas estão associadas à compressão de cordão umbilical nos casos de redução excessiva do volume de líquido amniótico e se apresentam como desacelerações transitórias. O traçado cardiotocográfico apresentado mostra padrão sinusoidal com ondas em formato de sino, lisas, regulares, ondulatórias, por período prolongado, com ausência de acelerações transitórias. A fisiopatologia desse padrão não é compreendida, mas está associada à anemia grave (isoimunização pelo fator Rh, transfusão feto-fetal e rotura de *vasa* prévia).

72 Capítulo 8 Avaliação da Vitalidade Fetal

10 **Com relação ao perfil biofísico fetal (PBF), pode-se afirmar que:**

I. É método adequado para o seguimento das gestações com rotura prematura das membranas.

II. Cada parâmetro biofísico deve ser observado por 60 minutos.

III. A sequência de alterações de cada parâmetro obedece à ordem inversa da evolução embriológica.

IV. Não serve para avaliar os riscos da ocorrência de sofrimento fetal crônico.

Está correto apenas o contido em:

(A) I, II e III.

(B) I e III.

(C) II e IV.

(D) IV.

Resposta: **B.**

Comentário: em casos de amniorrexe prematura, é de fundamental importância a avaliação do volume de líquido amniótico e da existência de alterações sugestivas de sofrimento fetal agudo decorrentes da amniorrexe, o que pode auxiliar as decisões obstétricas. A sequência de alterações de cada parâmetro do PBF obedece à ordem inversa da evolução embriológica, alterando inicialmente a cardiotocografia, depois os movimentos respiratórios, logo após os movimentos fetais e por fim o tônus fetal. Durante a realização do PBF, cada parâmetro deve ser avaliado pelo período máximo de 30 minutos. A medida do maior bolsão de líquido amniótico é um importante parâmetro de sofrimento fetal crônico.

11 **A hipoxia do sistema nervoso central fetal altera os parâmetros biofísicos na seguinte sequência:**

(A) Cardiotocografia, movimentos respiratórios fetais, movimentos fetais e tônus fetal.

(B) Movimentos respiratórios fetais, movimentos fetais, tônus fetal e cardiotocografia.

(C) Movimentos fetais, tônus fetal, cardiotocografia e movimentos respiratórios fetais.

(D) Tônus fetal, cardiotocografia, movimentos respiratórios fetais e movimentos fetais.

Resposta: **A.**

Comentário: as respostas do sistema nervoso central fetal diante de hipoxemia acontecem inversamente à embriogênese. Na embriogênese, observa-se inicialmente a formação da área subcortical do córtex, relacionada com o tônus fetal, depois a formação dos núcleos do córtex, que estão relacionados com os movimentos fetais, a formação da superfície ventral do IV ventrículo, associado aos movimentos respiratórios fetais, e por último a formação do hipotálamo posterior e do bulbo, que estão associados à frequência cardíaca fetal. Assim, o primeiro parâmetro a se alterar diante de hipoxemia fetal é a cardiotocografia, seguida pelos movimentos respiratórios fetais, movimentos fetais e tônus fetal.

12 Com relação à avaliação intraparto da vitalidade fetal em uma primigesta de 39 semanas em trabalho de parto com o seguinte traçado cardiotocográfico, pode-se afirmar que apresenta:

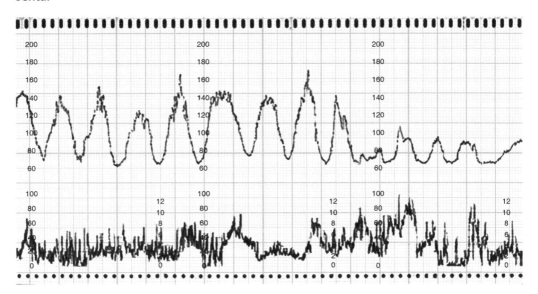

(A) Acelerações da frequência cardíaca fetal (FCF) – vitalidade fetal preservada.
(B) Desacelerações umbilicais – vitalidade fetal preservada.
(C) Acelerações da FCF e bradicardia – provável sofrimento fetal.
(D) Desacelerações umbilicais – provável sofrimento fetal.

Resposta: **D.**

Comentário: o traçado cardiotocográfico apresenta linha de base de 140bpm com variabilidade de aproximadamente 20bpm, porém estão presentes diversas desacelerações variáveis ou umbilicais (seu nadir não se relaciona com os ápices das contrações uterinas) por mais de 20 minutos. No final do traçado há mudança importante da linha de base de 140bpm para frequência cardíaca < 100bpm, mantida por mais de 10 minutos, sendo considerada bradicardia fetal e mantendo as desacelerações umbilicais; assim, há registro cardiotocográfico de sofrimento fetal.

13 Gestante com hipertensão arterial crônica na 38ª semana realiza perfil biofísico fetal (PBF) e apresenta o escore 6. Na medição do índice do líquido amniótico (ILA), apresenta 3cm. Na cardiotocografia, não são constatadas acelerações da frequência cardíaca fetal em 40 minutos de exame. Qual a conduta mais adequada para o caso?

(A) Hidratação materna e reavaliação em 24 horas.
(B) Repouso domiciliar e reavaliação em 7 dias.
(C) Conduta expectante e reavaliação em 3 dias.
(D) Internação para resolução da gestação.

Resposta: **D.**

Comentário: de acordo com a sistematização de Manning realizada em 2000 para conduta obstétrica segundo os resultados do PBF, um PBF de 6/10 com oligoidrâmnio associado sugere a necessidade de avaliação da possibilidade de interrupção da gestação a partir da 32ª semana. No caso em questão, a gestação já se encontra no termo (38 semanas), apresentando oligoidrâmnio acentuado (ILA < 5), que é importante marcador de sofrimento fetal crônico, e não exibe acelerações transitórias na cardiotocografia, o que também sugere sofrimento fetal, dispensando assim reavaliações e conduta conservadora.

14 A cardiotocografia basal é um instrumento que possibilita a avaliação do bem-estar fetal após a 28ª semana de gestação. NÃO é parâmetro desse exame:
(A) A frequência cardíaca fetal.
(B) O tônus fetal.
(C) As acelerações transitórias do batimento cardíaco fetal.
(D) A variabilidade do batimento cardíaco fetal.
(E) A correlação dos batimentos cardíacos às contrações e movimentos fetais.

Resposta: B.

Comentário: o tônus fetal é um parâmetro avaliado no perfil biofísico fetal. Nas cardiotocografias, os principais parâmetros avaliados são: linha de base da frequência cardíaca fetal, variabilidade, padrão do traçado, acelerações transitórias e movimentação fetal.

15 O traçado tococardiográfico mostrado a seguir representa:

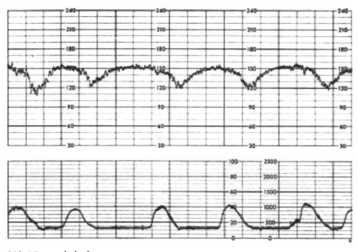

(A) Normalidade.
(B) Sofrimento fetal agudo.
(C) Sofrimento fetal crônico.
(D) Compressão do polo cefálico.
(E) Acidose fetal.

Resposta: **B.**

Comentário: a cardiotocografia representa padrão de desacelerações intraparto do tipo tardio (DIP II). Observa-se que o nadir das desacelerações está logo após o ápice das contrações uterinas, e o retorno à frequência cardíaca fetal (FCF) de base é lento. Esse padrão sugere feto hipoxêmico com reserva respiratória reduzida que durante a metrossístole tem queda do nível de PO_2 abaixo do normal, desencadeando mecanismos de resposta vagal que provocam as desacelerações. Apenas as desacelerações precoces, também chamadas de DIP I ou DIP cefálicas, podem ser consideradas fisiológicas e apresentam como característica nadires alinhados aos ápices das contrações uterinas com rápida recuperação para FCF basal. Sofrimento fetal crônico e acidose fetal se apresentam geralmente com alterações de frequência e variabilidade dos batimentos cardíacos fetais.

BIBLIOGRAFIA

Ahanya SN, Lakshmanan J, Morgan BL, Ross MG. Meconium passage in utero: mechanisms, consequences and management. Obst Gynecol Surv 2005; 60:45-56, quiz 73-4.

American College of Obstetricians and Gynecologists. Antepartum fetal surveillance. Obstet Gynecol 2014; 124:182-92.

American College of Obstetricians and Gynecologists. Intrapartum fetal heart rate monitoring. ACOG Practice Bulletin nr 106. Obstet Gynecol 2009; 114:192.

American College of Obstetricians and Gynecologists. Management of intrapartum fetal heart rate tracings. ACOG Practice Bulletin nr 116. Obstet Gynecol 2010; 116:1232-40.

Ayres-de-Campos D, Spong CY, Chandraharan E. FIGO consensus guidelines on intrapartum fetal monitoring: Cardiotocography. International Journal of Gynecology and Obstetrics 2015; 131:13-24.

Campana SG, Chavéz JH, Hass P. Laboratory diagnosis of amniotic fluid. Jornal Brasileiro de Patologia e Medicina Laboratorial, Rio de Janeiro, 2003; 39(3):215-8.

Dertkigil MSJ et al. Líquido amniótico, atividade física e imersão em água na gestação. Rev Bras Saúde Mater Infant, Recife, Dec 2005; 5(4):403-10.

Macones GA, Hankins GDV, Spong CY, Hauth J, Moore T. The 2008 National Institute of Child Health and Human Development Workshop Report on Electronic Fetal Monitoring: Update on Definitions, Interpretation, and Research Guidelines. American College of Obstetricians and Gynecologists 2008; 112(3).

Mazzoni Junior GT. Avaliação da vitalidade fetal anteparto. In: Silva Filho AL (org.). Manual SOGIMIG de ginecologia e obstetrícia. 6. ed. Rio de Janeiro: MedBook, 2017:978-88.

Montenegro CAB, Rezende Filho J. Anexos do embrião e do feto. In: Montenegro CAB (org.). Rezende obstetrícia. 13. ed. Rio de Janeiro: Guanabara Koogan, 2017:41-55.

Montenegro CAB, Rezende Filho J. Avaliação anteparto da vitalidade fetal. In: Montenegro CAB (org.). Rezende obstetrícia. 13. ed. Rio de Janeiro: Guanabara Koogan, 2017:953-60.

Raghuraman N, Cahill AG. Update on fetal monitoring: overview of approaches and management of category II tracings. Obstetrics and Gynecology Clinics of North America 2017; 44(4):615-24.

Rezende GC, Pinheiro KR, Figueiredo ACT. Avaliação da vitalidade fetal intraparto. In: Silva Filho AL (org.). Manual SOGIMIG de ginecologia e obstetrícia. 6. ed. Rio de Janeiro: MedBook, 2017:989-97.

CAPÍTULO
9

Indução do Parto

Isabella Chaves

1 **São considerados indicações para indução do parto, EXCETO:**

(A) Pré-eclâmpsia sem critério de gravidade.
(B) Peso fetal estimado (PFE) < 3 com Doppler fetal sem alterações.
(C) Rotura prematura de membranas.
(D) Descolamento prematuro de placenta (DPP) com colo uterino desfavorável.

Resposta: **D.**

COMENTÁRIO: quando não houver comprometimento materno e o trabalho de parto estiver avançado, já no segundo estágio, poderá ser tentada a via vaginal com cuidados maternos e monitorização materna e fetal rigorosa (nível de evidência 4), sendo a via de escolha em caso de decesso fetal secundário ao DPP, quando as condições maternas se encontram estáveis.

2 **Nas pacientes submetidas à indução do parto com 41 semanas utilizando misoprostol, a complicação mais frequente é:**

(A) Hemorragia pós-parto.
(B) Apgar de 5 minutos < 7.
(C) Taquissistolia.
(D) Febre.

Resposta: **C.**

COMENTÁRIO: as pacientes com 41 semanas de gravidez submetidas à indução do parto com misoprostol podem apresentar as seguintes complicações: taquissistolia (13%), hemorragia pós-parto (3%) e Apgar < 7 (2%).

Capítulo 9   Indução do Parto   **77**

3 Paciente de 28 anos de idade, G4PC1PV1A1, PNRH, idade gestacional (IG) = 27 semanas, procura o serviço de emergência após realizar ultrassonografia que identificou decesso fetal. O exame físico evidenciou útero-fita = 26cm. Ao exame de toque, colo longo, posterior e fechado. Não identificado sangramento ativo. Qual seria a conduta mais indicada?

(A) Amadurecimento cervical com misoprostol.
(B) Indução do parto por meio do método mecânico (Krause).
(C) Indução do parto com ocitocina.
(D) Parto por cesariana.

Resposta: **B.**

Comentário: a sonda de Foley é usada na indução do trabalho de parto, principalmente nos casos em que há contraindicação ao uso de prostaglandinas, como na presença de cesariana anterior. Esse método se caracteriza pela inserção da sonda até ultrapassar o orifício interno do colo uterino, enchimento do balão e tração da sonda por fixação na perna da gestante.

4 É contraindicação absoluta à indução do parto com misoprostol:

(A) Cicatriz uterina anterior.
(B) Asma grave.
(C) Cardiopatia.
(D) Feto morto.

Resposta: **A.**

Comentário: o uso de prostaglandinas está contraindicado em pacientes com cicatriz uterina prévia (cesariana anterior, miomectomia com comprometimento significativo do miométrio etc.) em virtude do aumento do risco de rotura uterina. A asma grave constitui contraindicação ao uso de prostaglandinas E2 (PGE2), mas não de prostaglandina E1 (PGE1).

5 Paciente com 41 semanas de gravidez, G2PN1A0, comparece ao pronto-socorro para avaliar indução do trabalho de parto. Ao exame, pressão arterial de 100 × 60mmHg, frequência cardíaca de 92bpm, dinâmica uterina ausente, toque: colo 3cm, central, 50% apagado, amolecido, cefálico, bolsa íntegra, feto alto e móvel. Qual seria a melhor conduta?

(A) Indução com misoprostol.
(B) Indução com ocitocina.
(C) Cesariana.
(D) Amniotomia.

Resposta: **B.**

Comentário: o índice de Bishop tem por objetivo predizer as pacientes que se beneficiariam do amadurecimento cervical antes do processo de indução, podendo variar de 0 a 13 pontos: 0 a 5: indicado amadurecimento cervical; 6 a 8: individualizar; 9 a 13: indicada indução com ocitocina.

78 Capítulo 9 Indução do Parto

Avaliação pelo índice de Bishop				
Pontuação	0	1	2	3
Altura da apresentação	–3	–2	–1 e 0	+1
Dilatação cervical (cm)	0	1 a 2	3 a 4	5
Apagamento do colo (%)	0 a 30	40 a 50	60 a 70	80
Posição	Posterior	Intermediária	Anterior	–
Consistência	Firme	Intermediário	Amolecido	–

6 Primigesta procura serviço de urgência com redução dos movimentos fetais e gestação de 42 semanas mais 2 dias pela data da última menstruação. Ultrassonografia realizada no momento da consulta mostrou idade gestacional de 38 semanas, presença de movimentos fetais, índice do líquido amniótico de 4,1cm e placenta grau III. A conduta é:

(A) Cesariana.
(B) Expectante.
(C) Realizar teste de Clements.
(D) Indução do parto.

Resposta : **D.**

COMENTÁRIO: o amadurecimento do colo para indução do parto com 41 semanas é uma proposta que objetiva reduzir a morbimortalidade fetal.

7 São consideradas contraindicações ao uso de sonda de Foley para indução do parto, EXCETO:

(A) Amniorrexe prematura.
(B) Placenta prévia.
(C) Cultura positiva para *Streptococcus*.
(D) Infecção uterina.

Resposta: **C.**

COMENTÁRIO: a colonização por *Streptococcus* do grupo B (GBS) não contraindica a indução do parto através do método de Krause. No momento em que tiver início o trabalho de parto, a antibioticoprofilaxia deve ser iniciada.

8 São fatores que aumentam a chance de rotura uterina na indução do parto após cesariana prévia, EXCETO:

(A) Trabalho de parto espontâneo.
(B) Colo uterino desfavorável (dilatação < 2cm).
(C) Indução com ocitocina.
(D) Amadurecimento cervical com misoprostol.

Resposta: **A.**

Capítulo 9 Indução do Parto **79**

Comentário: as mulheres que são submetidas à indução do parto com ocitocina têm aumento do risco de rotura uterina quando comparadas às que entram em trabalho de parto espontaneamente, embora esse aumento do risco seja pouco significativo estatisticamente. Ocorre rotura uterina após cesarianas prévias sem trabalho de parto em 0,16% dos casos, e rotura uterina em trabalho de parto espontâneo é registrada em 0,5%. A rotura uterina ocorre em 0,7% dos casos após indução do parto com o uso de ocitocina e em 2,4% com o uso de prostaglandinas para indução do parto em pacientes com cicatriz uterina anterior.

9 **O índice de Bishop avalia os seguintes parâmetros, EXCETO:**

(A) Dilatação do colo uterino.
(B) Variedade de posição.
(C) Altura da apresentação.
(D) Apagamento do colo uterino.

Resposta: **B.**

Comentário: por meio do índice de Bishop são avaliados cinco parâmetros: dilatação do colo, apagamento do colo (%), consistência do colo, posição do colo e plano de DeLee.

10 **Com relação à indução do parto, assinale a opção INCORRETA:**

(A) A indução do parto pode ser feita mediante o uso de prostaglandinas, ocitocina ou com a inserção da sonda de Foley.
(B) Febre, diarreia e taquissistolia são algumas das complicações envolvidas com o uso do misoprostol.
(C) A maturação do colo não interfere na escolha do método para indução de parto.
(D) Em mulheres com cesariana anterior é possível realizar a indução do parto.

Resposta: **C.**

Comentário: a maturação do colo uterino é descrita em muitos estudos como um dos principais fatores que influenciam o sucesso da indução do parto e o desfecho como parto vaginal.

11 **A principal complicação encontrada com o uso de dilatadores osmóticos é:**

(A) Infecção.
(B) Taquissistolia.
(C) Hiponatremia.
(D) Hipotensão.

Resposta: **A.**

Comentário: os dilatadores osmóticos são compostos de materiais hidrofílicos naturais ou sintéticos que, ao absorverem água, aumentam gradativamente de espessura e promovem dilatação cervical. Esse método tem como principal complicação a infecção (endometrite ou sepse neonatal),

80 Capítulo 9 Indução do Parto

que pode ser explicada pelo fato de que, mesmo após o processo habitual que visa à esterilização, agentes patogênicos podem ser encontrados nas laminarias. Outras complicações incluem a retenção de partes dos dilatadores osmóticos e, embora rara, a ocorrência de reação anafilática e choque séptico após o uso de laminaria marinha.

12 Paciente de 23 anos de idade, G4PN3A0, IG = 37semanas, gestação gemelar di/di, procura atendimento queixando-se de perda de líquido. Ao exame especular, é visualizada a saída de grande quantidade de líquido pelo OE do colo. Toque evidenciou colo com 2/3cm de dilatação, intermediário, amolecido, feto plano 0. Assinale a opção CORRETA:

(A) Deve ser feita a indução do parto com uso de misoprotol após avaliação de vitalidade fetal.
(B) Por se tratar de gestação gemelar, a dose utilizada de misoprostol é de 50µg.
(C) A indução do parto em gestação gemelar é utilizada independentemente da corionicidade.
(D) A gestação múltipla é considerada contraindicação à indução do parto.

Resposta: **D.**

COMENTÁRIO: as contraindicações para indução do trabalho de parto são várias e incluem gestação múltipla e placenta prévia. As causas fetais descritas são: sofrimento fetal, macrossomia, apresentações anômalas, hidrocefalia grave com diâmetro biparietal > 110mm e presença de outras malformações que impeçam o trajeto adequado do feto pelo canal de parto. Como causas maternas, observam-se anormalidades da pelve causadas por traumas ou fraturas, vício pélvico, infecção ativa por herpes genital, pacientes com sorologia positiva para o HIV e portadoras de carcinoma cervical invasivo.

13 Paciente de 31 anos de idade, G2P1A0, IG = 39 semanas, comparece à maternidade relatando redução da movimentação fetal e perda de líquido claro pelos genitais há cerca de 2 horas. O exame físico revelou batimento cardíaco fetal (BCF) = 128bpm, UF = 33cm e ausência de contrações uterinas. O colo estava posterior, fechado, de consistência média, 50% apagado, feto alto e móvel, cefálico e com saída de secreção clara com vérnix escoando pelo orifício do colo. Cultura para *Streptococcus* positiva. Neste caso, é CORRETO afirmar que:

(A) O colo do útero se apresenta favorável à indução do parto (índice de Bishop > 9).
(B) Deve-se administrar penicilina cristalina EV por 48 horas e proceder à interrupção por via alta.
(C) O colo uterino se apresenta desfavorável à indução do parto (índice de Bishop < 9).
(D) O parto não deve ser induzido devido à grande chance de infecção.

Resposta: **C.**

COMENTÁRIO: uma das principais indicações da indução do trabalho de parto é a ocorrência de rotura prematura de membranas ovulares. Em caso de colo uterino imaturo (índice de Bishop < 9), está indicada a indução com prostaglandinas. A cultura positiva para *Streptococcus* não representa uma contraindicação à indução do parto, sendo necessário o uso de antibioticoprofilaxia.

14 Paciente primípara, 36 anos de idade, IG = 41 semanas e 5 dias, sem comorbidades, procura o pronto atendimento e relata estar preocupada por ter "passado da data". Solicita realização de cesariana. Exame físico: altura uterina de 33cm, BCF = 140bpm, dinâmica uterina ausente; toque: demonstra colo médio, 50% apagado, 2cm, amolecido, médio, cefálico,

Capítulo 9 Indução do Parto **81**

bolsa íntegra. Cardiotocografia categoria 1 (ACOG). Índice de líquido amniótico (ILA) normal. Qual seria a conduta?

(A) Internação e preparo do colo com misoprostol na dose de 25µg via vaginal a cada 6 horas e posterior indução com ocitocina.

(B) Conduta expectante, orientação sobre sinais de trabalho de parto e reavaliação em 2 dias.

(C) Impossibilidade de aguardar o trabalho de parto espontâneo, internação e resolução por cesariana.

(D) Descolamento das membranas após concordância da paciente, orientação e reavaliação em 2 dias.

Resposta: **A.**

COMENTÁRIO: o pós-datismo é uma das indicações para indução do trabalho de parto, sendo importante a maturação do colo uterino para a decisão quanto ao método a ser utilizado. A vitalidade fetal deve ser avaliada antes do processo de indução do parto.

BIBLIOGRAFIA

Dragoman M, Shannon C, Winikoff B. Misoprostol as a single agent for medical termination of pregnancy. Revisão jan 2018. Acesso em 18/02/2019.

Grobman W. Cervical ripening and induction of labor in women with a prior cesarian delivery. Revisão ago 2018. Acesso em 18/02/2019.

Grobman W. Techniques for ripening the unfavorable cervix prior to induction. Revisão mar 2018. Acesso em 18/02/2019.

SOGIMIG. Manual de ginecologia e obstetrícia. 6. ed. Rio de Janeiro: Medbook, 2017.

Souza ASR et al. Métodos mecânicos de indução do parto em gestantes de alto risco com cesariana anterior. Revista Brasileira de Ginecologia e Obstetrícia, 2015.

Zugaib M. Obstetrícia Zugaib. 2. ed. São Paulo: Manole, 2012.

CAPÍTULO 10

Assistência ao Puerpério

Inessa Beraldo de Andrade Bonomi
Ana Christina de Lacerda Lobato
Sandra Carvalho de Almeida Braga

1 **A avaliação da puérpera é fundamental para a identificação de possíveis intercorrências. É CORRETO afirmar que:**

(A) A presença de urina na bexiga pode elevar a altura do útero em 1cm a cada 100mL de urina.
(B) O útero involui no pós-parto, de modo que se encontra intrapélvico no sétimo dia.
(C) Temperatura axilar de 38°C nas primeiras 24 horas pós-parto é sugestiva de infecção puerperal.
(D) A identificação de alteração do humor autolimitada, que não afeta a disposição para as atividades da puérpera, é característica da depressão pós-parto.
(E) No pós-parto imediato é esperada a elevação da frequência cardíaca materna, pois ocorre perda sanguínea na dequitação.

Resposta: **A.**

COMENTÁRIO: a bexiga cheia no pós-parto, em virtude de sua proximidade com o útero, pode deslocá-lo para cima, falseando suas medidas. A retenção urinária pós-parto é tida como um evento comum, embora sua incidência varie consideravelmente (de 1,7% a 17,9%). Além disso, os dados da literatura são bastante escassos.

2 **Com relação à contracepção no período de amamentação, assinale a opção CORRETA:**

(A) O DIU está contraindicado no puerpério, devendo ser aguardado o retorno das menstruações para sua colocação.
(B) Podem ser utilizados os contraceptivos hormonais combinados de última geração em doses menores.
(C) O ideal é o uso de preservativo, evitando a administração de qualquer hormônio, pois todos afetam a lactação.
(D) Os contraceptivos com progestogênios isolados constituem uma boa opção.
(E) Não é necessário nenhum método adicional durante os primeiros 6 meses, se a mulher continuar amamentando.

Resposta: **D.**

Capítulo 10   Assistência ao Puerpério   **83**

Comentário: os critérios de elegibilidade da Organização Mundial da Saúde devem nortear a prescrição de contraceptivos. Os dispositivos intrauterinos e os implantes subdérmicos, que não interferem na lactação, têm poucas contraindicações e podem ser iniciados imediatamente após o parto. Para os métodos hormonais de curta duração, recomenda-se o início a partir de 21 dias após o parto. Os com progestogênios isolados são elegíveis durante o aleitamento; já os combinados devem ser evitados nas primeiras 6 semanas por aumentarem a taxa de trombose e diminuírem a quantidade de leite devido ao componente estrogênico. Caso haja outra opção, devem ser evitados nos primeiros 6 meses de aleitamento materno exclusivo. O LAM (método de amenorreia e lactação) depende da intensidade e da frequência das mamadas, apresentando boa eficácia em caso de aleitamento materno exclusivo e diminuindo seu efeito com a redução das mamadas.

3 **Durante o puerpério imediato, verifica-se:**
   I. Aumento da atividade fibrinolítica.
  II. Diminuição do nível de fibrinogênio.
 III. Aumento da coagulabilidade.
 IV. Diminuição do nível de fator VIII.

Está correto apenas o contido em:
(A) I, II e III.
(B) I e III.
(C) II e IV.
(D) IV.

Resposta: **B.**

Comentário: o puerpério imediato é considerado o período que vai do primeiro até o décimo dia após o parto. Nesse período, observa-se intensa ativação do sistema de coagulação, que se encontrava fisiologicamente inibido durante a gestação. Pode ser observada concentração elevada de elementos de fibrinólise (proteínas C e S e antitrombina III), bem como aumento da contagem de plaquetas. A elevação de fibrinogênio plasmático é mantida, no mínimo, durante a primeira semana, o mesmo acontecendo com a velocidade de hemossedimentação.

4 **Puérpera no 35º dia apresenta fluxo genital branco. Citologia cervicovaginal: leucócitos, cocos e bastonetes, células profundas, ausência de lactobacilos. É CORRETO afirmar que:**
(A) Trata-se de um quadro de cervicocolpite, devendo ser tratado.
(B) Deve ser investigada falência endócrina.
(C) É o achado normal no puerpério.
(D) Devem ser considerados outros achados clínicos para afastar endometrite.

Resposta: **C.**

Comentário: no puerpério, em torno do décimo dia, em consequência de uma mistura de leucócitos e de volume plasmático reduzido de líquidos, os lóquios adquirem coloração amarela esbranquiçada (lóquios brancos), podendo persistir por até 4 a 8 semanas depois do parto.

84 Capítulo 10 Assistência ao Puerpério

5 Primípara em alojamento conjunto, amamentando à livre demanda, apresenta ingurgitamento mamário, escoriações e fissuras em ambas as mamas. Neste caso, deve-se:

(A) Esvaziar as mamas com bombas, manter apertado o porta-seios e aplicar casca de banana sobre
as áreas feridas.
(B) Usar contraste local de calor e gelo, nebulizar ocitocina nasal e aplicar cremes locais à base de
cloranfenicol.
(C) Manter as mamas em porta-seios, ordenha manual do excesso, banho de luz.
(D) Usar doses diárias de estradiol, introduzir cefalexina, ordenha elétrica e suspender a amamentação provisoriamente.

Resposta: C.

COMENTÁRIO: algumas orientações são fundamentais durante a lactação, especialmente após a
apojadura, que acontece no terceiro dia. As mamas devem ser sustentadas por sutiãs bem fir-
mes, e na presença de ingurgitação a região da aréola deve ser esvaziada manualmente antes de
oferecer o peito à criança; caso contrário, a sucção não será feita de maneira adequada, podendo
ocasionar fissuras. Por não resultar em melhora do quadro, o uso de ocitocina nasal, compressas
frias ou mornas e ultrassom não está indicado no tratamento do ingurgitamento.

6 Primípara amamentando recém-nascido saudável. No terceiro dia pós-parto, a paciente se
sente fatigada, sem sono, chora fácil, questionando sua capacidade de poder nutrir o recém-nascido e com medo de não ficar atraente para o marido. Está se alimentando bem e
gosta muito do bebê. Diante desse quadro, você indicaria o diagnóstico de:

(A) Puerpério normal.
(B) Depressão puerperal.
(C) Psicose puerperal.
(D) *Blues* puerperal.

Resposta: D.

COMENTÁRIO: é muito comum observar que as mães demonstram algum grau de depressão do
humor nos primeiros dias após o parto, conhecido como *blues* puerperal, que pode ocorrer em
virtude de fatores como esgotamento emocional depois da excitação e do medo vivenciados durante a gestação e o parto. Em geral, o distúrbio é brando e autolimitado (2 a 3 dias), embora, em
alguns casos, possa persistir por até 10 dias.

7 Dentre as vantagens do alojamento conjunto, é possível citar:

I. Diminuição dos índices de infecção nos recém-nascidos.
II. Aumento dos índices de aleitamento materno.
III. Estabelecimento do vínculo afetivo mãe-filho.
IV. Prática sistemática da mãe canguru.

Está correto apenas o contido em:
(A) I, II e III.
(B) I e III.

Capítulo 10   Assistência ao Puerpério   **85**

(C) II e IV.
(D) IV.

Resposta: **A.**

COMENTÁRIO: o alojamento conjunto (AC) auxilia o estreitamento do vínculo entre mãe e filho, sedimentando a relação e facilitando e estimulando a amamentação. Esse vínculo diminui os riscos de depressão pós-parto e ajuda na recuperação da mulher e no desenvolvimento cognitivo e motor do recém-nascido (RN). O AC propicia aos pais e acompanhantes a observação dos cuidados, fortalecendo o autocuidado e os cuidados com o RN, estreitando a relação com a equipe multidisciplinar e diminuindo o risco de infecção relacionado com a assistência em serviços de saúde.

8   **Qual método de contracepção está contraindicado no período de lactação?**

(A) Injetáveis de progestogênio isolado.
(B) Dispositivo intrauterino de levonorgestrel.
(C) Lactação/amenorreia (LAM).
(D) Contraceptivos hormonais orais combinados.

Resposta: **D.**

COMENTÁRIO: os critérios de elegibilidade da Organização Mundial da Saúde devem nortear a prescrição de contraceptivos. Os dispositivos intrauterinos e implantes subdérmicos, que não interferem na lactação, têm poucas contraindicações e podem ser iniciados imediatamente após o parto. Para os métodos hormonais de curta duração, recomenda-se o início a partir de 21 dias após o parto. Os com progestogênios isolados são elegíveis durante o aleitamento; já os combinados devem ser evitados nas primeiras 6 semanas em razão do aumento da taxa de trombose e da diminuição da quantidade de leite devido ao componente estrogênico; caso haja outra opção, devem ser evitados nos primeiros 6 meses de aleitamento materno exclusivo. O LAM (método de amenorreia e lactação) depende da intensidade e da frequência das mamadas, apresentando boa eficácia em caso de aleitamento materno exclusivo e diminuindo seu efeito com a redução das mamadas.

9   **Qual é o tempo máximo para inserção imediata do DIU após o parto (pós-placentário)?**

(A) 10 minutos.
(B) 20 minutos.
(C) 40 minutos.
(D) 1 hora.
(E) 2 horas.

Resposta: **A.**

COMENTÁRIO: o DIU pode ser inserido na cavidade uterina até 10 minutos após a dequitação da placenta (inserção imediata), no pós-parto (inserção tardia) ou várias semanas após o parto (inserção com intervalo) – cerca de 6 semanas depois. A inserção do DIU pós-parto pode ocorrer em até 48 horas, mas estudos revelam que sua inserção nos primeiros 10 minutos após a dequitação apresenta taxa menor de expulsão.

86 Capítulo 10 Assistência ao Puerpério

10 **Considera-se puerpério imediato:**

(A) Do primeiro ao décimo dia.
(B) Até o 45º dia.
(C) Até o 60º dia.
(D) Do primeiro ao 15º dia.

Resposta: **A.**

Comentário: o puerpério é um período cronologicamente variável durante o qual se desenrolam todas as manifestações involutivas e de recuperação do organismo materno. Em geral, completa-se a involução no prazo de 4 a 6 semanas. Pode ser classificado como: *imediato*: do período de observação, ou primeiro dia, até o décimo dia após o parto; *tardio*: do 11º ao 45º dia (segundo alguns, até o 40º dia); ou *remoto*: além do 45º dia (ou do 41 ao 60º dia após o parto).

11 **A lactopoese:**

I. Ocorre após a apojadura.
II. Tem início no quarto período pós-parto.
III. Depende de fatores hormonais, psicológicos e nutricionais.
IV. Faz parte do processo de lactação.

Está correto apenas o contido em:

(A) I, II e III.
(B) I, II, III e IV.
(C) IV.
(D) I e III.

Resposta: **B.**

Comentário: a fisiologia da lactação pode ser dividida em três processos:

• **Mamogênese:** desenvolvimento da glândula mamária – inicia na puberdade e termina com o climatério.
• **Lactogênese:** o início da produção láctea – nos primeiros 2 dias após o parto, com a secreção de colostro, e no terceiro dia, com a apojadura, notando-se a intensificação do fenômeno secretório relacionado com a queda de esteroides placentários após o parto.
• **Lactopoese:** manutenção da lactação já estabelecida, que ocorre através do reflexo neuroendócrino da sucção do mamilo.

A secreção do leite compreende os processos pelos quais as células glandulares são estimuladas pela prolactina, um hormônio secretado pela hipófise anterior, a sintetizarem os constituintes do leite (gordura, lactose e proteínas) a partir de componentes derivados do sangue.

Em resumo, o principal hormônio envolvido na biossíntese ou produção do leite é a prolactina. Sem prolactina, a síntese da proteína, principalmente a caseína, não ocorrerá, e a secreção do leite verdadeiro também não.

O leite, depois de constituído, é excretado para os alvéolos e armazenado nos canalículos, canais e ampolas galactóforas. Sua composição pode variar no período de armazenamento, uma

Capítulo 10 Assistência ao Puerpério **87**

vez que o leite permanece em equilíbrio osmótico com o sangue que irriga a glândula, podendo produzir trocas de água e constituintes hidrossolúveis entre sangue e leite.

A prolactina atinge níveis sanguíneos máximos na terceira ou quarta semana de puerpério, diminuindo posteriormente de maneira gradual e progressiva até alcançar os níveis normais.

O desencadeador hormonal para o início da produção do leite dentro da célula alveolar e sua secreção na luz da glândula é o rápido desaparecimento de estrogênio e progesterona da circulação após o parto, com a saída da placenta, haja vista que, ao deixarem de existir ou diminuírem de quantidade, eles deixam de exercer a ação que impede a liberação da prolactina pela hipófise, não promovendo assim a ação antagonizante sobre a mama.

Em contraposição à prolactina, o hormônio adrenocorticotrófico (ACTH) e os corticosteroides aumentam de quantidade com o desaparecimento da placenta, estabelecendo ação inibidora do PIF (fator inibidor da prolactina) e aumentando a produção desta.

A fase de secreção do leite propriamente dita inicia-se no terceiro ou quarto dia de puerpério. Nesse momento, observa-se o aumento das mamas, as quais ficam extremamente sensíveis, túrgidas, dolorosas e quentes, com sensação de formigamento. É a subida do leite – apojadura. A apojadura marca a mudança do controle endócrino para autócrino da lactação.

O aumento do fluxo sanguíneo local e a intensificação de fenômenos secretórios produzem calor, o que pode ser confundido com elevação térmica patológica, denominada "febre do leite".

O volume aumenta gradativamente: no segundo dia está por volta de 50mL/dia; no quarto, ao redor de 550mL/dia, e após 3 meses, 850mL/dia.

A fase da ejeção ou excreção láctea é determinada por um reflexo neuro-hormonal cuja via nervosa aferente se inicia em receptores localizados nos mamilos e nos canais galactóforos, sendo a sucção o principal estímulo. O estímulo age sobre a hipófise posterior, liberando via aferente, a ocitocina, que é o hormônio responsável pela ejeção do leite, o qual age sobre as células mioepiteliais de alvéolos e canais galactóforos, contraindo-os.

O leite acumulado nos alvéolos não flui espontaneamente para os ductos lactíferos. A ocitocina, ao contrair as células mioepiteliais, envia o leite pelos ductos até o mamilo, resultando na ejeção láctea ou descida do leite.

O reflexo da ereção do mamilo é parte integrante da lactação. Quando o bebê suga ou se esfrega contra a mama, o mamilo fica ereto e auxilia a saída do leite. Nos primeiros dias após o parto, o reflexo de ejeção responde a estímulos táteis, olfatórios, visuais, auditivos e até à proximidade física, ao choro do bebê e aos pensamentos relativos a ele, em razão da indução do arco aferente. Por outro lado, esse reflexo pode ser inibido por estresse, fadiga e dor. Boas condições emocionais são indispensáveis para a lactopoese.

A quantidade e a qualidade ideais do leite são dependentes da disponibilidade de tiroxina, insulina e cortisol e da ingestão alimentar de nutrientes e líquidos.

A secreção de glândula mamária na primeira semana pós-parto (de 0 a 5 dias) é denominada colostro; seguem-se o leite transitório (do sexto ao décimo dia) e o leite maduro (do 11º dia em diante).

---

12 **No puerpério normal é possível encontrar:**

    I. Até 25.000 leucócitos com aumento de granulócitos.

    II. Útero dentro da pelve materna em aproximadamente 2 semanas.

    III. Ligeiro aumento da pressão arterial nos primeiros 5 dias.

Está correto apenas o contido em:

(A) II.

(B) I e II.

88   Capítulo 10   Assistência ao Puerpério

(C) III.

(D) I, II e III.

> Resposta: **D.**

COMENTÁRIO: no puerpério imediato podem ser notadas trombocitose e leucocitose de até 30.000/ mm³, sem desvio, consideradas fisiológicas. O volume sanguíneo aumentado na gestação atinge a normalidade cerca de 3 semanas após o parto. A pressão arterial nos primeiros 4 dias tende a evoluir com acréscimo de 5% dos valores do final da gestação. O útero inicia sua involução no pós-parto imediato, encontra-se intrapélvico 2 semanas após o parto e na sexta semana retorna ao tamanho normal.

13   Com relação ao puerpério imediato, NÃO ocorre:

(A) Presença de lóquios rubros e lóquios serosos.

(B) Edema de membros inferiores, mesmo naquelas que não o apresentaram na gestação.

(C) Leucocitose com desvio para a esquerda acompanhada de trombocitose.

(D) Aumento temporário da frequência cardíaca com regressão nas primeiras 48 horas.

> Resposta: **C.**

COMENTÁRIO: o puerpério imediato compreende o período do primeiro ao décimo dia após o parto. Nos primeiros 3 a 4 dias, os lóquios são sanguinolentos (rubros), depois se tornam serossanguinolentos (fusca) e ao final de 10 a 14 dias se tornam amarelo-brancacentos (alba). Nos membros inferiores pode ser observado, até o décimo dia, edema progressivo de causa multifatorial. Notam-se trombocitose e leucocitose de até 30.000/mm3 sem desvio, consideradas fisiológicas. Na maioria das mulheres, o retorno do volume sanguíneo ao nível pré-concepcional ocorre em torno da primeira semana depois do parto e o débito cardíaco continua aumentado por 24 a 48 horas após o parto, declinando até os níveis pré-concepcionais em torno do décimo dia.

14   Puérperas que não amamentam têm a primeira ovulação no tempo médio de:

(A) 15 dias.

(B) 45 dias.

(C) 60 dias.

(D) 90 dias.

> Resposta: **B.**

COMENTÁRIO: em mulheres que não amamentam, a ovulação ocorre, em média, 40 a 45 dias após o parto; nas que amamentam, o retorno da ovulação é influenciado pela frequência e a duração do aleitamento.

15   Paciente retorna para a consulta de puerpério e se mostra preocupada, pois teme engravidar. Com relação à anticoncepção durante a lactação, sabe-se que:

(A) A lactação confere à mulher um efeito contraceptivo; portanto, enquanto estiver amamentando, o risco de a paciente engravidar é menor que 1%.

(B) Se ela estiver em amenorreia e o bebê em amamentação exclusiva, o risco de engravidar varia de 3% a 10%.
(C) Caso prescreva algum método contraceptivo, o médico deverá indicar métodos físicos (DIU, camisinha, diafragma) ou anticoncepcional oral combinado.
(D) Cerca de 80% das puérperas menstruam antes da primeira ovulação.
(E) O uso de progestogênios em microdoses deve ser recomendado a todas as puérperas, independentemente do tipo de amamentação (parcial ou exclusiva), que estejam em amenorreia ou que já menstruem.

Resposta: **D.**

COMENTÁRIO: o risco de engravidar durante o uso do método contraceptivo LAM (lactação e amenorreia) está relacionado com a intensidade e a frequência das mamadas e associado à ocorrência de amenorreia. Puérperas que amamentam de maneira exclusiva e estão em amenorreia podem atingir 98% de eficácia na contracepção. Apenas cerca de 20% das mulheres ovulam antes da primeira menstruação, a qual ocorre, em média, de 5 a 11 semanas após o parto.

16 **A respeito das adaptações fisiológicas maternas que ocorrem no puerpério, considere as seguintes afirmativas:**

I. A involução uterina é o fenômeno pelo qual o útero volta a seu tamanho pré-gravídico, e alguns fatores são considerados facilitadores desse processo, como expulsão completa da placenta e das membranas amnióticas, trabalho de parto e nascimento sem complicações, amamentação e deambulação precoce.

II. O termo lóquios refere-se à secreção vaginal que ocorre após o nascimento. Resulta da involução uterina, durante a qual a camada superficial da decídua basal sofre necrose e descama. Os lóquios passam por três fases e se modificam, sendo descritos como lóquios rubros, serosos e brancos.

III. Os níveis de progesterona que causaram o relaxamento dos músculos lisos durante a gravidez e diminuíram o tônus intestinal também estão em queda. Portanto, a constipação intestinal não constitui mais problema no pós-parto e puerpério.

Está correto apenas o contido em:
(A) I.
(B) II e III.
(C) I e III.
(D) I, II e III.

Resposta: **D.**

COMENTÁRIO: o útero inicia sua involução no pós-parto imediato, 2 semanas após se encontra intrapélvico e na sexta semana atinge seu tamanho normal. Nos primeiros 3 a 4 dias, os lóquios são sanguinolentos (rubros), depois se tornam serossanguinolentos (fusca ou serosos) e ao final de 10 a 14 dias se tornam amarelo-brancacentos (alba ou branco). Com a saída da placenta ocorre queda imediata dos esteroides placentários (estrogênio e progesterona) a níveis muito baixos com leve diminuição dos valores de prolactina (PRL), que ainda permanecem bastante elevados. Na ausência da lactação, tanto o hormônio luteinizante (LH) como o folículo-estimulante (FSH) se mantêm com valores muito baixos para logo começarem a se elevar lentamente.

90 Capítulo 10 Assistência ao Puerpério

17 Conceitua-se puerpério como o período do ciclo gravídico-puerperal em que as modificações locais e sistêmicas provocadas no organismo da mulher pela gravidez e o parto retornam à situação do estado pré-gravídico. Sobre o puerpério, é possível afirmar que:

(A) A manobra de Taxe é útil para o tratamento das hipotonias.
(B) O puerpério tem início com o desprendimento do concepto.
(C) As mastites geralmente ocorrem 12 semanas após o parto.
(D) A hipotonia uterina geralmente surge no período de Greenberg.
(E) A infecção puerperal é mais frequente no parto vaginal que no parto por cesariana.

Resposta: **D.**

Comentário: a manobra de Taxe é utilizada para correção da inversão uterina. O puerpério tem
início no período de observação após a dequitação placentária. A mastite é a infecção do parênquima das glândulas mamárias secundária à estase láctea com posterior proliferação bacteriana,
podendo ocorrer em qualquer fase da amamentação, mas normalmente na mais tardia, em torno
de 3 semanas pós-parto. O período de Greenberg corresponde à primeira hora depois da saída da
placenta e é fundamental nos processos hemostáticos. A principal causa de hemorragia pós-parto
é a hipotonia uterina. A infecção puerperal acomete cerca de 3% das pacientes pós-parto vaginal
e até 30% pós-cesariana sem antibioticoprofilaxia.

18 Mulher de 27 anos de idade, G2P2A0, dois filhos vivos, no 70º dia de puerpério, comparece
ao Centro de Saúde para revisão de parto e orientação de anticoncepção. Aleitamento misto desde o sétimo dia de vida do recém-nascido. Nega sangramento vaginal após loquia-
ção. Início da atividade sexual há 15 dias sem método anticoncepcional. Exame ginecológico normal. Com relação à anticoncepção, deve-se:

(A) Iniciar anticoncepcional oral combinado imediatamente, pois a paciente está em aleitamento
misto.
(B) Orientar aleitamento materno exclusivo e iniciar minipílula, pois essa é eficaz até o sexto mês
de puerpério na presença de aleitamento.
(C) Inserir dispositivo intrauterino na consulta e orientar abstinência sexual por 15 dias.
(D) Orientar aleitamento materno exclusivo e uso de condom; retorno em 15 dias para teste de
gravidez com orientação de método em caso de teste negativo.

Resposta: **D.**

Comentário: a primeira ovulação pode ocorrer entre 5 e 11 semanas após o parto. O aleitamento
exclusivo favorece o atraso dessa ovulação, quando associado à amenorreia, devido aos altos
níveis de prolactina. Deve ser estimulada a amamentação exclusiva até o sexto mês, relacionando
os benefícios para o binômio. Pacientes em aleitamento materno parcial, associado a complemento láctel, com início da vida sexual sem contracepção apresentam grande chance de ovular,
sendo necessário afastar nova gravidez para início de método contraceptivo.

19 Sobre o sistema endócrino no período puerperal, considere as seguintes afirmativas:

I. Ocorre o desaparecimento rápido dos níveis de hCG e hPL plasmáticos.
II. As gonadotrofinas hipofisárias ascendem no plasma.

Capítulo 10 Assistência ao Puerpério **91**

III. Os estrogênios apresentam queda súbita devido ao desaparecimento da atividade placentária.

Está correto apenas o contido em:
(A) I e II.
(B) I e III.
(C) II e III.
(D) I, II e III.

Resposta: D.

COMENTÁRIO: no fim da gestação, os níveis de estrogênio e progesterona estão muito elevados, assim como os de prolactina (PRL). Com a saída da placenta ocorrem queda imediata dos esteroides placentários a níveis muito baixos e leve diminuição dos valores de PRL, que ainda permanecem bastante elevados. Na ausência da lactação, tanto o hormônio luteinizante (LH) como o folículo-estimulante (FSH) se mantêm com valores muito baixos para logo começarem a se elevar lentamente. A recuperação das gonadotrofinas até os níveis prévios à gestação depende da ocorrência ou não da lactação. A amamentação pode inibir a fertilidade pela ação direta do estímulo do mamilo sobre o hipotálamo por via neuroendócrina, elevando a PRL e inibindo o FSH e o LH. Os níveis de β-hCG iniciam sua queda e retornam ao normal em cerca de 4 a 6 semanas após o parto.

BIBLIOGRAFIA

Anticoncepção, endocrinologia e infertilidade: soluções para questões da ciclicidade feminina. Belo Horizonte: Coopmed, 2011.

Brasil. Diretrizes nacionais de assistência ao parto normal: versão resumida [recurso eletrônico]. Ministério da Saúde, Secretaria de Ciência, Tecnologia e Insumos Estratégicos, Departamento de Gestão e Incorporação de Tecnologias em Saúde. Brasília (DF): Ministério da Saúde, 2017.

Camargos A, Pereira F, Nunes FA et al. Noções práticas de obstetrícia. 14. ed. Belo Horizonte: Coopmed, 2011.

Cunningham, Leveno FG et al. Obstetrícia de Williams. 24. ed. Porto Alegre: Artmed, 2016.

Faúdes A, Moraes Filho OB. Orientações contraceptivas no pré-natal e no puerpério – eliminando a perda de oportunidades. In: Protocolos Febrasgo – Obstetrícia, nº 16 – Comissão Nacional Especializada em Assistência Pré-Natal. São Paulo: Federação Brasileira de Ginecologia e Obstetrícia, 2018.

Febrasgo. Manual de Critérios Médicos de Elegibilidade da OMS para uso de métodos anticoncepcionais. Rio de Janeiro, 2011.

Fernandes CE, Sá MFS. Tratado de obstetrícia Febrasgo. Rio de Janeiro: Elsevier, 2018.

Ministério da Saúde. DATASUS. Guia de implantação dos critérios médicos de elegibilidade e das recomendações para uso de contracepção [Implementation guide for the medical eligibility criteria and selected practice recommendations for contraceptive use guidelines], 2018 [citado 2019 Fev 18]. Disponível em: http://datasus.saude. gov.br/informacoes-de-saude/publicacoes/pdti/2017-18.

Montenegro CAB, Rezende Filho J. Rezende – Obstetrícia fundamental. 11. ed. Rio de Janeiro: Guanabara Koogan, 2008.

Rennó-Junior J, Ribeiro HL. Tratado de saúde mental da mulher. São Paulo: Atheneu, 2012.

Silva CHM, Bonomi IBA, Osanan GC. Manual SOGIMIG de gravidez e puerpério de alto risco. Rio de Janeiro: Medbook, 2019.

Sociedade Brasileira de Pediatria, Departamento Científico de Aleitamento Materno. Doenças maternas infecciosas e amamentação – Guia prático de atualização. Sociedade Brasileira de Pediatria, 2017 [citado 2019 Fev 18]. Disponível em: http://www.sbp.com.br/fileadmin/user_upload/Aleitamento_DoencMat_Infec_e_Amam.pdf.

CAPÍTULO

11

Puerpério Patológico

Inessa Beraldo de Andrade Bonomi
Ana Christina de Lacerda Lobato
Sandra Carvalho de Almeida Braga

1   **Puérpera de 24 anos de idade, mãe de dois filhos sadios, é portadora do vírus da imunode-ficiência humana tipo 1 (HIV-1) e do vírus da hepatite B. Apresenta carga viral do HIV-1 de 800 cópias/mm³ e contagem de CD4 de 612 células/mL. Recomenda-se:**

(A) Alojamento conjunto; amamentação natural contraindicada.

(B) Isolamento; amamentação natural contraindicada.

(C) Alojamento conjunto; amamentação natural liberada.

(D) Isolamento; amamentação natural liberada.

Resposta: **A.**

Comentário: a paciente portadora do HIV e/ou do vírus da hepatite B não tem contraindicação para alojamento conjunto. Independentemente da carga viral, a amamentação na puérpera soro-positiva para HIV está contraindicada em virtude da alta taxa de transmissão viral. Em pacientes portadoras de hepatite B sem a coinfecção com o HIV, a amamentação não está contraindicada quando são realizadas profilaxia e vacinação.

2   **Puérpera de 22 anos de idade, G3P3A0, de evolução normal e sem amamentar, sabe de sua condição de portadora do vírus da imunodeficiência humana (HIV) há 4 anos, diagnostica-da durante a gravidez do segundo filho. Qual a orientação anticoncepcional?**

(A) Anticoncepção com espermicidas.

(B) Anticoncepção hormonal.

(C) Laqueadura tubária.

(D) Dispositivo intrauterino (DIU).

Resposta: **B.**

Capítulo 11 Puerpério Patológico **93**

COMENTÁRIO: as pacientes portadoras do HIV são orientadas a não amamentar. Desse modo, a contracepção deve seguir os critérios da Organização Mundial da Saúde. Em pacientes que se encontram em boas condições clínicas e sem uso de terapia antirretroviral (TARV), os contraceptivos orais e injetáveis, combinados ou de progestogênio, são categoria 1 (sem restrições ao uso), bem como os implantes. Já o DIU e o SIU-LNG são considerados nas categorias 2 e 3, respectivamente, para início e continuação do método. O uso de progestogênio oral e de implantes deve ser evitado em usuárias de TARV, e os espermicidas não são indicados.

3 **Puérpera de parto normal apresenta sangramento abundante no puerpério imediato, diagnosticando-se acretismo placentário. Além dos cuidados para evitar o choque hemorrágico, a conduta imediata é:**

(A) Curagem.
(B) Curetagem.
(C) Histerectomia parcial.
(D) Histerectomia total.

Resposta: **A.**

COMENTÁRIO: a placenta acreta ocorre quando há adesão anormal da placenta ao miométrio, sendo classificada como acreta quando adere ao miométrio, increta quando a adesão invade o miométrio e percreta quando o ultrapassa e atinge a serosa, podendo alcançar estruturas adjacentes. O tratamento do acretismo depende da classificação. Diante desse diagnóstico, inicialmente é necessário avaliar o tônus uterino, em seguida revisar o canal de parto e, por fim, revisar a cavidade uterina (curagem uterina seguida por curetagem, se necessário). As demais opções constituem medidas posteriores. Não é possível se esquecer também do protocolo de hemorragia pós-parto: em casos de acretismo, nos primeiros 20 minutos, deve-se acionar o código vermelho/hora de ouro, que inclui massagem uterina, oxigenoterapia, terapia multimodal com uterotônicos, ácido tranexâmico e reposição hemática. Nos próximos 20 minutos devem ser realizadas manobras que preservem o útero, como balão de Bakry, suturas hemostáticas, suturas vasculares, traje de choque não pneumático e, se não houver sucesso, histerectomia.

4 **É contraindicação para o uso do método LAM (lactação/amenorreia):**

(A) Diabetes.
(B) Doença cardíaca valvular.
(C) Malária.
(D) Tuberculose ativa.

Resposta: **D.**

COMENTÁRIO: o método se baseia no bloqueio do eixo hipofisário e no atraso da ovulação e está intimamente relacionado com a intensidade e a frequência das mamadas. A amenorreia é fundamental para a eficácia do método. Seu uso está contraindicado em pacientes HIV-positivas e usuárias de antidepressivos, ansiolíticos, reserpina, ergotamina, ciclosporina, dose elevada de corticoide, bromocriptina e certos anticoagulantes. Puérperas com sinais, sintomas e

94 Capítulo 11 Puerpério Patológico

propedêutica radiológica sugestiva de doença tuberculosa ativa devem restringir a amamentação em virtude da possibilidade de transmissão da doença por meio das gotículas do trato respiratório. Durante o período de investigação, o leite materno pode ser ordenhado por não haver transmissão da doença por esse meio. O processo de sucção da mama estimula a produção de prolactina, que mantém a amenorreia devido ao *feedback* negativo em relação aos hormônios hipofisários.

5 **É complicação mais frequente no curso de uma cesariana-histerectomia:**

(A) Lesão de bexiga.
(B) Ligadura de ureter.
(C) Fístula ureterovaginal.
(D) Lesão de reto.

Resposta: **A.**

COMENTÁRIO: na maioria dos casos, esse procedimento é realizado para sustar uma hemorragia e na presença de leiomiomas volumosos, displasias ou câncer *in situ* do colo uterino. As principais complicações são a maior perda de sangue e o risco maior de lesão do trato urinário, sendo a lesão da bexiga a mais frequente.

6 **No puerpério, o abscesso retromamário deve ser drenado com:**

(A) Corte circular na pele.
(B) Incisão no sulco submamário.
(C) Incisão paralela ao contorno da aréola.
(D) Incisão com direção radiada ao parênquima mamário.

Resposta: **B.**

COMENTÁRIO: o tratamento tradicional do abscesso é a drenagem cirúrgica sob anestesia local. Por motivos estéticos, a incisão deve ser realizada paralelamente às linhas de Langer. A drenagem do abscesso mamário palpável deve ser preferencialmente periareolar. Em casos de abscessos ocultos, é necessário ultrassom para guiar sua punção. Quando o abscesso está localizado na região retromamária, a melhor forma de acesso é com incisão no sulco mamário, também com melhores resultados estéticos associados.

7 **Puérpera no quinto dia pós-parto apresenta insônia, choro, ansiedade, pouca concentração, irritabilidade e labilidade afetiva. Diagnóstico:**

(A) *Blues* pós-parto.
(B) Psicose puerperal.
(C) Depressão pós-parto.
(D) Distúrbio bipolar.

Resposta: **A.**

Capítulo 11 Puerpério Patológico **95**

Comentário: a disforia puerperal, também conhecida como *blues*, é uma forma leve de quadro psiquiátrico e pode ocorrer em até 70% das mulheres. Os sintomas surgem entre o segundo e o quinto dia após o parto e desaparecem até o 14º dia. O *blues* é caracterizado por sintomas como desânimo, labilidade do humor, tristeza, choro fácil, irritabilidade, ansiedade, alterações do sono e comportamento hostil com familiares e acompanhantes.

8 **É característica da tireoidite pós-parto:**

(A) Quadro clínico típico, com sintomas importantes, de fácil diagnóstico.

(B) Geralmente é autoimune, cursando com fadiga e palpitações.

(C) A perda de peso é intensa em razão da desidratação.

(D) A associação com exoftalmia é frequente.

Resposta: **B.**

Comentário: a tireoidite pós-parto é definida como a ocorrência de doença autoimune no primeiro ano após o parto, excluindo-se a doença de Graves. Apresenta uma fase inicial transitória, tireotóxica, seguida por uma fase de hipotireoidismo com posterior retorno à função normal da glândula. Seu curso clínico pode variar: um quarto das pacientes apresenta a forma trifásica, um quarto a forma tireotóxica isolada, e metade apresentará a fase de hipotireoidismo isolado. A sintomatologia encontrada na fase tireotóxica inclui fadiga, ansiedade e palpitações. Já na fase de hipotireoidismo podem ser encontrados cansaço e falhas na memória e, por vezes, faz-se necessário o diagnóstico diferencial com a depressão pós-parto. A exoftalmia não faz parte dos sintomas.

9 **Você está acompanhando uma gestante com síndrome depressiva. No planejamento da assistência, deve-se:**

(A) Evitar o alojamento conjunto.

(B) Contraindicar a amamentação.

(C) Estimular o aleitamento cruzado.

(D) Favorecer contato imediato no parto.

Resposta: **D.**

Comentário: o processo de amamentação e o contato imediato no parto são as principais formas de vínculo da mãe com o bebê após o nascimento, sendo extremamente importante que ele seja estimulado diante de uma puérpera com síndrome depressiva. O alojamento conjunto é o ambiente onde a puérpera pode compartilhar suas experiências e angústias com as outras pacientes que estão na mesma situação. O aleitamento cruzado está contraindicado em qualquer situação em virtude do risco de transmissão de doenças infectocontagiosas.

10 **Assinale a opção CORRETA:**

(A) A interrupção precoce da gravidez por anomalias fetais evidentes não se relaciona com depressão puerperal.

(B) A persistência de tristeza além de 1 semana não tem relação com o início de depressão puerperal.

(C) Humor instável, tristeza, perturbações do sono e crises de choro caracterizam o *blues* puerperal.
(D) Distúrbios não psicóticos após o parto são raros e atingem menos de 2% das puérperas.

Resposta: **C.**

Comentário: dentre todas as fases da vida da mulher, o pós-parto é o período de maior vulnerabilidade para o aparecimento de transtornos psiquiátricos. A disforia puerperal ou *blues* puerperal é considerada a forma mais leve e pode ser identificada em 50% a 85% das puérperas; inclui choro fácil, labilidade afetiva, irritabilidade e comportamento hostil com familiares e acompanhantes.

A depressão pós-parto tem prevalência de 10% a 20%; ocorrem humor deprimido, perda de prazer e interesse nas atividades, alteração de peso e/ou apetite, alteração de sono, agitação ou retardo psicomotor, sensação de fadiga, sentimento de inutilidade ou culpa, dificuldade para se concentrar ou tomar decisões e até pensamentos de morte ou suicídio.

Transtorno mental mais grave que pode ocorrer no puerpério, a psicose pós-parto tem prevalência de 0,1% a 0,2%, usualmente de início rápido, e os sintomas iniciais são euforia, humor irritável, logorreia, agitação e insônia. Aparecem, então, delírios, ideias persecutórias, alucinações e comportamento desorganizado, desorientação, confusão mental, perplexidade e despersonalização. O pós-parto pode precipitar ou exacerbar os transtornos ansiosos: transtorno de ansiedade generalizada, fobia social e transtorno obsessivo-compulsivo.

11 A sutura representada na figura está indicada nos casos de:

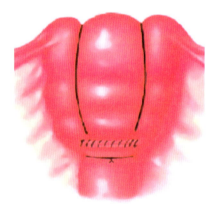

(A) Duas cesarianas prévias.
(B) Síndrome HELLP.
(C) Placenta prévia.
(D) Atonia uterina.

Resposta: **D.**

Comentário: a manobra de B-Lynch é uma medida de tratamento para a hemorragia puerperal por atonia uterina. Consiste em uma sutura compressiva útil no controle do sangramento na região do corpo e do fundo uterino, e sua eficácia nessa situação pode superar os 90%.

Capítulo 11   Puerpério Patológico   **97**

12 Paciente de 35 anos de idade com miomectomia prévia, bolsa rota, cultura negativa para *Streptococcus* do grupo B com 36 semanas, sendo submetida à cesariana. Após a saída do feto, realiza-se a extração manual da placenta e é utilizada a cefalotina profilática. Em razão do sangramento aumentado, retira-se o útero da cavidade abdominal para realizar a histerorrafia. A paciente desenvolve infecção puerperal. O obstetra colaborou com a infecção ao:

(A) Ter indicado cesariana sem uma indicação precisa.
(B) Ter realizado a extração manual da placenta.
(C) Ter retirado o útero da cavidade uterina.
(D) Não ter realizado a antibioticoterapia profilática adequada.

Resposta: **B.**

COMENTÁRIO: em pacientes submetidas à miomectomia previamente, a indução do trabalho de parto é contraindicada devido ao risco de rotura uterina, sendo a via alta a indicação correta. A retirada do útero da cavidade é uma medida para conferência e prevenção de hemorragia puerperal. A antibioticoterapia profilática para prevenção de infecção após cirurgias foi preconizada e realizada adequadamente. A extração manual da placenta oferece maior contato do meio externo com a cavidade, aumentando o índice de infecção puerperal.

13 Com relação à mastite puerperal, analise as seguintes afirmativas:

I. Em pacientes não alérgicas, o antibiótico de primeira escolha é a ampicilina.
II. O agente etiológico mais frequente é o *Streptococcus agalactiae*.
III. Deverá ser suspensa a amamentação na mama afetada.
IV. O período de maior incidência é entre a primeira e a quinta semana puerperal.

Está correto apenas o contido em:
(A) I, II e III.
(B) I e III.
(C) II e IV.
(D) IV.

Resposta: **D.**

COMENTÁRIO: a maior incidência de mastite acontece entre a segunda e a quarta semana após o parto. O antibiótico de primeira escolha é a cefalexina. Os principais agentes etiológicos são *Staphylococcus aureus*, *Haemophilus*, *Escherichia coli* e *Bacteroides*. Em caso de mastite, a amamentação está contraindicada se houver saída de secreção purulenta diretamente do mamilo devido ao risco de transmissão da infecção ao recém-nascido.

14 Considera-se mortalidade materna tardia aquela relacionada com causas obstétricas diretas ou indiretas ocorridas entre:

(A) O término da gestação e 42 dias após.
(B) O término da gestação e 1 ano após.
(C) 42 dias e 1 ano após o término da gestação.
(D) 42 dias e 2 anos após o término da gestação.

Resposta: **C.**

98   Capítulo 11   Puerpério Patológico

COMENTÁRIO: é considerada tardia a mortalidade materna que acontece entre o 42º dia e 1 ano após o término da gestação.

15 **Com relação à psicose puerperal, assinale a opção CORRETA:**

(A) O *blues* puerperal se caracteriza por uma forma grave de depressão.

(B) Quase todos os fármacos indicados são excretados no leite materno.

(C) A manifestação de recidivas maníaco-depressivas não puerperais no futuro é rara.

(D) O recém-nascido deverá ser afastado da puérpera em virtude do risco de infanticídio e/ou maus-tratos.

Resposta: **B.**

COMENTÁRIO: o *blues* puerperal é um quadro mais leve e de início mais precoce que a depressão pós-parto. Praticamente todos os psicofármacos são excretados no leito por difusão passiva através das membranas celulares. A mãe, sempre que possível, deve estar próxima de seu filho, porém, em casos de depressão pós-parto mais graves, mãe e bebê devem ser afastados em razão do risco de agressão.

16 **Em amamentação, puérpera apresentou *blues* pós-parto. Não fazia uso de medicação anteriormente. A terapia mais adequada para o caso, entre as opções a seguir, é:**

(A) Fluoxetina.

(B) Citalopram.

(C) Sertralina.

(D) Bupropiona.

(E) Nortriptilina.

Resposta: **C.**

COMENTÁRIO: inibidores seletivos dos receptores de serotonina (ISRS) para depressão pós-parto (DPP) aumentam a resposta e a remissão do quadro quando comparados ao placebo, sendo indicada a psicoterapia como cointervenção. Os antidepressivos mais seguros durante a amamentação são a sertralina e a paroxetina, sendo contraindicado o uso da fluoxetina (ainda que ela possa ser utilizada com segurança quando as crianças já não se encontram no período neonatal) e do citalopram, os quais foram detectados em concentrações séricas significativas nas crianças amamentadas. Pode demorar de 2 a 3 semanas para ser observado o efeito dos medicamentos, e pode ser preciso continuar tomando a medicação por 6 meses ou mais.

17 **Paciente no décimo dia pós-cesariana com diagnóstico inicial de endometrite e tratamento com antibiótico há 6 dias. Apesar da melhora do quadro clínico, a febre persiste. Além da clínica, os exames laboratoriais e de imagem não trazem grandes informações. Qual é o diagnóstico mais provável?**

(A) Abscesso de parede.

(B) Peritonite.

(C) Anexite.

(D) Parametrite.
(E) Tromboflebite pélvica.

Resposta: **E.**

COMENTÁRIO: a tromboflebite pélvica séptica é uma síndrome tromboflebítica envolvendo a vascularização pélvica associada a infecções no estado pós-operatório ou pós-parto. O diagnóstico exige grande argúcia clínica e é sugerido pela seguinte tríade de achados clínicos: (1) a paciente foi submetida recentemente a uma cirurgia pélvica ou esteve grávida recentemente e apresentou infecção pélvica; (2) a paciente recebeu vários dias de antibioticoterapia com espectro adequado de cobertura aeróbica e anaeróbica; (3) episódios febris intermitentes (> 38°C) que persistem sem resolução. As pacientes que preencham esses critérios deverão ser cuidadosamente examinadas quanto à presença de outros processos infecciosos. Isso deve incluir um exame pélvico para avaliar a presença de hematoma do ligamento largo infectado ou abscesso pélvico.

18 **Sobre o período puerperal, considere as assertivas e indique a opção CORRETA:**

I. Para prevenção da hemorragia pós-parto, o uso de uterotônicos durante a terceira fase do parto é recomendado para todos os partos. A avaliação do tônus uterino abdominal pós-parto para a identificação precoce da atonia uterina é recomendada para todas as mulheres.

II. Para a puérpera que recebe sulfato de magnésio para tratamento de pré-eclâmpsia e eclâmpsia, os principais cuidados são controle da frequência respiratória, controle da diurese, controle do reflexo patelar e, no caso de alterações nesses controles, a administração poderá ser suspensa.

III. Para estimular a amamentação nas mulheres que tiveram os recém-nascidos admitidos em unidade de terapia intensiva ou semi-intensiva, deve-se iniciar precocemente o estímulo à lactação, realizando massagem/ordenha mamária.

IV. Para o tratamento do ingurgitamento mamário, aplicam-se compressas mornas antes da ordenha manual.

(A) I e II.
(B) I e IV.
(C) I e III.
(D) IV.
(E) Todas estão corretas.

Resposta: **E.**

COMENTÁRIO: cada componente da "gestão ativa da terceira fase do parto" foi reexaminado pela Organização Mundial da Saúde com novas recomendações relevantes: todas as parturientes devem receber uterotônicos durante a terceira fase do parto, e a ocitocina (IM/EV, 10UI) é o uterotônico preferencial. A tração controlada do cordão umbilical é considerada opcional. A massagem uterina contínua não é recomendada em mulheres que receberam ocitocina profilática, pois pode causar desconforto materno, exigir um profissional de saúde específico e pode não alcançar a redução da perda de sangue.

A frequência respiratória (< 12irpm), a diurese (< 30mL/h) e o reflexo patelar (reduzido ou ausente) são parâmetros que avaliam uma possível intoxicação pelo sulfato de magnésio, devendo a infusão do medicamento ser suspensa nesses casos.

Os recém-nascidos admitidos em unidade de terapia intensiva na maioria das vezes não conseguem realizar sucção, e o estímulo à lactação deve ser iniciado precocemente por meio de massagem e ordenha mamária.

No início da ordenha, a compressa morna está indicada para estimular a descida do leite materno no ingurgitamento mamário e depois está contraindicada por estimular a produção do leite e piorar o ingurgitamento.

19 Mulher de 25 anos de idade, G1P0A0, foi admitida em trabalho de parto e evoluiu para parto por fórcipe de Simpson para abreviação do período expulsivo. Após 20 minutos da dequitação, apresentou sangramento vaginal intenso com instabilidade hemodinâmica. Exame obstétrico: útero amolecido, 5cm acima da cicatriz umbilical. Revisão do canal de parto e curagem sem alterações. Após receber 20UI de ocitocina EV, uma ampola de ergotamina IM e uma ampola de ácido tranexâmico EV, persiste com sangramento. A conduta consiste em:

(A) Inserção de balão de Bakri.
(B) Realização de histerectomia.
(C) Administração de misoprostol por via retal.
(D) Embolização de artérias uterinas.

Resposta: C.

COMENTÁRIO: de acordo com o protocolo de hemorragia pós-parto (*golden hour*), o próximo passo consiste na administração de 800 a 1.000µg de misoprostol por via retal.

20 A profilaxia eficaz da mastite puerperal consiste em:

(A) Manutenção da higiene e da integridade cutânea dos mamilos.
(B) Esvaziamento completo das mamas após cada mamada.
(C) Ordenha das mamas em caso de ingurgitamento mamário.
(D) Todas as afirmativas estão corretas.

Resposta: A.

COMENTÁRIO: a mastite puerperal é decorrente da contaminação das fissuras mamárias, da própria pele, da microbiota bucal do recém-nascido ou do ambiente, tendo como principal agente o *Staphylococcus aureus*. As bactérias proliferam no leite, que se torna meio de cultura. Se a infecção não for tratada de maneira correta, pode ter como consequência a formação de abscessos.

BIBLIOGRAFIA

Camargos AF et al. Anticoncepção, endocrinologia e infertilidade: soluções para questões da ciclicidade feminina. Belo Horizonte: Coopmed, 2011.

Brasil. Diretrizes Nacionais de Assistência ao Parto Normal: versão resumida [recurso eletrônico]. Ministério da Saúde, Secretaria de Ciência, Tecnologia e Insumos Estratégicos, Departamento de Gestão e Incorporação de Tecnologias em Saúde. Brasília (DF): Ministério da Saúde, 2017.

Corrêa MD, Melo VH, Aguiar RALP, Junior MDC. Noções práticas de obstetrícia. 14. ed. Belo Horizonte: Coopmed, 2011.

Cunningham FG et al. Obstetrícia de Williams. 24. ed. Porto Alegre: Artmed, 2016.

Faúdes A, Moraes Filho OB. Orientações contraceptivas no pré-natal e no puerpério – eliminando a perda de oportunidades In: Protocolos Febrasgo – Obstetrícia, nº 16 – Comissão Nacional Especializada em Assistência Pré-Natal. São Paulo: Federação Brasileira de Ginecologia e Obstetrícia, 2018.

Febrasgo. Manual de Critérios Médicos de Elegibilidade da OMS para uso de métodos anticoncepcionais. Rio de Janeiro, 2011.

Fernandes CE, Sá MFS. Tratado de obstetrícia Febrasgo. Rio de Janeiro: Elsevier, 2018.

Ministério da Saúde, DATASUS. Guia de implantação dos critérios médicos de elegibilidade e das recomendações para uso de contracepção [Implementation guide for the medical eligibility criteria and selected practice recommendations for contraceptive use guidelines], 2018. [citado 18 fev 2019]. Disponível em: http://datasus.saude.gov.br/informacoes-de-saude/publicacoes/pdti/2017-18.

Montenegro CAB, Rezende Filho J. Rezende – Obstetrícia fundamental. 11. ed. Rio de Janeiro: Guanabara Koogan, 2008.

Organização Mundial da Saúde. Recomendações da OMS para prevenção e tratamento da hemorragia pós-parto. Genebra: sem data. [citado 10 mar 2019]. Disponível em: https://apps.who.int/iris/bitstream/handle/10665/75411/9789248548505_por.pdf;jsessionid=9E7D58797A751BCD58EFCDAFB7A335C8?sequence=12.

Rennó-Junior J, Ribeiro HL. Tratado de saúde mental da mulher. São Paulo: Atheneu, 2012.

Silva CHM, Bonomi IBA, Osanan GC. Manual SOGIMIG de gravidez e puerpério de alto risco. Rio de Janeiro: MedBook, 2019.

Sociedade Brasileira de Pediatria. Departamento Científico de Aleitamento Materno. Doenças maternas infecciosas e amamentação – Guia prático de atualização. 2017 [citado 18 fev 2019]. Disponível em: http://www.sbp.com.br/fileadmin/user_upload/Aleitamento_DoencMat_Infec_e_Amam.pdf.

CAPÍTULO

12

Distócias Mecânicas, Discinesias e Apresentações Anômalas

Lara Rodrigues Felix

1 Qual é o fórcipe de escolha quando há necessidade de grandes rotações da cabeça e/ou correção do assinclitismo?

(A) Simpson-Braun.
(B) Kielland.
(C) Piper.
(D) Marelli.

Resposta: **B.**

COMENTÁRIO: o fórcipe de Kielland, diferentemente dos demais, apresenta como característica típica uma articulação móvel, que permite o deslizamento de uma haste sobre a outra. Desse modo, possibilita maior amplitude de movimento e adaptação à variedade de apresentação do polo cefálico fetal no interior do canal de parto. Foi especialmente desenvolvido para os casos em que há a necessidade de completar a rotação interna do feto (apresentações transversas ou oblíquas persistentes, que não se completam espontaneamente durante a evolução do trabalho de parto) ou nos casos de assinclitismo, quando a inclinação inadequada do polo cefálico impede sua progressão na pelve materna.

Após o diagnóstico preciso da variedade de posição fetal pelo exame de toque e avaliação das fontanelas, o obstetra pode realizar manobras de adaptação das hastes desse instrumento à região parietal do feto e, por meio de rotação ou inclinação, reposicioná-lo adequadamente no interior da pelve materna para as variedades diretas (occipitopúbica ou occipitossacra), permitindo a evolução do parto.

2 Quais situações contraindicam o procedimento representado?

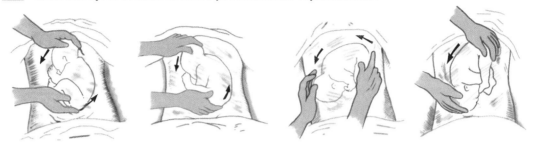

(A) Gravidez de 37 semanas, placenta posterior, malformações graves.
(B) Hipertensão arterial materna, placenta fúndica, 32 semanas.
(C) Placenta baixa, cicatriz uterina, história de parto pré-termo.
(D) Disfunção de tireoide, placenta fúndica, feto reativo.

Resposta: **C.**

COMENTÁRIO: a versão cefálica externa é uma manobra não invasiva utilizada por obstetras treinados para modificação da apresentação fetal no interior do útero. Seu objetivo é a conversão de apresentações pélvicas, córmicas ou oblíquas para a apresentação cefálica, permitindo um parto mais eutócico, com menores taxas de complicações, especialmente no período expulsivo. Em geral, é empregada próximo ao termo, o que reduz as chances de nova rotação fetal para a posição original. Apesar de comprovadamente segura e indicada como estratégia para redução de cesarianas, especialmente em pacientes primigestas, não está isenta de complicações, como descolamento placentário, trabalho de parto prematuro, rotura prematura das membranas, rotura uterina e sofrimento fetal agudo. Por esses motivos, é contraindicada nos casos em que esses riscos estão aumentados, como em gestações com placenta prévia ou de baixa implantação, presença de cicatriz uterina (cesariana ou miomectomia prévias), gestantes com histórico de parto pré-termo e em gestações múltiplas.

3 A figura mostra tocotraumatismo característico na apresentação:

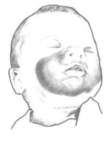 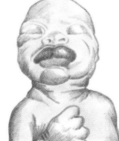

(A) Cefálica fletida.
(B) De bregma.
(C) De face.
(D) De fronte.

Resposta: **C.**

COMENTÁRIO: para que haja um parto eutócico, o ideal é que o feto complete os tempos de descida e rotação interna na pelve materna, realizando a flexão anterior de seu polo cefálico em direção ao tórax, de modo que o primeiro diâmetro a se apresentar no momento da extração seja o suboccipitobregmático. Quando existe algum grau de deflexão ou mesmo a extensão cervical fetal, ocorrem apresentações anômalas (de bregma, de fronte e de face) que, além de dificultarem ou impossibilitarem o parto vaginal, podem causar tocotraumatismos. Na apresentação de face, a porção de apresentação do feto é a face fetal entre as cristas orbitais e o queixo, podendo haver edema ou até mesmo a formação de hematoma nessa área devido à posição viciada no interior da pelve materna durante o trabalho de parto.

4 A lesão representada na figura é determinada por:

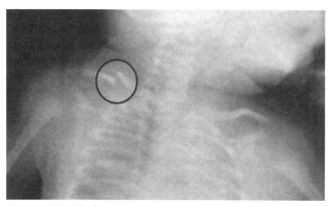

I. Distócia de biacromial.
II. Prematuridade.
III. Fratura espontânea.
IV. Parto taquissistólico.

Está correto apenas o contido em:
(A) I, II e III.
(B) I e III.
(C) II e IV.
(D) IV.

Resposta: **B.**

COMENTÁRIO: fraturas ósseas no recém-nascido são complicações possíveis do parto vaginal, sendo a fratura clavicular a mais frequente. Estima-se sua ocorrência em 0,2% a 3,5% de todos os partos em virtude da pressão do diâmetro biacromial do feto contra o estreito inferior da pelve materna. A maioria dos neonatos é assintomática e não terá comprometimento funcional em longo prazo. Sua incidência é aumentada em gestações prolongadas, em fetos grandes para a idade gestacional, em filhos de mães diabéticas e em caso de prolongamento do segundo estágio do trabalho de parto, porém estudos recentes evidenciaram que pode ocorrer de maneira espontânea em fetos sem fatores de risco identificáveis, apenas como consequência da passagem pelo canal de parto.

5 No feto grande para a idade gestacional, são complicações possíveis:
  I. Síndrome de Bandl-Frommel.
  II. Distócia de ombro.
  III. Atonia uterina pós-parto.
  IV. Rotação externa posterior.

Está correto apenas o contido em:
(A) I, II e III.
(B) I e III.
(C) II e IV.
(D) IV.

Resposta: **A.**

Comentário: fetos grandes para a idade gestacional apresentam risco aumentado de complicações intraparto tanto para o neonato como para a parturiente. Como riscos neonatais se destacam, entre outros, a falha de progressão por desproporção com a pelve materna, distócia de ombro, hipoxia e aspiração meconial. Os riscos maternos estão relacionados principalmente com a sobredistensão da cavidade uterina, com maior chance de rotura parietal, hemorragia puerperal secundária a atonia, parto operatório e traumas do canal de parto. A síndrome de Bandl-Frommel é um sinal semiológico observado à inspeção do abdome da gestante imediatamente antes da rotura e corresponde à distensão do segmento inferior associada à tensão dos ligamentos redondos, o que forma uma depressão em faixa de localização infraumbilical, dando ao útero um aspecto de ampulheta.

6 Na figura, o feto se encontra em:

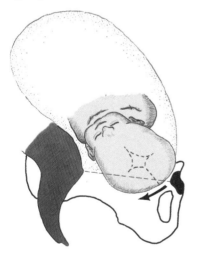

(A) Assinclitismo anterior.
(B) Assinclitismo posterior.
(C) Sinclitismo normal.
(D) Sinclitismo lateral.

Resposta: **B.**

Comentário: a forma mais comum de insinuação do polo cefálico fetal no estreito superior da bacia é alinhando sua sutura sagital ao diâmetro transverso da pelve materna, à igual distância da sínfise púbica e do sacro, o que se denomina sinclitismo. Em caso de inclinação do polo cefálico fetal durante a descida, aproximando ou afastando a sutura sagital do sacro ou da sínfise púbica, ocorre o chamado assinclitismo. Esse é denominado assinclitismo anterior (ou de Nagele) quando a sutura sagital se aproxima do sacro, expondo predominantemente o osso parietal do feto que se relaciona com a face anterior da bacia. No assinclitismo posterior (ou de Litzman), a sutura sagital fetal se aproxima da sínfise púbica, expondo consequentemente, de modo predominante, o osso parietal que se relaciona com a face posterior da bacia materna.

7 A figura revela apresentação pélvica completa. Qual é a variedade de posição e quantos graus serão rodados, fisiologicamente, na rotação interna?

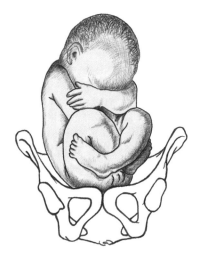

(A) SEA – 45 graus.
(B) SDP – 45 graus.
(C) SEA – 135 graus.
(D) SDP – 135 graus.

Resposta: **B.**

Comentário: na apresentação pélvica, as variedades de posição são determinadas pela relação do sacro com a bacia da gestante, lembrando que as nomenclaturas anterior e posterior e direita e esquerda têm como referência as estruturas maternas. Nesses casos, são possíveis as variedades que se seguem: sacropúbica (SP), sacro-esquerda-anterior (SEA), sacro-esquerda-posterior (SEP), sacro-sacro (SS), sacro-direita-posterior (SDP), sacro-direita-anterior (SDA) e sacro-direita-transversa (SDT).

Por outro lado, os graus de rotação são definidos pelo ângulo de rotação que a pelve fetal terá de fazer para atingir a variedade de posição mais fisiológica para o parto pélvico, que seria alinhando seu sacro ao púbis materno (SP). Na figura que ilustra a questão, o sacro fetal está direcionado para a face posterior direita da pelve materna e, portanto, para se alinhar ao púbis terá de perfazer 45 graus de rotação no sentido horário.

Capítulo 12   Distócias Mecânicas, Discinesias e Apresentações Anômalas   **107**

8 **Gestante de 40 anos de idade, obesa, diabética, apresentando dificuldade no desprendimento das espáduas durante o período expulsivo. Comprovada a distócia biacromial, a primeira medida a ser adotada será:**

(A) O auxiliar deve elevar os membros inferiores da paciente com forte flexão das coxas sobre o abdome.

(B) Recomenda-se exercer pressão sobre a região suprapúbica para forçar o abaixamento do acrômio anterior.

(C) A reintrodução da cabeça fetal seguida de cesariana e a sinfisiotomia são de uso excepcional e devem ser evitadas.

(D) Recomendam-se extração prévia do membro anterior e transformação do posterior em anterior seguida de sua extração.

Resposta: **A.**

COMENTÁRIO: a distócia de ombro é uma emergência obstétrica que incide em cerca de 0,6% dos partos vaginais, devendo ser prontamente reconhecida e tratada de modo a evitar morbidade materno-fetal significativa e até mesmo mortalidade. É definida pela impossibilidade de os ombros fetais atravessarem espontaneamente a pelve materna após o nascimento da cabeça. O ombro anterior fica preso atrás ou na sínfise púbica, enquanto o posterior pode estar apoiado na concavidade do sacro ou bem acima do promontório sacral (distócia de ombro dupla). Seus primeiros sinais são: (1) dificuldade de exposição do rosto e do queixo fetais após visualização do vértice cefálico; (2) queixo fetal se retraindo contra o períneo (sinal de pescoço de tartaruga); (3) ausência de rotação cefálica externa após o desprendimento da cabeça; (4) impossibilidade de extração do ombro fetal anterior na vigência de contrações efetivas.

O manejo ocorre por meio de condutas sistemáticas subsequentes até a resolução completa da impactação fetal. Após chamar ajuda, a primeira recomendação é que o obstetra realize a manobra de McRoberts, que consiste na flexão e abdução das coxas sobre o abdome materno, o que ocasiona a retificação do sacro em relação à coluna lombar com rotação cefálica da sínfise púbica, ampliando o estreito inferior da pelve. Especialmente quando associada à pressão suprapúbica, essa simples manobra possibilita a liberação dos ombros fetais em até 90% dos casos, sendo por isso recomendada como primeira medida do fluxograma de assistência.

9 **Paciente multípara, portadora de *diabetes mellitus* gestacional, encontra-se no período expulsivo do trabalho de parto com 40 semanas de amenorreia. Após o desprendimento do polo cefálico, observa-se que o desprendimento dos ombros ainda não ocorreu mesmo após terem se passado 30 segundos. Qual é a melhor conduta imediata?**

(A) Aguardar até 5 minutos para que o desprendimento ocorra naturalmente.

(B) Aumentar a força de tração sobre o cabeça fetal, apoiando-se na mesa obstétrica para estabilizar a postura.

(C) Empurrar a cabeça fetal de volta à pelve materna e realizar cesariana de emergência.

(D) Chamar um auxiliar para pressionar vigorosamente o fundo uterino materno, enquanto o obstetra aumenta a tração sobre a cabeça fetal.

(E) Fazer hiperflexão e abdução das coxas maternas e pressão suprapúbica para facilitar o desprendimento dos ombros.

Resposta: **E.**

COMENTÁRIO: a distócia de ombro é uma emergência obstétrica. Apresenta como fatores de risco reconhecidos peso fetal > 4,5kg, feto grande para a idade gestacional de acordo com a avaliação clínica ou pela biometria ultrassonográfica, diabetes e obesidade maternos, indução do trabalho de parto e distócia de ombro prévia. No entanto, acredita-se que não existam fatores de risco identificáveis em até 50% dos casos, o que impossibilita sua predição. Portanto, os obstetras devem ser continuamente treinados para sua pronta identificação e manejo.

O seguimento do protocolo de assistência deve ser pragmático, e entre as recomendações iniciais mais importantes são ressaltadas: (1) não puxar a cabeça fetal; (2) não aplicar pressão no fundo uterino; (3) despender no máximo 30 a 60 segundos em cada manobra de assistência; e (4) desencorajar puxos maternos.

Após pedir ajuda, é recomendada a realização da manobra de McRoberts (opção E). Essa manobra, que se caracteriza pela flexão e abdução das coxas sobre o abdome materno, especialmente quando associada à pressão suprapúbica, resulta na liberação dos ombros fetais em até 90% dos casos. Isso se deve ao fato de retificar o sacro em relação à coluna lombar com rotação cefálica da sínfise púbica, ampliando o estreito inferior da pelve.

---

10 **Quanto às manobras de assistência ao parto pélvico citadas a seguir, é CORRETO afirmar que:**

(A) A manobra de Mauriceau auxilia o desprendimento da escápula fetal.
(B) O dorso deve ser mantido em posição anterior durante toda a expulsão fetal.
(C) A tração dos membros inferiores deve ser realizada após sua exteriorização.
(D) A manobra de Bracht ou a aplicação do fórcipe de Simpson pode ser realizada para o desprendimento da cabeça derradeira.

Resposta: B.

COMENTÁRIO: na assistência ao parto pélvico, não se recomendam intervenções até o aparecimento do cordão, pois a tração do feto antes desse momento pode promover a extensão de sua cabeça e seus braços, dificultando a evolução do período expulsivo. Após a visibilização do cordão, realiza-se sua preensão em forma de alça para evitar sua compressão contra o períneo e consequentemente a hipoxia fetal. Havendo exposição completa dos membros inferiores, o feto deve ser gentilmente apoiado pela articulação sacroilíaca, sempre com o dorso anteriorizado, evitando-se qualquer tração que possa interferir na dinâmica do parto.

O momento mais crítico é o do desprendimento do polo cefálico, que pode ser facilitado pela manobra de Bracht e/ou de Mauriceau. A primeira consiste na apreensão da pelve fetal com ambas as mãos e na elevação do dorso contra a sínfise púbica materna, facilitando o giro do polo cefálico sob essa estrutura. A segunda é feita mediante a introdução dos dedos indicador e médio do obstetra na boca do feto, apoiando-se na arcada alveolar da mandíbula e forçando a flexão cefálica e consequentemente o desprendimento fetal. Em caso de falha dessas manobras e de diagnóstico de cabeça derradeira, deve-se recorrer ao fórcipe de Piper, cujas hastes e forma de articulação são as mais adequadas para o parto pélvico.

BIBLIOGRAFIA

ALSO 2004 – Advanced Life Support in Obstetrics User Manual. 4th edition. Missouri: American Academy of Family Physicians.

Corrêa MD, Melo VH, Aguiar RALP, Corrêa Junior MD (eds.). Noções práticas de obstetrícia. 14. ed. Belo Horizonte: Coopmed, 2011.

Jevitt CM, Morse S, O'Donnell YS. Shoulder dystocia: nursing prevention and post trauma care. J Perinatal Neonatal Nurs 2008; 22(1):14-20.

NHS Foundation Trust. Guy's and St Thomas' Clinical Guidance: Shoulder dystocia. 2012.

Perlow JH, Wigton T, Hart J et al. Birth trauma. A five-year review of incidence and associated perinatal factors. J Reprod Med 1996; 41(10):754-60.

Royal College of Obstetricians and Gynaecologists. Green-top guideline 42. Shoulder dystocia. RCOG press. 2nd edition. March 2012.

Silva Filho AL, Laranjeira CLS. Manual SOGIMIG de ginecologia e obstetrícia. 6. ed. Rio de Janeiro: MedBook, 2017.

Zugaib M, Francisco RPV. Obstetrícia. 3. ed. São Paulo: Manole, 2015.

CAPÍTULO 13

Prematuridade e Rotura Prematura de Membranas

Angélica Lemos Debs Diniz

1 São condutas pertinentes durante o acompanhamento pré-natal para prevenção da prematuridade, EXCETO:

(A) Ultrassonografia no início da gestação a fim de datar com precisão a gestação e verificar fatores de risco, como miomas e malformações uterinas.

(B) Ultrassonografia com 22 semanas para mensuração do colo uterino em populações com fatores de risco para parto prematuro.

(C) Cultura do conteúdo vaginal no primeiro e terceiro trimestres nos casos de risco maior para parto prematuro.

(D) Cerclagem do colo uterino antes da 12ª semana nas pacientes com incompetência istmocervical.

(E) Hospitalizar as pacientes de alto risco com sintomas.

Resposta: **D.**

COMENTÁRIO: a prematuridade ainda é a principal causa de mortalidade perinatal. Sua prevenção envolve identificação de grupo de risco e tratamentos oportunos. A ultrassonografia é útil na datação da gestação, identificação de malformações uterinas e tumorações, bem como para a mensuração do comprimento do colo a partir da 20ª semana da gestação. Sabe-se que o colo uterino deve ser medido pela via vaginal e será considerado de menor risco caso tenha < 25mm. A investigação de infecções urinárias e vaginais deve ser realizada de rotina nas pacientes com risco maior de prematuridade.

Já a cerclagem é um procedimento aplicado para prevenção da prematuridade, em especial nos casos de incompetência istmocervical. O período ideal para realização do procedimento é entre 12 e 20 semanas de gestação. Deve ser evitada a hospitalização da paciente fora de trabalho de parto.

2 Exclui-se como fator de risco para o trabalho de parto prematuro:

(A) A cardiopatia materna.

(B) A conização do colo.

Capítulo 13   Prematuridade e Rotura Prematura de Membranas   **111**

(C) A gravidez gemelar.
(D) O tabagismo.
(E) A vaginose bacteriana.

Resposta: **A.**

COMENTÁRIO: a cardiopatia materna não está associada a risco maior de trabalho de parto prematuro. Os principais fatores de risco associados à prematuridade envolvem as seguintes causas:

- Epidemiológicas: tabagismo, desnutrição e baixo nível socioeconômico.
- Obstétricas: incompetência cervical, placenta prévia, gemelaridade e sangramentos de primeiro e segundo trimestres.
- Ginecológicas: alterações anatômicas do colo, conização do colo, malformações uterinas e miomatoses.
- Clínico-cirúrgicas: infecções vaginais e urinárias.
- Genéticas materno-fetais.
- Iatrogênicas.

3   Primigesta de 24 anos de idade, com 31 semanas de gestação, queixa-se de contrações regulares com duração de 40 segundos a cada 10 minutos. Colo uterino com 4cm de dilatação. Ao exame especular, nota-se saída ativa de líquido amniótico claro com grumos pelo orifício externo do colo. Assinale a opção que apresenta a melhor conduta:

(A) Indicar cesariana.
(B) Indicar conduta expectante domiciliar com retornos semanais para triagem de focos infecciosos.
(C) Iniciar tocolítico e betametasona, 12mg IM.
(D) Acompanhar o trabalho de parto, iniciar antibioticoprofilaxia para *Streptococcus* do grupo B e prescrever betametasona, 12mg IM.
(E) Acompanhar o trabalho de parto, contraindicar corticoides e coletar *swab* vaginal para pesquisa de *Streptococcus* do grupo B.

Resposta: **D.**

COMENTÁRIO: trata-se de um caso de trabalho de parto prematuro com bolsa rota. A via de parto vaginal deve ser encorajada, tendo em vista a redução do risco de infecção materna ao se evitar o parto por cesariana. A inibição do trabalho de parto não deve ser encorajada ante a presença de bolsa rota, uma vez que essa prática implicaria risco desnecessário para a paciente sem comprovada diminuição da morbidade ou letalidade neonatais. Preconiza-se a corticoterapia em casos de bolsa rota em idades gestacionais < 34 semanas, desde que afastada a hipótese de corioamnionite.

Há evidências de que o emprego da antibioticoprofilaxia para *Streptococcus* do gupo B durante o trabalho de parto em pacientes com perspectivas de parto vaginal reduz as complicações fetais.

4   Gestante primigesta, assintomática, com história de conização cervical por carcinoma *in situ* há 3 anos, realizou ultrassonografia (USG) com 23 semanas de gestação. A USG se apresenta normal do ponto de vista morfológico, porém o colo uterino se encontra com 18mm de comprimento. A conduta adequada nesta paciente é:

(A) Manter a vida normal, pois não existe risco de prematuridade.
(B) Internar a paciente e iniciar tocolítico imediatamente.

112 Capítulo 13 Prematuridade e Rotura Prematura de Membranas

(C) Iniciar progesterona micronizada, de preferência via vaginal e até 36 semanas de gestação, e orientar repouso absoluto (físico e sexual).
(D) Indicar cerclagem uterina imediatamente.
(E) Proceder à conduta expectante e fazer cerclagem e tocolíticos somente em caso de trabalho de parto prematuro.

Resposta: **C.**

COMENTÁRIO: a conização do colo pode promover incompetência cervical com dilatação precoce e exposição de membranas, o que predispõe a risco maior de prematuridade. Nesse contexto, quando é identificado comprimento do colo uterino ≤ 20mm, recomenda-se que a paciente comece com o uso de progesterona micronizada via vaginal associado a repouso e abstinência sexual como medidas preventivas. A internação com tocólise só será indicada caso a paciente esteja em trabalho de parto e tenha sido feita a avaliação da vitalidade fetal com resultados normais. A investigação por via vaginal do comprimento do colo deve ser encorajada entre 20 e 24 semanas, na época da USG morfológica, em especial no grupo de risco com antecedentes de prematuridade ou cirurgia cervical.

5 A rotura prematura de membranas ovulares (RUPRO) é intercorrência obstétrica que contribui com as altas taxas de prematuridade. Com relação a essa entidade, é CORRETO afirmar que:

(A) Quando ocorre antes de 34 semanas, a conduta é resolutiva.
(B) Ao se assumir a conduta expectante, em casos de gestações muito prematuras, administra-se antibiótico até entrar em trabalho de parto.
(C) O toque vaginal é elemento que orienta a equipe, devendo ser feito no momento da internação.
(D) Quanto menor a idade gestacional, maior o período de latência.
(E) É a rotura de membranas que ocorre antes de 37 semanas.

Resposta: **D.**

COMENTÁRIO: a RUPRO é definida conceitualmente como a rotura espontânea das membranas coriônica e amniótica antes do início do trabalho de parto. Essa definição independe da idade gestacional; portanto, podem ser encontrados casos de RUPRO antes de 37 semanas de gestação e no termo. O período de latência é definido como o intervalo entre a rotura das membranas e o início do trabalho de parto e, quanto menor a idade gestacional na gestação pré-termo, maior a latência. O toque vaginal não deve ser realizado, visando à redução de infecção ascendente. Não há consenso sobre o emprego da antibioticoterapia contínua até o trabalho de parto, sendo preconizada a antibioticoprofilaxia apenas para infecção neonatal pelo *Streptococcus* do grupo B. A conduta deverá ser conservadora até 34 semanas.

6 Paciente com 32 semanas de gestação informa perda de líquido de 3 dias. Exame: pulso = 98bpm; temperatura = 38,5°C; leucograma = 18.330 leucócitos com 70% de segmentados, 20% de bastonetes. A conduta será:

(A) Corticoterapia, antibioticoterapia com cefalosporina, cesariana após 48 horas.
(B) Corticoterapia, antibioticoterapia tríplice, cesariana após 48 horas.
(C) Hiperidratação, corticoterapia, antibioticoterapia com cefalosporina, cesariana após 48 horas.
(D) Antibioticoterapia e interrupção da gestação.

Resposta: **D.**

Comentário: no caso de rotura de membranas ovulares associada a sinais de infecção materna, deve ser considerada a hipótese de corioamnionite. A conduta adotada nesse caso deve ser ativa, independentemente da idade gestacional. A antibioticoterapia deve ser iniciada e o parto otimizado, de preferência pela via vaginal, visando à redução dos riscos e intercorrências para o binômio materno-fetal. Em caso de corioamnionite, preconiza-se o emprego de ampicilina, gentamicina e metronidazol. A corticoterapia está contraindicada na presença de rotura de membranas ovulares e sinais de corioamnionite.

7 **Deve-se ter como conceitual na amniorrexe prematura:**

I. Ocorre antes de 32 semanas.
II. Constitui causa importante de partos pré-termo.
III. A conduta deve ser sempre ativa.
IV. Contribui para o aumento da mortalidade fetal e materna.

Está correto apenas o contido em:
(A) I, II e III.
(B) I e III.
(C) II e IV.
(D) IV.

Resposta: **C.**

Comentário: a rotura prematura de membranas ovulares (RUPRO) é a rotura espontânea das membranas coriônica e amniótica que acontece antes do início do trabalho de parto, independentemente da idade gestacional. Pode ocorrer tanto antes de 37 semanas de gestação como no termo. A conduta deverá ser conservadora até 34 semanas e sempre ativa em caso de suspeita de corioamnionite. Na população geral, a RUPRO ocorre em aproximadamente 1:20 gestações e é responsável por altas taxas de prematuridade. Por isso, a RUPRO aumenta a mortalidade fetal, bem como a materna, principalmente em decorrência da corioamnionite.

8 **Gestante com perda de líquido na 32ª semana. Confirmados: rotura prematura de membranas, ausência de infecção, colo imaturo e vitalidade fetal preservada. A conduta correta consiste em internação,**

(A) antibioticoterapia e resolução com misoprostol;
(B) corticoterapia e conduta expectante com tocolíticos;
(C) antibioticoterapia e resolução com ocitócicos;
(D) corticoterapia e conduta expectante com antibióticos.

Resposta: **D.**

Comentário: no caso em questão não se observam sinais de trabalho de parto ou corioamnionite, bem como a vitalidade fetal está preservada. Portanto, o ideal será a adição de corticoterapia e conduta expectante com antibióticos. O uso de antibióticos de forma contínua até o trabalho de parto não é uma conduta consensual. A antibioticoprofilaxia é preconizada apenas em caso

114 Capítulo 13 Prematuridade e Rotura Prematura de Membranas

de infecção pelo *Streptococcus* do grupo B. A conduta deverá ser conservadora até 34 semanas. A tocólise não deve ser realizada nos casos de rotura prematura de membranas, pois não há evidências científicas de benefícios dessa prática para o binômio materno-fetal.

9 Primigesta na 30ª semana procura a maternidade com queixa de perda de líquido pela vagina há 1 semana e desconforto uterino há 12 horas. Temperatura axilar materna de 38,1°C, pulso = 105bpm, frequência cardíaca fetal = 165bpm. Leucograma evidenciou 17.200 leucócitos/mm³, teste de papel de nitrazina positivo, e ultrassonografia mostrou ILA = 3,2cm. Além da antibioticoterapia, deve-se:

(A) Realizar cesariana.
(B) Iniciar indução do parto.
(C) Administrar uterolítico + corticoide.
(D) Adotar conduta expectante.

Resposta: **B.**

Comentário: trata-se de um caso de rotura prematura de membranas ovulares e corioamnionite associada. Está indicada interrupção da gestação, de preferência pela via vaginal, por meio de indução do trabalho de parto sem o emprego de corticoides.

10 Gestante no curso da 37ª semana refere perda de líquido pela vagina, em grande quantidade, há 2 horas. Nega febre e dores no baixo ventre. Saída de líquido claro pelo orifício cervical é visualizada através do exame especular. Ultrassonografia, realizada imediatamente após a internação, revela feto com peso estimado de 2.500g, apresentação cefálica e oligoidrâmnio. Feto ativo e reativo ao exame cardiotocográfico. Sobre este caso, assinale a conduta mais adequada:

(A) Aguardar o trabalho de parto espontâneo.
(B) Curva térmica, leucograma e solicitação de cultura do conteúdo vaginal para *Streptococcus* do grupo B.
(C) Na ausência de infecção, realizar a cesariana após o segundo dia de internação.
(D) Antibiótico profilático e indução do parto após 48 horas.
(E) Indução do parto.

Resposta: **E.**

Comentário: neste caso, observa-se rotura prematura de membranas ovulares (RUPRO) em gestação de termo, com feto cujo peso é considerado normal com vitalidade preservada. Em casos de rotura prematura de membranas, a conduta deverá ser ativa a partir da 34ª semana de gestação com indução do parto via vaginal e antibioticoprofilaxia para *Streptococcus* do grupo B durante a indução do parto. Adiar o parto em gestação a termo com RUPRO consiste em iatrogenia em razão do risco aumentado de infecções materno-fetais progressivas. O oligoidrâmnio não é contraindicação para indução do parto, devendo o feto ser prontamente monitorizado durante a indução do trabalho de parto.

Capítulo 13   Prematuridade e Rotura Prematura de Membranas   **115**

11 Assinale o teste utilizado para diagnóstico da rotura prematura das membranas que é positivo quando há aumento do pH vaginal?

A) Cristalização.
B) Brossen-Gordon.
C) Células orangiófilas.
D) Ianneta.
E) Fenol vermelho.

Resposta: **E.**

COMENTÁRIO: a sensibilidade dos testes baseados no pH vaginal para confirmação de rotura prematura das membranas é alta, variando entre 96% e 99%. Entretanto, sua especificidade não é tão alta, uma vez que a presença de sangue, líquido seminal e infecções genitais pode resultar em falso-positivos. Os testes que verificam a mudança do pH vaginal de ácido para alcalino são: papel de nitrazina, teste do fenol vermelho e avaliação direta do pH. Os testes da cristalização e de Ianneta também são considerados úteis para confirmação diagnóstica da rotura prematura de membranas, porém o princípio desses testes não se baseia na mudança do pH. A quantificação das células orangiófilas é usada quando se aspira o líquido amniótico para avaliação da maturidade pulmonar fetal, não tendo relação com os testes diagnósticos para rotura de membranas.

BIBLIOGRAFIA

Alexander EE, Pearce EM, Brent GA et al. Guidelines of the American Thyroid Association for the Diagnosis and Management of Thyroid Disease during Pregnancy and the Postpartum. Thyroid 2017 Mar; 27(3):315-89.

Cabra ACV. Fundamentos e prática em obstetrícia. 1. ed. São Paulo: Atheneu, 2009:631.

Cunningham, FG. Williams obstetrics. 25. ed. New York: McGraw Hill, 2018:1328.

Silva Filho AL, Laranjeira CLS. Manual SOGIMIG de ginecologia e obstetrícia. 6. ed. Rio de Janeiro: MedBook, 2017:1104.

Zugaib M. Obstetrícia. 3. ed. Barueri, São Paulo: Manole, 2016:1329.

CAPÍTULO 14

Gemelaridade

Janaína Campos Senra

1 **Sobre a síndrome da transfusão feto-fetal, é CORRETO afirmar que:**

(A) Acontece apenas no terceiro trimestre da gravidez.
(B) O feto receptor torna-se macrossômico e anêmico.
(C) O feto doador tem restrição de crescimento e ascite.
(D) Os fetos podem apresentar diferença de peso e de hemoglobina.

Resposta: **D.**

COMENTÁRIO: a síndrome da transfusão feto-fetal é uma complicação que ocorre em até 15% das gestações monocoriônicas a partir do segundo trimestre de gestação e se deve a um desbalanço do fluxo sanguíneo entre os fetos devido a anastomoses vasculares do tipo arteriovenosas profundas. Assim, um dos fetos (doador) fica anêmico, com restrição de crescimento, hipovolêmico e com o líquido amniótico diminuído, enquanto o outro (receptor) fica pletórico, com hipervolemia e polidrâmnio, o que pode acarretar complicações cardíacas e hidropisia. Entretanto, o diagnóstico é estabelecido apenas mediante a observação de oligo ou anidrâmnio em um feto (maior bolsão < 2cm), que também apresentará bexiga reduzida ou vazia, e de polidrâmnio no outro (maior bolsão > 8cm), que terá a bexiga distendida. Já os pesos fetais não fazem parte do critério diagnóstico, embora possa haver discrepância entre eles.

2 **Uma das indicações de cesariana na prenhez múltipla é a probabilidade maior de colisão fetal quando os fetos se encontram na seguinte combinação de apresentações:**

(A) Primeiro pélvico e segundo pélvico.
(B) Primeiro cefálico e segundo pélvico.
(C) Primeiro cefálico e segundo cefálico.
(D) Primeiro pélvico e segundo cefálico.
(E) Primeiro córmico e segundo córmico.

Resposta: **D.**

Capítulo 14   Gemelaridade   **117**

Comentário: a colisão ou entrelaçamento fetal é um processo distócico específico da gemelaridade no qual o contato entre os fetos impede sua progressão pelo canal do parto. Ocorre mais frequentemente quando o primeiro gemelar se encontra pélvico e o segundo, cefálico (dois terços dos casos).

3   Gemelaridade imperfeita ocorre em:

(A) Dicoriônicos, diamnióticos.
(B) Monocoriônicos, diamnióticos.
(C) Dicoriônicos, monoamnióticos.
(D) Monocoriônicos, monoamnióticos.

Resposta: **D.**

Comentário: as gestações gemelares monozigóticas ocorrem a partir da divisão de uma massa embrionária inicial comum, ou seja, a carga genética dos fetos será idêntica. Se a divisão ocorrer em até 72 horas após a fertilização, a gestação será dicoriônica/diamniótica. Quando entre o quarto e o oitavo dia, será monocoriônica/diamniótica. Nas monocoriônicas/monoamnióticas, a divisão do blastocisto é tardia, entre o oitavo e o 12º dia após a fecundação. Por fim, os gêmeos unidos são o resultado de uma divisão ainda mais tardia do disco embrionário (12 dias ou mais após a fecundação). Portanto, a gemelaridade imperfeita ocorre em gestações compostas por apenas uma placenta e apenas um saco gestacional.

4   Quanto às gestações gemelares com transfusão feto-fetal, é CORRETO afirmar que:

(A) As alterações observadas se devem à presença de fístulas arterioarteriais superficiais placentárias.
(B) Ocorre *shunt* unidirecional em decorrência de anastomoses vilosas arteriovenosas profundas.
(C) O feto transfundido tem menor débito urinário que o feto transfusor.
(D) O risco de fenômenos tromboembólicos está ausente no período neonatal.

Resposta: **B.**

Comentário: a síndrome da transfusão feto-fetal é uma complicação que se deve a um desbalanço do fluxo sanguíneo entre os fetos devido a anastomoses vasculares do tipo arteriovenosas profundas. O feto transfusor (doador) fica hipovolêmico com diminuição do débito urinário e do líquido amniótico. Já o feto transfundido (receptor) pode apresentar hipervolemia, maior débito urinário e polidrâmnio. Com relação às complicações maternas, a maioria está aumentada, como anemia, hiperêmese gravídica, pré-eclâmpsia, hemorragias, placenta prévia, descolamento prematuro de placenta, infecção puerperal, hipotonia uterina, edema pulmonar e fenômenos tromboembólicos.

5   Na gravidez gemelar:

I. Anastomoses entre as duas circulações fetoplacentárias ocorrem, sempre, em ovos monoamnióticos.
II. Ovos dicoriônicos, diamnióticos, surgem quando a divisão do zigoto ocorre antes do quarto dia pós-fertilização.

118 Capítulo 14 Gemelaridade

III. Gêmeos do mesmo sexo são necessariamente monozigóticos.

IV. Divisão do zigoto que ocorre além do 13º dia após fecundação resulta em gemelaridade imperfeita.

Está correto apenas o contido em:

(A) I, II e III.

(B) I e III.

(C) II e IV.

(D) IV.

Resposta: **C.**

COMENTÁRIO: as comunicações vasculares ocorrem nas placentas monocoriônicas (di ou monoamnióticas) e podem ser arterioarteriais, venovenosas ou arteriovenosas. A gestação dicoriônica/diamniótica ocorre quando a divisão do zigoto acontece em até 72 horas após a fertilização ou no caso da fertilização de dois óvulos diferentes. Gêmeos monozigóticos compartilham a mesma carga genética e, portanto, serão do mesmo sexo, porém o inverso não é verdadeiro. Já a gemelaridade imperfeita é o resultado de uma divisão embrionária 12 dias ou mais após a fecundação.

6 Uma mulher após fertilização assistida, em que foram transferidos três embriões, encontra-se grávida de 11 semanas e a ultrassonografia confirmou gestação gemelar dicoriônica e diamniótica com dois fetos adequados. É CORRETO afirmar que deverá:

(A) Realizar cerclagem após a 12ª semana.

(B) Fazer uso de medicação uterolítica para prevenção da prematuridade.

(C) Fazer acompanhamento das condições de colo por ultrassonografia.

(D) Programar a administração de corticoide para ser feita com 28 semanas.

(E) Fazer seguimento ultrassonográfico para detectar precocemente a síndrome de transfusão feto-fetal.

Resposta: **C.**

COMENTÁRIO: as técnicas de reprodução assistida aumentam as chances de gemelaridade. No entanto, o seguimento da gestação gemelar pós-fertilização *in vitro* deve obedecer à rotina habitual de pré-natais de gêmeos, considerando-se sua corionicidade, que é definida por ultrassonografia precoce. Apesar de a gemelaridade se associar a taxas maiores de prematuridade, ainda não existem medidas preventivas a serem adotadas. Portanto, a cerclagem profilática não é recomendada nesses casos, bem como o uso de uterolíticos ou corticoides, que devem ser reservados para quadros de incompetência istmocervical, inibição do trabalho de parto prematuro e parto prematuro iminente, respectivamente.

Já o acompanhamento do colo uterino por ultrassonografia pode fornecer informações importantes para o médico assistente sobre seu comprimento, apesar de não definir nenhuma conduta. Além disso, o seguimento ultrassonográfico a partir de 18 a 20 semanas deverá ser realizado mensalmente para controle do crescimento fetal, porém a síndrome da transfusão feto-fetal só ocorre em gestações monocoriônicas, nas quais há anastomoses arteriovenosas entre os fetos.

Capítulo 14 Gemelaridade **119**

7 Paciente, G2Pn1, com pré-natal normal e gestação gemelar de 39 semanas, apresenta bolsa rota e 2cm de dilatação. Ecografia recente mostra o primeiro feto em apresentação cefálica e o segundo em pélvica. A conduta é:

(A) Indicar parto normal para o primeiro feto e realizar cesariana para o segundo.
(B) Indicar parto normal para os dois fetos e realizar cesariana somente em caso de intercorrências.
(C) Indicar parto normal para os dois fetos e realizar cesariana para o segundo se houver líquido meconial.
(D) Indicar cesariana por se tratar de gestação gemelar.
(E) Indicar cesariana pelo fato de o segundo feto estar em apresentação pélvica.

Resposta: **B.**

COMENTÁRIO: a via de parto na gestação gemelar é definida basicamente pelas apresentações fetais e pela idade gestacional. Assim, em gestações a termo sem complicações, o parto pode ser vaginal caso o primeiro feto esteja cefálico e não seja menor que o segundo em mais de 500g. Já a cesariana deve ser realizada em casos de peso fetal estimado < 1.500g, gestações monoamnióticas por risco de enovelamento de cordão, multiparidade (> 2) e nas gestações diamnióticas em que o primeiro gemelar não se encontra cefálico. A presença do líquido amniótico meconial não é indicação absoluta de cesariana. Caso ele seja espesso, o parto deve ocorrer pela via mais rápida. Se o líquido meconial for fluido, permite-se o avanço do trabalho de parto com monitorização contínua da frequência cardíaca fetal.

8 A gravidez gemelar é considerada de alto risco em face da maior frequência de complicações, entre as quais a mais comum é a:

(A) Eclâmpsia.
(B) Prematuridade.
(C) Rotura uterina.
(D) Colisão dos gêmeos.
(E) Pré-eclâmpsia.

Resposta: **B.**

COMENTÁRIO: apesar de a maioria das complicações maternas estar aumentada na gemelaridade (anemia, hiperêmese gravídica, pré-eclâmpsia, quadros hemorrágicos, placenta prévia, descolamento prematuro de placenta, infecção puerperal etc.), a complicação mais frequente nesse quadro é a prematuridade, que ocorre em até 30% a 50% dos casos. Em razão de sua elevada frequência, ela é o principal fator determinante da alta morbimortalidade dos gêmeos. Suas causas podem ser múltiplas, incluindo a distensão das fibras uterinas, a rotura prematura de membranas, as complicações maternas, como pré-eclâmpsia, e as complicações fetais específicas do quadro. Já a colisão fetal é um evento raro, ocorrendo em 1:1.000 gestações gemelares.

9 Em uma gestação gemelar, a ocorrência de óbito em um dos fetos implica:

(A) Uso de agentes tocolíticos.
(B) Hiperidratação materna.
(C) Ultrassonografia diária.

120   Capítulo 14   Gemelaridade

(D) Resolução da gestação.

(E) Controle semanal do sistema de coagulação.

Resposta: **E.**

COMENTÁRIO: a gestação gemelar é fator de risco para o óbito fetal. O óbito de um dos fetos da gestação monocoriônica aumenta o risco de óbito do outro gemelar, além de sequelas neurológicas e parto prematuro. Isso ocorre porque a volemia do sobrevivente pode ser transferida para o território do feto morto rapidamente, causando hipotensão e isquemias. Assim, o monitoramento periódico com ultrassonografia é aconselhável para o acompanhamento de possíveis anormalidades neurológicas (não necessariamente todos os dias). A indicação do parto irá depender da idade gestacional e do custo-benefício da prematuridade *versus* os riscos intrauterinos. Já nos fetos dicoriônicos não existem anastomoses vasculares entre as placentas que provoquem esse desequilíbrio hemodinâmico. Assim, desde que a causa do óbito não atinja ambos os fetos, a conduta pode ser expectante. Com relação à coagulação intravascular disseminada, ela é bastante rara, e casos esparsos são relatados na literatura. Dentre as opções, a mais correta parece ser a letra E, apesar de estar sujeita a questionamentos.

10   **Assinale a afirmativa INCORRETA:**

(A) As gestações monocoriônicas apresentam riscos perinatais maiores.

(B) O sinal do lâmbda é característico das gestações dicoriônicas.

(C) A restrição de crescimento fetal seletiva é exclusiva das gestações dicoriônicas.

(D) A presença do sinal do lâmbda em qualquer idade gestacional define a gestação como dicoriônica.

(E) A incidência de anomalias congênitas está aumentada nas gestações gemelares, sendo ainda maior naquelas monozigóticas.

Resposta: **C.**

COMENTÁRIO: a corionicidade é o fator prognóstico mais importante da gemelaridade. Isso se deve às complicações das gestações monocoriônicas, como a síndrome de transfusão feto-fetal, a sequência anemia-policitemia (TAPS), a sequência de perfusão arterial reversa (TRAP), a gemelaridade imperfeita e a monoamnionicidade. Para definição da corionicidade, a ultrassonografia transvaginal de primeiro trimestre tem acurácia elevada. Assim, a gestação dicoriônica pode ser diagnosticada mediante a visualização de dois sacos gestacionais totalmente distintos ou pela projeção do cório entre as membranas amnióticas, formando o sinal do lâmbda. Após o primeiro trimestre, essa projeção pode regredir e o sinal desaparecer. Já na gestação monocoriônica ocorre a fusão das membranas amnióticas após a nona semana, dando origem a um septo fino entre as duas cavidades amnióticas que se insere de maneira abrupta na placenta, formando o sinal do T.

A incidência de anomalias congênitas nas gestações gemelares é de 5% a 6%, maior que na população em geral. Além disso, a divisão do zigoto em dois ou mais pode acentuar essa ocorrência, sendo as mais frequentes aquelas relacionadas com defeitos de linha média. Com relação à restrição de crescimento fetal seletiva, ela também ocorre em 12% a 25% das gestações monocoriônicas. Essa entidade apresenta várias definições, porém a mais utilizada é a razão da diferença de peso estimado entre os dois fetos pelo fato de o peso do maior ser > 20% ou 25%.

BIBLIOGRAFIA

Algeri P, Frigerio M, Lamanna M et al. Selective IUGR in dichorionic twins: what can Doppler assessment and growth discordancy say about neonatal outcomes? J Perinat Med 2018; 46(9):1028-34.

Eddib A, Rodgers B, Lawler J, Yeh J. Monochorionic pseudomonoamniotic twin pregnancy with fetal demise of one twin and development of maternal consumptive coagulopathy. Ultrasound Obstet Gynecol 2006; 28(5):736-37.

Gratacos E, Lewi L, Munoz B et al. A classification system for selective intrauterine growth restriction in monochorionic pregnancies according to umbilical artery Doppler flow in the smaller twin. Ultrasound Obstet Gynecol 2007; 30(1):28-34.

Khalil A, Rodgers M, Baschat A et al. ISUOG Practice guidelines: role of ultrasound in twin pregnancy. Ultrasound Obstet Gynecol 2016; 47(2):247-63.

Quintero RA, Morales WJ, Allen MH, Bornick PW, Johnson PK, Kruger M. Staging of twin-twin transfusion syndrome. J Perinatol 1999; 19(8 Pt 1):550-5.

Silva JCGd, Cecatti JG, Pires HMB et al. Assistência à gestação e parto gemelar/Assistance to twin pregnancy and delivery. In: Rev Ciênc Méd (Campinas) abr.-jun. 2003; 12(2):173-83. Ilus.

Skelly H, Marivate M, Norman R, Kenoyer G, Martin R. Consumptive coagulopathy following fetal death in a triplet pregnancy. Am J Obstet Gynecol 1982; 142(5):595-6.

Zugaib M, Brito ML, Carvalho MH, Bunduki V. Medicina fetal. 3. ed. São Paulo: Atheneu, 2011.

Zugaib M, Francisco RPV. Zugaib obstetrícia. 3. ed. Barueri: Manole, 2016.

CAPÍTULO
15

Hemorragias da Segunda Metade da Gestação

Álvaro Luiz Lage Alves
Marina Bartolomeu de Carvalho
Rachel Freitas Lopes Nunes

1 Na etiopatogenia do descolamento prematuro da placenta, é possível citar:

I. Torção de útero grávido.

II. Hipertensão na veia cava inferior.

III. Brevidade de cordão.

IV. Leiomiomatose uterina.

Está correto apenas o contido em:

(A) I, II e III.

(B) I e III.

(C) II e IV.

(D) Todas as afirmativas estão corretas.

Resposta: **D.**

COMENTÁRIO: vamos analisar cada assertiva:

I – **correta:** a torção do útero grávido é um quadro raro. Pode ocorrer em todos os trimestres da gestação. Definida como rotação > 45 graus do eixo longitudinal uterino, tem como manifestações clínicas: hipertonia uterina, sangramento vaginal, bradicardia fetal e choque materno.

II – **correta:** a hipertensão na veia cava inferior, secundária à compressão uterina gravídica, pode participar como um fator mecânico na etiopatogenia do descolamento prematuro da placenta. Na vigência do descolamento prematuro da placenta, a pressão na veia cava inferior pode se agravar em função da hipertonia uterina resultante do quadro.

III – **correta:** a redução do comprimento do cordão pode ser absoluta (real) ou relativa (aparente), esta última resultante de circulares de cordão. O cordão com redução em seu comprimento pode exercer uma tração direta na placenta durante a descida da apresentação fetal, originando seu descolamento.

IV – **correta:** os miomas uterinos podem se associar a descolamento prematuro da placenta devido à instabilidade nos sítios de implantação placentários.

Capítulo 15   Hemorragias da Segunda Metade da Gestação   **123**

2 **G2Pn1, vaginal, com quadro de hemorragia de instalação insidiosa, progressiva, que cessa após a amniotomia. Dor durante as contrações uterinas. A hipótese e a conduta são, respectivamente:**

(A) Placenta prévia marginal – acompanhar o trabalho de parto.
(B) Descolamento prematuro de placenta – realizar cesariana.
(C) Rotura de *vasa* prévia – proceder à cesariana.
(D) Rotura de seio marginal – aguardar o parto normal.

Resposta: **A.**

COMENTÁRIO: a placenta prévia se caracteriza por apresentar sangramento vivo, indolor, de início e cessar súbitos. O principal diagnóstico diferencial é o descolamento prematuro de placenta, porém hipertonia uterina e estado fetal não tranquilizador não ocorrem na placenta prévia. Nos casos de placenta prévia marginal, o parto vaginal pode ser conduzido, desde que não haja instabilidade hemodinâmica e sangramento vaginal intenso. Nesses casos, a amniotomia favorece a descida e a insinuação do polo cefálico, exercendo uma compressão mecânica na borda placentária e reduzindo potencialmente o sangramento vaginal.

3 **G1P0, 37 semanas, chega ao pronto-socorro em estado de choque hipovolêmico com quadro de coagulopatia e ausência de batimentos cardiofetais. Ao exame transvaginal, há discreto sangramento escuro. A hipótese clínica CORRETA é:**

(A) Descolamento prematuro de placenta.
(B) Rotura de *vasa* prévia.
(C) Placenta prévia.
(D) Rotura uterina.

Resposta: **A.**

COMENTÁRIO: o descolamento prematuro de placenta se caracteriza por dor abdominal, hipertonia uterina (que persiste entre as contrações), sangramento vaginal escuro e estado fetal não tranquilizador. Em 20% dos quadros, a hemorragia não se exterioriza (oculta). O descolamento tem início com uma lesão tecidual que induz liberação de tromboplastina e formação de coágulo retroplacentário. A tromboplastina na circulação materna estimula a "cascata" de coagulação, o que pode culminar em coagulopatia secundária ao consumo dos fatores de coagulação e fibrinólise. O óbito fetal secundário a hipoxia grave, quando associado à coagulopatia, caracteriza o grau IIIB (grave) da classificação adotada para os casos de descolamento prematuro da placenta.

4 **Com relação ao descolamento prematuro da placenta, é possível dizer que:**

   I. São fatores de risco: uso de cocaína e mutação dos genes para fator V de Leiden.
  II. A via de parto indicada é sempre a cesariana, para evitar coagulopatia, que se instala em menos de 2 horas.
 III. Os casos com hemorragia oculta têm risco maior de apresentar útero de Couvelaire.
 IV. A hidratação deve ser agressiva em virtude do risco de choque hipovolêmico precoce.

124 Capítulo 15 Hemorragias da Segunda Metade da Gestação

Está correto apenas o contido em:

(A) I, II e III.

(B) I e III.

(C) II e IV.

(D) IV.

Resposta: **B.**

COMENTÁRIO: vamos analisar cada assertiva:

I– **correta:** são fatores de risco para o descolamento prematuro da placenta: trauma abdominal, uso de cocaína, tabagismo, hipertensão arterial, rotura prematura de membranas, polidrâmnio, idade materna, paridade, trombofilias (incluindo a mutação dos genes para o fator V de Leiden), anormalidades uterinas, dentre outros. O uso de cocaína parece estar relacionado com vasoconstrição, acarretando isquemia e necrose da decídua basal.

II – **incorreta:** em geral, prioriza-se a cesariana nos casos de feto vivo e parto não iminente. O parto vaginal pode ser conduzido nos casos em que a mãe se encontre estável hemodinamicamente e o feto tenha evoluído para o óbito. Pode também ser conduzido quando o feto se encontra vivo e o trabalho de parto está na fase ativa avançada, ou seja, no final da fase de dilatação ou no período pélvico, desde que haja perspectiva de nascimento rápido e condições para monitorização contínua.

III – **correta:** a hemorragia oculta pode levar à formação de coágulo retroplacentário que consome os fatores de coagulação e infiltra o miométrio, originando o útero de Couvelaire.

IV – **incorreta:** nos casos de choque hipovolêmico é necessário priorizar a transfusão precoce de hemocomponentes devido ao risco de coagulopatia dilucional secundária à administração excessiva de cristaloides.

5 Gestante na 33ª semana deu entrada na maternidade com quadro de sangramento transvaginal moderado de cor escura, cólicas e sudorese. O exame físico revelou hipertonia uterina, BCF = 140bpm, PA = 110 × 60mmHg, pulso = 100bpm, colo dilatado 2cm e bolsa das águas formada. A melhor conduta é:

(A) Cesariana.

(B) Indução do parto com ocitocina.

(C) Administração de corticoides e uterolíticos.

(D) Amniotomia e aguardar a evolução natural do parto.

Resposta: **A.**

COMENTÁRIO: o quadro clínico é compatível com descolamento prematuro de placenta grau II (intermediário), situação em que estão presentes os sinais clínicos clássicos e o feto se encontra vivo. Uma vez que a gestante não se encontra na fase ativa do trabalho de parto, a via de parto preconizada é a cesariana. Ressalta-se que a realização da amniotomia antes da cesariana é benéfica, pois diminui o volume uterino e facilita a compressão das artérias espiraladas, reduzindo o sangramento. Além disso, a amniotomia reduz a passagem de tromboplastina para a circulação materna, diminuindo o risco de coagulopatia.

Capítulo 15   Hemorragias da Segunda Metade da Gestação   **125**

6   G5Pn3c1 apresenta hipertonia uterina no final da fase de dilatação. Após a retirada da ocitocina e com o início do período expulsivo, cessa a hipertonia, mas ocorre sangramento
volumoso. A paciente se queixa de dor na escápula direita e evolui com hipotensão, hematúria na sonda, desaceleração dos batimentos cardíacos fetais e subida da apresentação. A
hipótese diagnóstica é:

(A) Descolamento prematuro de placenta.
(B) Tocotraumatismo materno.
(C) Rotura uterina.
(D) Distócia cervical dinâmica.

Resposta: **C.**

COMENTÁRIO: o quadro clínico de rotura uterina consumada é caracterizado por dor súbita e intensa na região hipogástrica, acompanhada de hemorragia, que pode ser leve ou grave, oculta ou
manifesta. Na rotura completa é possível palpar as partes fetais pela parede abdominal. Ao toque
vaginal, o sinal mais importante é a subida da apresentação (sinal de Reasens). Pode ocorrer comunicação externa do útero roto por meio da vagina, originando um enfisema subcutâneo (sinal
de Clark). A morte fetal é comum nesses casos.

7   Uma gestante no terceiro trimestre que apresenta sangramento indolor, em pequena
quantidade e autolimitado, refere haver contrações uterinas, mas, no exame físico, não há
aumento do tônus. O diagnóstico é de:

(A) Descolamento prematuro de placenta.
(B) Placenta prévia.
(C) Rotura uterina.
(D) Trauma vaginal.
(E) *Vasa* prévia.

Resposta: **B.**

COMENTÁRIO: o quadro clínico típico da placenta prévia inclui sangramento vaginal vermelho
vivo, indolor, de início e cessar súbitos e sem hipertonia uterina. No descolamento prematuro da
placenta estão presentes a hipertonia uterina e o estado fetal não tranquilizador, quase sempre associados às síndromes hipertensivas. Na rotura uterina, o quadro clínico é caracterizado por dor
súbita e intensa na região hipogástrica, acompanhada de hemorragia, que pode ser leve ou grave,
oculta ou manifesta. Já na *vasa* prévia, o sangramento vaginal é iniciado imediatamente após a
amniorrexe (ou amniotomia), com comprometimento imediato e grave da oxigenação fetal.

8   Quartigesta, tercípara, 34 anos de idade, 30 semanas de gestação, procura pronto atendimento com queixa de sangramento vaginal, em moderada quantidade, de início súbito,
e nega dor ou cólicas. Relata que teve sangramento semelhante há 15 dias com pequena
intensidade, por 2 dias, que cessou espontaneamente com repouso. Ao exame físico, bom
estado geral, corada, hidratada, afebril; PA = 120 × 80mmHg; FC = 84bpm; altura uterina =
30cm; FCF = 144bpm; dinâmica uterina ausente. Exame especular com sangramento pelo
colo uterino e sangue em fundo de saco vaginal. Cardiotocografia categoria 1. O diagnóstico provável e a conduta adequada são:

126 Capítulo 15 Hemorragias da Segunda Metade da Gestação

(A) Descolamento prematuro de placenta – realizar cesariana de emergência.
(B) Placenta prévia – corticoterapia para maturação pulmonar fetal.
(C) Placenta prévia – realizar ultrassonografia e cesariana imediata.
(D) Descolamento prematuro de placenta – realizar ultrassonografia.
(E) Placenta prévia – sulfato de magnésio e realizar cesariana em 12 horas.

Resposta: **B.**

COMENTÁRIO: ao exame físico, não há contrações, hipertonia uterina ou sinais de estado fetal não tranquilizador, característicos do descolamento prematuro de placenta. A paciente se apresentou com sangramento vermelho vivo e indolor e sem sinais de comprometimento fetal, o que sugere o diagnóstico de placenta prévia. É necessário avaliar a quantidade do sangramento vaginal. Nos casos de sangramento de pequena monta, sem repercussões hemodinâmicas e feto prematuro, são necessárias corticoterapia antenatal e vigilância clínica materna e fetal. Nos casos de sangramentos importantes ou de fetos a termo, a resolução da gestação deve ser a conduta adotada. Nas pacientes com cesariana(s) prévia(s) ou outras intervenções cirúrgicas uterinas, o Doppler placentário se encontra indicado com o objetivo de avaliar a possibilidade de acretismo placentário.

9 A chamada síndrome de Bandl-Frommel é característica de:

(A) Placenta prévia.
(B) Placenta sucenturiada.
(C) Placenta acreta.
(D) Ameaça de rotura uterina.
(E) Ameaça de descolamento prematuro de placenta.

Resposta: **D.**

COMENTÁRIO: existem sinais preditores de rotura uterina. O anel de Bandl consiste na distensão do segmento inferior do útero, resultando na delimitação intensa entre o corpo e o segmento inferior uterino, podendo ser percebido visualmente ou por meio da palpação da parede abdominal. O sinal de Frommel é decorrente da distensão e do desvio dos ligamentos redondos para a face central do útero.

10 Em mulher com uma ou mais cesarianas anteriores é mais frequente a ocorrência de acretismo placentário que naquelas sem histerotomia. O método mais seguro para diagnosticar essa complicação é:

(A) Ressonância magnética.
(B) Tomografia computadorizada.
(C) Amniografia com contraste iodado.
(D) Dopplervelocimetria de artérias umbilicais.
(E) Ultrassonografia bidimensional.

Resposta: **A.**

Capítulo 15   Hemorragias da Segunda Metade da Gestação   **127**

Comentário: o diagnóstico de acretismo placentário pode ser suspeitado à ultrassonografia, principalmente nas placentas de implantação segmentar. A ultrassonografia com Doppler placentário objetiva avaliar os limites entre a placenta e a parede uterina (miométrio e serosa) e a bexiga. Entretanto, a ressonância nuclear magnética é o exame indicado para melhor avaliação dessa condição, uma vez que é um método seguro na gestação e de alta sensibilidade para o diagnóstico da presença e invasão do acretismo. Os principais achados são o abaulamento uterino, o sinal de intensidade heterogênea na placenta e as bandas escuras interplacentárias em imagem ponderada em T2.

11 **No tocante ao sangramento no terceiro trimestre da gestação:**

(A) O sangramento na rotura de *vasa* prévia é materno.

(B) A bradicardia fetal na rotura do seio marginal é patognomônica.

(C) A rotura de *vasa* prévia costuma ocorrer na rotura das membranas corioamnióticas com sangramento de origem fetal.

(D) Na rotura da *vasa* prévia, o sangramento é principalmente materno e ocasionalmente fetal, não havendo acometimento da vitalidade fetal.

Resposta: **C.**

Comentário: a *vasa* prévia se caracteriza pela inserção do funículo umbilical nas membranas ovulares, situação em que os vasos umbilicais cruzam o segmento inferior uterino, colocando-se à frente da apresentação fetal. Pode ocorrer a rotura desses vasos em caso de amniorrexe espontânea ou artificial. Assim, o sangramento é de origem fetal, podendo ocorrer estado fetal não tranquilizador, anemia e óbito. Assim como no descolamento prematuro de placenta, a bradicardia fetal pode estar presente.

BIBLIOGRAFIA

Corrêa MD, Melo VH, AGUIAR RAL, Junior MDC. Noções práticas de obstetrícia. Belo Horizonte: Coopmed, 2011.
Cunningham FG, Leveno KJ, Bloom SL et al. Wiliams Obstetrics. New York: McGraw-Hill, 2018.
Montenegro CAB, Filho JR. Rezende. Obstetrícia fundamental. Rio de Janeiro: Guanabara Koogan, 2018.
Zugaib M, Francisco RPV. Zugaib. Obstetrícia. São Paulo: Manole, 2016.

CAPÍTULO
16

Síndromes Hipertensivas na Gestação

Izabela Bartholomeu Nogueres Terra
Marcelle Andrade Abreu

1 Uma gestante na 32ª semana, na consulta de rotina de pré-natal, apresenta-se com pressão arterial de 100 × 60mmHg. Com relação a esse dado, pode-se afirmar que a pressão arterial está:

(A) Normal, pois fisiologicamente ocorre uma queda de seus níveis no segundo trimestre com redução da volemia e do hematócrito.

(B) Normal, pois fisiologicamente ocorre uma queda de seus níveis no segundo trimestre com elevação da volemia e redução do hematócrito.

(C) Muito baixa, pois fisiologicamente ocorre uma elevação de seus níveis no terceiro trimestre com aumento da volemia e do hematócrito.

(D) Muito baixa, pois fisiologicamente ocorrem uma queda de seus níveis no segundo trimestre e elevação no terceiro com redução da volemia e do hematócrito.

(E) Normal, pois fisiologicamente ocorre uma queda de seus níveis no terceiro trimestre com redução da volemia e elevação do hematócrito.

> Resposta: **B.**

COMENTÁRIO: a pressão arterial costuma apresentar queda no segundo trimestre e níveis mais altos depois. Em função do aumento do plasma, a concentração tanto da hemoglobina como do hematócrito se mantém mais baixa durante toda a gestação.

2 Gestante de 35 anos de idade, G4P3, três partos vaginais, 35 semanas, hipertensa crônica, edemaciada, apresentou sangramento vaginal e dor abdominal forte há 40 minutos. Ao exame, pressão arterial 150 × 110mmHg, pulso de 98bpm, útero hipertônico, frequência cardíaca fetal ausente (confirmada por ultrassom), e ao toque se apresenta colo grosso pérvio para 3cm. Apresentação cefálica, bolsa íntegra. Com relação ao caso, assinale a conduta CORRETA:

Capítulo 16   Síndromes Hipertensivas na Gestação   **129**

(A) Administrar hidralazina e sulfato de magnésio.
(B) Administrar sangue e fazer cesariana.
(C) Romper bolsa e operar em seguida.
(D) Fazer cesariana imediatamente.
(E) Romper a bolsa e observar evolução.

Resposta: E.

COMENTÁRIO: diante de um quadro de descolamento prematuro de placenta, a condução da via de parto deverá ser baseada nas condições maternas e fetais. No caso em questão, observa-se uma mãe estável com um feto que evoluiu para óbito em consequência do descolamento prematuro da placenta. Nos casos de decesso fetal, é preferível o parto vaginal. A hemostasia no sítio de implantação placentária depende inicialmente da contração miometrial e, após o parto vaginal, são administrados agentes uterotônicos, além de realizada massagem uterina para favorecer a contratilidade miometrial e a consequente compressão do sítio placentário e de seus vasos pelas fibras musculares uterinas. A amniotomia também favorece o controle do sangramento, promovendo a compressão das artérias espiraladas.

No caso em questão, em virtude da presença de hipertonia uterina, o uso do misoprostol deve ser evitado por causa do risco de taquissistolia. Portanto, a amniotomia e a observação da evolução constituem a melhor conduta a ser proposta.

3 Primigesta de 35 semanas com aumento de peso, edema de mãos, face e membros inferiores e pressão arterial de 180 × 120mmHg, associada a cefaleia, escotomas e epigastralgia. Qual associação de fármacos é considerada a mais adequada?

(A) Fenitoína e verapamil.
(B) Sulfato de magnésio e nitroprussiato de sódio.
(C) Diazepam e nifedipina.
(D) Sulfato de magnésio e hidralazina.

Resposta: D.

COMENTÁRIO: os riscos maternos e fetais devem ser balanceados enquanto se decide quando o parto deve ser realizado e qual será o tratamento definitivo. No caso em questão, trata-se de uma pré-eclâmpsia grave de acordo com os sintomas de iminência de eclâmpsia apresentados pela paciente: cefaleia intensa, epigastralgia, escotomas, além do nível pressórico (180 × 120mmHg). Por se tratar de pré-eclâmpsia grave, é necessário iniciar $MgSO_4$ como profilaxia para eclâmpsia; além disso, é recomendada a terapia com anti-hipertensivos a partir de 150 × 100mmHg (nível de evidência moderado).

4 Para realização de cesariana em paciente com síndrome HELLP, a anestesia de escolha é a:

(A) Peridural.
(B) Raquidiana.
(C) Geral.
(D) Local.

Resposta: C.

130 Capítulo 16 Síndromes Hipertensivas na Gestação

COMENTÁRIO: trombocitopenia é a anormalidade hematológica mais comum em pacientes com pré-eclâmpsia. A incidência depende da gravidade da doença e da presença ou não de descolamento prematuro de placenta.

A maior preocupação com a anestesia neuroaxial em parturientes com trombocitopenia é o desenvolvimento de hematoma epidural.

Nenhum estudo demonstrou o limite de contagem de plaquetas para realização de anestesia neuroaxial. Diante disso, o ideal é a realização de cesariana sob anestesia geral em pacientes com síndrome HELLP, cujo nível de plaquetas geralmente se encontra < 100.000/mL.

5 Paciente de 33 anos de idade com 29 semanas de gestação apresenta pressão arterial de 150 × 90mmHg. A contagem de plaquetas e enzimas hepáticas está normal. Qual seria o melhor manejo para essa paciente?

(A) Indução do trabalho de parto.
(B) Cesariana.
(C) Terapia anti-hipertensiva.
(D) Manejo expectante.

Resposta: **D.**

COMENTÁRIO: na paciente prematura com pré-eclâmpsia leve, o manejo expectante geralmente é adotado até que critérios de gravidade sejam observados ou que a gravidez atinja o termo. Em outras palavras, os riscos de prematuridade costumam superar os de pré-eclâmpsia até que seja manifestada a ameaça aos órgãos-alvo. A hipertensão grave, não a leve, associada à pré-eclâmpsia deve ser controlada com terapia anti-hipertensiva.

6 Primigesta de 15 anos de idade com 35 semanas de gravidez procura a maternidade com cefaleia, escotomas e pressão arterial de 150 × 100mmHg. A melhor conduta é:

(A) Sulfato de magnésio e aguardar o trabalho de parto espontâneo na dependência das provas laboratoriais maternas e de vitalidade fetal.
(B) Sulfato de magnésio e indução do parto ou cesariana, de acordo com as condições maternas.
(C) Sulfato de magnésio, corticoterapia e indução ou cesariana após 24 horas, de acordo com as condições obstétricas.
(D) Não há indicação para sulfato de magnésio, e sim para resolução imediata do caso por cesariana.

Resposta: **B.**

COMENTÁRIO: apesar do nível pressórico, trata-se de uma pré-eclâmpsia grave devido à presença dos sintomas de iminência de eclâmpsia: cefaleia e escotomas. Assim, é necessário iniciar sulfato de magnésio para a prevenção de crises convulsivas. A escolha da via de parto deve ser embasada nas condições maternas e fetais.

Capítulo 16   Síndromes Hipertensivas na Gestação   **131**

7 **Primigesta com pré-eclâmpsia grave apresenta cefaleia intensa, escotomas visuais, tontura, dor abdominal e pressão arterial de 200 × 130mmHg. Para essa emergência, está indicada farmacoterapia com:**

(A) Hidralazina e sulfato de magnésio.
(B) Nitroprussiato de sódio e sulfato de magnésio.
(C) Verapamil e fenitoína.
(D) Nifedipina e benzodiazepínico.

Resposta: **A.**

Comentário: diante de pré-eclâmpsia grave, é necessário iniciar $MgSO_4$, uma vez que o sulfato de magnésio se mostrou superior a outros anticonvulsivantes, como diazepam, fenitoína ou fenobarbital, na prevenção da eclâmpsia, além de estar recomendada a terapia com anti-hipertensivos (nível de evidência moderado). De modo geral, o uso de nitroprussiato de sódio não é recomendado na gestação.

8 **Primigesta na 34ª semana com edema pré-tibial, pressão arterial de 150 × 100mmHg, altura uterina de 30cm, apresentação cefálica e batimentos cardiofetais de 144bpm. Ao toque, índice de Bishop = 5. Os exames revelaram proteinúria (+), plaquetas = 90.000/mm³, DHL = 620UI/L, AST (TGO) = 75UI/L, bilirrubina total = 1,5mg/dL e presença de esquizócitos no sangue periférico. Considerando esse quadro, o diagnóstico e a conduta são, respectivamente:**

(A) Pré-eclâmpsia grave – indicar cesariana.
(B) Síndrome HELLP – indicar cesariana.
(C) Pré-eclâmpsia grave – iniciar preparo de colo.
(D) Síndrome HELLP – iniciar indução do parto.

Resposta: **D.**

Comentário: os critérios diagnósticos de síndrome HELLP incluem, além dos níveis pressóricos ≥ 140 × 90mmHg, pelo menos uma das seguintes alterações laboratoriais:

* Plaquetas < 100.000/mL.
* Creatinina > 1,1mg/dL.
* Elevação das enzimas hepáticas duas vezes o valor da normalidade.
* Proteinúria ≥ 300mg em urina de 24 horas.
* Hemólise microangiopática – DHL.

De acordo com o índice de Bishop, apresenta colo favorável ao parto normal, sendo mais prudente o início da indução do parto em razão dos inúmeros benefícios do parto normal em relação ao parto por cesariana, principalmente em relação ao sangramento pós-parto.

9 **Paciente de 25 anos de idade, primigesta, previamente hígida, tempo de amenorreia de 24 semanas, chega à consulta de pré-natal na Unidade Básica de Saúde (UBS). Em seu cartão constam duas medidas de pressão arterial (PA) de 140 × 100mmHg, com 20 e 22 semanas. Traz exame de urinálise = urina não infecciosa, proteínas 1+. Está assintomática. Assinale a opção que apresenta o diagnóstico e a conduta CORRETOS:**

132 Capítulo 16 Síndromes Hipertensivas na Gestação

(A) Hipertensão gestacional simples, sem pré-eclâmpsia – iniciar controle pressórico com modificação do estilo de vida e manter seguimento na UBS.

(B) Hipertensão arterial prévia – iniciar tratamento se surgir edema ou ocorrer aumento de 30% na PA sistólica ou 15% na PA diastólica.

(C) Hipertensão gestacional com pré-eclâmpsia – iniciar tratamento se surgir edema ou ocorrer aumento de 30% na PA sistólica ou 15% na PA diastólica.

(D) Hipertensão gestacional com pré-eclâmpsia – iniciar tratamento anti-hipertensivo e encaminhar ao pré-natal de alto risco.

(E) Pré-eclâmpsia grave – internar em hospital de referência para iniciar sulfato de magnésio.

Resposta: **D.**

Comentário: a hipertensão gestacional é definida como aumento da pressão arterial após 20 semanas de gestação na ausência de proteinúria ou de outras alterações sistêmicas. No caso em questão, observa-se proteinúria 1+; logo, trata-se de pré-eclâmpsia leve, sendo necessário seguimento especializado em pré-natal de alto risco.

10 **Gestante de 28 anos de idade, negra, com 36 semanas de gestação, chega ao pronto atendimento com queixa de cefaleia, "pontos brilhantes na vista" e epigastralgia. É hipertensa e faz uso de metildopa desde o início da gestação com bom controle pressórico prévio. Nega outras queixas. Ao exame: pressão arterial de 160 × 110mmHg, tônus uterino normal, batimentos cardíacos fetais em 150bpm e movimentos fetais abundantes. Quais são o diagnóstico e a melhor conduta a ser adotada?**

(A) Hipertensão arterial gestacional – iniciar nifedipina sublingual e observação rigorosa da pressão arterial.

(B) Hipertensão arterial gestacional – iniciar metildopa e observação rigorosa da pressão arterial; prescrever benzodiazepínico EV caso a paciente apresente convulsões.

(C) Emergência hipertensiva com iminência de eclâmpsia – iniciar nifedipina sublingual e benzodiazepínico EV para profilaxia de convulsões; aguardar o termo para realizar o parto.

(D) Emergência hipertensiva com iminência de eclâmpsia – iniciar hidralazina EV e sulfato de magnésio; realizar o parto assim que a paciente estiver estável.

(E) Emergência hipertensiva com iminência de eclâmpsia – iniciar hidralazina EV e sulfato de magnésio; aguardar o termo para realizar o parto.

Resposta: **D.**

Comentário: no caso em questão, trata-se de uma pré-eclâmpsia grave de acordo com os sintomas de iminência de eclâmpsia apresentados pela paciente: cefaleia, escotomas e epigastralgia, além do nível pressórico (160 × 110mmHg). Portanto, é necessário iniciar $MgSO_4$ como profilaxia para eclâmpsia, iniciar o tratamento com anti-hipertensivos, estabilizar a mãe e, após, indicar a interrupção da gestação, uma vez que se trata de gestação > 34 semanas (a conduta conservadora está indicada em pacientes com idade gestacional < 34 semanas, tendo como principal objetivo minimizar as consequências da prematuridade mediante a realização de corticoterapia para amadurecimento pulmonar antes de 34 semanas).

Capítulo 16   Síndromes Hipertensivas na Gestação   **133**

11   **Assinale a opção que apresenta os exames que fazem parte da rotina laboratorial para investigação da hipertensão específica da gestação:**

(A) Hemograma com plaquetas, DHL, triglicérides, creatinina e urina 1.

(B) Ácido úrico, pesquisa de esquizócitos e urocultura.

(C) Urina 1, creatinina, ácido úrico, hemograma com plaquetas, amilase.

(D) Hemograma com plaquetas, creatinina, ácido úrico, transaminases, desidrogenase lática e proteinúria de 24 horas.

(E) Transaminases, eletrólitos, função renal e hemograma.

Resposta: **D.**

COMENTÁRIO: os critérios diagnósticos de pré-eclâmpsia incluem alterações de exames laboratoriais, além dos níveis pressóricos. O hemograma com plaquetas se justifica na propedêutica para verificação dos níveis plaquetários que, quando < 100.000/mL, constituem critério maior de pré-eclâmpsia. Além disso, outros critérios diagnósticos maiores de pré-eclâmpsia incluem creatinina > 1,1mg/dL, aumento das enzimas hepáticas duas vezes o valor da normalidade, proteinúria ≥ 300mg em urina de 24 horas, hemólise microangiopática, diagnosticada através da alteração do DHL, e ácido úrico ≥ 6, que está associado a maus resultados perinatais.

12   **Primigesta de 32 anos com idade gestacional de 36 semanas e escotomas. O exame físico mostra edema generalizado +3/+4, pressão arterial de 160 × 110mmHg, reflexos tendinosos aumentados e batimentos cardiofetais de 152/min. No toque vaginal: colo apagado 80% e dilatação de 5cm. Neste caso, a conduta consiste em administração de:**

(A) Hidralazina e parto por cesariana imediato.

(B) Metildopa associada à nifedipina.

(C) Sulfato de magnésio e observação por 24 horas.

(D) Sulfato de magnésio e ultrassonografia Doppler.

(E) Sulfato de magnésio e indução do parto após estabilização materna.

Resposta: **E.**

COMENTÁRIO: a pressão arterial ≥ 160 × 110mmHg configura pré-eclâmpsia grave, sendo necessário iniciar $MgSO_4$ como profilaxia para eclâmpsia. A idade gestacional de 36 semanas, associada à pré-eclâmpsia grave, indica a necessidade de interrupção da gestação após estabilização materna. O índice de Bishop, neste caso, é favorável ao parto vaginal, devendo ser realizada a indução do parto.

13   **Considera-se indicação para a antecipação do parto na pré-eclâmpsia leve:**

(A) Uso de anti-hipertensivo oral.

(B) Oligoidrâmnio discreto.

(C) Multiparidade.

(D) Idade gestacional de 37 semanas.

(E) Histórico de pré-eclâmpsia grave.

Resposta: **D.**

134 Capítulo 16   Síndromes Hipertensivas na Gestação

COMENTÁRIO: o manejo das pacientes com hipertensão em gestação pré-termo é controverso, sendo determinado pelas morbidades maternas e fetais. Em ensaios clínicos randomizados, observou-se que a interrupção de gestação com pré-eclâmpsia leve antes do termo resulta em mais casos de síndrome de desconforto respiratório. Com base nesses dados, recomendam-se a conduta conservadora em gestações com pré-eclâmpsia leve e a interrupção nos casos de deterioração da situação clínica ou quando a gestação atingir o termo (37 semanas), de acordo com as diretrizes do ACOG.

14 Nos casos de pré-eclâmpsia grave, quando se deve suspender o sulfato de magnésio e usar gluconato de cálcio?

(A) Ausência de reflexo patelar.
(B) Oligúria.
(C) Depressão respiratória.
(D) Dor em barra no abdome superior.
(E) Escotomas.

Resposta: **C.**

COMENTÁRIO: os sinais de intoxicação pelo $MgSO_4$ são depressão respiratória, perda do reflexo patelar, hipotensão e hipotonia. O gluconato de cálcio deve estar prontamente disponível para administração EV em caso de possível intoxicação por magnésio.

15 Gestante com 36 semanas de gestação chega à unidade de saúde com queixa de dor moderada em hipocôndrio direito. Mantém boa movimentação fetal e nega outras queixas. Ao exame, encontra-se em bom estado geral, eupneica, com pressão arterial de 170 × 110mmHg em duas medidas subsequentes, sem contrações uterinas, com batimentos cardíacos fetais de 140bpm. Assinale a opção que apresenta a melhor conduta terapêutica medicamentosa:

(A) Repouso em decúbito lateral esquerdo e hidratação venosa.
(B) Metildopa VO.
(C) Nifedipina SL.
(D) Hidralazina EV.
(E) Hidralazina EV e sulfato de magnésio EV.

Resposta: **E.**

COMENTÁRIO: trata-se de pré-eclâmpsia grave com níveis pressóricos > 160 × 110mmHg, sendo recomendada a terapia com anti-hipertensivos (nível de evidência moderado), além da prevenção de eclâmpsia com $MgSO_4$.

16 Mulher de 23 anos de idade, GIP0A0, 36 semanas de gestação, procura maternidade de alto risco por apresentar cefaleia, epigastralgia e escotomas. Ao exame: PA = 150 × 110mmHg, altura uterina = 35cm, apresentação cefálica, batimentos cardíacos fetais (BCF) = 144bpm, colo = grosso, posterior, fechado. Cardiotocografia mostrou feto ativo, BCF com padrão normal e sem contrações uterinas. Exames laboratoriais com creatinina de 1,3mg/dL e ácido úrico de 7mg/dL. A conduta CORRETA, neste caso, é:

(A) Iniciar sulfato de magnésio e indução do parto com misoprostol.

(B) Iniciar sulfato de magnésio e indução do parto com ocitocina.

(C) Iniciar com resolução imediata por cesariana, pois não há tempo para o sulfato de magnésio.

(D) Iniciar dose de ataque do sulfato de magnésio e proceder à cesariana.

(E) Fazer anti-hipertensivo hidralazina para estabilizar a pressão e aguardar o termo da gestação.

Resposta: D.

COMENTÁRIO: no caso em questão, trata-se de uma pré-eclâmpsia grave de acordo com os sintomas de iminência de eclâmpsia apresentados pela paciente: cefaleia, epigastralgia e escotomas.

O diagnóstico de pré-eclâmpsia grave, reforçado pelos testes laboratoriais de creatinina (1,3mg/dL) e ácido úrico (7mg/dL), e a idade gestacional de 36 semanas contraindicam a conduta conservadora, sendo necessária a interrupção da gestação. Neste caso, a via de parto ideal, de acordo com o índice de Bishop, é o parto por cesariana. É também necessário o uso de MgSO$_4$ para prevenção da eclâmpsia.

BIBLIOGRAFIA

American College of Obstetricians and Gynecologists (eds). ACOG guidelines: hypertension in pregnancy. Task force on hypertension in pregnancy. Library of Congress Cataloging-in-Publication, 2013:1-100. Disponível em: https://doi.org/doi:10.1097/01.AOG.0000437382.03963.88.

Cunningham FG. Williams obstetrics. 25. ed. Dallas: MacGraw Hill, 2018.

Luesley DM. Obstetrics and gynaecology – an evidence-based text for the MRCOG. 3. ed. New York: CRC Press, 2016.

CAPÍTULO 17

Avaliação do Crescimento Fetal e Restrição de Crescimento Intrauterino

Guilherme de Castro Rezende
Sephora Augusta Cardoso Queiroz

1 O gráfico representa um feto:

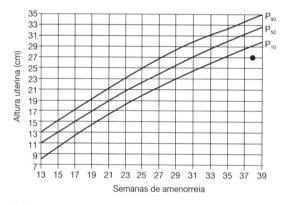

(A) Com crescimento adequado.
(B) Grande para a idade gestacional.
(C) Pequeno para a idade gestacional.
(D) Pré-termo.

Resposta: **C.**

Comentário: no gráfico *altura uterina × semanas de amenorreia* observa-se um feto entre 37 e 39 semanas com altura uterina de 27cm, representada como abaixo do percentil 10. Os fetos pequenos para a idade gestacional têm seu peso calculado entre o terceiro e o décimo percentil sem alterações dopplerfluxométricas. Os fetos com crescimento adequado são representados por percentis de peso entre 10 e 90, e aqueles considerados grandes para a idade gestacional, com percentis de peso > 90 para a idade gestacional. Já a palavra pré-termo é utilizada para designar os recém-nascidos com idade gestacional entre 22 e 36 semanas mais 6 dias.

2 As letras A e B na curva de adequação do peso fetal à idade gestacional se referem, respectivamente, a:

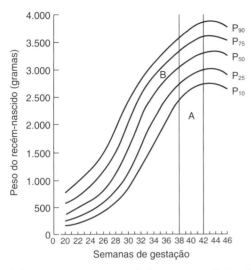

(A) A: pequeno para a idade gestacional; B: adequado para a idade gestacional.
(B) A: adequado para a idade gestacional; B: pequeno para a idade gestacional.
(C) A: baixo peso; B: pequeno para a idade gestacional.
(D) A: pequeno para a idade gestacional; B: baixo peso.

Resposta: **A.**

Comentário: no gráfico *peso do recém-nascido (gramas)* × *semanas de gestação* observa-se um feto A entre 38 e 42 semanas com peso abaixo do percentil 10. Os fetos pequenos para a idade gestacional têm seu peso calculado entre o terceiro e o décimo percentil sem alterações dopplerfluxométricas. Já o feto B tem aproximadamente 35 semanas e peso entre os percentis 50 e 75. Os fetos com crescimento adequado são representados por percentis de peso entre 10 e 90 para a idade gestacional. A definição de baixo peso seria recém-nascido com peso < 2.500g ao nascimento.

3 Sobre o diagnóstico ultrassonográfico de restrição do crescimento fetal (RCF) por insuficiência placentária, pode-se afirmar que:

(A) Há predominância da medida da circunferência abdominal fetal sobre as demais.
(B) Há diminuição da relação entre o diâmetro femoral e a circunferência cefálica.
(C) O aumento do índice de líquido amniótico (ILA) é achado frequente.
(D) A estimativa do peso fetal é fundamental para sugerir a hipótese de RCF.

Resposta: **D.**

Comentário: a definição de RCF mais utilizada é a recomendada pelo American College of Obstetricians and Gynecologists (ACOG), que caracteriza RCF como o feto com peso inferior ao percentil 10 para a idade gestacional, frequentemente associada à insuficiência placentária. Segundo o Royal College of Obstetricians and Gynecologists (RCOG), além do peso fetal, a circunferência abdominal abaixo do percentil 10 também pode ser utilizada para o diagnóstico de fetos pequenos para a idade gestacional (PIG).

O crescimento normal apresenta nas primeiras 16 semanas uma fase de hiperplasia celular; entre 16 e 32 semanas há concomitância de hiperplasia e hipertrofia celular, e após 32 semanas predomina a hipertrofia celular, ou seja, o aumento do tamanho celular. Como consequência da insuficiência placentária, o processo patológico se inicia após 30 a 32 semanas, atingindo a fase de predomínio de hipertrofia celular e resultando em restrição de crescimento assimétrica, quando o polo cefálico e o fêmur são menos acometidos que o abdome. Assim, as relações CC (circunferência cefálica)/CA (circunferência abdominal) e F (fêmur)/CA se elevarão. O volume de líquido amniótico (LA) pode se alterar em casos de RCF diante de redução crônica da oxigenação em consequência da vasoconstrição das artérias renais secundária ao processo de centralização de fluxo, acarretando a diminuição da diurese fetal e a consequente redução do LA.

4 **Quanto à restrição do crescimento fetal (RCF), pode-se dizer que:**

(A) O tipo I é chamado de assimétrico, presente nas síndromes hipertensivas.
(B) O tipo I é determinado por alterações na fase de hipertrofia celular.
(C) O tipo II é determinado pelo agente causal atuante na segunda metade da gravidez.
(D) O tipo III ocorre no terceiro trimestre, afetando ambas as fases do desenvolvimento celular.

Resposta: **C.**

COMENTÁRIO: a RCF é classificada nos tipos I, II e II. O tipo I ocorre quando o dano ao crescimento fetal acontece precocemente na fase de hiperplasia celular, sendo chamado de simétrico por acometer proporcionalmente cabeça, abdome e membros. Já no tipo II o dano ao crescimento fetal acontece mais tardiamente, após 30 a 32 semanas, na fase em que predomina a hiperplasia celular, sedo chamado de assimétrico, uma vez que o polo cefálico e o fêmur são menos acometidos que o abdome. O tipo III, intermediário ou misto, ocorre no segundo trimestre, período de hiperplasia e hipertrofia celular, e o feto pode apresentar discreta assimetria associada a certo grau de hipotrofia.

5 **Paciente de 23 anos de idade, primigesta, hígida, apresenta pré-natal sem intercorrências. Idade gestacional = 34 semanas, peso = 45kg, estatura = 1,54m, altura uterina = 31cm. Ultrassom mostra peso fetal estimado próximo do limite inferior da normalidade, morfologia e biometria fetal proporcionais e simétricas, índice de líquido amniótico normal e placenta grau 1. Doppler com ausência de centralização fetal. Quais são o provável diagnóstico e a conduta em relação ao parto?**

(A) Crescimento intrauterino restrito por insuficiência placentária – realizar o parto imediatamente.
(B) Crescimento intrauterino restrito por insuficiência placentária – realizar o parto a termo.
(C) Feto pequeno constitucional – realizar o parto a termo.
(D) Feto pequeno constitucional – realizar o parto imediatamente.
(E) Crescimento intrauterino restrito precoce com provável malformação fetal – realizar o parto imediatamente.

Resposta: **C.**

COMENTÁRIO: os fetos pequenos para a idade gestacional (PIG) têm seu peso calculado entre o terceiro e o décimo percentil sem alterações dopplerfluxométricas. São considerados com RCF os fetos com peso inferior ao percentil 10 para a idade gestacional. A RCF está frequentemente associada à insuficiência placentária, que pode ser demonstrada por alteração ao Doppler como IP (índice de pulsatilidade) das artérias uterinas acima do percentil 95, IP da artéria umbilical acima do percentil 95, diástole zero ou reversa na artéria umbilical e razão cérebro/umbilical menor que o percentil 5.

A centralização fetal é uma resposta à redução da oferta de oxigênio quando o feto "privilegia" órgãos como cérebro, coração e suprarrenais mediante a dilatação de suas artérias a fim de manter a perspectiva de sobrevida. Como a artéria cerebral média tem a capacidade de se dilatar diante de baixos níveis de oxigênio, a redução de sua resistência, detectada pelo Doppler, é um marcador de hipoxemia fetal.

Em fetos PIG, a conduta consiste em avaliação da vitalidade fetal (Doppler e perfil biofísico fetal a cada 2 semanas) e, caso a paciente não entre em trabalho de parto espontâneo, pode-se induzi-lo ao atingir 40 semanas de idade gestacional.

6 O estudo da vitalidade fetal ganhou grande impulso com o advento da dopplervelocimetria. Nesse exame, avalia-se a velocidade de fluxo nas artérias umbilicais fetais (AUMB), na artéria cerebral média fetal (ACM) e no ducto venoso (DV). Diante de redução progressiva da oxigenação fetal, em qual sequência esses parâmetros se alteram?

(A) AUMB, ACM, DV.
(B) DV, AUMB, ACM.
(C) DV, ACM, AUMB.
(D) AUMB, DV, ACM.
(E) ACM, AUMB, DV.

Resposta: **A.**

COMENTÁRIO: inicialmente, nos casos de restrição do crescimento fetal por insuficiência placentária precoce, o aumento na resistência vascular do leito placentário resulta em alteração do Doppler das artérias umbilicais. Esse comprometimento anatômico determina redução da oferta de oxigênio e de nutrientes ao feto e, quando se instala a hipoxemia, o feto lança mão de um mecanismo de defesa, chamado de centralização, por meio do qual ocorre a vasodilatação das artérias que irrigam cérebro, coração e suprarrenais, priorizando seus órgãos nobres. Esse fenômeno pode ser detectado por meio do Doppler da ACM.

Diante da progressão da hipoxemia e do continuado processo de centralização, ocorrerá elevação da pós-carga cardíaca, principalmente para o lado direito do coração, levando em consideração que essa câmara drena prioritariamente para órgãos periféricos que estão sob vasoconstrição generalizada. Consequentemente, a pressão diastólica final no ventrículo direito se elevará, dificultando o retorno venoso. Esses fenômenos cardiovasculares colocam o DV sob importante sobrecarga, a qual é evidenciada por meio do Doppler desse pequenino vaso.

7 O diagnóstico ultrassonográfico de crescimento intrauterino restrito é firmado quando a estimativa de peso fetal se encontra abaixo do percentil 10 para a idade gestacional. O parâmetro da biometria fetal que estima melhor o perfil nutricional do feto é:

(A) A medida do fêmur.
(B) A medida da circunferência abdominal.

140 Capítulo 17 Avaliação do Crescimento Fetal e Restrição de Crescimento Intrauterino

(C) A medida da circunferência torácica.

(D) A medida do diâmetro biparietal.

(E) A medida da circunferência do crânio.

Resposta: **B.**

COMENTÁRIO: o fígado fetal, maior órgão do abdome, é uma reserva de glicogênio. Diante de um processo de desnutrição fetal, haverá a depleção desse carboidrato para o suprimento das necessidades energéticas do feto. Concomitantemente ocorre a redução da espessura do subcutâneo fetal, contribuindo também para uma circunferência abdominal abaixo do esperado para a idade gestacional.

8 **A causa mais frequente de crescimento intrauterino restrito (CIUR) é:**

(A) Infecção congênita.

(B) Cromossomopatia.

(C) Insuficiência placentária.

(D) Gemelaridade.

(E) Mosaicismo.

Resposta: **C.**

COMENTÁRIO: doenças vasculares maternas que cursam com redução da perfusão placentária são responsáveis por cerca de 25% a 30% dos casos, de CIUR. As anomalias cromossômicas contribuem com aproximadamente 5% dos casos e estima-se que as infecções congênitas contribuam com 5% a 10% dos casos de CIUR.

9 **Em consulta de pré-natal de gestante nulípara e sem comorbidades na 32ª semana, observa-se medida da altura uterina abaixo do percentil 10. É CORRETO afirmar que:**

(A) Está indicada a pesquisa da maturidade fetal.

(B) A medida da altura uterina deve ser repetida em 1 semana.

(C) Esse achado é normal em gestantes com índice de massa corporal < 18.

(D) Deve-se realizar ultrassonografia obstétrica.

(E) Deve-se programar a resolução da gestação com 37 semanas.

Resposta: **D.**

COMENTÁRIO: diante da possibilidade de um feto pequeno para a idade gestacional e do achado de uma medida da altura uterina abaixo do esperado, uma ultrassonografia obstétrica deve ser realizada para a obtenção de dados biométricos e o cálculo do peso para avaliação do crescimento fetal, além da avaliação de outros parâmetros, como volume do líquido amniótico.

10 **Paciente de 24 anos de idade, G2A1, diabética há cerca de 10 anos, comparece à consulta pré-natal com resultado de ultrassonografia obstétrica que evidenciou peso fetal estimado abaixo do percentil 10 para a idade gestacional, sugerindo crescimento intrauterino restrito (CIUR). Neste caso, é CORRETO afirmar que:**

Capítulo 17   Avaliação do Crescimento Fetal e Restrição de Crescimento Intrauterino   **141**

(A) O perfil biofísico fetal é de extrema importância para o diagnóstico de CIUR, alterando-se previamente à dopplervelocimetria.
(B) A presença de oligoidrâmnio é fundamental para diferenciar o CIUR simétrico do assimétrico.
(C) O peso fetal estimado abaixo do percentil 10 para a idade gestacional, com as medidas fetais também pequenas, sugere CIUR simétrico.
(D) Diagnóstico de fetos pequenos para idade gestacional (PIG) e fetos com restrição do crescimento é estabelecido a partir do perfil biofísico fetal.

Resposta: **C.**

COMENTÁRIO: a definição de CIUR mais utilizada é a recomendada pelo American College of Obstetricians and Gynecologists (ACOG), que o caracteriza como feto com peso inferior ao percentil 10 para a idade gestacional. O CIUR simétrico ou do tipo I se caracteriza por redução proporcional das circunferências craniana e abdominal em consequência de fatores que incidem na fase de hiperplasia. O CIUR simétrico se diferencia do assimétrico em razão da proporção dos segmentos (cabeça, abdome e membros) acometidos no primeiro tipo com relação à desproporção no segundo tipo, em que o polo cefálico e o fêmur são menos acometidos que o abdome. O perfil biofísico fetal é um teste de avaliação de vitalidade fetal aguda e não de sofrimento fetal crônico, presente em fetos com CIUR e diagnosticável pela dopplervelocimetria. O diagnóstico de fetos PIG e com CIUR é realizado pela biometria fetal e por parâmetros dopplervelocimétricos.

11 **A respeito do crescimento intrauterino restrito (CIUR), assinale a opção CORRETA:**

(A) Apresenta alterações do desenvolvimento fetal relacionadas com hipoxia fetal e má nutrição materna.
(B) Ocorre em fetos pequenos de pacientes diabéticas.
(C) É menos grave quando é simétrico.
(D) Trata-se de um distúrbio do crescimento fetal definido mais comumente como peso abaixo do percentil 10 para determinada idade gestacional.
(E) Em alguns casos, está relacionado com diabetes gestacional sem acompanhamento ou hipertensão materna.

Resposta: **D.**

COMENTÁRIO: a definição de CIUR mais utilizada é a recomendada pelo American College of Obstetricians and Gynecologists (ACOG), que o caracteriza como feto com peso inferior ao percentil 10 para a idade gestacional. A etiologia do CIUR é multifatorial e pode ser subdividida em três causas principais: fetais, maternas (como *diabetes mellitus* insulino-dependente com vasculopatia) e as que envolvem insuficiência placentária. No CIUR do tipo simétrico, o feto se encontra globalmente pequeno na fase de hiperplasia celular. Ocorre geralmente em situações que comprometem o potencial intrínseco de crescimento (doenças gênicas e cromossômicas) ou em doenças que afetam o crescimento precocemente, como as infecções congênitas.

12 **Qual parâmetro biométrico NÃO é afetado no feto com crescimento intrauterino restrito (CIUR)?**

(A) Medida do fêmur.
(B) Circunferência cefálica.

142 Capítulo 17 Avaliação do Crescimento Fetal e Restrição de Crescimento Intrauterino

(C) Diâmetro cerebelar transverso.
(D) Circunferência abdominal.
(E) Circunferência torácica.

Resposta: C.

COMENTÁRIO: o diâmetro cerebelar transverso (DCT) é minimamente afetado pelo crescimento fetal alterado, podendo se tornar um parâmetro biométrico de auxílio para o diagnóstico de CIUR, geralmente quando não se conhece a idade gestacional e são identificados valores biométricos defasados entre o DCT e as demais medidas. Essa característica pode ser explicada pela preservação relativa do fluxo sanguíneo para o cerebelo em fetos com asfixia, enquanto o fluxo para a região cortical estaria prejudicado.

13 Na classificação dos fetos com crescimento intrauterino restrito (CIUR), aqueles que são consequência de processos de agressão tanto na fase de hiperplasia como na de hipertrofia do crescimento celular, tendo como fatores etiológicos desnutrição materna e consumo de drogas ilícitas, álcool, fumo e cafeína, se enquadram no tipo:

(A) I.
(B) II.
(C) III.
(D) IV.
(E) V.

Resposta: C.

COMENTÁRIO: o CIUR do tipo III ocorre no segundo trimestre, tanto no período de hiperplasia como de hipertrofia celular, e tem como fatores etiológicos o uso de drogas e as infecções congênitas.

14 Gestante de 32 semanas, tabagista (20 cigarros/dia) e com aumento pressórico há alguns dias refere diminuição da movimentação fetal. É encaminhada para ultrassonografia obstétrica com Doppler. Idade gestacional bem definida por ultrassom precoce e morfológico também realizado com 22 semanas e sem alterações. Foram então observadas relações CC/CA (circunferência cefálica/circunferência abdominal) e CF/CA (comprimento do fêmur/circunferência abdominal) elevadas. Com base no exposto, assinale a opção CORRETA:

(A) Provável feto com CIUR assimétrico ou extrínseco.
(B) Provável feto com CIUR simétrico ou intrínseco.
(C) Deve-se investigar a presença de malformações novamente, pois em 90% das vezes esse tipo de CIUR tem cariótipos alterados.
(D) A circunferência cefálica é inquestionavelmente o melhor parâmetro para avaliação de CIUR.
(E) Classicamente, feto com peso < 2,5kg é classificado como CIUR.

Resposta: A.

COMENTÁRIO: o CIUR do tipo assimétrico é caracterizado por um processo patológico que se inicia após 30 a 32 semanas de idade gestacional, acometendo a fase de hipertrofia celular e resultando em desproporção entre os segmentos corporais, sendo o polo cefálico e o fêmur menos acometidos que o abdome. Assim, as razões CC/CA e CF/CA estarão elevadas. No CIUR do tipo simétrico, o feto se encontra globalmente pequeno na fase de hiperplasia celular. Deve ser investigada a presença de malformações associadas. As possíveis etiologias são as doenças gênicas e cromossômicas, sendo indicada em alguns casos a realização de cariótipo fetal. A biometria fetal com cálculo do peso estimado é o melhor parâmetro para avaliação de CIUR. Classicamente, seriam de baixo peso os recém-nascidos com peso < 2.500g.

BIBLIOGRAFIA

ACOG. Intrauterine growth restriction. Obstet Gynecol 2000; 95(1):1-12.

Figueras F, Gardosi J. Intrauterine growth restriction: new concepts in antenatal surveillance, diagnosis and management. Am J Obstet Gynecol 2011; 204(4):288-300.

Figueras F, Gratacos E. Update on the diagnosis and classification of fetal growth restriction and proposal of a stage--based management protocol. Fetal Diagn Ther 2014; 36(2):86-98.

Gordijn SJ, Beune IM, Thilaganathan B et al. Consensus definition of fetal growth restriction: a Delphi procedure. Ultrasound Obstet Gynecol 2016; 48(3):333-9.

Leite HV. Crescimento intrauterino restrito. In: Silva Filho AL (org.). Manual SOGIMIG de ginecologia e obstetrícia. 6. ed. Rio de Janeiro: MedBook, 2017:989-97.

Mazzoni Junior GT, Pettersen HN, Lima Faria MM. Avaliação ecográfica no segundo e terceiro trimestres da gestação. In: Silva CHM, Ceccato Junior BPV. Manual SOGIMIG de ultrassonografia em ginecologia e obstetrícia. 1. ed. Rio de Janeiro: MedBook, 2018:245-61.

Mazzoni Junior GT. Restrição de crescimento fetal. In: Silva CHM (org.). Manual SOGIMIG de medicina fetal. 1. ed. Rio de Janeiro: MedBook, 2018:381-90.

Royal College of Obstetricians and Gynaecologists. RCOG Green-top Guideline nº 31.

CAPÍTULO
18

Infecções Congênitas

Adriana Ribeiro da Silva
Luciana Rezende Pais

1 **G2P1, 22 anos de idade, com 10 semanas de gestação, chega para consulta de retorno de pré-natal com os seguintes resultados sorológicos para toxoplasmose: ELISA-IgM = 150mUI (*cut-off* = 0,5mUI); ELISA-IgG = 230mUI (*cut-off* = 0,9mUI). Qual seria a conduta?**

(A) Solicitar o teste de avidez de IgG para toxoplasmose e iniciar tratamento materno imediato com clindamicina e sulfa.

(B) Fazer a cordocentese ou a amniocentese para pesquisa de DNA do *Toxoplasma gondii*.

(C) Solicitar o teste de avidez de IgG para toxoplasmose e iniciar o tratamento da infecção fetal com sulfa e pirimetamina.

(D) Solicitar o teste de avidez de IgG para toxoplasmose e iniciar espiramicina.

Resposta: **D.**

COMENTÁRIO: a taxa de transmissão da toxoplasmose se relaciona diretamente com a progressão da gestação. Por outro lado, a chance de o feto desenvolver doença grave é inversamente proporcional à idade gestacional. O diagnóstico se faz pela dosagem de anticorpos no sangue materno. Os anticorpos IgM se elevam por volta de 10 dias após a infecção e negativam em 3 a 4 meses, mas podem permanecer positivos por anos; portanto, não devem ser usados isoladamente para o diagnóstico de toxoplasmose aguda. O IgG se eleva por volta de 2 semanas após infecção aguda, com pico entre 1 e 2 meses, e normalmente persiste por toda a vida.

O teste de avidez de IgG avalia a capacidade de ligação do anticorpo ao antígeno e, quanto mais tempo decorrido da infecção, maior será; assim, a avidez alta (> 60%) é indicativa de infecção tardia (> 4 meses) e a avidez baixa (< 30%) indica infecção recente (< 4 meses). Em caso de suspeita de infecção aguda pela toxoplasmose, deve-se iniciar espiramicina imediatamente com o objetivo de reduzir a transmissão vertical.

Capítulo 18   Infecções Congênitas   **145**

2 Em gestante na oitava semana, apresentando IgG positiva para toxoplasmose e IgM positiva em títulos baixos, o procedimento correto é:

(A) Realizar amniocentese imediatamente.
(B) Iniciar o tratamento.
(C) Proceder à cordocentese após 16 semanas.
(D) Solicitar teste de avidez para IgG.

Resposta: **D.**

Comentário: antes de ser iniciado o tratamento ou da realização de exames invasivos para o diagnóstico de infecção fetal, é necessário o diagnóstico de infecção recente ou tardia. Para isso é preciso solicitar o teste de avidez para IgG. Quando o resultado desse teste é alto (> 60%), existe forte suspeita de infecção tardia (> 4 meses). Já a baixa avidez do IgG (< 30%) indica infecção recente (< 4 meses).

3 Quanto ao citomegalovírus, pode-se afirmar que:

(A) O rastreamento sorológico é rotineiro durante a assistência pré-natal.
(B) As repercussões sobre o feto são maiores quando a infecção ocorre antes de 20 semanas.
(C) A reação em cadeia da polimerase (PCR) no líquido amniótico deve ser realizada antes de 21 semanas.
(D) A presença do vírus no líquido amniótico identifica a gravidade da doença fetal.

Resposta: **B.**

Comentário: a infecção pelo citomegalovírus é a infecção congênita mais frequente. A transmissão vertical pode ocorrer na primoinfecção materna ou quando o vírus latente no organismo materno é reativado. O vírus pode ser transmitido da mãe para o feto por via transplacentária, pelo contato com secreção vaginal durante o parto ou através do leite materno.

A idade gestacional não afeta a transmissão intraútero, mas as repercussões fetais mais graves ocorrem quando a infecção acontece antes de 20 semanas de gestação. O rastreamento materno pré-natal não é consensual, pois os testes são caros e a transmissão vertical não pode ser evitada com o uso de antivirais; apesar disso, a gestante suscetível poderia se beneficiar de medidas profiláticas. O diagnóstico da infecção fetal é feito pela pesquisa de PCR viral ou cultura de células MRC5 no líquido amniótico após a 21ª semana de gestação.

4 Quanto à toxoplasmose na gestação, é CORRETO afirmar que:

(A) A espiramicina deve ser administrada quando há soroconversão materna.
(B) Se o teste de avidez da IgG indicar baixo percentual, o tratamento é dispensado.
(C) A transmissão vertical é observada na fase crônica da doença.
(D) A reação em cadeia de polimerase (PCR) positiva no líquido amniótico indica infecção crônica materna.

Resposta: **A.**

146 Capítulo 18 Infecções Congênitas

COMENTÁRIO: a espiramicina reduz em até 60% a taxa de infecção fetal, não atingindo o feto; portanto, não auxilia o tratamento da infecção fetal. O uso do antibiótico deve ser iniciado logo após o diagnóstico ou a suspeita da doença e sua continuação deve ser avaliada após confirmação ou não de doença materna.

O teste de avidez de IgG, quando baixo (< 30%), é indício de infecção recente (< 4 meses), o que indica tratamento materno imediato, uma vez que a transmissão da doença acontece na fase aguda e não na crônica.

A detecção de PCR para *T. gondii* no líquido amniótico estabelece o diagnóstico de infecção fetal e deve ser seguida de início do tratamento da doença para o feto: alternar 4 semanas de pirimetamina, 50mg/dia, sulfadiazina, 3g/dia, e ácido folínico, 15mg duas vezes por semana, com 2 semanas de espiramicina, 3g/dia, até 36 semanas. A partir daí, utiliza-se apenas espiramicina até o parto.

5 **Com relação ao diagnóstico sorológico da toxoplasmose na gravidez, assinale a opção CORRETA:**

(A) IgG e IgM positivas; avidez de IgG < 30%: indica infecção pregressa.
(B) IgG positiva e IgM negativa: repetir sorologia no segundo e terceiro trimestres.
(C) IgG e IgM positivas; avidez de IgG > 60%: indica infecção recente.
(D) IgG e IgM positivas; avidez de IgG entre 30% e 60%: resultado inconclusivo.

Resposta: **D.**

COMENTÁRIO: IgG e IgM positivas e avidez de IgG < 30% indicam infecção recente (< 4 meses); IgG positiva e IgM negativa indicam infecção tardia, estando a gestante livre da repetição de sorologia desde que imunocompetente; IgG e IgM positivas e avidez de IgG > 60% são marcadores de infecção pregressa. No caso de IgG e IgM positivas e avidez de IgG entre 30% e 60%, o resultado é inconclusivo, e a dosagem de IgA e IgE auxilia o diagnóstico de infecção aguda, pois se eleva precocemente na infecção recente e se negativa 3 a 4 meses após.

6 **Gestante com 8 semanas está com exantema morbiliforme e febrícula há 2 dias, após contato com rubéola. Nega vacinação anterior. Pode-se afirmar que:**

(A) O risco de infecção fetal é elevado nessa idade gestacional, mas as deformidades decorrentes são incomuns.
(B) As complicações da rubéola congênita incluem malformações cardíacas, macrocefalia, coriorretinite e crescimento intrauterino restrito.
(C) O melhor material para pesquisa de infecção intraútero é o líquido amniótico, coletado após 16 semanas.
(D) A interrupção da gravidez pode ser solicitada à Justiça após confirmado o acometimento fetal.

Resposta: **C.**

COMENTÁRIO: o risco de infecção fetal pela rubéola é mais elevado na primeira metade da gravidez e está associado a defeitos congênitos devastadores. A tríade clássica da síndrome da rubéola congênita é composta por anormalidades cardíacas, catarata e surdez congênita. O quadro ainda pode ser composto por meningoencefalites, microcefalia, trombocitopenia, hepatoesplenomegalia

Capítulo 18   Infecções Congênitas   **147**

e crescimento intrauterino restrito, entre outros. O teste mais aconselhado para confirmação da infecção fetal é o de reação em cadeia de polimerase (PCR) específico para rubéola, que apresenta 100% de sensibilidade, podendo ser realizado em amostras de sangue fetal ou de líquido amniótico. Para detecção de PCR, é ideal um intervalo de 6 semanas após a possível infecção materna; no caso da amniocentese, só deverá ser realizada após 16 semanas de gestação. Não é permitida a interrupção da gestação por causa de quadros de infecção congênita por rubéola.

7 **Primigesta na 16ª semana apresenta IgG e IgM positivas para toxoplasmose detectadas pelo método ELISA (ensaio imunoenzimático). A pesquisa de avidez da IgG revela taxas de alta avidez. A conduta, neste caso, é:**

(A) Avisar ao casal que a infecção é passada.
(B) Iniciar espiramicina e solicitar amniocentese imediatamente.
(C) Iniciar espiramicina e solicitar amniocentese na 20ª semana.
(D) Iniciar tratamento fetal com esquema tríplice.

Resposta: **A.**

Comentário: no caso de IgG e IgM positivas, deve-se solicitar teste de avidez de IgG (se > 16 semanas, iniciar tratamento com espiramicina; se < 16 semanas, aguardar resultado da sorologia):

• **Avidez IgG < 30% – infecção aguda:** tratamento com espiramicina.
• **Avidez IgG > 60% – IgM residual ("cicatriz sorológica"):** abandonar sorologias.

Todas as pacientes com diagnóstico de toxoplasmose aguda durante a gestação devem ser encaminhadas para propedêutica fetal.

O esquema tríplice está indicado para os casos de diagnóstico de infecção fetal durante a gestação.

8 **A intervenção da equipe de saúde no ciclo gravídico-puerperal é capaz de reduzir a transmissão da infecção pelo HIV a índices < 2%. São fatores de risco para a transmissão perinatal do HIV:**

(A) Resistência genotípica a antirretrovirais e parto vaginal.
(B) Inibição da lactação e administração da terapia antirretroviral.
(C) Parto cesariana e inibição da lactação.
(D) Rastreamento sorológico universal das gestantes.
(E) Cesariana eletiva.

Resposta: **A.**

Comentário: o rastreio para doenças sexualmente transmissíveis, entre elas o HIV, é de suma importância para proteção contra a transmissão vertical (TV) para o feto. No Brasil há acesso universal aos agentes antirretrovirais e seu uso está protocolado segundo parâmetros clínicos e laboratoriais de contagem de linfócitos T CD4 e carga viral. A terapia antirretroviral na gestação, parto e período neonatal reduz em 67,5% a TV do HIV. O tratamento ideal consiste na associação de medicamentos. A cesariana eletiva reduz à metade a TV de HIV quando comparada à não eletiva (em trabalho de parto ou com membranas rotas) e ao parto vaginal. Talvez as contrações

148 Capítulo 18 Infecções Congênitas

do trabalho de parto sejam responsáveis pela maior transmissão da infecção. A cesariana eletiva está indicada em caso de gestação > 38 semanas, carga viral > 1.000 partículas/mL e gestantes fora de trabalho de parto e com as membranas íntegras. A amamentação é desaconselhada por agregar 14% a 30% de risco de transmissão vertical.

9 **A tríade fetal composta de coriorretinite, calcificações intracerebrais e hidrocefalia diz respeito à infecção materna denominada:**

(A) Zika vírus.
(B) Rubéola.
(C) Toxoplasmose.
(D) Citomegalovírus.
(E) Parvovirose.

Resposta: **D.**

COMENTÁRIO: na toxoplasmose, a tríade se caracteriza por corioamnionite, calcificações intracranianas e hidrocefalia. Já a infecção congênita por Zika vírus, a microcefalia, geralmente grave e com importante desproporção craniofacial, pode estar presente. Assim, são frequentemente observados acentuada protuberância óssea occipital, fontanelas fechadas ao nascer, excesso de pele e/ou dobras de pele no escalpo, além de hérnia umbilical. A tríade clássica da síndrome da rubéola congênita é composta por anormalidades cardíacas, catarata e surdez congênita. Na infecção por citomegalovírus, o quadro fetal pode incluir restrição de crescimento, microcefalia, hepatoesplenomegalia, petéquias, icterícia, coriorretinite, trombocitopenia, anemia e alterações do sistema nervoso central e cardíacas. Na parvovirose, os quadros de infecção fetal são em sua maioria assintomáticos e autolimitados, mas podem estar associados a perdas gestacionais precoces, anemia, hidropisia fetal e óbito intrauterino.

BIBLIOGRAFIA

Comissões Nacionais Especializadas de Ginecologia e Obstetrícia. Federação Brasileira de Ginecologia e Obstetrícia – Manual de Orientação de Doenças Infectocontagiosas. Rio de Janeiro, 2010.

Comissões Nacionais Especializadas de Ginecologia e Obstetrícia. Federação Brasileira de Ginecologia e Obstetrícia – Manual de Gestação de Alto Risco. Rio de Janeiro, 2011.

Cunningham FG, Williams JW. Obstetrics. 23. ed. United States of America: McGraw-Hill, 2010; 58:1210-34.

Eickmann SH, Carvalho MDCG, Ramos RCF, Rocha MAW, Linden VVD, Silva PFS. Síndrome da infecção congênita pelo vírus Zika. Cad Saúde Pública, Rio de Janeiro, jul 2016; 32(7):e00047716.

Filho ALS, Aguiar RALP, Melo VH. Manual de ginecologia e obstetrícia – SOGIMIG. 5. ed. Belo Horizonte: Coopmed, 2012; 44:1151-4.

Montenegro CAB, Rezende Filho JR. Obstetrícia. 11. ed. Rio de Janeiro: Guanabara Koogan, 2010; 71:751-5.

Rezende J, Montenegro CAB. Rezende – Obstetrícia fundamental. 13. ed. Rio de Janeiro: Guanabara Koogan, 2014.

Zugaib M. Obstetrícia. 2. ed. São Paulo: Manole, 2012.

CAPÍTULO
19

Interrupção Legal da Gestação

Alim Alves Demian

A morte não é a maior perda da vida.
A maior perda da vida é o que morre dentro de nós enquanto vivemos...

(Pablo Picasso)

1 Das possíveis causas de interrupção da gestação, assinale a que NÃO é prevista pela legislação vigente no Brasil:

(A) Anencefalia.
(B) Trissomia do cromossomo 18 – síndrome de Edwards.
(C) Violência sexual.
(D) Risco de morte materna.

Resposta: **B.**

COMENTÁRIO: a interrupção legal da gestação no Brasil ainda não contempla a interrupção por cromossomopatias (mesmo aquelas em que a sobrevida fetal ou neonatal seja rara ou na presença de grandes alterações). Mesmo em situações como anencefalia existe conflito judicial. Para a realização do procedimento, são necessários dois laudos ultrassonográficos de diferentes origens e eventualmente a decisão via ordem judicial.

A interrupção da gestação é permitida em alguns casos específicos de cromossomopatias por meio de procedimento legal. Entretanto, essa não é a regra, e essas decisões não geraram precedente legal definitivo.

2 No caso de violência sexual, a interrupção deverá ocorrer até:

(A) 12 semanas.
(B) 16 semanas.

150 Capítulo 19 Interrupção Legal da Gestação

(C) 18 semanas.

(D) 20/22 semanas.

> Resposta: **D.**

COMENTÁRIO: a idade gestacional ideal seria a mais precoce possível para minimizar os riscos maternos: quanto mais precoce, menor o risco de trauma físico. Também deve ser levada em conta a angústia pessoal da paciente vítima de violência sexual que termina em gestação. Assim, a partir da identificação da gestação, todo o processo deve ser acelerado, visando à interrupção o mais precocemente possível. A partir de 20 a 22 semanas, o risco materno aumenta, além de ser iniciada a discussão a respeito dos direitos do feto.

3 **São necessários para a interrupção legal da gestação no caso de uma gravidez por estupro, EXCETO:**

(A) Desejo da paciente.

(B) Gestação de até 20 semanas.

(C) Termo de consentimento assinado pela paciente ou responsável.

(D) Autorização judicial.

> Resposta: **D.**

COMENTÁRIO: a interrupção legal de uma gestação após violação sexual não necessita de ordenamento jurídico. A paciente deverá ser atendida em centros especializados, onde o processo é realizado. Nesses casos, a paciente é avaliada por equipe multidisciplinar, recebendo as orientações necessárias.

4 **Com relação à assistência médica, são medidas imprescindíveis nos casos de abortamento previstos por lei, EXCETO:**

(A) O médico deverá realizar, desde que cumpridas todas as exigências legais.

(B) Somente pode ser realizado com autorização judicial.

(C) A realização se dará preferencialmente no serviço de atendimento especializado.

(D) Somente poderá ser realizado se a mulher for maior de idade.

> Resposta: **B.**

COMENTÁRIO: para a realização dos abortamentos previstos por lei, são necessários dois laudos ultrassonográficos de diferentes origens e, eventualmente, a decisão é tomada mediante ordem judicial. Alguns casos não necessitam de ordenamento jurídico, como em uma gestação decorrente de violação sexual ou nos casos de anencefalia.

5 **Após exame ultrassonográfico de rotina, uma gestante com 18 semanas recebe o diagnóstico de anencefalia. Ao procurar seu médico para obter informações sobre o prognóstico fetal, decide-se pela interrupção da gestação. Qual seria a conduta correta?**

(A) Deverá realizar novo exame; confirmado o achado, deverá solicitar interrupção por meio de instrumento jurídico.

(B) Encaminhar-se ao centro de referência para interrupção.

(C) Deverá realizar novo exame; confirmado o achado, encaminhar-se ao centro de referência em medicina fetal para acompanhamento e posterior interrupção.

(D) Deverá realizar novo exame, com avaliador diferente, e ser então encaminhada ao centro de referência para interrupção.

Resposta: D.

COMENTÁRIO: após o diagnóstico de anencefalia com dois exames diferentes, a paciente não precisa de instrumento jurídico para a interrupção. O Supremo Tribunal Federal passou a permitir a interrupção sem a necessidade de novos agravos jurídicos. Entretanto, essa pauta ainda se encontra em discussão. Até o momento, essa conduta é permitida.

6 **Com relação ao aborto legal, é CORRETO afirmar que:**

(A) A autorização judicial ou processo contra o autor do crime sexual é necessário para a prática do abortamento legal.

(B) O procedimento deve ser feito em serviço de saúde de qualquer natureza para acolher a vítima de crime sexual e, mediante condutas adequadas de consulta com médicos e de entrevista com psicólogos e assistentes sociais, deve-se convencê-la sobre a ocorrência.

(C) O objetivo do serviço de referência de assistência à vítima de violência sexual é garantir o exercício de seu direito à assistência médica integral e segura.

(D) A análise da palavra da mulher não é de responsabilidade do serviço médico no âmbito exclusivo e específico de atendimento à vítima. Se não houver elementos hábeis para afastar a presunção do crime sexual, deverá ser encaminhada ao serviço policial.

Resposta: C.

COMENTÁRIO: a interrupção da gestação de pacientes vítimas de abuso, mesmo sem elementos comprobatórios, deverá ser oferecida com base na palavra da mulher, independentemente da situação. Apesar de tal prática ser vaga, não é função médica a elucidação do caso. A função primordial é o atendimento adequado à paciente.

7 **Em se tratando de aborto legal:**

(A) Pode ser realizado de acordo com a estrita legalidade, mesmo que não seja feito o boletim de ocorrência e não seja realizado o exame pelo Instituto Médico Legal (IML).

(B) Deverá ser realizado exclusivamente em unidades de atendimento à violência contra a mulher.

(C) O médico assistente, caso seja o único atendente na localidade, poderá se recusar a realizar o procedimento.

(D) Somente será realizado após elaboração de laudo via IML.

Resposta: A.

COMENTÁRIO: a paciente vítima de abuso pode ser orientada a realizar o boletim de ocorrência, o qual não é obrigatório para o aborto, assim como exame pelo IML. A interrupção da gestação de pacientes vítimas de abuso, mesmo sem elementos comprobatórios, deverá ser oferecida com base na palavra da mulher, independentemente da situação.

152 Capítulo 19 Interrupção Legal da Gestação

8 Em casos de abortamento legal com posterior esclarecimento dos fatos, mostrando falsidade de dados por parte da paciente, o médico que realizou o procedimento:

(A) Será penalizado via Conselho Regional de Medicina e também juridicamente pelo ato.

(B) Será punido via Conselho Regional de Medicina com penas que incluem a suspensão temporária de sua atividade por até 180 dias.

(C) Não será punido via Conselho Regional de Medicina, mas poderá ser punido judicialmente.

(D) Não será punido, visto que praticou o ato após perjúrio da paciente.

Resposta: **D.**

COMENTÁRIO: caso o médico tenha objeção de consciência para realizar o aborto legal, deverá repassar o caso para um colega ou hospital de referência. Caso realize o procedimento e haja a comprovação de falso testemunho da paciente, ele não sofrerá punição, já que a interrupção da gestação de pacientes vítimas de abuso pode ser realizada com base apenas na palavra da mulher.

9 Mulher sem companheiro, desempregada, 42 anos, mãe de quatro filhos, portadora de câncer de mama estádio II, descobre, após início de quimioterapia, que está na oitava semana de gravidez e solicita a interrupção da gravidez. Sobre este caso, assinale a opção CORRETA:

(A) Em respeito à autonomia e à proteção de sua saúde mental, além do grande risco de malformação, seu pedido deve ser atendido.

(B) O pedido não pode ser atendido por se tratar de um câncer de bom prognóstico, devendo o tratamento ser postergado para depois do puerpério tardio.

(C) Como a gravidez piora o prognóstico e está contraindicada a quimioterapia em gestante, o pedido deve ser atendido.

(D) Não se pode atender esse pedido, mas é possível dar orientação para diminuir os riscos do aborto inseguro.

Resposta: **D.**

COMENTÁRIO: não existe respaldo legal para a indicação de interrupção da gestação neste caso. O fato de a mulher estar em tratamento oncológico, inclusive em vigência de quimioterapia, não é uma das indicações possíveis de aborto legal. O que se pode fazer é orientá-la quanto aos riscos de um aborto inseguro para que sejam reduzidas as chances dessa prática.

10 Com relação ao aborto terapêutico, assinale a opção INCORRETA:

(A) É necessária a anuência e/ou o consentimento esclarecido assinado pela gestante ou por seus familiares.

(B) Exige-se a avaliação de no mínimo dois profissionais, sendo um deles especialista na doença que está motivando a interrupção.

(C) Recomenda-se informar a diretoria clínica da instituição.

(D) É aquele realizado nos casos de anomalias fetais incompatíveis com a vida.

Resposta: **D.**

COMENTÁRIO: o aborto realizado nos casos de anomalias fetais incompatíveis com a vida ainda é fonte de conflitos judiciais no Brasil. Por exemplo, os casos de cromossomopatias, mesmo aquelas em que seja rara a sobrevida fetal ou neonatal ou na presença de grandes alterações, não são contemplados pelas indicações de interrupção legal da gestação no Brasil. Mesmo nos casos de anencefalia, há conflito judicial.

BIBLIOGRAFIA

Aborto de anencéfalo, uma decisão da mulher. Acesso em 20 jul 2018. Correio Braziliense 17856, 13 abr 2012. [936728] SEN STF.

Abreu D. Aborto: Ciência e cultura. abr/jun 2012; 64(2):48. Acesso em: 20 jul 2018. [942210] SEN (STF DIG) 2.

Benute GRG, Nomura RMY, Lucia MCS, Zugaib MA. Interrupção da gestação após o diagnóstico de malformação fetal letal: aspectos emocionais. Rev Bras Ginecol Obstet [online]. 2006; 28(1):10-7. Disponível em: http://dx.doi.org/10.1590/S0100-72032006000100003.

Nogueira ALR. A atipicidade do aborto até o primeiro trimestre da gestação e a posição do Supremo Tribunal Federal. Conteúdo Jurídico, Brasília-DF: 27 jul. 2017. Disponível em: <http://www.conteudojuridico.com.br/?artigos&ver=2.589533&seo=1>. Acesso em: 02 abr 2019.

Norma Técnica de Atenção às Mulheres com Gestação de Anencéfalos. Disponível em: www.defensoria.sp.def.br > Núcleos Especializados > Direitos da Mulher > Biblioteca Aberta > Cartilhas > Norma técnica de atenção às mulheres com gestação de anencéfalos.

Norma Técnica de Prevenção e Tratamento dos Agravos Resultantes da Violência Sexual contra Mulheres e Adolescentes. Norma Técnica de Nota Técnica de Atenção Humanizada ao Abortamento. Disponível em: www.defensoria.sp.def.br > Núcleos Especializados > Direitos da Mulher > Biblioteca Aberta > Cartilhas >.

CAPÍTULO

20

Doenças Clínicas e Infecciosas na Gravidez

Sandra Cristina Armond

PARTE A

Doenças Clínicas na Gravidez

1 **A necessidade de suplementação de hormônio tireoidiano na gestante com hipotireoidismo é decorrente da:**

(A) Queda do T4 livre.
(B) Diminuição do T3.
(C) Diminuição de TSH.
(D) Passagem de T4 livre para o feto.

Resposta: **A.**

COMENTÁRIO: em pacientes com hipotireoidismo primário, o hormônio tireoestimulante (TSH) sérico elevado confirma o diagnóstico. A distinção entre o hipotireoidismo subclínico e o declarado dependerá das concentrações de T4 livre (T4L), que estarão normais no primeiro e diminuídas no último, de acordo com os valores para a idade gestacional. Assim, não há controvérsia sobre a instituição do tratamento no hipotireoidismo declarado.

A tri-iodotironina (T3) tem baixa acurácia para o diagnóstico de hipotireoidismo, já que a conversão aumentada de T4 para T3 mantém a concentração sérica de T3 nos limites normais até o hipotireoidismo se tornar grave. A dosagem do T3, em conjunto com a interpretação do T4L, tem utilidade no diagnóstico e monitoramento do hipertireoidismo.

Na gravidez, sobretudo no primeiro trimestre, fisiologicamente acontece uma diminuição dos níveis de TSH em decorrência de sua similaridade molecular à gonadotrofina coriônica humana (hCG). Os hormônios T4 e T3 atravessam a placenta, e a transferência transplacentária continua mesmo após o início da função tireoidiana fetal, indo até o nascimento – até 30% do T4 fetal são de origem materna.

Capítulo 20 Doenças Clínicas e Infecciosas na Gravidez **155**

2 Na doença hemolítica perinatal, para avaliar o grau de anemia fetal é possível utilizar:

I. Dopplervelocimetria.
II. Cordocentese.
III. Amniocentese.
IV. Amnioscopia.

Está correto apenas o contido em:
(A) I, II e III.
(B) I e III.
(C) II e IV.
(D) IV.

Resposta: **A.**

Comentário: a amnioscopia consiste na introdução de um prisma, geralmente de acrílico, pelo canal cervical e na observação, sob fonte de luz, do aspecto do líquido amniótico, determinando a presença de mecônio, por exemplo. Não é aplicável para avaliação das concentrações de bilirrubina encontradas no líquido amniótico e suas respectivas correlações com o grau de hemólise nos casos de aloimunização Rh. Por meio da amniocentese é obtida amostra para análise espectrofotométrica do líquido amniótico com base no princípio de que a luz se comporta de determinada maneira quando atravessa o líquido límpido e é desviada de modo diferente quando contém bilirrubina decorrente de hemólise. Pela cordocentese é obtida amostra do sangue fetal e é possível avaliar os níveis hematimétricos diretamente, além da tipagem sanguínea e da identificação de anticorpos. Na dopplerfluxometria, obtém-se o valor do pico de velocidade sistólica da artéria cerebral média, por meio do qual é avaliado o grau de anemia fetal de maneira não invasiva. Trata-se do método de escolha e é de fácil execução – baseia-se no fato de que fetos anêmicos aumentam a velocidade de fluxo esperada para a idade gestacional.

3 Em qual cardiopatia está indicada a operação cesariana?
(A) Síndrome de Marfan.
(B) Insuficiência mitral.
(C) Cardiopatia cianótica.
(D) Estenose mitral.

Resposta: **A.**

Comentário: a regra em caso de gestante portadora de cardiopatia é aguardar o trabalho de parto espontâneo a termo, devendo a cesariana ser reservada para as indicações obstétricas. Para os casos em que há indicação de indução do parto, as prostaglandinas podem ser usadas para o amadurecimento cervical. No entanto, a cesariana é preconizada nas pacientes com lesão de aorta com possível lesão aneurismática, a qual pode estar presente em caso de estenose e coarctação da aorta nas síndromes de Takayasu e Marfan.

156 Capítulo 20 Doenças Clínicas e Infecciosas na Gravidez

---

4 Tercigesta, 34ª semana, bom estado geral, apresentando icterícia e prurido. Nega história de febre. Refere que esse quadro ocorreu na gestação anterior. Exame físico: mucosas ictéricas, escoriações por todo o corpo, pressão arterial de 130 × 80mmHg, abdome indolor. A hipótese diagnóstica é:

(A) Colestase intra-hepática da gravidez.
(B) Síndrome HELLP.
(C) Infecção viral.
(D) Colelitíase.

Resposta: **A.**

COMENTÁRIO: a colestase intra-hepática da gravidez é caracterizada pelo aparecimento de prurido, sintoma primordial, generalizado no segundo ou terceiro trimestre da gestação, acompanhado de elevação nos níveis séricos das enzimas transaminases hepáticas e dos ácidos biliares, com regressão do quadro clínico e laboratorial em cerca de 2 a 3 semanas após o parto. Em 45% a 70% dos casos, episódios recorrentes costumam surgir em gestações subsequentes. É a segunda causa mais frequente de quadros ictéricos na gravidez, superada apenas pelas hepatites virais.

5 Qual é o fator etiológico mais comum na pancreatite aguda da gestação?

(A) Litíase das vias urinárias.
(B) Diabetes descompensado.
(C) Uso de insulina em altas doses.
(D) Litíase de vias biliares.

Resposta: **D.**

COMENTÁRIO: à semelhança do que ocorre em não grávidas, a litíase de vias biliares é o fator etiológico predominante, estando presente em cerca de 35% a 90% das pacientes com pancreatite. A elevação dos níveis de estrogênio sérico durante a gestação aumenta os níveis de colesterol de 25% a 50%, aumentando a predisposição para a formação de cálculos. Além disso, há hipomotilidade da vesícula biliar resultante do aumento dos níveis de progesterona.

6 Na doença falciforme, no ciclo gravídico-puerperal, qual o período mais crítico?

(A) Durante a gestação.
(B) O período de dilatação.
(C) O período expulsivo.
(D) O puerpério.

Resposta: **A/D.**

COMENTÁRIO: as opções A e D podem ser consideradas corretas, pois as complicações durante as gestações acometem mais de 50% das gestantes com anemia falciforme e um terço das puérperas. O que pode ser esperado é uma gravidade maior nas gestantes SS, no geral, e menor nas SC, as quais, contudo, apresentam complicações mais graves no pós-parto em relação ao período de gestação.

A gravidez pode agravar a doença com piora da anemia e aumento da frequência e da gravidade das crises álgicas e infecções. Por outro lado, a doença pode interferir na evolução normal da gestação. Os riscos materno-fetais incluem aumento das crises vasoclusivas no pré e pós-parto, infecções do trato urinário, complicações pulmonares, anemia, pré-eclâmpsia e até mesmo o óbito. Entre as complicações fetais observam-se partos pré-termo, restrição do crescimento intrauterino por vasoclusão placentária, sofrimento fetal durante o trabalho de parto e no parto, além de aumento das taxas de mortalidade perinatal. No pós-parto, o sangramento deve ser monitorizado com frequência para evitar anemia grave com o uso rotineiro de ocitocina intramuscular e misoprostol transretal. O tromboembolismo pode ser evitado, promovendo-se hidratação adequada e deambulação precoce.

7 **Com relação ao lúpus eritematoso sistêmico (LES) no ciclo gravídico-puerperal, é possível afirmar que:**

(A) A gravidez pode exacerbar o curso clínico do LES.
(B) Não há aumento do número de abortamentos espontâneos.
(C) O uso profilático de corticoides é recomendação formal para prevenir crises.
(D) Não há evidência científica de disfunção placentária nessas gestantes.

Resposta: **A.**

COMENTÁRIO: o LES pode afetar a gravidez, assim como a gravidez pode alterar o curso do LES, resultando, de maneira variável, em risco maior de consequências adversas materno-fetais. As alterações das concentrações de estrogênio, progesterona, glicocorticoides e prolactina provocadas pela gravidez influenciam fisiologicamente a produção de citocinas, promovendo geralmente uma resposta imunológica materna com predominância de linfócitos T *helper* tipo 2 (Th2). Nas grávidas com LES, essa resposta é menor, tornando-as menos "imunotolerantes", o que pode interferir diretamente na invasão trofoblástica e/ou na função placentária.

Os níveis elevados de estrogênio também têm sido implicados no aumento do risco de agudizações lúpicas. Assim, a gravidez pode causar aumento da atividade da doença lúpica e provocar agudizações, as quais se apresentam essencialmente por por meio de manifestações cutâneas, articulares, hematológicas e renais. Os períodos de maior atividade da doença podem acontecer em qualquer trimestre da gravidez, bem como no pós-parto.

O melhor preditor da diminuição do risco de agudização do LES durante a gravidez é a inatividade por pelo menos 6 meses antes da concepção com uso mínimo ou nenhum de medicação para o controle da doença. Mulheres com nefrite lúpica e anticorpos antifosfolípides têm risco maior de complicações hipertensivas e de pré-eclâmpsia e devem ser monitorizadas com regularidade maior. No nível fetal, há aumento do risco de abortamento espontâneo, morte neonatal, parto prematuro, restrição do crescimento fetal e lúpus neonatal.

8 **Mulher de 28 anos de idade com doença lúpica (LES) deseja engravidar. O fármaco mais adequado para o controle da doença é:**

(A) Metotrexato.
(B) Ciclofosfamida.
(C) Hidroxicloroquina.
(D) Clorambucil.

Resposta: **C.**

158 Capítulo 20 Doenças Clínicas e Infecciosas na Gravidez

Comentário: fármacos antimaláricos, como hidroxicloroquina, exibem propriedades anti-inflamatórias, antitrombóticas e imunomoduladoras e são amplamente utilizados no tratamento do LES. A hidroxicloroquina é segura durante a gravidez, e recomenda-se a continuação de seu uso particularmente se já era utilizada antes da concepção. A descontinuação da hidroxicloroquina durante a gravidez pode precipitar uma agudização do LES e, por outro lado, a exposição durante a gravidez em mulheres com anticorpos anti-Ro/SS-A e/ou anti-La/SS-B parece diminuir o risco de manifestações cardíacas no lúpus neonatal. A quantidade de hidroxicloroquina presente no leite materno é muito baixa, sendo segura e recomendável a continuidade do tratamento durante a amamentação. A ciclofosfamida, o clorambucil e o metotrexato são teratogênicos em humanos e não devem ser utilizados na gravidez ou durante a amamentação.

9 **Gestante na 20ª semana traz exames laboratoriais indicando TSH de 6mUI/L, T4 livre de 1,0ng/mL e anti-TPO positivo. O diagnóstico e a conduta CORRETOS para esse caso são, respectivamente:**

(A) Hipotireoidismo subclínico – iniciar terapia com levotiroxina.
(B) Hipertireoidismo subclínico – iniciar terapia com propiltiouracil (PTU).
(C) Hipotireoidismo clínico – iniciar reposição com levotiroxina.
(D) Hipertireoidismo clínico – iniciar reposição com PTU.

Resposta: **A.**

Comentário: embora possa haver pequenas diferenças entre os laboratórios, os níveis de referência para a população geral (não grávida) são: para TSH, entre 0,3 e 5,0mUI/L; para tiroxina livre (FT4), de 0,8 a 1,8ng/dL, e indetectável para os anticorpos anti-TPO. Na gestação, em virtude das profundas mudanças funcionais no metabolismo tireoidiano, os valores máximos considerados para o TSH inicialmente adotados foram de 2,5mUI/L para o primeiro e 3,0mUI/L para o segundo e terceiro trimestres. Gestantes que apresentem valores de TSH acima do valor máximo de referência, mas < 10mUI/L, e FT4 dentro dos limites normais são diagnosticadas com hipotireoidismo subclínico.

A American Thyroid Association (ATA, 2017) admite que o valor máximo de referência do TSH para o primeiro trimestre poderia ser de 4mUI/L e igual ao valor de referência máximo para não grávidas (ou > 5mUI/L) no segundo e terceiro trimestres. Assim, estabelece que: nos casos de TSH entre 2,5 e 10mUI/L, avalia-se a presença de anticorpos anti-TPO – se positivo, considerar o tratamento e sempre tratar com levotiroxina se o valor de TSH se encontra acima do valor de referência máximo considerado; se negativo, considerar tratamento apenas com TSH superior ao limite máximo até 10mUI/L – em caso de valores ≥ 10mUI/L, deve-se sempre estabelecer tratamento.

O PTU é uma medicação antitireoidiana usada no controle do hipertireoidismo.

10 **G3P2, 30 anos de idade, no primeiro trimestre faz a primeira consulta de pré-natal e refere ter sido submetida à cirurgia de obesidade pela técnica de Capella há 1 ano, reduzindo seu índice de massa corporal (IMC) satisfatoriamente. Você se preocupa porque:**

I. Há relatos de número maior de conceptos malformados após esse tipo de cirurgia em razão da má absorção de nutrientes.

II. Ocorre maior mortalidade perinatal em gestações cujas mulheres foram submetidas à gastroplastia.

Capítulo 20 Doenças Clínicas e Infecciosas na Gravidez **159**

III. As hemorragias puerperais são mais frequentes nesses casos.

IV. Não há aumento das complicações em gestações que se seguem à cirurgia, independentemente da técnica utilizada.

Está correto apenas o contido em:

(A) I, II e III.

(B) I e III.

(C) II e IV.

(D) IV.

Resposta: **D**

COMENTÁRIO: é bem conhecida a relação entre a deficiência de folato e as malformações associadas aos defeitos de fechamento do tubo neural. No entanto, apesar de alguns relatos de caso associarem as malformações a filhos de mães pós-cirurgia bariátrica, sobretudo aquelas com restrição e má absorção, como a do tipo *bypass* Fobi-Capella, estudos com base em grandes populações não demonstram incidência maior de malformações de qualquer tipo na prole de pacientes pós-cirurgia em relação às não operadas, especialmente quando controladas para idade materna, diabetes e peso ao nascimento. Também há a demonstração consistente da inexistência de correlação entre cirurgia bariátrica e escores de Apgar baixos no primeiro e quinto minutos, líquido amniótico com mecônio e taxa de mortalidade perinatal. Essas taxas são similares entre as mulheres submetidas à cirurgia bariátrica e as mulheres da população em geral.

Em virtude da gastroplastia e da exclusão duodenal, há grande prevalência de anemia e, com isso, maior risco teórico de prematuridade e neonatos pequenos para a idade gestacional; no entanto, as taxas de prematuridade são similares às de mulheres não operadas.

As pacientes apresentam número menor de complicações puerperais em relação às não operadas. As deficiências de vitaminas lipossolúveis, cálcio e oligoelementos são suplementadas com o uso rotineiro de polivitamínico, e a reposição específica é norteada por aferições periódicas em pré-natal adequado.

11 Na paciente hipertireóidea, o bócio tireotóxico neonatal está associado à passagem placentária de:

(A) Propiltiouracil.

(B) Metimazol.

(C) Propranolol.

(D) Imunoglobulinas.

Resposta: **D.**

COMENTÁRIO: o bócio tireotóxico neonatal é raro, estando presente em 1% a 5% dos filhos de mulheres com doença de Graves ativa ou inativa durante a gestação e, uma vez diagnosticado, necessita tratamento imediato em razão de sua alta mortalidade (12% a 20%). A principal causa é a doença de Graves materna com a passagem transplacentária para o feto do anticorpo antirreceptor de TSH (TRAb), geralmente da classe IgG e com atividade estimulante. A passagem de anticorpos pode também ocorrer em mulheres após tireoidectomia ou ablação com iodo radioativo, mas que mantenham níveis séricos elevados de TRAb. Propiltiouracil, metimazol e propranolol são medicamentos usados no controle do hipertireoidismo.

160 Capítulo 20 Doenças Clínicas e Infecciosas na Gravidez

---

12 **Quanto à resolução obstétrica nas gestantes com doença valvular cardíaca, pode-se afirmar que:**

(A) O parto deve ser preferencialmente por cesariana.
(B) Nas cesarianas eletivas, é indicada anestesia geral.
(C) A anestesia peridural deve ser feita nas pacientes anticoaguladas.
(D) A antibioticoprofilaxia visa à diminuição dos riscos de endocardite.

> Resposta: **D.**

COMENTÁRIO: a prevenção da endocardite infecciosa é desejável particularmente em indivíduos de alto risco, como portadores de próteses valvares, *shunts* ou condutos sistêmico-pulmonares, passado de endocardite e cardiopatia congênita cianótica complexa. Em algumas situações, como em certos procedimentos ou cirurgias gastrointestinais, ginecológicas/partos ou urológicas, pode ser necessário o uso de antibióticos profiláticos, sobretudo as penicilinas e os aminoglicosídeos e, às vezes, a vancomicina e as cefalosporinas.

Em outros procedimentos, como instalação de cateteres, sondas uretrais e cateterismo cardíaco, a profilaxia não é recomendada ou tem valor controverso. Na realidade, a melhor prevenção consiste na manutenção de condições de saúde adequadas, incluindo a dental.

A via de parto preferencial para gestantes com cardiopatia é a vaginal, excetuando-se os casos de doença da aorta com risco de dilatação aneurismática. Nas cesarianas eletivas, a escolha do tipo de anestesia depende da lesão cardíaca e da habilidade do anestesista. Em portadoras de hipertensão pulmonar grave ou com estenose aórtica grave e sintomáticas, bem como em cesarianas não eletivas em usuárias de anticoagulação (sem tempo hábil para a suspensão da medicação previamente), recomenda-se a anestesia geral.

---

13 **Gestante de 35 anos de idade, 32 semanas, G2P1, com última crise de asma há mais de 10 anos, é admitida com quadro agudo de dispneia intensa e tosse. Ao exame clínico, é diagnosticada crise asmática. Quanto à conduta:**

I. O tratamento é semelhante ao da paciente não grávida.
II. A terapêutica visa à manutenção da $pO_2 < 60mmHg$.
III. O beta-agonista é a alternativa inicial de tratamento.
IV. A corticoterapia inalatória é contraindicada.

Está correto apenas o contido em:
(A) I, II e III.
(B) I e III.
(C) II e IV.
(D) IV.

> Resposta: **B.**

COMENTÁRIO: o tratamento da asma na gravidez é similar ao habitual (não grávidas). Os objetivos principais são: controlar sintomas, evitando hipoxia fetal, orientar a gestante sobre os sintomas e como evitar fatores desencadeantes, tratamento da crise e de manutenção para manter a função pulmonar normal ou próxima do normal. Os medicamentos utilizados para asma são divididos

Capítulo 20   Doenças Clínicas e Infecciosas na Gravidez   **161**

em duas categorias: para melhora da crise (sintomas agudos) e de manutenção (evitar exacerbações e promover o controle de sintomas). Os broncodilatadores mais usados são os β2-agonistas, que obtêm efeito adequado na crise, porém, como não têm efeito anti-inflamatório, não são indicados como tratamento de manutenção se utilizados de maneira isolada. O início precoce de anti-inflamatórios, como corticoides sistêmicos e inalatórios (preferencialmente esses), pode resultar em maior preservação pulmonar, prevenindo o remodelamento das vias aéreas. Os antileucotrienos não devem ser iniciados na gravidez, mas podem ser mantidos. As xantinas e cromonas são medicações coadjuvantes e menos potentes, mas podem ser usadas na gravidez sem evidência de risco significativo.

14   **Com relação à colestase intra-hepática na gestação, assinale a opção CORRETA:**

(A) A colestase intra-hepática pode ser desencadeada por medicamentos.

(B) O prurido é provocado pelo aumento das enzimas hepáticas.

(C) Os resultados da gestação não sofrem influência dessa doença.

(D) O aumento das bilirrubinas se deve ao aumento da forma indireta.

Resposta: **A.**

Comentário: a colestase intra-hepática da gravidez é caracterizada pelo aparecimento de prurido generalizado no segundo ou terceiro trimestre da gestação, acompanhado de elevação nos níveis séricos das enzimas transaminases hepáticas e dos ácidos biliares com regressão do quadro clínico e laboratorial em cerca de 2 a 3 semanas após o parto. O prurido apresenta etiologia ainda desconhecida e não tem correlação com os níveis de fosfatase alcalina (FA), gama-glutamiltransferase (GGT), bilirrubinas (BTF) ou concentração sérica de sais biliares. Considera-se que a elevação nos níveis séricos dos ácidos biliares constitui o padrão-ouro para o diagnóstico de colestase intra-hepática da gravidez.

A patogênese da doença é complexa e interligada a fatores genéticos, hormonais, exógenos (uso de medicamentos, por exemplo) e a infecções que agravem o quadro. Embora a evolução clínico-laboratorial dessa colestase seja considerada benigna para a mãe, a afecção tem sido associada a desfechos obstétricos inexplicavelmente desfavoráveis, como parto prematuro, presença de mecônio, bradicardia fetal e sofrimento e óbito fetais, devendo, portanto, ser considerada como gestação de alto risco. A hiperbilirrubinemia é moderada e à custa da fração direta.

15   **Sobre o refluxo gastroesofágico:**

I. O relaxamento do esfíncter gastroesofágico depende da progesterona.

II. A esofagite de refluxo não está relacionada com a secreção ácida do estômago.

III. O uso de antiácidos tem-se mostrado eficaz no tratamento.

IV. Os inibidores da bomba de prótons são ineficazes e teratogênicos.

Está correto apenas o contido em:

(A) I, II e III.

(B) I e III.

(C) II e IV.

(D) IV.

Resposta: **B.**

162 Capítulo 20 Doenças Clínicas e Infecciosas na Gravidez

Comentário: a progesterona diminui o tônus do esfíncter esofágico inferior e a peristalse eso-fágica, favorecendo o refluxo gastroesofágico e a pirose. Na gestação, há produção aumentada de gastrina, que também pode ser produzida pela placenta. A gastrina promove queda do pH e aumento do muco e do volume gástrico, associados ao aumento da pressão intra-abdominal, o que pode favorecer a esofagite. Medidas comportamentais e o uso de antiácidos que contenham sais de magnésio, cálcio e alumínio podem ser eficazes no tratamento. Os bloqueadores H2 ficam restritos aos casos de sintomatologia mais intensa e sem resposta aos antiácidos. Os bloqueadores da bomba de prótons exigem mais estudos e/ou, obedecendo ao princípio do uso de medicamen-tos na gravidez, devem ser utilizados somente em casos extremos.

16 **A respeito da pancreatite na gestação, assinale a opção CORRETA:**

(A) Existe predisposição à formação de cálculos biliares.
(B) O quadro clínico é ameno, raramente constituído por dores no hipocôndrio direito.
(C) A dosagem de amilase sérica para o diagnóstico não é importante.
(D) A dieta hipercalórica é imprescindível para o restabelecimento rápido.

Resposta: **A.**

Comentário: a pancreatite é rara na gestação e apresenta sintomatologia idêntica à encontrada em não gestantes, sendo a principal etiologia a biliar. Durante a gestação, é facilitada a formação de litíase biliar, e a patogênese se baseia no aumento da produção da liberação de bile e em um estado de discinesia vesicular decorrente das mudanças fisiológicas da gravidez. Em associação, a compressão pelo útero em crescimento pode deflagrar circunstâncias favoráveis à formação da colelitíase.

O perfil laboratorial engloba a concentração da amilase sérica superior a duas vezes o limite máximo normal e a elevação da lipase sérica. A sensibilidade da amilase é de 81% e a da lipase, 94%; o valor absoluto dessas enzimas não se correlaciona com a gravidade ou a etiologia da doença. Podem ocorrer, também, leucocitose, hemoconcentração, acidemia, hiperglicemia, hi-pocalcemia, hiperbilirrubinemia e aumento da LDH e das transaminases hepáticas. Além disso, exames de imagem são importantes na determinação do diagnóstico e na avaliação da gravidade da pancreatite aguda.

A abordagem terapêutica se baseia em pausa alimentar, aspiração nasogástrica, hidratação EV, reposição do equilíbrio hidroeletrolítico, antibioticoterapia, prevenção do tromboembolismo venoso e analgésicos.

17 **Na doença falciforme na gestação:**

I. Existem repercussões fetais importantes, como a restrição do crescimento fetal e a pre-maturidade.
II. A diminuição dos níveis de hemoglobina é mais significativa entre a 32ª e a 34ª semana de gestação.
III. As pacientes se apresentam cronicamente ictéricas à custa de bilirrubina indireta.
IV. Nas crises de dor, a hidratação deve ser restrita em virtude do risco de descompensação cardíaca.

Capítulo 20 Doenças Clínicas e Infecciosas na Gravidez **163**

Está correto apenas o contido em:

(A) I, II e III.
(B) I e III.
(C) II e IV.
(D) IV.

Resposta: **A.**

COMENTÁRIO: as complicações fetais consistem em partos pré-termo, restrição do crescimento intrauterino em razão de vasoclusão placentária, sofrimento fetal durante o trabalho de parto e no parto, além de elevação da taxa de mortalidade perinatal. Há piora da anemia causada pela soma da hemodiluição própria da gravidez, a qual atinge o máximo em torno da 32ª semana com a hemólise das hemácias anômalas. No entanto, a piora da anemia pode estar também relacionada com a supressão da medula óssea por infecção ou inflamação, deficiências de vitaminas e ferro, sequestro de órgãos e crise aplásica.

As pacientes acometidas apresentam os clássicos dados laboratoriais de hemólise, como elevação de bilirrubina indireta, redução de haptoglobina sérica, elevação de urobilinogênio urinário e hiperplasia eritroide na medula óssea. A hidratação e a analgesia plena são essenciais para o tratamento da crise álgica, e a via preferencial nos casos de dor moderada a grave é a parenteral, pois a hidratação oral é menos confiável nessas situações. A soroterapia é feita no sentido de repor maior quantidade de água na proporção de 4 SGI 5%: 1 SF 0,9%, com velocidade de infusão de 100mL/h.

18 Gestante de 20 anos de idade, branca, assintomática, apresenta microcitose e hipocromia. Qual a melhor opção para o diagnóstico de anemia hipocrômica ferropriva?

(A) Novo hemograma.
(B) Ferro sérico.
(C) Saturação de transferrina.
(D) Ferritina sérica.

Resposta: **D.**

COMENTÁRIO: os níveis de ferro circulantes podem estar baixos e a capacidade total de ligação de ferro aumentada, mesmo em grávidas sem deficiência, em virtude da alta captação placentária, dificultando a interpretação. A ferritina manteria sua correlação com os estoques de ferro, sendo correntemente considerada o melhor parâmetro para inferir o grau de deficiência de ferro e teoricamente, quando associada à redução da hemoglobina, estabelece o diagnóstico definitivo de anemia ferropriva na gravidez. Em geral, níveis < 30µg/L são indicativos de baixa reserva de ferro e níveis < 12µg/L correspondem à anemia ferropriva. Mesmo a dosagem de ferritina pode estar falsamente elevada em portadoras de anemia ferropriva e doença inflamatória e/ou infecciosa. Contudo, neste caso, a gestante se mostrava assintomática e, portanto, sem evidência de doença associada.

19 Com relação ao lúpus eritematoso sistêmico (LES) na gravidez:

I. Além da prednisona, antimaláricos e azatioprina são relativamente seguros.
II. Pode levar ao lúpus eritematoso congênito, com bloqueio cardíaco fetal, presença de anticorpo anti-Ro e dermatite.

164 Capítulo 20 Doenças Clínicas e Infecciosas na Gravidez

III. Diferenciar exacerbação com hipertensão e proteinúria de pré-eclâmpsia com dosagem de complemento e avaliação da sedimentoscopia urinária.

IV. A presença de nefrite pré-gestacional justifica o aborto terapêutico.

Está correto apenas o contido em:

(A) I, II e III.

(B) I e III.

(C) II e IV.

(D) IV.

Resposta: **A.**

Comentário: os fármacos mais usados no tratamento do LES, de acordo com as manifestações clínicas e os órgãos envolvidos, são: corticoides (prednisona), anti-inflamatórios não esteroides (AINE), hidroxicloroquina, azatioprina, ciclosporina, tacrolimus, ciclofosfamida, metotrexato e micofenolato mofetil. Dentre esses, a hidroxicloroquina, a prednisona e a azatioprina são consideradas relativamente seguras. O lúpus neonatal é uma síndrome que acomete o recém--nascido e é desencadeada pela passagem transplacentária de anticorpos maternos do tipo IgG, anti-SSA/Ro e/ou anti-SSB/La e, mais raramente, anti-U1RNP. Manifesta-se por lesões cutâneas, bloqueio cardíaco congênito, citopenias e doença hepatobiliar. A nefrite lúpica se diferencia da pré-eclâmpsia pela presença na primeira de hipocomplementenemia (queda de C3, C4 e CH50), hematúria (sedimentoscopia rica), proteinúria – que pode ser gradual – e enzimas hepáticas normais. O grau de proteinúria alcançado, a gravidade da plaquetopenia e os níveis de hiperuricemia e de hipertensão são semelhantes. A atividade do lúpus por si só não é indicação de interrupção da gravidez.

20 O diagnóstico de *diabetes mellitus* gestacional (DMG) historicamente tem sido cercado de controvérsias e com protocolos diferentes em cada país ou mesmo em diferentes serviços no mesmo país. Em 2010, a Federação Brasileira das Associações de Ginecologia e Obstetrícia (Febrasgo) padronizou as diretrizes para o diagnóstico da DMG. Sobre essas diretrizes de rastreamento, é **CORRETO** afirmar que:

(A) A paciente com glicemia de jejum < 126 no primeiro trimestre não necessita de novo rastreio.

(B) A paciente com glicemia entre 85 e 125 no primeiro trimestre é considerada portadora de DMG.

(C) A paciente com glicemia entre 85 e 125 no primeiro trimestre deve realizar, após 28 semanas, curva glicêmica com quatro dosagens, sendo a sobrecarga de 100g de glicose.

(D) A paciente com glicemia entre 85 e 125 no primeiro trimestre deve realizar, após 28 semanas, curva glicêmica com duas dosagens, sendo a sobrecarga de 50g de glicose.

(E) A paciente com glicemia entre 85 e 125 no primeiro trimestre deve realizar, entre 24 e 28 semanas, curva glicêmica com três dosagens, sendo a sobrecarga de 75g de glicose.

Resposta: **E.**

Comentário: o fluxograma a seguir mostra as condutas preconizadas pela Febrasgo (2011):

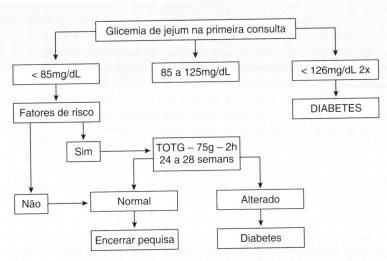

Até o momento não existe consenso sobre a indicação de rastreamento e o método usado para o diagnóstico de DMG. A maioria das recomendações advém de consensos de especialistas. A Sociedade Brasileira de Diabetes (SBD) recomenda que sejam seguidos os critérios adotados em 2013 pela OMS: na primeira consulta pré-natal deve ser solicitada glicemia de jejum. Se o valor encontrado for ≥ 126mg/dL, será feito o diagnóstico de *diabetes mellitus* franco na gravidez. Se, porém, a glicemia plasmática em jejum estiver entre ≥ 92mg/dL e < 126mg/dL, será estabelecido o diagnóstico de DMG. Em ambos os casos, deve-se confirmar o resultado com uma segunda dosagem da glicemia de jejum. Caso a glicemia seja < 92mg/dL, a gestante deve ser reavaliada no segundo trimestre. A investigação de DMG deve ser feita em todas as gestantes sem diagnóstico prévio de diabetes. Entre a 24ª e a 28ª semana de gestação, deve ser realizado o teste oral de tolerância à glicose (TOTG) com dieta sem restrição de carboidratos ou no mínimo com a ingestão de 150g de carboidratos nos 3 dias que antecedem o teste, com jejum de 8 horas.

Em 2010, a IADPSG (International Association of the Diabetes and Pregnancy Study Groups) estabeleceu que os critérios diagnósticos do DMG deveriam ser baseados nos resultados do estudo *Hyperglycemia and Adverse Pregnancy Outcomes* (HAPO). Foram propostos, então, novos pontos de corte para o jejum e em 1 e 2 horas, que são ≥ 92mg/dL, ≥ 180mg/dL e ≥ 153mg/dL, respectivamente. Segundo esses novos critérios, um valor anormal já leva ao diagnóstico de DMG.

Em 2013, a Organização Mundial da Saúde (OMS) endossou o uso desses pontos de corte para o diagnóstico de DMG, destacando que glicemia de jejum ≥ 126mg/dL ou > 200mg/dL após sobrecarga seria critério diagnóstico para *diabetes mellitus* franco e não para DMG. O critério proposto pela IADPSG e aceito pela OMS não alcançou consenso mundial.

Em 2017, a SBD, em associação com a Organização Pan-Americana da Saúde (OPAS), o Ministério da Saúde (MS) e a Febrasgo, passou a adotar os novos critérios para rastreamento e diagnóstico do DMG em todo o território nacional. Isso se deve ao fato de que esses critérios são os únicos determinados por estudo que demonstrou a associação entre os valores da glicemia materna e os desfechos perinatais. As pacientes com DMG são as que apresentam glicemia de jejum de 92 a 125mg/dL, com glicemia ≥ 180mg/dL em 1 hora ou de 153 a 199mg/dL em 2 horas, e um ponto alterado na curva já estabelece o diagnóstico de DMG.

166 Capítulo 20 Doenças Clínicas e Infecciosas na Gravidez

21 Historicamente, para o controle do DMG, sempre foi priorizada a utilização de insulina. Antigamente, todos os antidiabéticos orais eram contraindicados, principalmente em razão da falta de estudos de segurança na gestação. Desde 2009, alguns antidiabéticos orais têm sido considerados seguros e uma opção para o controle do DMG na gestação. Assinale a opção que apresenta medicamentos considerados seguros na gestação:

(A) Glibenclamida e acarbose.
(B) Glibenclamida e metformina.
(C) Acarbose e rosiglitazona.
(D) Rosiglitazona e pioglitazona.
(E) Miglitol e meglitinida.

Resposta: B.

COMENTÁRIO: a glibenclamida e a metformina não causam efeitos materno-fetais deletérios na gestação. Consta em bula que a metformina pertence à categoria B (FDA), ou seja, estudos realizados em animais não demonstraram risco fetal; contudo, não há trabalhos controlados em mulheres ou animais grávidos. Não obstante, a literatura tem mostrado com frequência cada vez maior que o uso de metformina a partir do segundo trimestre é seguro para as mães e para os fetos de mulheres com diabetes gestacional. Com relação à glibenclamida, dados recentes mostram que está associada a aumento do risco de hipoglicemia neonatal, maior ganho de peso materno e neonatal e macrossomia, sugerindo que deva ser utilizada com precauções. Ambos os medicamentos, metformina e glibenclamida, ultrapassam a barreira placentária. Outros agentes orais são contraindicados.

22 Considera-se alto o risco de mortalidade materna em mulheres:

(A) Cardiopatas com coarctação da aorta.
(B) Com estenose aórtica.
(C) Com hipertensão pulmonar.
(D) Com prolapso da válvula mitral.
(E) Com válvula mecânica.

Resposta: C.

COMENTÁRIO: existe uma classificação de risco elaborada pela Organização Mundial da Saúde que, por meio de revisão sistemática da literatura, elaborou documentos definindo os riscos da gravidez com cardiopatia. Essa classificação foi dividida em quatro categorias, em grau crescente de risco: a categoria 4 apresenta risco maior com elevadas morbidade e mortalidade; portanto, a gravidez estaria contraindicada e, caso ocorresse, deveria ser proposto aborto terapêutico. As patologias incluídas nessa categoria são: hipertensão pulmonar de qualquer causa, disfunção ventricular sistêmica grave, insuficiência cardíaca grau III-IV ou fração de ejeção < 30%, miocardiopatia periparto em gestação anterior com disfunção ventricular, síndrome de Marfan com dilatação da aorta > 40mm e estenose aórtica grave.

A hipertensão arterial pulmonar é caracterizada por remodelamento vascular com elevação da pressão média em artéria pulmonar > 25mmHg. As pacientes com hipertensão pulmonar são intolerantes às modificações decorrentes da gravidez e apresentam risco muito elevado de

Capítulo 20 Doenças Clínicas e Infecciosas na Gravidez **167**

morbimortalidade com maior chance de falência ventricular direita e deterioração clínica, principalmente no fim do segundo trimestre e no puerpério. A mortalidade materna é a mais alta, variando de 30% a 50%. O controle do débito cardíaco é muito importante, já que as pacientes são dependentes de pré-carga e a redução do débito pode resultar em colapso circulatório.

24 **São complicações do diabetes gestacional, EXCETO:**

(A) Doença cardiovascular tardia.
(B) Hiperbilirrubinemia fetal.
(C) Hiperglicemia neonatal.
(D) Hiperinsulinemia fetal.
(E) Obesidade infantil.

Resposta: **C.**

COMENTÁRIO: recém-nascidos de mães diabéticas representam grupo de risco específico de hipoglicemia precoce em virtude da secreção aumentada de insulina. Em geral, a hiperinsulinemia persiste imediatamente após o parto em decorrência da hiperglicemia materna e, consequentemente, do transporte facilitado de glicose para o feto. A hipoglicemia é o distúrbio metabólico mais comum e mais bem estabelecido que acomete filhos de mães diabéticas.

Quanto à hiperbilirrubinemia, ocorre predominantemente em fetos macrossômicos ou grandes para a idade gestacional de mães diabéticas, podendo estar associada a hiperinsulinemia, hiperviscosidade decorrente da diurese osmótica e policitemia, a qual, por sua vez, ocasionaria degradação aumentada de hemácias.

Os filhos de mães diabéticas apresentam a longo prazo anormalidades relacionadas com o descontrole glicêmico a que foram submetidos durante a gestação. Recém-nascidos grandes para a idade gestacional têm risco maior de obesidade na infância e adolescência. Em mulheres com DMG, o risco de desenvolvimento futuro de *diabetes mellitus* tipo 2 é cerca de 50% maior em relação à população geral; assim, elas também podem apresentar risco elevado de doença cardiovascular.

25 **Nas gestantes cardiopatas, é contraindicada(o):**

(A) Administração de derivados do *ergot* no pós-parto.
(B) Administração de misoprostol no pós-parto.
(C) Administração de ocitocina no pós-parto.
(D) Anestesia de condução do trabalho de parto.
(E) Uso de fórcipe de alívio no período expulsivo.

Resposta: **A.**

COMENTÁRIO: o risco de sangramento é aumentado nos partos de pacientes cardiopatas, especialmente nas que recebem anticoagulantes, nas cianóticas e naquelas com hipertensão pulmonar. Recomendam-se hemostasia rigorosa e cuidados com hipotonia uterina. O emprego de alcaloides do *ergot* e ocitocina em *bolus* está contraindicado; em caso de necessidade de mais agentes uterotônicos, prefere-se o misoprostol por via retal. Não há contraindicação ao uso da ocitocina IM, 10UI, como profilaxia de hemorragia pós-parto. O uso de doses baixas de ocitocina durante a

168 Capítulo 20 Doenças Clínicas e Infecciosas na Gravidez

indução do parto deve ser cuidadoso em virtude do efeito antidiurético da ocitocina e da necessidade de monitorização do volume a ser infundido.

No momento do período expulsivo, recomenda-se abreviação com fórcipe ou extrator a vácuo nas pacientes com repercussão hemodinâmica, para evitar as oscilações do débito cardíaco relacionadas com os puxos. Quanto à analgesia, é recomendada em todas as pacientes com cardiopatia, devendo ser indicada precocemente: a analgesia neuroaxial promove redução da sobrecarga hemodinâmica decorrente do trabalho de parto; nas cesarianas de pacientes com reserva hemodinâmica limitada, a depender da condição clínica materna, da urgência do procedimento e da experiência do anestesista, a anestesia geral pode ser indicada; independentemente da via de parto, as anestesias neuroaxiais estão contraindicadas nas pacientes anticoaguladas.

PARTE B

Doenças Infecciosas na Gravidez

1 Gestante portadora de HBsAg, anti-HBeAg e anti-HBcAg, com 38 semanas, fora de trabalho de parto e com membranas íntegras. Qual seria a conduta?

(A) Cesariana eletiva e orientação de aleitamento artificial.
(B) Parto de acordo com a indicação obstétrica e orientação de aleitamento natural.
(C) Cesariana eletiva e orientação de aleitamento natural.
(D) Parto de acordo com a indicação obstétrica e orientação de aleitamento artificial.

Resposta: **B.**

COMENTÁRIO: o estado sorológico HBsAg e anti-HBcAg positivo estabelece a condição de portador da hepatite B. O anti-HBeAg positivo informa sobre a baixa replicação viral e o risco menor de transmissão vertical. A via de parto segue as indicações obstétricas. O aleitamento materno está liberado após a administração da imunoglobulina específica e a primeira dose da vacina, ambas aplicadas nas primeiras 12 horas de vida.

2 Em gestante com hepatite crônica pelo vírus B, a transmissão vertical ocorre predominantemente quando estão positivos os marcadores:

(A) HBsAg e anti-HBs.
(B) HBeAg e anti-HBe.
(C) HBsAg e HBeAg.
(D) Anti-HBs e anti-HBe.

Resposta: **C.**

COMENTÁRIO: o antígeno HBsAg é o primeiro a aparecer após infecção pelo vírus da hepatite B e raras vezes não é detectado sorologicamente com a hepatite B vigente, justificando assim sua adoção como meio de rastreamento pré-natal. O HBeAg está invariavelmente presente durante a hepatite aguda inicial, e sua persistência também indica infecção crônica. As mães com antígeno

Capítulo 20 Doenças Clínicas e Infecciosas na Gravidez **169**

de superfície "s" e antígeno "e" são muito propensas a transmitir a doença, sobretudo no periparto e a seus lactentes, enquanto as mães negativas para o antígeno "e" mas positivas para o anticorpo anti-HBe não parecem transmitir a infecção. Aqueles que são positivos para o anticorpo anti-HBs apresentam recuperação completa da infecção, o que acontece em 90% das pessoas com hepatite B.

3 **Gestante com 12 semanas apresenta erupção maculopapular, poliartrite e adenite cervical. A hipótese diagnóstica e a conduta são:**

(A) Varicela – cultura para vírus em orofaringe.

(B) Brucelose – solicitar IgM e PCR em sangue.

(C) Rubéola – dosagem de anticorpos.

(D) Listeriose – hemocultura e exame do líquor.

Resposta: **C.**

Comentário: os sintomas da rubéola são febre baixa, linfadenopatia retroauricular, occipital e cervical, poliartralgia e exantema maculopapular com a duração de cerca de 3 dias. Acomete sobretudo crianças de 5 a 9 anos, mas sua importância epidemiológica está representada pela ocorrência da síndrome da rubéola congênita (SRC). A infecção na gravidez acarreta inúmeras complicações para a mãe, como aborto e natimorto, e para os recém-nascidos, como malformações congênitas (surdez, malformações cardíacas e lesões oculares, entre outras).

A rubéola é a causa pré-natal mais importante de deficiência auditiva infantil grave, sendo responsável por 74% das etiologias congênitas. O controle da doença se dá pela vacinação, a qual, no entanto, está contraindicada na gravidez. Segundo o *Manual de Vigilância Epidemiológica das Doenças Exantemáticas* do Ministério da Saúde (2003): "não existem indicações para solicitar e realizar o exame de rotina no pré-natal para rubéola em gestantes. O exame só deve ser solicitado e realizado mediante suspeita de rubéola na gestante ou quando ela tiver contato com uma pessoa com doença exantemática. Caso a gestante não tenha comprovação de vacinação contra rubéola (rubéola monovalente, dupla viral ou tríplice viral) na caderneta de vacinação, se necessário deverá ser solicitada a pesquisa de IgG para rubéola (gestante assintomática e sem contato prévio com outra doença exantemática). Caso o resultado seja negativo ou não reagente, indica-se a vacinação contra rubéola imediatamente após o parto."

Em 2015, a Organização Pan-Americana da Saúde divulgou a eliminação da rubéola e da síndrome da rubéola congênita nas Américas, não havendo a evidência de transmissão endêmica por 5 anos consecutivos.

4 **A dosagem de linfócitos CD4 em gestante de 16 semanas com infecção por HIV é < 200 células/mm^3. A prescrição de sulfametoxazol + trimetoprima visa à profilaxia de:**

(A) Infecção urinária.

(B) Infecções genitais.

(C) Hanseníase.

(D) *Pneumocystis jiroveci.*

Resposta: **D.**

COMENTÁRIO: a quantificação de linfócitos T-CD4+ é fundamental para estabelecer o estado da doença na pessoa portadora do HIV, para a decisão sobre a terapêutica e para definir a profilaxia de infecções oportunistas. Em indivíduos saudáveis, os valores médios dos linfócitos T-CD4+ variam entre 800 e 1.050 células/mm^3. A pneumonia por *Pneumocystis jiroveci* é uma pneumonite intra-alveolar que tem como principal alteração a hipoxemia. Antes da introdução do HAART (*Highly Active Anti-Retroviral Therapy*) e das profilaxias primárias, a pneumocistose era doença definidora de AIDS em até 65% dos pacientes, acometendo até 85% deles em algum momento. Em geral, ocorre em pacientes com níveis de CD4 < 200 células/mm^3 (95% dos casos) e pode existir como saprófita em vias aéreas de imunocompetentes. Segundo o Protocolo Clínico e Diretrizes Terapêuticas para Manejo da Infecção pelo HIV em Adultos (MS/Brasil, 2013), indivíduos com linfócitos T-CD4+ < 200 celulas/mm^3 (ou < 14%) devem receber como primeira escolha e prevenção primária sulfametoxazol + trimetoprima (800/160mg) três vezes por semana. A profilaxia para pacientes com IgG positiva para toxoplasma estaria recomendada com a contagem de linfócitos T-CD4+ < 100 células/mm^3.

5 **Nas gestantes portadoras de HIV/AIDS, NÃO é recomendada para imunização:**

(A) Vacina acelular contra difteria, tétano e coqueluche (dTpa).
(B) Vacina para febre amarela.
(C) Vacina para hepatite B.
(D) Vacina para influenza/H1N1.
(E) Vacina para pneumococo.

Resposta: **B.**

COMENTÁRIO: existem poucas informações sobre a febre amarela na gestação, mas acredita-se que haja a tendência de evolução mais grave, podendo ser associada a risco de abortamento e até mesmo de óbito da gestante. As contraindicações para a vacina contra febre amarela na população em geral são: crianças < 6 meses de idade; pessoas em imunossupressão (com HIV, transplantadas, com câncer, entre outras); gestantes em qualquer fase; mulheres amamentando lactentes com menos de 6 meses; e pessoas com história de alergia grave/anafilaxia (contraindicação absoluta) após ingestão de ovo de galinha ou vacinação prévia.

Contudo, em epidemias ou situações especiais deve ser pesado o risco-benefício, podendo ser vacinadas pessoas nas seguintes situações: em gestantes, a contraindicação se torna relativa e elas podem ser vacinadas; o risco elevado de doença em gestante caracteriza a vacinação como benefício na comparação com o risco menor da vacina com vírus vivo atenuado para o feto; para a mulher amamentando, é necessária a interrupção do aleitamento por 10 dias (em caso de bebês com menos de 6 meses); pessoas com doença que atinge o sistema imune (HIV), mas sem sinais de imunossupressão; e crianças a partir dos 6 meses de idade.

Quanto à vacina contra pneumococos, o esquema sequencial de VPC13 e VPP23 (por serem vacinas inativadas, não há risco teórico para a gestante e o feto) pode ser feito em gestantes de risco para doença pneumocócica invasiva.

A dTpa está recomendada em todas as gestações, pois, além de proteger a gestante e evitar que ela transmita a *Bordetella pertussis* ao recém-nascido, permite a transferência de anticorpos ao feto, protegendo-o nos primeiros meses de vida até que possa ser imunizado.

A gestante pertence ao grupo de risco para complicações da infecção pelo vírus influenza. A vacina está recomendada nos meses da sazonalidade do vírus, mesmo no primeiro trimestre de gestação.

A vacina contra hepatite B é recomendada para todas as gestantes suscetíveis.

Capítulo 20 Doenças Clínicas e Infecciosas na Gravidez **171**

6 Com relação às recomendações para profilaxia da transmissão vertical do HIV e terapia antirretroviral em gestantes, é INCORRETO afirmar que:

(A) A cesariana eletiva deve ser realizada na 38ª semana de gestação de modo a evitar prematuridade e/ou trabalho de parto e rotura de membranas.

(B) Havendo condições favoráveis e estando indicado o parto vaginal, não há necessidade de indicar o AZT venoso, pois com a carga viral baixa não há risco de transmissão vertical.

(C) Não deve ser realizada a ordenha do cordão umbilical. O cordão deve ser ligado imediatamente após a retirada do recém-nascido.

(D) O obstetra deve iniciar a infusão venosa de AZT e realizar a cesariana, se possível após 3 horas de infusão, no caso de cesariana eletiva.

(E) É necessário o uso de antibiótico profilático materno logo após a expulsão fetal por parto normal ou cesariana.

Resposta: **B.**

COMENTÁRIO: todas as gestantes, independentemente do tipo de parto, nível de carga viral e esquema antirretroviral usado durante a gravidez, devem receber AZT EV desde o início do trabalho de parto ou pelo menos 3 horas antes da cesariana eletiva, o qual deve ser mantido até o clampeamento do cordão umbilical (grau de recomendação A).

7 Referente à infecção urinária:

I. Na gravidez, a etiologia mais comum é representada pelos cocos gram-positivos.

II. A estase nas vias urinárias não tem qualquer influência na fisiopatologia da infecção urinária.

III. As quinolonas são os antimicrobianos de primeira escolha após 12 semanas.

IV. A bacteriúria assintomática é fator para o desencadeamento da pielonefrite na gestação.

Está correto apenas o contido em:

(A) I, II e III.

(B) I e III.

(C) II e IV.

(D) IV.

Resposta: **D.**

COMENTÁRIO: a *Escherichia coli* é o uropatógeno mais comum, responsável por aproximadamente 80% dos casos de infecção urinária. As mudanças anatômicas e fisiológicas impostas ao trato urinário pela gravidez predispõem às infecções do trato urinário em gestantes. Dentre essas alterações sobressaem a dilatação do sistema coletor (compressão extrínseca pelo útero gravídico e pelo complexo vascular ovariano dilatado no nível do infundíbulo pélvico, hipertrofia da musculatura longitudinal no terço inferior do ureter e redução da atividade peristáltica decorrente da progesterona) e o aumento do débito urinário. A associação desses fatores à redução do tônus vesical favorece a estase urinária, o refluxo vesicoureteral, a diminuição da concentração urinária e o aumento do pH, estimulando a proliferação bacteriana e transformando as infecções assintomáticas em sintomáticas. Em vista do risco aumentado de desenvolvimento de infecção urinária sintomática durante a gravidez e de associação dessa doença a complicações maternas e perinatais, torna-se imprescindível a triagem da bacteriúria assintomática no pré-natal. Quanto ao uso de quinolonas na gravidez, ainda não existem dados suficientes para garantir sua segurança. O uso na gravidez só deve ser recomendado em casos de infecções por microrganismos resistentes a outros antimicrobianos mais seguros.

8 **Gestante de 24 semanas, assintomática, apresenta os resultados de exames de rotina. Urina rotina com 1.000 leucócitos e 2.000 células epiteliais, nitrito negativo. Urocultura com *Escherichia coli*, 60.000UFC (unidades formadoras de colônias). Nega queixas urinárias, dor lombar ou febre. Exame físico sem alterações. Assinale a opção que melhor apresenta uma hipótese diagnóstica e a conduta mais adequada:**

(A) Cistite – iniciar antibioticoterapia com cefalexina domiciliar.
(B) Pielonefrite – iniciar antibioticoterapia com ceftriaxona IM.
(C) Pielonefrite – internar para antibioticoterapia EV.
(D) Bacteriúria assintomática – iniciar tratamento apenas se a paciente passar a ter disúria, febre ou sinal de Giordano positivo.
(E) Amostra contaminada – coletar nova urocultura.

Resposta: **E.**

COMENTÁRIO: em casos assintomáticos, o achado de 100.000UFC/mL em uroculturas coletadas em jato médio de urina e de maneira asséptica sugere infecção. Valores entre 10.000 e 100.000 correspondem a infecção em 50% dos casos. Se o resultado for < 10.000UFC/mL, o risco de haver processo infeccioso é de 2%. Se a urina for coletada por cateterismo vesical, o encontro de valores entre 10.000 e 100.000 significa infecção e, se por punção suprapúbica, a infecção é diagnosticada com qualquer quantidade de bactérias. O caso em questão não se constitui em diagnóstico de infecção urinária, nem mesmo de bacteriúria assintomática, e se trata de amostra contaminada, tendo em vista o número aumentado de células epiteliais identificado em exame de urina I, necessitando nova coleta para estabelecer o tratamento. Apesar de não ser realizado na prática, o diagnóstico correto de bacteriúria assintomática deveria ser feito com urocultura de duas amostras urinárias obtidas em tempos distintos. O cultivo de amostra única pode fornecer resultado falso-positivo em até 40% dos casos.

9 **Com relação às infecções urinárias na gestação, assinale a opção CORRETA:**

(A) O tratamento de cistite ou bacteriúria assintomática pode ser realizado com cefalosporinas de primeira geração ou de acordo com o resultado da urocultura.
(B) São causadas pelo *Enterobacter* sp. em 80% dos casos.
(C) As pacientes com diagnóstico de pielonefrite aguda devem ser monitorizadas a cada 2 dias para avaliação do bem-estar fetal.
(D) Durante o acompanhamento pré-natal, a ausência de sintomas urinários dispensa a coleta para urocultura.
(E) O tratamento das leucorreias pouco contribui para a profilaxia da infecção.

Resposta: **A.**

Capítulo 20 Doenças Clínicas e Infecciosas na Gravidez **173**

Comentário: as cefalosporinas de primeira geração podem ser usadas no tratamento de cistite, bacteriúria assintomática ou por orientação com antibiograma. Além disso, outros fármacos usados são nitrofurantoína, amoxicilina/clavulanato, cefuroxima, sulfametoxazol/trimetoprima e norfloxacino. Cerca de 80% a 90% das infecções urinárias na gravidez são causadas pela *Escherichia coli*. A avaliação fetal durante o tratamento de infecções altas do trato urinário deve se limitar à ausculta dos batimentos cardiofetais na visita de rotina à paciente internada e à arguição sobre a movimentação fetal e a avaliação do bem-estar fetal por meio de provas biofísicas e exames de imagem, seguindo indicação obstétrica.

Segundo o Ministério da Saúde, o exame de urina I deve ser realizado na primeira consulta e repetido em torno de 30 semanas; caso sejam encontrados piúria, leucocitúria, aumento da flora bacteriana e/ou sintomatologia, deve ser solicitado um exame de urina II. Muitos propõem a realização de urocultura na primeira consulta de rotina, uma vez que a bacteriúria assintomática é estabelecida no início da gravidez e, quando diagnosticada e tratada até 16 semanas, reduz a incidência de pielonefrite para menos de 2% nas portadoras de bacteriúria assintomáticas contra 20% das mesmas portadoras não tratadas.

A manutenção de uma microbiota vaginal, perianal e intestinal em equilíbrio contribui para a profilaxia de infecções urinárias de repetição, pois algumas cepas de *E. coli* são virulentas e responsáveis por infecções intestinais invasivas ou por infecções extra-intestinais, como é o caso das *E. coli* uropatogênicas (UPEC), associadas aos quadros de infecção do trato urinário. Considerando a curta distância entre o ânus e o meato uretral externo feminino, mulheres com cepas de UPEC na microbiota intestinal podem disseminar os microrganismos para o períneo e o introito vaginal, possibilitando sua ascensão ao trato urinário inferior.

10 **Gestante de 30 semanas apresenta febre, dor lombar, sinal de Giordano positivo, hemograma com 15.000 leucócitos, 4% de bastões, urina rotina com nitrito positivo, albumina ++, 1.000 leucócitos e urocultura em andamento. O diagnóstico e a conduta adequados consistem, respectivamente, em:**

(A) Cistite – iniciar antibioticoterapia oral domiciliar.

(B) Bacteriúria – aguardar resultado da urocultura e iniciar tratamento somente se for positivo.

(C) Pielonefrite – iniciar antibioticoterapia intramuscular em nível ambulatorial.

(D) Pielonefrite – internar e iniciar antibioticoterapia EV.

(E) Cistite – administrar apenas medicação sintomática para dor e febre, enquanto aguarda o resultado da urocultura.

Resposta: **D.**

Comentário: nos casos de pielonefrite, os sinais e sintomas clínicos incluem dor no flanco (uni ou bilateral) ou abdominal, febre, mal-estar geral, anorexia, náuseas e vômitos, frequentemente associados a graus variáveis de desidratação, calafrios, cefaleia e taquipneia. Esse quadro clínico pode estar acompanhado ou não de sintomas de cistite. De modo geral, a pielonefrite se associa a piores prognósticos maternos e perinatais. As gestantes com pielonefrite devem ser internadas para monitorização dos sinais vitais, incluindo débito urinário. Pode ser necessário o controle da dor, obtido com analgésicos e antiespasmódicos. Antieméticos são indicados nos casos com quadro exuberante de náuseas e vômitos. A terapêutica antimicrobiana é preferencialmente iniciada

174 Capítulo 20 Doenças Clínicas e Infecciosas na Gravidez

por via parenteral, só passando para a via oral em caso de remissão do quadro clínico agudo por mais de 24 a 48 horas e mantida por 10 a 14 dias.

11 **A glomerulonefrite aguda pós-infecciosa na gestação pode simular:**

(A) Polidrâmnio.

(B) Doença hipertensiva específica da gestação.

(C) Síndrome antifosfolipídica.

(D) Lúpus eritematoso sistêmico.

Resposta: **B.**

COMENTÁRIO: todas as glomerulonefrites agudas são caracterizadas por início abrupto de hematúria e proteinúria, acompanhadas por graus variáveis de insuficiência renal e retenção de sal e água, causando edema, hipertensão e congestão circulatória. A glomerulonefrite pós-estreptocócica aguda é o protótipo dessas síndromes, e aquela que se origina na segunda metade da gravidez, na maioria das vezes, é indistinguível da pré-eclâmpsia. A apresentação de sedimentoscopia rica ao exame de urina I aponta para o diagnóstico de doença de base renal e pode ser importante no diagnóstico diferencial com pré-eclâmpsia, doença mais prevalente no ciclo gravídico-puerperal.

BIBLIOGRAFIA

Alexander et al. Guidelines of the American Thyroid Association for the diagnosis and management of thyroid disease during pregnancy and the postpartum. Thyroid 2017, 27:3. Disponível em: https://www.liebertpub.com/doi/pdf/10.1089/thy.2016.0457.

Brasil. Ministério da Saúde. Nota informativa 94, de 2017. Secretaria de Vigilância em Saúde. Departamento de Vigilância de Doenças Transmissíveis. Coordenação-geral do Programa Nacional de Imunizações. Brasília/DF. Disponível em: https://sbim.org.br/images/files/nota-ms-fa-170410.pdf.

Brasil. Ministério da Saúde. Nota informativa: Unidade Técnica de Vigilância das Doenças de Transmissão Respiratória e Imunopreveníveis – UVRI. Disponível em: http://portalarquivos2.saude.gov.br/images/pdf/2015/dezembro/03/Novo-modelo-de-Nota-Informativa-Rubeola-021015.pdf.

Brasil. Ministério da Saúde. Secretaria de Atenção à Saúde. Departamento de Ações Programáticas Estratégicas. Gestação de alto risco: manual técnico. Ministério da Saúde, Secretaria de Atenção à Saúde, Departamento de Ações Programáticas Estratégicas. 5. ed. Brasília: Editora do Ministério da Saúde, 2010. Disponível em: http://bvsms.saude.gov.br/bvs/publicacoes/gestacao_alto_risco.pdf.

Brasil. Ministério da Saúde. Secretaria de Vigilância em Saúde. Departamento de DST, Aids e Hepatites Virais: Protocolo clínico e diretrizes terapêuticas para manejo da infecção pelo HIV em adultos. 2013. Disponível em: http://bvsms.saude.gov.br/bvs/publicacoes/protocolo_clinico_manejo_hiv_adultos.pdf.

Brasil. Ministério da Saúde. Secretaria de Vigilância em Saúde. Programa Nacional de DST e Aids. Recomendações para Profilaxia da Transmissão Vertical do HIV e Terapia Antirretroviral em Gestantes. Brasília: Ministério da Saúde, 2010. Disponível em: http://www.aids.gov.br/pt-br/pub/2010/recomendacoes-para-profilaxia-da-transmissao-vertical-do-hiv-e-terapia-antirretroviral-em.

CEHMOB-MG et al. Manual de acompanhamento da gestante com doença falciforme – Centro de Educação e Apoio para Hemoglobinopatias. Belo Horizonte: NUPAD/FM/UFMG, 2009.

Corrêa et al. Noções práticas de obstetrícia. 14. ed. Belo Horizonte: Coopmed, 2011.

Creasy RK, Resnik R. Maternal-fetal medicine. 6th ed. Philadelphia: Saunders, 2009.

Cunningham et al. Obstetrícia de Williams. 24. ed. Porto Alegre: AMGH, 2016.

Febrasgo. Comissões Nacionais Especializadas em Ginecologia e Obstetrícia: Manual de orientação em gestação de alto risco. Febrasgo, 2011. Disponível em: https://www.febrasgo.org.br/images/arquivos/manuais/Manuais_Novos/gestacao_alto-risco_30-08.pdf.

Organização Pan-Americana da Saúde. Ministério da Saúde. Federação Brasileira das Associações de Ginecologia e Obstetrícia. Sociedade Brasileira de Diabetes – Rastreamento e diagnóstico de diabetes mellitus gestacional no Brasil. Brasília, DF: OPAS, 2016. Disponível em: https://www.diabetes.org.br/profissionais/images/pdf/diabetes--gestacional-relatorio.pdf.

Rezende J. Obstetrícia. 9. ed. Rio de Janeiro: Guanabara Koogan, 2000:225-61.

Sociedade Brasileira de Imunizações. Calendário de Vacinação SBIm Gestante. Recomendações da SBIm. 2018/2019. Disponível em: https://sbim.org.br/images/calendarios/calend-sbim-gestante.pdf.

Testa CB et al. Cardiopatia e gravidez. São Paulo: Rev Med, mar-abr 2018; 97(2):177-86. Disponível em: http://dx.doi.org/10.11606/issn.1679-9836.v97i2p177-186.

CAPÍTULO
21

Terapêutica Medicamentosa na Gestação

Izabela Bartholomeu Nogueres Terra
Marcelle Andrade Abreu
Mariana Pereira Araújo

1 Identifique a associação entre o antimicrobiano e seu possível efeito adverso no feto:

(A) Tetraciclina – ototoxicidade.
(B) Sulfonamida – síndrome cinzenta.
(C) Nitrofurantoína – hemólise.
(D) Estreptomicina – erosão da cartilagem óssea.

Resposta: **C.**

Comentário: as tetraciclinas atravessam a placenta e, quando usadas além do segundo trimestre, podem se ligar ao cálcio no feto em desenvolvimento e causar descoloração permanente dos ossos e dentes. As sulfonamidas, por competirem com a bilirrubina pelo sítio de ligação na albumina, têm a capacidade teórica de agravar a icterícia neonatal quando utilizadas no final da gestação. Embora não seja comumente relatado, a nitrofurantoína pode aumentar o risco de anemia hemolítica em pacientes grávidas com deficiência grave de glicose-6-fosfato desidrogenase. A estreptomicina pode ocasionar surdez congênita bilateral irreversível com o uso materno no primeiro trimestre.

2 A vacinação contra febre amarela na gestação é:

(A) Contraindicada.
(B) Recomendada do mesmo modo que para não grávidas.
(C) Recomendada quando em viagens para zonas endêmicas.
(D) Recomendada de rotina em gestantes suscetíveis.

Resposta: **C.**

Comentário: a vacina da febre amarela é composta por vírus vivo atenuado, e a contraindicação se torna relativa em gestantes, as quais podem ser vacinadas em epidemias e em áreas endêmicas,

Capítulo 21 Terapêutica Medicamentosa na Gestação **177**

pois o risco elevado de doença em gestante caracteriza a vacinação como benéfica na comparação com o risco menor da vacina com vírus vivo atenuado para o feto.

A febre amarela é endêmica na África subsaariana e nas Américas Central e do Sul. Estima-se que cause 200.000 casos de doença clínica e 30.000 mortes anualmente.

3 **Na prescrição de medicamentos durante a gravidez, são contraindicados os classificados na categoria X, entre eles:**

I. Etoposídeo (antineoplásico).
II. Lovastatina (hipolipemiante).
III. Anfotericina B (antifúngico).
IV. Metotrexato (antineoplásico).

Está correto apenas o contido em:
(A) I, II e III.
(B) I e III.
(C) II e IV.
(D) IV.

Resposta: **C.**

Comentário: a categoria X é usada para classificar os medicamentos ou substâncias em relação aos quais estudos em animais e humanos demonstraram anormalidades fetais. As drogas dessa categoria estão contraindicadas em mulheres que estão grávidas ou irão engravidar. São elas: álcool, aminopterina (usada no tratamento do câncer), androgênios, dietilestilbestrol (hormônio), etretinato (para tratamento da psoríase), isotretinoína (para tratamento de acne), iodo radioativo, lítio (estabilizador do humor), metotrexato, trimetadiona (anticonvulsivante) e lovastatina (usada no tratamento da dislipidemia).

A anfotericina B pertence à categoria B para gestantes, sendo observados bons resultados no tratamento das gestantes com infecções fúngicas sistêmicas e sem efeitos indesejáveis nos fetos.

4 **Segundo a Food and Drug Administration (FDA), os medicamentos que podem ser administrados durante a gravidez somente se o benefício justificar o potencial teratogênico (com relatos de efeitos adversos em animais de experimentação, porém sem estudos controlados em mulheres) são da categoria:**

(A) A.
(B) B.
(C) C.
(D) D.

Resposta: **C.**

Comentário: em 1979, nos EUA, a FDA estabeleceu os fatores de risco (categorias A, B, C, D e X) para uso de medicamentos durante a gravidez:

• **Categoria A:** estudos controlados em mulheres e animais não demonstram nenhum risco para o concepto. São drogas inócuas.

178 Capítulo 21 Terapêutica Medicamentosa na Gestação

- **Categoria B:** drogas sem estudos em humanos, mas que não demonstraram riscos em animais; portanto, são drogas muito provavelmente inócuas.
- **Categoria C:** pesquisas em animais têm revelado efeitos adversos para o feto, e não existem estudos controlados em humanos. Essas substâncias só devem ser utilizadas quando os benefícios potenciais justificarem os potenciais riscos para o feto.
- **Categoria D:** há evidências de risco para o feto humano.
- **Categoria X:** estudos em animais ou humanos mostraram anormalidades fetais (agentes teratogênicos).

5 Com relação à imunização na gravidez, a vacinação:

   I. pelo BCG não é indicada;
  II. contra febre amarela não pode ser utilizada;
 III. antirrábica pode ser utilizada;
 IV. contra hepatite B não deve ser utilizada.

Está correto apenas o contido em:
(A) I, II e III.
(B) I e III.
(C) II e IV.
(D) IV.

Resposta: **B.**

COMENTÁRIO: as gestantes não podem tomar vacinas à base de vírus e bactérias vivos, como é o caso da tríplice viral, varicela, febre amarela e BCG, pois há risco, mesmo que baixo, de desenvolver a doença. No entanto, há exceções para a vacinação, como, por exemplo, quando a gestante mora em uma região com foco de transmissão (como nos casos de febre amarela) ou diante de situações com risco substancial de exposição ao vírus da raiva, quando deve ser realizado o tratamento antirrábico.
A vacina para hepatite B é constituída de partículas não infecciosas de antígeno de superfície da hepatite B. O efeito sobre o desenvolvimento fetal ainda não foi avaliado. No entanto, como acontece com todas as vacinas virais inativadas, os riscos para o feto são considerados baixos. Portanto, as gestantes não imunizadas devem receber as doses.

6 São contraindicados como agentes anti-hipertensivos na gestação:
(A) Os agonistas alfa-adrenérgicos.
(B) Os antagonistas de cálcio.
(C) Os bloqueadores beta-adrenérgicos.
(D) Os diuréticos.
(E) Os inibidores da enzima de conversão da angiotensina (IECA).

Resposta: **E.**

COMENTÁRIO: os IECA – captopril e enalapril – são contraindicados na gravidez porque são responsáveis por defeitos anatômicos importantes e podem causar malformações fetais graves quando administrados nos dois últimos trimestres. Esses incluem oligoidrâmnio, crescimento intrauterino restrito, ossos cranianos hipoplásicos e disfunção renal.

A metildopa é um agonista alfa-adrenérgico de ação central comumente usado durante a gravidez, havendo estudos que atestam sua segurança na infância. Seu uso não promove efeitos adversos aparentes na hemodinâmica uteroplacentária ou no bem-estar fetal.

Os bloqueadores dos canais de cálcio constituem uma classe de medicamentos que não foram extensivamente estudados em mulheres grávidas com hipertensão crônica. A nifedipina é o fármaco mais comumente prescrito, não resultando em aumento de efeitos perinatais adversos, porém estudos realizados com altas doses em ratos relataram efeito teratogênico.

Os betabloqueadores aumentam o risco de crescimento intrauterino restrito, hipoglicemia e letargia neonatal.

Os diuréticos, por sua vez, são considerados medicamentos de segunda linha para o tratamento da hipertensão na gravidez.

7 **Uma gestante apresentou febre, tosse produtiva e prostração há 2 dias. Ao ser avaliada no pronto atendimento, foi diagnosticada com pneumonia comunitária. O tratamento medicamentoso poderá ser feito com:**

(A) Azitromicina.
(B) Levofloxacino.
(C) Penicilina G benzatina.
(D) Sulfametoxazol + trimetoprima.
(E) Tetraciclina.

Resposta: **A.**

COMENTÁRIO: sabe-se que as mulheres em gestação avançada toleram muito mal as doenças pulmonares. No entanto, os distúrbios pulmonares são frequentemente encontrados nessa fase.

A pneumonia também é uma complicação frequente no pós-parto que exige readmissão hospitalar. Como a maioria das pneumonias bacterianas em adultos é causada por pneumococos, micoplasma ou clamídias, a monoterapia inicialmente é realizada com macrolídeo: azitromicina, claritromicina ou eritromicina.

Na paciente grávida, a pneumonia mais comum é a comunitária, e o tratamento deve ser feito com antibióticos betalactâmicos e/ou macrolídeos.

8 **Durante a gestação, a alternativa terapêutica para o tratamento da sífilis latente tardia é:**

(A) Ceftriaxona.
(B) Ciprofloxacino.
(C) Doxiciclina.
(D) Eritromicina.
(E) Penicilina G cristalina.

Resposta: **A.**

COMENTÁRIO: a terapia para a sífilis durante a gravidez é administrada para erradicar a infecção materna e prevenir a sífilis congênita, e o agente de escolha é a penicilina G benzatina. Outra opção para o tratamento da sífilis tardia (com mais de 1 ano de duração ou de duração ignorada) é a ceftriaxona, mas os dados são limitados.

A penicilina G cristalina é utilizada no manejo do neonato.

O uso de tetraciclina, doxiciclina e estolato de eritromicina está contraindicado na gestação.

9 **Com relação à vacinação da gestante, é INCORRETO afirmar que:**

(A) A vacina contra hepatite B deve ser administrada de rotina a toda gestante com sorologia negativa.

(B) A vacina contra rubéola não deve ser realizada na gestação, e mulheres que receberam a vacina devem esperar 30 dias após a última dose para engravidar.

(C) A vacina contra febre amarela deve ser evitada na gravidez, mas pode ser utilizada em situações inevitáveis, como viagens para áreas endêmicas.

(D) A vacina contra tétano e difteria deve ser administrada à gestante em esquema de três doses e, se o esquema já tiver sido feito há mais de 5 anos, deve ser administrada uma dose de reforço.

(E) A vacina contra gripe (influenza, H1N1) é vacina de vírus inativados e não deve ser administrada às gestantes.

Resposta: **E.**

COMENTÁRIO: a vacina contra a gripe é a única que pode ser tomada em qualquer período da gestação e deve ser aplicada mesmo que a mulher já tenha sido vacinada na gravidez anterior. É importante lembrar também o quanto a gripe é uma doença grave, pois a mulher grávida tem quatro vezes mais chance de desenvolver uma condição crítica, podendo até ir a óbito. Além disso, a gripe também pode aumentar em 30% o risco de nascimento prematuro do bebê.

As gestantes não podem tomar vacinas de vírus e bactérias vivos em virtude do risco, mesmo que baixo, de a mulher grávida com a imunidade alterada por conta da gestação desenvolver a doença.

10 **No período de amamentação, puérpera apresentou *blues* pós-parto. Não fazia uso de medicação previamente. A terapia mais adequada para o caso, entre as opções a seguir, é:**

(A) Fluoxetina.

(B) Paroxetina.

(C) Sertralina.

(D) Bupropiona.

(E) Nortriptilina.

Resposta: **C.**

COMENTÁRIO: uma avaliação personalizada do risco-benefício deve ser realizada antes de ser iniciado um antidepressivo. A sertralina é um dos medicamentos mais seguros durante a amamentação. Na maioria dos casos, as mulheres que já tomam sertralina devem ser aconselhadas a amamentar e a continuar com a medicação. Recomenda-se começar com doses baixas e aumentar lentamente a dose com monitoramento cuidadoso do recém-nascido quanto a efeitos adversos (irritabilidade, má alimentação ou sono desconfortável, especialmente se a criança nasceu prematura ou tinha pouco peso ao nascer).

Capítulo 21   Terapêutica Medicamentosa na Gestação   **181**

11 **Com relação ao hipertireoidismo na gravidez, assinale a opção CORRETA:**

(A) Em virtude das alterações imunológicas da gestação, o encontro de anticorpos antitireóideos não tem valor diagnóstico nesse período.

(B) O tratamento de escolha é a radioiodoterapia localizada.

(C) O propiltiouracil (PTU) é o agente de escolha em razão da menor passagem transplacentária em relação ao metimazol.

(D) O tratamento sintomático com betabloqueadores está contraindicado.

(E) Só deve ser indicado tratamento em caso de evidência de tempestade tireotóxica com risco materno.

Resposta: **C.**

COMENTÁRIO: o hipertireoidismo clínico não é incomum na gravidez, com prevalência de 0,1% a 0,4%, sendo mais frequentemente causado pela doença de Graves. O hipertireoidismo evidente na gravidez exige tratamento com agentes tireostáticos supressivos para garantir o *status* de eutireoidismo materno.

Os agentes antitireoidianos disponíveis são metimazol/carbimazol e propiltiouracil. Vários relatos de casos e alguns estudos epidemiológicos sugerem que a exposição ao metimazol/carbimazol durante o primeiro trimestre da gravidez está associada a risco aumentado de malformações congênitas, incluindo anomalias ectodérmicas, atresia esofágica e onfalocele. A exposição ao propiltiouracil não foi associada a risco aumentado de malformações congênitas, sendo o medicamento recomendado durante o primeiro trimestre da gravidez.

12 **Para o controle do *diabetes mellitus* gestacional (DMG), historicamente, sempre foi priorizada a utilização de insulina. Antigamente, todos os antidiabéticos orais eram contraindicados, principalmente em razão da falta de estudos de segurança na gestação. Mais recentemente, desde 2009, alguns antidiabéticos orais têm sido considerados seguros e uma opção para o controle do DMG na gestação. Assinale a opção que apresenta medicamentos considerados seguros na gestação:**

(A) Glibenclamida e acarbose.

(B) Glibenclamida e metformina.

(C) Acarbose e rosiglitazona.

(D) Rosiglitazona e pioglitazona.

(E) Miglitol e meglitinida.

Resposta: **B.**

COMENTÁRIO: os anti-hipoglicemiantes orais podem ser administrados às mulheres com diabetes tipo 2 e àquelas cujos obstetras acreditam ser incapazes de administrar com segurança a insulina. A metformina (e raramente a glibenclamida) é uma escolha razoável. O uso desses medicamentos deve ser limitado e individualizado.

A glibenclamida age aumentando a liberação de insulina das células beta do pâncreas. O início de ação se dá em aproximadamente 4 horas com a duração de cerca de 10 horas. A metformina, uma droga da categoria B, tem sido usada como agente hipoglicêmico e para o tratamento da infertilidade em caso de síndrome dos ovários policísticos.

182 Capítulo 21 Terapêutica Medicamentosa na Gestação

13 **Sobre a asma na gestação, assinale a opção CORRETA:**

(A) Ao engravidar, a paciente asmática deve suspender imediatamente seu tratamento prévio.

(B) Em caso de crise asmática, a gestante deve ser orientada a evitar o uso de β_2-agonista de curta duração, como o salbutamol, mesmo em doses habituais, em virtude do risco de taquicardia.

(C) Os corticoides inalatórios são contraindicados no período gestacional.

(D) O tratamento da crise asmática segue as mesmas medidas e medicações das pacientes não gestantes.

(E) O trabalho de parto é importante desencadeador de crise asmática.

Resposta: **D.**

COMENTÁRIO: os principais objetivos do controle da asma durante a gravidez são o controle dos sintomas e a prevenção de exacerbações, assim como em todos os portadores da doença. A terapia medicamentosa para a asma durante a gravidez é embasada nos princípios adotados para os outros pacientes asmáticos, equilibrando os riscos e os benefícios do tratamento. Embora o tratamento medicamentoso deva ser baseado no uso de fármacos com risco de dano menor, quando é necessário o controle dos sintomas graves, qualquer medicamento antiasmático tem uma boa relação benefício/dano.

BIBLIOGRAFIA

Abalos E, Dulley L, Steyn DW et al. Antihypertensive drug therapy for mild to moderate hypertension during pregnancy. Cochrane Database Syst Rev 2: CD 002252, 2014.

Alexander JM, Sheffield JS, Sanchez PJ et al. Efficacy of treatment for syphillis in pregnancy. Obstet Gynecol 1999; 93:5.

American College of Obstetricians and Gynecologists. Hypertension. In: Clinical Updates in Women's Health Care, Volume XV, No. I, January 2016a.

Expert Opin Drug Saf 2018 Jul; 17(7):719-25. Doi: 10.1080/14740338.2018.1491546. Epub 2018 Jul 5.

Goldie MH, Brightling CE. Asthma in pregnancy. The Obstetrician & Gynaecologist 2013; 15:241-5. Doi: 10.1111/tog.12048.

Mestman JH. Hyperthyroidism in pregnancy. Best Pract Res Clin Endocrinol Metab 2004; 18:267-88.

Poolsup N, Suksomboon N, Amin M. Efficacy and safety of oral antidiabetic drugs in comparison to insulin in treating gestational diabetes mellitus: a meta-analysis. PLoS One 2014; 9:e109985. (Meta-Analysis)

Staples JE. Yellow fever vaccine: recommendations of the Advisory Committee on Immunization Practice (ACIP). MMWR Recomm Rep 2010; 59:1-279.

CAPÍTULO 22

Malformações Fetais e Aconselhamento em Medicina Fetal

Alim Alves Demian

1 A imagem mostra um feto em hidropisia, uma situação causada por:

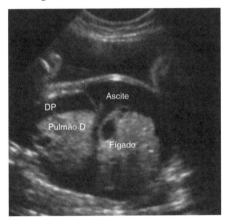

(A) Aloimunização.
(B) Infecções congênitas.
(C) Alterações cardíacas.
(D) Alfatalassemia.
(E) Todas as opções estão corretas.

Resposta: **E.**

Comentário: *hidropisia fetal* é uma expressão que designa edema generalizado do feto ou do recém-nascido. Pode ter causa imune ou não imune, a qual é a principal responsável pelo edema. Na maioria dos casos, a causa é identificada apesar da gama de fatores causais (infecciosos, cardiovasculares, cromossômicos, hematológicos, condrodisplasias, dentre outros). O prognóstico é reservado, havendo o registro de taxas de mortalidade de até 98% em algumas séries.

2 A imagem a seguir, conhecida como fase de batráquio, é diagnóstica de:

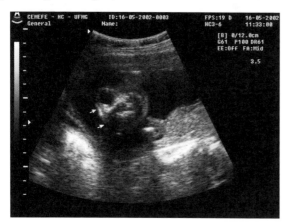

(A) Anencefalia.
(B) Espinha bífida.
(C) Hidrocefalia.
(D) Osteocondrodisplasia.
(E) Não faz diagnóstico de nenhuma doença.

Resposta: **A.**

Comentário: a anencefalia consiste na ausência completa ou parcial do cérebro e do crânio. A espinha bífida é um defeito de fechamento ósseo posterior da coluna vertebral. O defeito pode ser recoberto por pele essencialmente normal (espinha bífida oculta) ou se associar a uma protrusão cística, podendo conter meninges anormais e líquido cefalorraquidiano (meningocele) ou elementos da medula espinhal e/ou nervos (mielomeningocele). Outra forma clínica encontrada é a encefalocele, na qual o cérebro e as meninges sofrem herniação através de um defeito na calota craniana. Aproximadamente 20% das crianças afetadas por defeito de formação do tubo neural apresentam algum outro defeito congênito associado.

3 Ventriculomegalia sem defeitos de fechamento de coluna é um achado em exames de ultrassonografia de rotina. Valores do corno posterior > 10mm são considerados alterados. O que deverá ser feito para melhorar o prognóstico fetal?

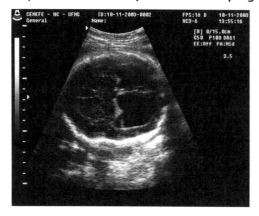

(A) Controle seriado da dilatação cerebral e medida do manto cerebral.
(B) Controle do crescimento fetal e avaliação seriada da coluna vertebral.
(C) Ecocardiodoppler fetal.
(D) Encaminhamento para centro de referência.
(E) Todas as opções estão corretas.

Resposta: E.

Comentário: ventriculomegalia consiste na dilatação dos ventrículos cerebrais independentemente da causa. O termo *hidrocefalia* é usado para designar casos de ventriculomegalias mais graves, cuja etiologia é habitualmente obstrutiva. A ventriculomegalia é causada por malformações cranianas ou cerebrais ou lesão destrutiva e está frequentemente associada a anomalias ou síndromes fetais, incluindo anomalias cromossômicas e infecções, e cursa com graus variáveis de morbidade:

- **Ventriculomegalia leve:** átrio de 10 a 12mm.
- **Ventriculomegalia moderada:** átrio entre 12,1 e 15mm.
- **Ventriculomegalia grave:** átrio > 15mm.

4 Em gestações posteriores de uma paciente que apresentou em gestação anterior o problema mostrado na figura , o ácido fólico deve ser administrado da seguinte maneira:

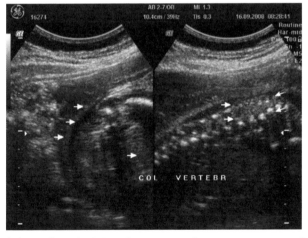

(A) Na dose de 0,4mg 1 mês antes da nova gestação até 14 semanas.
(B) Na dose de 4mg 1 mês antes da nova gestação até 14 semanas.
(C) Na dose de 4mg 1 mês antes da nova gestação até 20 semanas.
(D) Na dose de 4mg 1 mês antes da nova gestação até 34 semanas.
(E) Na dose de 0,4mg 1 mês antes da gestação até o parto.

Resposta: B.

Comentário: se for diagnosticada com anemia em qualquer momento da gestação, a paciente deverá receber diariamente suplementos de ferro (120mg de ferro elementar) e ácido fólico (400µg ou 0,4mg), até que a concentração de hemoglobina alcance o nível normal.

A dose de 0,4mg ácido fólico reduz em 40% a chance de defeitos de formação do tubo neural (DFTN), e doses de 4 a 5mg reduzem as chances em até 80%. Assim, as mulheres que apresentam fatores de risco, como história de gestação prévia acometida por DFTN, devem receber maior suplementação de ácido fólico sintético, na dose de 4mg/dia, iniciando pelo menos 30 dias antes do dia em que planejam engravidar e mantendo sua ingestão durante os 3 meses iniciais da gestação. Nesse grupo, seria importante o aconselhamento genético pré-concepcional com especialista em genética médica.

5 Na avaliação ultrassonográfica foi encontrada essa imagem, que sugere:

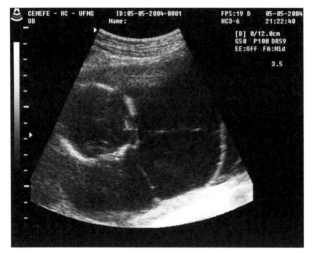

(A) Higroma cístico multisseptado.
(B) Encefalocele occipital.
(C) Hidropisia fetal.
(D) Síndrome da banda amniótica.

Resposta: **A.**

Comentário: a imagem sugere cistos de paredes finas contendo fluido linfático, septados. Em geral, estão presentes na parede posterior do crânio fetal, podendo se estender por toda a cabeça fetal ou mesmo o dorso. São decorrentes de falha na rede vascular primitiva, originando vasos sem comunicação com posterior dilatação. A trissomia do 21 (37% dos casos) e a monossomia do X (28%) são as aneuploidias mais comuns.

6 A presença de probóscide é comum na:
(A) Trissomia do cromossomo 21.
(B) Trissomia do cromossomo 13.
(C) Trissomia do cromossomo 22.
(D) Trissomia do cromossomo 18.

Resposta: **B.**

COMENTÁRIO: a trissomia do cromossomo 13 foi descrita por Bartholin em 1657 e teve seus critérios diagnósticos enumerados por Patau em 1960. Com a frequência de 1 a cada 50.000 nascidos, caracteriza-se por múltiplas malformações decorrentes do erro na meiose I da gametogênese materna, podendo ocorrer em alguns casos por translocações balanceadas do cromossomo 13. A sobrevida média é de 7 dias após o nascimento, e 90% das crianças afetadas morrem no primeiro ano de vida. As principais malformações acometem sistema nervoso central (holoprosencefalia), orelhas, mãos e membros, probóscide e defeito septal cardíaco.

7 A gemelaridade *imperfecta* ocorre quando a separação do blastocisto acontece após a idade gestacional de:

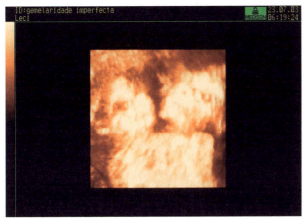

(A) 3 dias.
(B) 8 dias.
(C) 12 dias.
(D) 13 dias.

Resposta: **D.**

COMENTÁRIO: a separação da mórula e depois do blastocisto, dependendo da época, levará ao aparecimento de gêmeos idênticos que partilham ou não a mesma placenta e a bolsa amniótica. Se a separação ocorrer em até 3 dias (células totipotentes), haverá a formação de duas placentas e, consequentemente, duas bolsas. Se a divisão ocorrer em até 8 dias, os fetos dividirão a mesma placenta, mas cada um terá sua bolsa amniótica. Se ocorrer em até 12 dias, cada um terá uma placenta e uma bolsa. Após esse período, os fetos terão separação parcial com graus variáveis de acometimento.

8 Constitui a principal malformação fetal grave decorrente do diabetes mal controlado:
(A) Regressão caudal.
(B) Espinha bífida.
(C) Focomelia.
(D) Malformação cardíaca.

Resposta: **B.**

Comentário: controle glicêmico inadequado é responsável por diversas malformações no feto, principalmente no sistema nervoso central (SNC) e no aparelho cardiovascular, incluindo defeitos septais e anormalidades da saída de grandes vasos. No SNC, estima-se que 2 a 5 a cada 1.000 nascidos apresentarão problemas. O risco relativo é 16 vezes maior nessas pacientes. Dentre as malformações, a anencefalia e a espinha bífida são as mais frequentes.

9 As sequências de imagens A e B se referem, respectivamente, a:

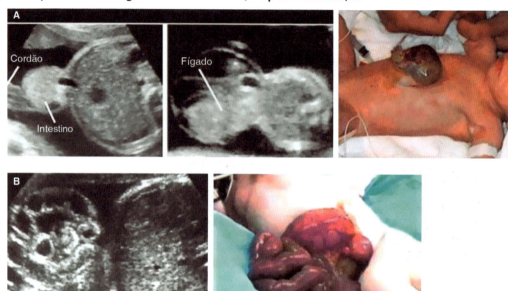

(A) Hérnias de Morgagni e Bochdalek.
(B) Gastrosquise e onfalocele.
(C) Onfalocele e Bochdalek.
(D) Onfalocele e gastrosquise.

Resposta: **D.**

Comentário: a onfalocele é um defeito na inserção do cordão umbilical. Estão ausentes pele, músculo e tecido conjuntivo, ocorrendo hérnia de alças intestinais recoberta por membrana. Está relacionada com outras malformações (cardíacas e renais) e é achado comum em casos de trissomia do 13. O cariótipo fetal está indicado para elucidação de sua origem.

A gastrosquise também é uma abertura anômala da parede abdominal, a qual fica próxima ao umbigo (geralmente à direita), mas não diretamente sobre ele. A abertura permite que os intestinos se projetem através dela, mas, diferentemente da onfalocele, não há uma membrana fina recobrindo o intestino.

Antes do nascimento, uma vez que não há membrana fina o recobrindo, o intestino pode sofrer danos causados pela exposição ao líquido amniótico, ocasionando inflamação. A inflamação promove irritação no intestino, o que pode dar origem a complicações, como problemas no trânsito do sistema digestório, formação de tecido cicatricial e obstrução intestinal.

10 O procedimento representado na imagem é método de avaliação para diagnóstico de doenças, EXCETO:

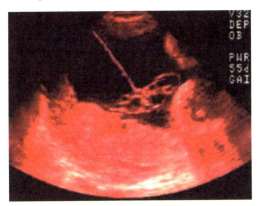

(A) Infecções congênitas.
(B) Parvovírus 19.
(C) Hemoglobinopatias.
(D) Retardo mental.

Resposta: **D.**

Comentário: a coleta de sangue fetal por cordocentese segue uma série de recomendações. Exame de eleição para avaliar problemas fetais a partir de 20 semanas (antes, em virtude do risco de complicações, a primeira escolha deverá ser a amniocentese ou a biópsia de vilo corial), a cordocentese tanto pode ter função propedêutica (coleta de sangue para avaliar anemia fetal, pesquisa de IgM específicas e estudos citogenéticos, bioquímicos e moleculares) como terapêutica (transfusão intrauterina – em casos de aloimunização). O risco de perda fetal é de 1% a 2%.

11 O aconselhamento genético deve ser oferecido aos casais que apresentem:

I. Síndrome antifosfolípide.
II. Abortos frequentes.
III. Pré-eclâmpsia de repetição.
IV. Contato com agentes mutagênicos.

Está correto apenas o contido em:
(A) I, II e III.
(B) I e III.
(C) II e IV.
(D) IV.

Resposta: **C.**

Comentário: qualquer casal que tenha um filho com anomalia fetal grave deverá ter assegurada a avaliação do risco de recorrência na próxima gestação, assim como também deverão ser avaliadas as pessoas com histórico familiar de distúrbios graves. Outro grupo é formado por fetos de alto

190   Capítulo 22   Malformações Fetais e Aconselhamento em Medicina Fetal

risco para malformações nos exames de rastreio, perdas gestacionais de repetição em qualquer idade gestacional e contato com agentes sabidamente mutagênicos (altas doses de radiação; agentes quelantes).

12 **Quanto aos defeitos do tubo neural, é CORRETO afirmar que:**

(A) Para profilaxia, o ácido fólico deve ser administrado até a 20ª semana.
(B) Sua etiologia está na falha da fusão dos arcos vertebrais no segundo trimestre.
(C) Não há comprometimento dos ventrículos laterais.
(D) A anencefalia é a expressão de máxima gravidade desse defeito congênito.

> Resposta: **D.**

COMENTÁRIO: os defeitos do tubo neural são defeitos embriológicos da formação dos arcos vertebrais posteriores da coluna vertebral, expondo os elementos neuronais. Relativamente comuns, ocorrem em 1 a cada 1.000 nascidos e são decorrentes da falha do fechamento do neuroporo cranial (até 24 dias) ou caudal (até cerca de 28 dias de concepção). A exposição de tecidos fetais leva ao aumento da alfafetoproteína no sangue materno. Estão envolvidos com deficiência de ácido fólico, *diabetes mellitus* e exposição a substâncias teratogênicas (p. ex., ácido valproico).

13 **Qual vitamina, quando administrada em excesso durante a gravidez, pode determinar malformações fetais do sistema nervoso central, sistema cardiovascular e fendas faciais?**

(A) A.
(B) B.
(C) C.
(D) D.

> Resposta: **A.**

COMENTÁRIO: os efeitos tóxicos do consumo excessivo de vitamina A pré-formada para o desenvolvimento do embrião têm sido objeto de relatos de casos e de estudos controlados. Pelo menos seis relatos de caso relativamente completos foram publicados sobre acontecimentos desfavoráveis da gravidez associados à absorção diária de 25.000UI de vitamina A. Na maior parte deles, a medida de exposição era a ingestão diária de 10.000UI de retinol ou de palmitato de retinol No conjunto dos estudos, a frequência dessa "exposição" foi de 0,14%, 0,3%, 1,3% e 0,5%. Em três deles foram selecionados casos apresentando malformação que, no plano embriológico, se originava pelo menos em parte das células da crista neural (p. ex., lábio leporino, malformação do cone ou do tronco arterial, anomalias da parede ventricular).

BIBLIOGRAFIA

Aguiar MJB, Campos AS, Aguiar RALP, Lana AMA, Magalhães RL, Babeto LT. Defeitos de fechamento do tubo neural e fatores associados em recém-nascidos vivos e natimortos. J Pediatr (Rio J). 2003; 79(2):129-34.
Melo VR, Fonseca EB. Medicina fetal. Rio de Janeiro: Elsevier, 2012: 335-42.

CAPÍTULO

23

Urgências e Emergências Obstétricas

Gabriel Costa Osanan
Daisy Martins Rodrigues
Juliana Silva Barra

1 **Primigesta de 20 anos de idade, com 36 semanas de gravidez, apresenta dor abdominal de forte intensidade e parada de movimentação fetal. Ao exame, estado geral regular, com fácies de dor e posição antálgica, PA = 90 × 30mmHg, pulso fino = 120bpm, mucosas descoradas ++++/4+, altura uterina = 34cm, útero hipertônico e ausência de batimentos cardiofetais (BCF). Ao toque, colo com esvaecimento de 80%, dilatado 6cm, bolsa íntegra e tensa. Com esse quadro, a conduta imediata consiste em:**

(A) Intervir na hemodinâmica materna e indicar cesariana.
(B) Realizar ultrassonografia e indicar cesariana.
(C) Intervir na hemodinâmica materna e realizar amniotomia.
(D) Realizar ultrassonografia e amniotomia.

Resposta: **C.**

COMENTÁRIO: o quadro apresentado pela paciente em questão é compatível com o diagnóstico de descolamento prematuro da placenta (DPP). Em algumas situações, o sangramento associado ao DPP pode causar instabilidade hemodinâmica, devendo ser abordado de imediato. O tratamento definitivo consiste na retirada da placenta e do feto. A amniotomia é uma medida que deve ser realizada imediatamente, logo depois do diagnóstico (sempre que possível), pois pode aliviar o sofrimento fetal agudo e as dores da paciente mediante a regularização da pressão intra-amniótica. O parto deve ser realizado o mais rápido possível, na maioria dos casos via abdominal. Contudo, o parto vaginal pode ser realizado nos fetos prestes a nascer. Nesses casos, pode ser necessário o uso de fórcipe para encurtamento do período expulsivo. A ultrassonografia de rotina não está indicada por ser um método limitado para o diagnóstico do DPP e porque sua realização pode atrasar o tratamento e piorar o prognóstico do concepto nos casos associados a sofrimento fetal.

192 Capítulo 23 Urgências e Emergências Obstétricas

---

2 **Uma primigesta comparece ao pronto atendimento com atraso menstrual de 10 semanas, náuseas e vômitos intensos, referindo peso pré-gestacional de 65kg e peso atual de 60kg. A conduta deve ser:**

(A) Orientação para dieta seca e fracionada, a intervalos de 2 a 3 horas, e retorno para acompanhamento pré-natal em 15 dias.

(B) Prescrição ambulatorial de antieméticos orais com dieta líquida por 48 horas.

(C) Internação para avaliação das repercussões clínicas com antiemético EV e jejum inicial.

(D) Internação para nutrição parenteral com antiemético EV e jejum por pelo menos 72 horas.

Resposta: **C.**

COMENTÁRIO: a presença de náuseas e vômitos na gravidez é uma situação frequente e que costuma melhorar com o uso de antieméticos e medidas dietéticas auxiliares. Contudo, quando esses vômitos se tornam incoercíveis, situação conhecida como hiperêmese gravídica, a paciente e o feto podem apresentar importante morbimortalidade se não tratados adequadamente.

A hiperêmese é uma síndrome caracterizada por vômitos incoercíveis, usualmente no primeiro trimestre da gravidez, levando a quadros de desidratação, desequilíbrio hidroeletrolítico, alterações metabólicas e perda de peso > 5%, e até mesmo alterações neurológicas, na ausência de causas médicas específicas.

Nos casos diagnosticados como hiperêmese gravídica, a paciente deve ser internada para controle dos vômitos, em geral com antieméticos EV, e para correção dos possíveis distúrbios hidroeletrolíticos e ácido-básicos associados. Deve-se evitar suplementação com derivados do ferro, os quais aumentam os sintomas. Devem ser adotadas medidas dietéticas com jejum nas primeiras 24 a 48 horas, retornando progressivamente à dieta líquida e em seguida aos alimentos sólidos. Deve-se dar preferência a alimentos ricos em carboidratos e pobres em lipídios, em pequenas porções e a curtos intervalos (a cada 3 horas). Convém realizar controle rigoroso do peso e diurese. A alimentação parenteral pode ser necessária em casos mais graves e refratários ao tratamento inicial.

---

3 **Secundigesta com cesariana anterior, com 35 semanas, chega ao pronto atendimento com queixa de dor súbita em região abdominal, referindo sangramento em pequena quantidade e de cor escura. Ao exame obstétrico, apresentou útero hipertônico e a cardiotocografia mostrou bradicardia fetal. O caso clínico descrito se refere à clínica de:**

(A) *Vasa* prévia.

(B) Placenta prévia.

(C) Descolamento prematuro de placenta.

(D) Trabalho de parto prematuro.

(E) Rotura uterina.

Resposta: **C.**

COMENTÁRIO: o diagnóstico de DPP é eminentemente clínico. O DPP agudo habitualmente se inicia com dor abdominal aguda, súbita e intensa, acompanhada de sangramento vaginal de cor escura com coágulos, na presença de hipertonia uterina ou taquissistolia. Podem ocorrer quadros em que o sangramento é oculto e não se exterioriza, o que dificulta o diagnóstico de DPP.

Capítulo 23   Urgências e Emergências Obstétricas   **193**

4 **O DPP é uma intercorrência obstétrica associada à mortalidade perinatal e à coagulação intravascular disseminada (CIVD) materna. O principal fator de risco associado é:**

(A) A multiparidade.
(B) O tabagismo.
(C) A hipertensão materna.
(D) As cesarianas de repetição.
(E) A gemelaridade.

Resposta: **C.**

COMENTÁRIO: o DPP prévio é o principal fator de risco. O risco de ocorrência em nova gestação é 10 a 90 vezes maior em relação ao da paciente sem história prévia. Já os distúrbios hipertensivos na gravidez correspondem à condição clínica mais frequentemente associada ao DPP, podendo estar presentes em mais de 50% dos casos. A terapia anti-hipertensiva parece não reduzir o risco nessas pacientes.

Outros fatores de risco são idade materna ≥ 35 anos ou < 20 anos, paridade ≥ 3, cesariana anterior, raça negra, tabagismo, uso de álcool e drogas, trombofilias, hiper-homocisteinemia, hipotireoidismo, diabetes pré-gestacional, anemia, corioamnionite, descompressão súbita do útero (amniorrexe ou amniotomia), rotura prematura de membranas, polidrâmnio e oligoidrâmnio, placenta prévia, gestação múltipla, traumatismo abdominal, manobras obstétricas (p. ex., versão externa) e procedimentos invasivos, como amniocentese.

A possibilidade de DPP deve ser sempre aventada em todas as pacientes hipertensas que apresentam sangramento vaginal na segunda metade da gravidez, especialmente se doloroso e acompanhado de taquissistolia ou hipertonia.

5 **Qual dos critérios a seguir NÃO é utilizado para definir a síndrome HELLP:**

(A) Bilirrubinas totais > 1,2mg/dL.
(B) Creatinina > 1,2mg/dL.
(C) LDH > 600UI/L.
(D) Presença de esquizócitos.
(E) Enzima transaminase glutâmico-oxalacética (TGO) > 70UI/L.

Resposta: **B.**

COMENTÁRIO: a síndrome HELLP é uma complicação da pré-eclâmpsia com alta morbimortalidade materna e perinatal, definida pelo acrônimo que sintetiza as alterações laboratoriais importantes: hemólise (*hemolysis*), elevação de enzimas hepáticas (*enzymes of liver*) e diminuição de plaquetas (*low platelets*).

Os critérios diagnósticos laboratoriais clássicos são, segundo Sibai e cols.: (a) anemia hemolítica microangiopática com esquizócitos característicos em esfregaço sanguíneo; (b) contagem plaquetária < 100.000/mm³; (c) concentração sérica de LDH > 600UI/L; (d) bilirrubina total > 1,2mg/dL; e (e) concentração sérica de aspartato-aminotransferase (AST) > 70UI/L (ou o dobro do valor normal do método usado).

A creatinina não é adotada como critério da síndrome HELLP clássica, mas valores de creatinina > 1,1mg/dL devem ser interpretados como insuficiência renal grave na gestante.

194 Capítulo 23 Urgências e Emergências Obstétricas

---

6 **Paciente de 22 anos de idade, primigesta, não fez pré-natal. Usuária de cocaína (fez uso inalatório 1 hora antes), chega ao pronto-socorro com perda de líquido sanguinolento, em grande quantidade, via vaginal, e com dor abdominal intensa e constante. Ao exame: agitação psicomotora; PA = 150 × 100mmHg; altura uterina = 34cm. Feto único, com BCF = 146bpm; útero com hipertonia mantida. Saída ativa abundante de líquido sanguinolento com grumos via vaginal. O diagnóstico e a conduta a ser adotada são:**

(A) Corioamniorrexe prematura e trabalho de parto na fase ativa – manter seguimento clínico.

(B) Descolamento prematuro da placenta – realizar o parto imediatamente.

(C) Descolamento prematuro da placenta – solicitar ultrassonografia, exames de coagulação e cardiotocografia.

(D) Placenta prévia centro-total – evitar toques vaginais e iniciar tocolíticos.

(E) Urgência hipertensiva – iniciar hidralazina e tocolíticos.

Resposta: **B.**

COMENTÁRIO: a paciente apresenta dor abdominal intensa, acompanhada de sangramento vaginal na presença de hipertonia uterina ou taquissistolia, o que caracteriza um quadro de DPP. Os distúrbios hipertensivos na gravidez correspondem à condição clínica mais frequentemente associada ao DPP, porém a terapia anti-hipertensiva parece não reduzir o risco nessas pacientes. O uso de cocaína é um dos fatores de risco bem estabelecidos para DPP. Nos casos de DPP está indicado o parto imediato pela via mais rápida. A ultrassonografia de rotina não está indicada em razão de sua baixa acuidade no diagnóstico e por determinar demora adicional na resolução do quadro.

---

7 **Primípara, após dequitação da placenta, em parto normal com recém-nascido pesando 4.100g, apresenta sangramento uterino volumoso não responsivo à massagem uterina e aos medicamentos ocitocina e prostaglandina. O tratamento indicado é:**

(A) Histerectomia abdominal puerperal subtotal.

(B) Embolização seletiva da artéria ilíaca comum.

(C) Transfusão de concentrado de plaquetas.

(D) Compressão uterina por manobra de Brandt-Andrews.

(E) Sutura uterina compressiva à B-Lynch.

Resposta: **E.**

COMENTÁRIO: o quadro de hemorragia uterina precoce associada ao parto de recém-nascido macrossômico leva ao diagnóstico de atonia uterina, que é a causa mais comum de hemorragia pós-parto. Outras causas que também podem determiná-la são traumatismos genitais, retenção de placenta ou restos placentários, rotura uterina, inversão uterina e distúrbios de coagulação. Em termos de conduta terapêutica, a atonia uterina após parto vaginal deve ser abordada inicialmente com condutas específicas, como massagem uterina bimanual (manobra de Hamilton) e uso de uterotônicos (ocitocinas e prostaglandinas), que foram realizadas sem sucesso na paciente. O próximo passo seria o uso do balão de tamponamento intrauterino (BTI). Em caso de falha desse procedimento, está indicado o tratamento cirúrgico. Em uma primípara, que provavelmente terá pretensões reprodutivas futuras, está indicada a sutura de compressão uterina, também conhecida por técnica de B-Lynch, que tem como vantagem a preservação da fertilidade e evita a histerectomia.

Capítulo 23   Urgências e Emergências Obstétricas   **195**

8   **A correção manual, primeira e imediata medida necessária após o diagnóstico de inversão uterina aguda, é feita por meio da manobra:**

(A) De Taxe.
(B) De Credé.
(C) De Hamilton.
(D) De Huntington.

Resposta: A.

COMENTÁRIO: a inversão uterina no pós-parto é uma complicação rara, mas potencialmente fatal se não tratada em tempo oportuno. Ao exame do canal do parto, identifica-se uma massa se exteriorizando pelo orifício do colo uterino. O tratamento consiste no reposicionamento o mais rápido possível do útero invertido em sua posição original mediante manobras não cirúrgicas ou cirúrgicas.

A manobra de Taxe (redução manual da inversão uterina) é o procedimento de escolha na abordagem da inversão uterina aguda pós-parto. Sua realização é facilitada pela administração de uterolíticos (p. ex., terbutalina, 0,25µg SC), mas o reposicionamento do útero pode ser tentado antes do relaxamento uterino. Durante o tratamento da inversão, deve-se evitar remover a placenta se ela ainda estiver aderida ao útero, e os uterotônicos (ocitocina) devem ser suspensos imediatamente caso estejam sendo utilizados. Com frequência, torna-se necessário o uso de medicações para relaxamento muscular uterino de modo a facilitar a manobra. O uso de antibiótico profilático está indicado, assim como o de uterotônicos após o reposicionamento do útero, para evitar recorrências.

9   **Puérpera com quadro de hemorragia pós-parto, na qual foi diagnosticada inversão uterina que não se resolve com a manobra de Taxe. A conduta agora consiste em:**

(A) Laparotomia com a técnica de Huntington.
(B) Laparotomia com a técnica de McRoberts.
(C) Laparotomia utilizando a técnica de Rubin.
(D) Laparotomia utilizando a técnica de Woods.

Resposta: A.

COMENTÁRIO: o tratamento da inversão uterina consiste no reposicionamento o mais rápido possível do útero invertido em sua posição original. A abordagem não cirúrgica para redução manual da inversão uterina (manobra de Taxe) é a primeira escolha para o tratamento da inversão uterina após o parto vaginal. A abordagem cirúrgica se faz necessária quando ocorre a formação de um anel constritivo miometrial denso, cuja redução não é possível por meio de procedimentos não operatórios, sendo a laparotomia com a manobra de Huntington a mais utilizada em caso de falha da abordagem não cirúrgica. Essa manobra consiste em tração e encurtamento dos ligamentos redondos, seguida da fixação de ambos à parede anterior, o que acentua a anteversoflexão do corpo, prevenindo assim sua descida através do canal cervical.

São considerados fatores de risco para inversão uterina: hipotonia ou atonia uterina, tração exagerada do cordão umbilical, cordão curto, pressão do fundo uterino durante dequitação placentária, implantação fúndica da placenta, acretismo placentário e remoção manual da placenta.

196 Capítulo 23 Urgências e Emergências Obstétricas

---

10 Mulher de 36 anos de idade, G6Pn5, último parto há 9 anos, procura o pronto atendimento obstétrico com queixa de contrações. Exame físico: PA = 110 × 70mmHg; altura uterina = 39cm; BCF = 150bpm; dinâmica uterina = 4 contrações de 45 segundos, fortes em 10 minutos; toque vaginal: colo com 6cm, médio, cefálico alto e móvel com bolsa íntegra. Encaminhada ao centro obstétrico para acompanhamento do trabalho de parto, após 2 horas e 30 minutos é conduzida à sala de parto com dilatação total. Colocada em posição para o parto, é realizada rotura de membranas com orientação de esforço para expulsão e condução com ocitocina. Evolui com sangramento vaginal abundante, batimentos fetais inaudíveis e dinâmica uterina ausente, toque com dilatação total e apresentação inalcançável. O diagnóstico é de:

(A) Placenta prévia.
(B) Descolamento prematuro de placenta.
(C) Rotura uterina.
(D) Rotura de *vasa* prévia.

> Resposta: **C.**

COMENTÁRIO: este é um quadro clínico clássico de rotura uterina durante o trabalho de parto em que ocorrem sangramento volumoso, parada das contrações, subida da apresentação percebida ao toque vaginal (sinal de Recasens) e, na maioria das vezes, óbito fetal com batimentos cardíacos fetais inaudíveis. Como fator de risco para rotura uterina a paciente apresenta a multiparidade (cinco gestações anteriores), o que pode levar ao adelgaçamento de fibras miometriais e ao uso de ocitocina para condução do parto. Apesar de não constar no caso, a presença de cicatrizes uterinas anteriores é um dos principais fatores de risco para rotura uterina intraparto. Constitui diagnóstico diferencial das outras causas de hemorragia da segunda metade da gravidez, onde não ocorre subida da apresentação: placenta prévia (tônus uterino normal, vitalidade fetal preservada), descolamento prematuro de placenta (cursa com hipertonia uterina e na maioria dos casos o BCF é bradicárdico ou ausente) e rotura de *vasa* prévia (sangramento de origem fetal, geralmente pouco volumoso, cursando com bradicardia ou ausência de BCF).

---

11 Na síndrome de distensão segmentária, o sinal de Frommel se caracteriza por:

(A) Ligamentos largos retesados e palpáveis.
(B) Ligamentos redondos retesados e palpáveis.
(C) Crepitação produzida pela passagem de ar pelo peritônio.
(D) Relevo do anel que separa o corpo uterino do segmento inferior.

> Resposta: **B.**

COMENTÁRIO: a iminência de rotura uterina se caracteriza por contrações intensas e muito dolorosas, o sinal de Bandl (que consiste na depressão em anel infraumbilical, sugerindo uma possível separação do corpo do colo uterino) e o sinal de Frommel (que consiste no desvio do útero devido ao retesamento dos ligamentos redondos). Após a rotura uterina, ocorrem redução ou desaparecimento da atividade contrátil do útero, sinais de choque vagal seguido de choque hipovolêmico, subida da apresentação fetal percebida ao toque vaginal (sinal de Recasens) e, na maioria das vezes, sofrimento fetal associado ou não ao óbito do concepto.

Capítulo 23   Urgências e Emergências Obstétricas   **197**

12 Gestante em período expulsivo, com feto macrossômico, uma vez liberado o polo cefálico, apresenta encravamento da cintura escapular (distócia de ombro) com consequente dificuldade para extração fetal. Considerando esse contexto, qual é a primeira manobra a ser realizada para resolução da distócia?

(A) Manobra de McRoberts.
(B) Manobra de Mauriceau.
(C) Manobra de Zavanelli.
(D) Sinfisiotomia.
(E) Manobra de Champetier de Ribes.

Resposta: **A.**

COMENTÁRIO: a manobra de McRoberts é a primeira medida a ser adotada nos casos de distócia de ombro por ser uma manobra atraumática, de fácil execução e que consiste na abdução e hiperflexão das coxas sobre o abdome para promover a rotação cefálica da sínfise púbica e a retificação da lordose lombar, o que pode liberar o ombro impactado. A sinfisiotomia e a manobra de Zavanelli são medidas heroicas e de exceção, usualmente utilizadas quando já foram tentadas todas as manobras menos traumáticas. As manobras de Mauriceau e de Champetier de Ribes são utilizadas na assistência ao parto pélvico.

13 Mulher de 19 anos de idade com pré-natal adequado e níveis pressóricos normais evoluiu para parto normal a termo sem intercorrências. No alojamento conjunto, 18 horas após o parto, a paciente apresentou convulsão tônico-clônica generalizada. A hipótese diagnóstica e as condutas são:

(A) Eclâmpsia atípica – iniciar fenitoína EV e solicitar exames de imagem.
(B) Eclâmpsia puerperal – iniciar sulfato de magnésio e avaliação laboratorial.
(C) Eclâmpsia atípica – iniciar sulfato de magnésio e solicitar avaliação do neurologista.
(D) Eclâmpsia puerperal – iniciar benzodiazepínico e solicitar exame de imagem.

Resposta: **B.**

COMENTÁRIO: eclâmpsia é definida como o aparecimento de crises convulsivas tônico-clônicas inéditas e autolimitadas em mulheres com quadro hipertensivo e pode ocorrer antes, durante ou após o parto.

Na paciente em questão, a principal hipótese diagnóstica é a eclâmpsia puerperal, mesmo que todo o pré-natal tenha acontecido sem intercorrências. A conduta inicial inclui medidas básicas de suporte para garantir a desobstrução de vias aéreas e ventilação adequada, administração de sulfato de magnésio para tratamento da crise convulsiva e coleta de material para exames laboratoriais para descartar outros diagnósticos diferenciais. O uso de hipertensivos está reservado às pacientes com níveis pressóricos $\geq 160 \times 110$mmHg.

14 Paciente de 16 anos de idade, G1P0, admitida na emergência da maternidade com 37 semanas com queixa de cefaleia. Ao exame, apresentava PA = 180 × 110mmHg; FC = 95bpm; altura uterina = 34cm; metrossístoles ausentes; tônus uterino normal; BCF = 130bpm. Ao toque, colo em centralização, 60% apagado, pérvio 1 polpa, apresentação cefálica, bolsa íntegra. A conduta adequada para o caso é:

198 Capítulo 23 Urgências e Emergências Obstétricas

(A) Hidralazina venosa, sulfato de magnésio e interrupção da gestação após estabilização do quadro.
(B) Cesariana imediata devido ao risco iminente de convulsão.
(C) Interrupção da gestação após a realização de ultrassonografia e cardiotocografia para avaliar a melhor via de parto.
(D) Prescrever metildopa em dose máxima, orientar curva domiciliar de PA e retorno ao pré-natal para reavaliação em até 1 semana.
(E) Internação no pré-parto e indução do parto com ocitocina.

Resposta: **A.**

Comentário: a paciente apresenta quadro de pré-eclâmpsia grave a termo. As pacientes com pré-eclâmpsia grave devem receber sulfato de magnésio para prevenir a eclâmpsia, e aquelas pacientes com níveis pressóricos ≥ 160 × 110mmHg devem receber anti-hipertensivos para evitar acidentes vasculares cerebrais. Nos casos de pré-eclâmpsia grave em pacientes > 34 semanas de gravidez, o parto estará indicado após estabilização da paciente. O parto via vaginal estará indicado nos casos de gestantes estáveis, fetos com vitalidade preservada e ausência de contraindicação ao parto via vaginal (incluindo indução com amadurecimento cervical prévio).

15 Paciente primigesta com 32 semanas de gestação após tratamento por técnica de reprodução assistida, portadora de hipertensão arterial sistêmica, chega à maternidade relatando contrações uterinas frequentes e dolorosas e sangramento genital intenso. Ao exame físico, foram verificados hipertonia uterina, sangramento abundante fluindo pelo colo uterino e sinais de hipovolemia. Apesar das medidas terapêuticas, evoluiu com choque hipovolêmico que culminou com parada cardíaca irreversível. O diagnóstico e a classificação dessa morte são:

(A) Descolamento prematuro de placenta (DPP) e morte materna direta.
(B) Placenta prévia e não se trata de morte materna direta.
(C) Placenta prévia e morte materna indireta.
(D) DPP e morte materna não gestacional.

Resposta: **A.**

Comentário: trata-se de quadro de DPP, cujo diagnóstico é eminentemente clínico. O DPP classicamente se apresenta como dor abdominal intensa acompanhada de sangramento vaginal na presença de hipertonia uterina ou taquissistolia. Podem ocorrer quadros em que o sangramento é oculto e não se exterioriza, o que dificulta o diagnóstico de DPP. Os distúrbios hipertensivos na gravidez são a condição clínica mais frequentemente associada ao DPP, podendo estar presentes em mais de 50% dos casos. A terapia anti-hipertensiva parece não reduzir o risco nessas pacientes. Trata-se de morte materna obstétrica direta, pois ocorreu por complicações obstétricas durante a gravidez.

BIBLIOGRAFIA

Baskett TF, Calder AA, Arulkumaran S. Munro Kerr's Operative Obstetrics. 12th ed. Edinburgh: Saunders Elsevier, 2014:293p.
Cunningham FG et al. Williams obstetrics. 25th ed. Nova York: Mc Graw Hill Education, 2018:1328p.
Fernandes EF, Sá MFS. Tratado de obstetrícia Febrasgo. Rio de Janeiro: Elsevier, 2019:1132p.
Urbanetz AA. Urgências e emergências em ginecologia e obstetrícia. 1. ed. Barueri: Manole, 2019:946p.

CAPÍTULO
24

Câncer e Gestação

Carolina Martins Vieira
Paulo Henrique Costa Diniz

1 **Paciente com câncer colorretal, 35 semanas de gestação, com feto com imaturidade pulmonar. A conduta consiste em:**

(A) Aguardar a maturidade pulmonar.
(B) Cesariana imediata.
(C) Quimioterapia.
(D) Radioterapia.

Resposta: **A.**

COMENTÁRIO: diante da idade gestacional avançada, aguardar completar 37 semanas para garantir a maturidade pulmonar ou mesmo induzi-la com corticoterapia não pioraria o prognóstico oncológico, tendo em vista que o parto poderia ocorrer com mais segurança em poucos dias. A radioterapia, caso indicada (principalmente na região pélvica), deveria ser postergada até o pós-parto. Além disso, para evitar que o parto ocorra durante o nadir da quimioterapia, período de maior toxicidade medular, recomenda-se garantir um intervalo mínimo de 3 semanas entre a última dose de quimioterapia e o parto. Portanto, a quimioterapia é desencorajada após 33 semanas de gestação.

2 **Com relacão às neoplasias malignas durante a gestação, é CORRETO afirmar que:**

(A) Na leucemia, infecção e pancitopenia são achados incomuns, e a cesariana é a via preferencial para interrupção da gravidez.
(B) Mulheres grávidas com doença de Hodgkin não são suscetíveis a infecção e septicemia.
(C) O tratamento do câncer colorretal na gravidez segue os mesmos princípios para as pacientes não grávidas.
(D) O câncer gástrico é uma forma comum de neoplasia maligna na gravidez.

Resposta: **C.**

200 Capítulo 24 Câncer e Gestação

Comentário: como em todo portador de neoplasia hematológica, a sepse e outras intercorrências infecciosas são frequentes ao longo do curso da doença. A queda da contagem das múltiplas linhagens de células do sangue também é uma característica frequentemente encontrada. A cesariana não é necessariamente a via para interrupção da gravidez, a não ser quando indicada por razões obstétricas. O câncer gástrico em grávidas é considerado raro, ocorrendo em apenas 0,025% a 0,1% das gestações. Nos casos de câncer colorretal na gravidez, prescrevem-se as mesmas medicações e princípios indicados para as pacientes não grávidas, evitando, quando possível, a exposição aos quimioterapêuticos no primeiro trimestre da gestação.

3 Multípara apresenta massa palpável de 2cm, firme e não compressível em região da tireoide. Submetida à biópsia com agulha fina, confirmou-se carcinoma de tireoide, padrão papilar, bem diferenciado. Considerando que a gestacão está no segundo trimestre, deve-se:

I. Manter a gravidez e realizar tireoidectomia radical.
II. Manter a gravidez e realizar supressão com iodo radioativo.
III. Manter a gravidez e iniciar supressão com levotiroxina.
IV. Interromper a gravidez e realizar tireoidectomia radical.

Está correto apenas o contido em:
(A) I, II e III.
(B) I e III.
(C) II e IV.
(D) IV.

Resposta: **B.**

Comentário: o aumento da incidência de câncer de tireoide em mulheres < 45 anos torna essa neoplasia relativamente comum na gestação. Como se trata de um tumor na maioria das vezes bem diferenciado e não há evidências de que a gestação tenha impacto negativo em seu prognóstico, não se indica a interrupção da gravidez. A tireoidectomia total pode ser em geral postergada para o pós-parto ou mesmo realizada no segundo trimestre da gestação. A terapia de supressão da função tireoidiana, que consiste na administração de levotiroxina em doses suficientes para manter o TSH baixo, deve ser realizada especialmente nas pacientes nas quais se decide postergar a cirurgia. Tratamento com iodo radioativo só deve ser oferecido no pós-parto.

4 Excetuando-se os tumores de pele não melanoma, assinale a sequência das neoplasias mais incidentes durante a gestação:

(A) Ovário, colorretal, colo uterino, melanoma.
(B) Colorretal, mama, melanoma, ovário.
(C) Mama, colo uterino, melanoma, ovário.
(D) Colo uterino, mama, ovário, melanoma.

Resposta: **C.**

Capítulo 24   Câncer e Gestação   **201**

Comentário: o câncer de mama é diagnosticado em 1 a cada 3.000 mulheres grávidas, sendo o tipo mais comum de câncer diagnosticado durante a gravidez, durante a amamentação ou no primeiro ano após o parto. O câncer de colo uterino é o segundo em incidência durante a gestação. Sua incidência é estimada em 0,8 a 1,5 caso a cada 10.000 partos. Após os dois mais incidentes, na sequência vêm o melanoma e o câncer de ovário.

5 **Com relação ao câncer de colo uterino durante a gravidez, há contraindicação absoluta para a realização de:**

(A) Avaliação colposcópica.
(B) Conização diagnóstica.
(C) Curetagem endocervical.
(D) Ressonância magnética para estadiamento.

Resposta: **C.**

Comentário: a avaliação colposcópica com biópsias deve ser realizada por profissional experiente. A conização diagnóstica está indicada apenas se a confirmação de doença invasiva for alterar a via de parto; do contrário, deverá ser realizada no pós-parto. Se necessária a ampliação da propedêutica com exames de imagem, é preferível a ressonância nuclear magnética, uma vez que a tomografia computadorizada está contraindicada na gestação. Por fim, a curetagem endocervical está proscrita em virtude do risco de perda fetal associada.

6 **Com relação ao tratamento do câncer cervical durante a gestação, todas as opções estão corretas, EXCETO:**

(A) A via de parto deve ser sempre a cesariana.
(B) Para as mulheres no estádio IA1 que desejam preservar a fertilidade, não é indicada a complementação do tratamento após a conização (após o parto).
(C) Para as mulheres no estádio IA2 ou com tumores até 4cm que desejam preservar a fertilidade, uma boa opção é a traquelectomia (após o parto).
(D) A gestação não impacta negativamente a história natural do câncer cervical e, portanto, o prognóstico das grávidas e não grávidas é semelhante.

Resposta: **A.**

Comentário: para as mulheres com tumores cervicais no estádio IA, o parto vaginal é aceitável caso a conização realizada para o diagnóstico tenha resultado em margens livres. Por outro lado, para neoplasias em estádios mais avançados, deve ser utilizada a via cesariana. Para tumores com até 4cm em pacientes sem prole definida, podem ser discutidas (em caráter de decisão compartilhada) estratégias cirúrgicas que preservem a fertilidade. Considerando-se pacientes grávidas e não grávidas com características oncológicas semelhantes (estádio, tipo histológico, comorbidades), a história natural da doença não apresenta diferenças.

202 Capítulo 24 Câncer e Gestação

7 No que se refere aos exames de imagem para estadiamento oncológico durante a gravidez, NÃO é possível afirmar que:

(A) Doses de radiação > 100mGy resultam em até 1% de aumento da incidência de malformações fetais ou neoplasias na infância.

(B) A ultrassonografia deve ser o método de escolha para avaliação hepática e estadiamento do abdome.

(C) Caso os exames ultrassonográficos de estadiamento sejam inconclusivos, a ressonância magnética é preferível à tomografia computadorizada.

(D) Por utilizar glicose como marcador, a tomografia por emissão de pósitrons (PET-CT) é um exame seguro durante a gravidez.

Resposta: **D.**

COMENTÁRIO: a PET-CT é uma técnica de imagem que utiliza moléculas que incluem um componente radioativo (radionuclídeo) associado à realização de tomografia computadorizada. O radiofármaco utilizado é um derivado da glicose, a desoxiglicose marcada pelo 18-flúor. Portanto, por envolver a radiação inerente à tomografia e ao uso de radioisótopos, a PET-CT não pode ser considerada segura na gravidez. Os exames de imagem devem ser iniciados com a ultrassonografia, em razão de seu perfil de segurança e, caso inconclusivos, deve ser avaliada a necessidade de ressonância magnética, tendo em vista que a radiação associada à tomografia pode levar a malformações fetais.

8 Com relação ao desenvolvimento dos tumores ginecológicos durante a gravidez, todas as opções estão corretas, EXCETO:

(A) Trata-se de um evento relativamente raro, acometendo 4 a 8 a cada 100.000 gestações.

(B) Os riscos da administração de quimioterapêuticos variam de acordo com a idade gestacional e os fármacos indicados.

(C) Caso o tempo de gestação seja ≥ 34 semanas e haja evidências de maturidade pulmonar, deve-se avaliar um parto mais precoce para viabilizar o tratamento.

(D) Quimioterapia é o tratamento de escolha para tumores da granulosa.

Resposta: **D.**

COMENTÁRIO: tumores de ovário da granulosa são raros, principalmente durante a gestação. O tratamento se baseia em modalidades cirúrgicas (ooforectomia), sendo a quimioterapia reservada para casos selecionados. Assim como em todas as neoplasias, deve ser evitada a administração de quimioterapêuticos no primeiro trimestre e no período periparto, além de ser necessária a seleção adequada dos quimioterapêuticos porventura utilizados, sendo contraindicados agentes antimetabólitos (p. ex., metotrexato).

9 Com relação aos tratamentos radioterapêuticos durante a gestação, assinale a opção INCORRETA:

(A) Pacientes diagnosticadas com metástases cerebrais geralmente demandam radioterapia imediata, que pode ser realizada com proteção do abdome.

(B) É factível radioterapia paliativa antálgica para metástases ósseas da coluna cervical, torácica ou de membros superiores.

(C) A braquiterapia de baixa dose (LDR) pode ser uma opção no tratamento de tumores ginecológicos por apresentar baixa taxa de complicações materno-fetais.

(D) Caso seja imprescindível irradiar a região lombar por emergência oncológica (p. ex., compressão medular), deve ser discutida a interrupção da gestação.

Resposta: C.

Comentário: a braquiterapia de baixa taxa de dose (LDR) envolve a inserção de implantes de sementes permanentes próximo ao tumor. Essa técnica pode ser utilizada no tratamento de tumores de corpo e colo uterinos e é realizada sob anestesia geral. As sementes desprendem sua radiação ao longo de várias semanas ou meses, e por isso o procedimento não é considerado seguro na gestação. Por outro lado, urgências oncológicas, como metástases no sistema nervoso central ou compressão medular, devem ser abordadas do ponto de vista radioterapêutico com as devidas medidas de proteção, tendo em vista que o atraso no tratamento pode ser deletério e impactar negativamente as condições clínicas da gestante.

10 O câncer de mama que ocorre durante a gravidez é uma situação clínica desafiadora, tendo em vista que o bem-estar materno e fetal deve ser levado em conta em qualquer estratégia terapêutica. Sobre o tratamento sistêmico do câncer de mama em grávidas, assinale a opção INCORRETA:

(A) Regimes contendo antracíclico (doxorrubicina, epirrubicina) estão formalmente contraindicados em virtude do risco de cardiotoxicidade fetal.

(B) Os taxanos (paclitaxel e docetaxel) são agentes com os quais a transferência transplacentária é mínima e, portanto, podem ser utilizados na gravidez, principalmente em esquemas semanais.

(C) Apesar de seu papel de destaque em tumores HER2-positivos, o trastuzumabe está associado a alto risco de oligoidrâmnio e, portanto, seu uso deve ser adiado para o pós-parto.

(D) A hormonoterapia com tamoxifeno está contraindicada em qualquer momento durante a gravidez em virtude do risco de malformações fetais.

Resposta: A.

Comentário: os regimes contendo antracíclicos são os mais estudados no câncer de mama e permanecem como primeira escolha. Apesar do risco de cardiotoxicidade materna, até o momento nenhum estudo relatou aumento do risco de cardiotoxicidade fetal. Os taxanos são agentes com os quais é mínima a transferência transplacentária, e os regimes semanais são preferíveis em razão do melhor perfil de toxicidade. Estudos observacionais mostram que a exposição a anticorpos monoclonais anti-HER2, tanto no segundo como no terceiro trimestre da gestação, está associado a risco alto de oligoidrâmnio e, portanto, seu uso deve ser adiado para o pós-parto. O tamoxifeno também não deve ser usado na gravidez, em qualquer trimestre, devido ao risco de malformações fetais.

11 Nas últimas décadas, o tratamento cirúrgico do câncer de mama tem avançado na adoção de técnicas mais conservadoras e com menor morbidade. Entretanto, há particularidades em seu emprego durante a gravidez. Sobre esse tema, assinale a opção INCORRETA:

(A) A biópsia de linfonodo sentinela pode ser utilizada preferencialmente com tecnécio-99 em vez de corante azul patente.

204 Capítulo 24 Câncer e Gestação

(B) Mesmo em tumores iniciais, a mastectomia pode ser opção mais segura na gravidez em vez da setorectomia ou da quadrantectomia.

(C) Cirurgias conservadoras ou mesmo a mastectomia podem ser usadas em qualquer trimestre da gestação.

(D) Após cirurgia conservadora, a gestante deve realizar de imediato a radioterapia adjuvante em virtude do risco de recorrência local.

Resposta: **D.**

Comentário: apesar dos dados relativamente limitados sobre biópsia de linfonodo sentinela durante a gravidez, o procedimento pode ser realizado. O corante azul patente é formalmente contraindicado na gravidez devido ao risco de reações alérgicas que ameaçam a vida. Tanto a mastectomia como as cirurgias conservadoras podem ser usadas em qualquer período da gravidez. Entretanto, quando se realiza cirurgia conservadora, é necessário complementá-la com radioterapia adjuvante, sendo aconselhável aguardar o parto para realizá-la. Caso a espera para a radioterapia seja superior a 6 meses, deve-se discutir com equipe multidisciplinar, e a mastectomia pode ser mais segura.

12 O câncer de ovário, epitelial ou germinativo, quando ocorre durante a gravidez, suscita algumas considerações especiais. Assinale a opção INCORRETA:

(A) Se a quimioterapia estiver indicada, recomendam-se regimes contendo platina a partir do segundo trimestre da gestação.

(B) Para preservação da gravidez, pode ser realizada a cirurgia mais conservadora, utilizando incisão de Pfannenstiel, seguida de cirurgia citorredutora após o parto.

(C) Os marcadores tumorais rotineiramente usados no câncer de ovário são de difícil interpretação na gestação porque podem estar elevados sem que tenham relação direta com o câncer.

(D) A interrupção precoce da gestação não melhora a sobrevida global das grávidas portadoras de câncer de ovário.

Resposta: **D.**

Comentário: quando não se pode adiar a quimioterapia até o pós-parto, a primeira escolha são os regimes contendo platinas (carboplatina, cisplatina), como em não grávidas, a partir do segundo trimestre. Os marcadores tumorais, antígenos oncofetais envolvidos em funções biológicas como o desenvolvimento fetal, estarão elevados na gestação independentemente do câncer. Não há evidências de que a interrupção da gestação aumente a sobrevida global. É possível o tratamento cirúrgico para preservar a fertilidade nessas pacientes. Nesse caso, recomenda-se ooforectomia unilateral (se possível), completando o tratamento cirúrgico no pós-parto. A incisão cirúrgica mediana é mais recomendada por minimizar a necessidade de manipulação do útero gravídico enquanto se obtém acesso à massa suprarrenal.

13 Apesar de ter nível de recomendação D, a quimioterapia é usada em muitos casos de câncer na gravidez, principalmente em situações em que não pode ser adiada ou quando o parto ainda não é viável. Sobre os efeitos da quimioterapia de acordo com cada estágio da gestação, assinale a associação INCORRETA:

(A) Primeiro trimestre – aborto e malformação fetal.

Capítulo 24   Câncer e Gestação   **205**

(B) Segundo trimestre – crescimento intrauterino restrito (CIUR), baixo peso ao nascer, prematuridade.

(C) Terceiro trimestre – alterações marcantes de funções físicas e neurocognitivas a longo prazo.

(D) Período perinatal – mielossupressão materna/fetal, infecções, hemorragias.

Resposta: C.

COMENTÁRIO: todas as opções se associam corretamente aos efeitos assinalados, exceto a da letra C. Os dados clínicos atualmente disponíveis mostram que os fetos expostos à quimioterapia a partir do segundo trimestre da gestação não apresentam complicações significativas a longo prazo. Têm sido descritas alterações sutis, porém significativas, nas funções cognitivas, mas em bebês pré-termo que foram expostos à quimioterapia intraútero. Por isso, em grávidas diagnosticadas com câncer se recomenda, sempre que possível, o parto a partir de 37 semanas de gestação.

14 **O tratamento oncológico é complexo e envolve um arsenal terapêutico em avanço contínuo, mas que muitas vezes apresenta restrições para uso na gravidez. Assinale a opção que traz um agente considerado seguro para o tratamento do câncer na gravidez:**

(A) Interferon-alfa para tratamento de leucemia mieloide crônica.

(B) Ipilimumabe como imunoterapia para tumores como câncer renal.

(C) Vemurafenibe para tratamento de melanoma metastático.

(D) Gefitinibe para tratamento de adenocarcinoma de pulmão.

Resposta: A.

COMENTÁRIO: foram relatados 200 casos de uso de interferon-alfa para tratamento de leucemia mieloide crônica em grávidas, o qual é considerado seguro mesmo durante o primeiro trimestre de gestação. Os dados sobre os inibidores de fatores de crescimento epidérmico (como o gefitinibe) na gravidez são muito limitados, mas há evidências de passagem através da placenta e seu uso é desencorajado. Da mesma maneira, o uso de vemurafenibe para tratamento de melanoma, assim como de imunoterapia com ipilimumabe na gravidez, também não pode ser recomendado em virtude da escassez de dados.

15 **Sobre a gravidez em pacientes já tratadas para câncer, assinale a opção INCORRETA:**

(A) Em geral, as taxas de gravidez subsequente ao câncer são menores que na população em geral.

(B) Apesar dos riscos, as pacientes devem interromper o uso de tamoxifeno como hormonoterapia adjuvante para câncer de mama cerca de 2 a 3 anos para permitir a gravidez.

(C) Nos casos de pacientes que engravidam logo após o tratamento do câncer de mama, deve-se considerar a interrupção da gravidez.

(D) Não existe um período mínimo estabelecido após o qual as pacientes possam engravidar após o tratamento do câncer.

Resposta: C.

COMENTÁRIO: em média, as taxas de gravidez em pacientes já submetidas a tratamento de câncer são 40% inferiores, sendo ainda menores nos casos de sobreviventes de câncer de mama. Vários estudos têm demonstrado que a gravidez após o câncer de mama é segura mesmo em pacientes com tumores que expressam receptores hormonais. Não há evidências para interrupção da gravidez diagnosticada logo após o término do tratamento do câncer, já que os estudos não mostraram impacto no prognóstico materno. Recomenda-se a espera de 2 anos após o tratamento do câncer para engravidar, por ser esse o período em que são maiores as chances de recorrência tumoral, mas não existe um tempo ótimo estabelecido associado a uma gravidez segura.

BIBLIOGRAFIA

Cunningham FG, Leveno KJ, Bloom SL et al. Williams obstetrics. 24th ed. São Paulo, 2014;12(63):1219-39.

Freitas F, Costa SHM, Ramos JGL, Magalhães JA. Rotinas em obstetrícia. Porto Alegre, 2011;3(45):707-13.

Peccatori FA, Azim HA, Orecchia Jr, R. Cancer, pregnancy and fertility: ESMO Clinical Practice Guidelines. Ann Oncol 2013; 24 (Suppl 6):vi60-vi70.

Zagouri F, Dimitrakakis C, Marinopoulos S, Tsigginou A, Dimopoulos MA. Cancer in pregnancy: disentangling treatment modalities. ESMO Open. 2016 May 4;1(3):e000016. doi: 10.1136/esmoopen-2015-000016. PubMed PMID: 27843602; PubMed Central PMCID: PMC5070264.

SEÇÃO II

GINECOLOGIA

CAPÍTULO 25

Embriologia e Anatomia do Aparelho Urogenital Feminino

Michael Zarnowski Passos
Aline Evangelista Santiago
Agnaldo Lopes da Silva Filho

1 Mulher de 25 anos de idade com abortamento de repetição é portadora de malformação mülleriana do tipo útero bicorno. Quanto à origem etiopatogênica, o defeito é:

(A) Familiar.
(B) Cromossômico.
(C) Ocasional.
(D) Iatrogênico.

Resposta: **C.**

Comentário: o útero bicorno é o resultado da fusão incompleta dos ductos müllerianos e se caracteriza por duas cavidades endometriais separadas, mas comunicantes, e um único colo uterino. A incidência de malformações uterinas é incerta, já que algumas não afetam a fertilidade feminina e, por esse motivo, muitas vezes não são diagnosticadas ou investigadas. Causas genéticas ou cromossômicas não são conhecidas. Em 30% dos casos ocorrem juntamente com alguma malformação renal, justificando sua origem embriológica.

2 Com relação ao compartimento superficial do períneo, a seta indica tratar-se do músculo:

(A) Isquiocavernoso.
(B) Iliococcígeo.
(C) Pubococcígeo.
(D) Bulbocavernoso.

Resposta: **D.**

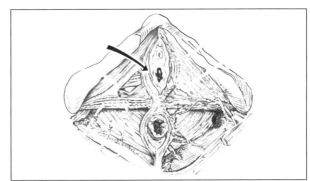

Comentário: a musculatura do compartimento superficial do períneo é composta pelos músculos isquiocavernoso, bulbocavernoso e transverso superficial do períneo. A estrutura destacada na imagem é o músculo bulbocavernoso ou bulboesponjoso, que se fixa anteriormente no corpo do clitóris e posteriormente ao corpo perineal, englobando a vulva. Atua contraindo o lúmen vaginal e, desse modo, contribui para liberação das secreções das glândulas de Bartholin. É responsável também pela ereção clitoridiana por meio da compressão da veia dorsal profunda do clitóris.

3 A artéria mostrada é a:

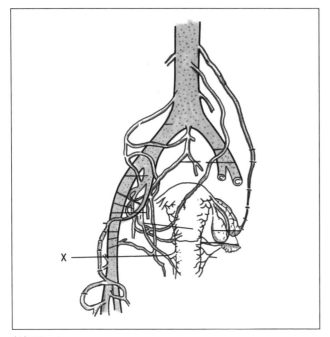

(A) Uterina.
(B) Vaginal.
(C) Hemorroidária média.
(D) Pudenda inferior.

Resposta: **B.**

Comentário: o suprimento sanguíneo da vagina se origina de um ramo descendente da artéria uterina e da artéria vaginal. Esta última se origina do ramo anterior da artéria ilíaca interna.

4 Em qual semana da gravidez ocorre a diferenciação do clitóris e do vestíbulo vaginal?
(A) 6ª.
(B) 8ª.
(C) 10ª.
(D) 12ª.

Resposta: **D.**

Capítulo 25 Embriologia e Anatomia do Aparelho Urogenital Feminino **211**

COMENTÁRIO: o clitóris e o vestíbulo vaginal surgem a partir do tubérculo genital. Sua diferenciação ocorre na 12ª semana da gestação sem necessitar de uma influência hormonal específica. Nos fetos masculinos, ao contrário, para que ocorra a diferenciação da genitália externa é necessária a ação da di-hidrotestosterona formada no local pela ação da 5α-redutase sobre a testosterona.

5 **Durante a vida embrionária, a ausência de hormônio antimülleriano resulta em:**

(A) Regressão do sistema de ductos paramesonéfricos.
(B) Diferenciação da região medular da gônada em células de Sertoli.
(C) Desenvolvimento do sistema de ductos mesonéfricos.
(D) Desenvolvimento do sistema de ductos paramesonéfricos.

Resposta: **D.**

COMENTÁRIO: nos fetos masculinos, as células de Sertoli presentes nos testículos produzem o hormônio antimülleriano, que causa a regressão dos ductos paramesonéfricos. Quando esse hormônio não é produzido, como é o caso dos fetos femininos, os ductos paramesonéfricos ou de Müller se diferenciam naturalmente na genitália interna feminina sem uma estimulação hormonal específica.

6 **O diafragma urogenital é formado pelos músculos:**

(A) Transverso profundo do períneo e esfíncter uretral externo.
(B) Levantador do ânus e coccígeos.
(C) Glúteo máximo e isquiococcígeo.
(D) Piriforme e pubococcígeo.

Resposta: **A.**

COMENTÁRIO: o diafragma urogenital é formado pelos músculos transverso profundo do períneo e esfíncter uretral externo. Encontra-se entre a membrana perineal e a camada superior da fáscia urogenital e fornece sustentação para a vagina distal e a uretra.

7 **A regressão dos ductos paramesonéfricos é determinada pela ação de uma glicoproteína produzida nas células de(a):**

(A) Leydig.
(B) Teca interna.
(C) Sertoli.
(D) Granulosa.

Resposta: **C.**

COMENTÁRIO: a regressão dos ductos paramesonéfricos é determinada pela ação do hormônio antimülleriano, produzido pelas células de Sertoli presentes nos testículos dos fetos masculinos. As células de Leydig produzem testosterona, e as células da teca e da granulosa pertencem ao folículo ovariano.

212 Capítulo 25 Embriologia e Anatomia do Aparelho Urogenital Feminino

---

8 **Com relação à vascularização da pelve feminina, NÃO é correto afirmar que:**

(A) A artéria pudenda interna é ramo da ilíaca interna.

(B) A artéria ilíaca interna dá como ramos posteriores a iliolombar, a sacral lateral e a glútea superior.

(C) A artéria pudenda interna dá os ramos retal inferior, perineal e do clitóris.

(D) A artéria sacral mediana se origina da artéria pudenda interna.

Resposta: **D.**

COMENTÁRIO: a artéria sacral mediana é um ramo direto da artéria aorta. No quadro mostrado a seguir encontra-se um resumo da vascularização pélvica com seus principais vasos e ramos.

Artéria ilíaca interna			
Divisão anterior		**Divisão posterior**	
Ramos parietais	**Ramos viscerais**	**Ramos parietais**	**Ramos viscerais**
Obturatória Pudenda interna Glútea inferior	Vesical superior (do segmento patente da umbilical) Uterina Vaginal Retal média Vesical interior (+/−)	Iliolombar Sacral lateral Glútea superior	Nenhuma
Ramos direto da aorta			
Ramos parietais		**Ramos viscerais**	
Sacral mediana		Ovariana Retal superior (ramo terminal da mesentérica inferior)	
Anastomoses entre aorta e artéria ilíaca interna			
Ovariana para uterina Retal superior para retal média		Sacral mediana para sacral lateral Lombar para iliolombar	

Fonte: Hoffman et al. Ginecologia de Williams. 2. ed. Editora AMGH, 2014.

---

9 **A artéria ovariana se origina da:**

(A) Artéria ilíaca interna.

(B) Aorta.

(C) Artéria uterina.

(D) Artéria ilíaca comum.

(E) Artéria pudenda.

Resposta: **B.**

COMENTÁRIO: a artéria ovariana é ramo direto da artéria aorta.

---

10 **A formação do *cumulus* ovariano é fator primordial para a:**

(A) Ovulação.

(B) Nidação.

(C) Placentação.

(D) Dequitação.

(E) Fertilização.

Resposta: A.

COMENTÁRIO: o folículo maduro ou pré-ovulatório é o mais volumoso dos folículos, contendo grande quantidade de líquido folicular. Próximo da ovulação, atinge o diâmetro máximo de 2 a 2,5cm, salientando-se na superfície do ovário. Nesse local, o epitélio superficial do ovário sofre alterações morfológicas que levam à maior varredura das fímbrias e da tuba uterina. O ovócito fica preso à parede do folículo por um pedículo constituído por células foliculares, o *cumulus oophorus*. As funções do *cumulus* ovariano incluem a coordenação do desenvolvimento do folículo e a maturação do oócito, as quais são necessárias para a ovulação.

Folículo ovariano maduro

Disponível em: http://www.ibb.unesp.br/Home/Departamentos/Morfologia/MaterialDidatico/HISTOLOGIA.pdf.

11 **Na região hipogástrica, a porção profunda do tecido celular subcutâneo é denominada:**

(A) Fáscia de Camper.

(B) Fáscia de Cooper.

(C) Fáscia de Scarpa.

(D) Fáscia intermediária.

(E) Fáscia *transversalis*.

Resposta: C.

COMENTÁRIO: a camada subcutânea da parede abdominal anterior pode ser dividida em superficial, predominantemente adiposa, conhecida como fáscia de Camper, e membranosa profunda, conhecida como fáscia de Scarpa. A fáscia de Scarpa mantém continuidade com a fáscia de Colles no períneo. A figura mostra um corte transversal da parede anterior do abdome abaixo da linha arqueada.

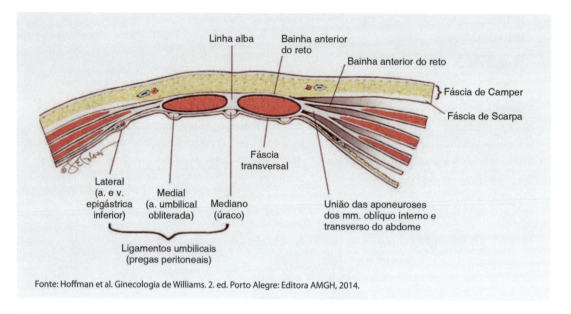

Fonte: Hoffman et al. Ginecologia de Williams. 2. ed. Porto Alegre: Editora AMGH, 2014.

12 Dentre as complicações da salpingectomia está o desenvolvimento de irregularidade menstrual ou mesmo a falência ovariana prematura. Uma das hipóteses é a lesão inadvertida das artérias que suprem os ovários. De quais artérias vem o suprimento sanguíneo arterial dos ovários?

(A) Artérias tubovarianas bilateralmente.
(B) Artérias ovarianas e ramos ovarianos das artérias uterinas bilateralmente.
(C) Artérias uterinas bilateralmente.
(D) Artéria ovariana à direita e artéria renal à esquerda.
(E) Artérias tubárias direita e esquerda.

Resposta: B.

Comentário: o suprimento arterial dos ovários provém das artérias ovarianas que se originam da superfície anterior da aorta abdominal, imediatamente abaixo da origem das artérias renais. Existem ainda ramos ovarianos da artéria uterina, os quais também são responsáveis pela vascularização ovariana. A artéria uterina, por sua vez, origina-se da divisão anterior da artéria ilíaca interna.

BIBLIOGRAFIA

Berek JS. Berek & Novak tratado de ginecologia. 14. ed. Rio de Janeiro: Guanabara Koogan, 2014.
Hoffman BL, Schorge JO, Schaffer JI, Halvorson LM, Bradshaw kD, Cunningham FG. Ginecologia de Williams. 2. ed. Porto Alegre: AMGH, 2014.
Rock JA, Jones III HW. Te Linde ginecologia operatória. 10. ed. Rio de Janeiro: Revinter, 2014.

CAPÍTULO 26

Fisiologia Menstrual – Controle Neuroendócrino

Camila Martins de Carvalho
Gustavo Francisco da Silva

1 A figura representando ritmo pulsátil de LH indica fase:

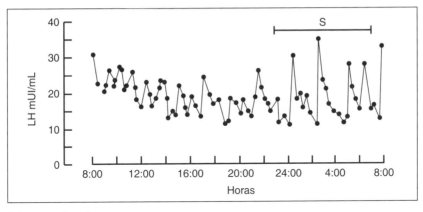

(A) Pré-puberal.
(B) Pós-menopausa.
(C) Menacme.
(D) Pós-natal precoce.

Resposta: C.

COMENTÁRIO: o GnRH hipotalâmico regula a síntese de FSH e LH e na menacme é secretado em pulsos distantes a cada 60 a 120 minutos, o que induz os pulsos dessas gonadotrofinas. No período pré-puberal, o gerador pulsátil do GnRH é inibido por um fator de restrição sobre o sistema nervoso central (gonadostato), o que resulta em baixos níveis circulantes de gonadotrofinas e esteroides sexuais. Na pós-menopausa, ocorre aumento dos níveis de LH, além de elevação da frequência e da amplitude de sua secreção. Na pós-natal precoce, a amamentação suprime a secreção de GnRH, portanto não ocorre a secreção pulsátil de LH.

2 O ritmo circadiano mostrado na figura indica secreção pulsátil de:

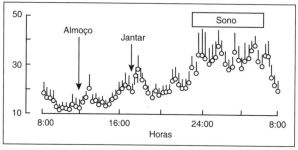

(A) Prolactina.
(B) LH.
(C) Insulina.
(D) ACTH.

Resposta: **A.**

Comentário: dentre as opções, a prolactina, o LH e o ACTH sofrem variação com o ciclo circadiano, porém o nível de prolactina no plasma se eleva durante o sono, enquanto os de LH e ACTH diminuem. Além disso, ocorre aumento da secreção da prolactina após as refeições (almoço e jantar no gráfico), pois a ingestão de proteínas acarreta aumento de sua secreção. A liberação das gonadotrofinas (FSH e LH) ocorre em pulsos, varia de acordo com a fase do ciclo menstrual e não sofre alteração com a ingestão de alimentos. A secreção de insulina é estimulada por substratos energéticos metabolizáveis pelas células β pancreáticas, sendo a glicose o secretagogo mais importante. A secreção de ACTH é maior pela manhã com redução à tarde e à noite.

3 Na fase folicular, as características hormonais são:
  (A) Pulsos de GnRH frequentes, progesterona baixa, estrogênio crescente.
  (B) Pulsos de GnRH raros, progesterona baixa, estrogênio crescente.
  (C) Pulsos de GnRH frequentes, progesterona alta, estrogênio decrescente.
  (D) Pulsos de GnRH raros, progesterona alta, estrogênio decrescente.

Resposta: **A.**

Comentário: a pulsatilidade do GnRH varia de acordo com a fase do ciclo, sendo mais frequente e com menor amplitude na fase folicular. Nessa fase, com o crescimento do folículo dominante, o estradiol e a inibina B aumentam exponencialmente e o folículo adquire receptores de LH. No final da fase folicular, os receptores de LH são estimulados e ocorre a modulação da secreção de progesterona, cujos níveis se elevam após a ovulação.

4 A respeito dos mecanismos de retrocontrole responsáveis pela regulação do ciclo menstrual, é CORRETO dizer que:
  (A) A inibina B produz *feedback* positivo para FSH durante a segunda metade da fase folicular.
  (B) A produção de estradiol aumenta gradualmente na fase folicular, sendo estimulada por FSH e inibina.

(C) Os níveis crescentes de estradiol na fase folicular final produzem *feedback* positivo para LH.
(D) O FSH aumenta progressivamente após a ovulação em resposta ao *feedback* positivo do estradiol e da progesterona.

Resposta: **C.**

Comentário: a inibina B suprime a secreção de FSH pela hipófise na fase folicular. A produção de estradiol aumenta gradativamente na fase folicular, porém esse estímulo ocorre por ação do FSH nas células da granulosa com ativação da aromatase. A elevação dos níveis de estradiol na fase folicular tem efeito de *feedback* negativo sobre a secreção de FSH, enquanto o LH sofre uma regulação bifásica. Em concentrações mais baixas, o estrogênio inibe a secreção de LH, e em níveis mais altos, como no final da fase folicular, intensifica sua liberação. Durante a fase lútea, o estradiol, a progesterona e a inibina A inibem a liberação do FSH.

5 Qual dos gráficos representa melhor os níveis circulantes de inibina A durante o ciclo menstrual?

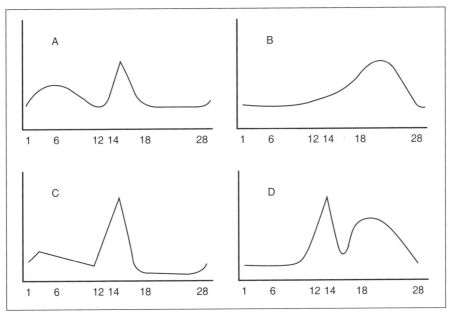

(A) A.
(B) B.
(C) C.
(D) D.

Resposta: **B.**

Comentário: as inibinas são peptídeos ovarianos com a capacidade de inibir seletivamente a secreção de FSH pela hipófise. A inibina A é o principal produto secretório do corpo lúteo, e sua concentração sérica máxima é encontrada na fase lútea média.

218 Capítulo 26 Fisiologia Menstrual – Controle Neuroendócrino

6 **Os níveis de progesterona da fase lútea são responsáveis por:**

I. Redução da pulsatilidade do LH.
II. Filância do muco cervical.
III. Modificações secretoras endometriais.
IV. Maior índice picnótico do epitélio vaginal.

Está correto apenas o contido em:
(A) I, II e III.
(B) I e III.
(C) II e IV.
(D) IV.

Resposta: **B.**

COMENTÁRIO: a progesterona sinaliza para o hipotálamo diminuir a frequência dos pulsos de LH, os quais se espaçam progressivamente até o ritmo de um pulso a cada 4 horas na fase lútea tardia e induzem uma atividade secretória no endométrio preparado pelo estrogênio. A progesterona aumenta a viscosidade do muco cervical. A picnose consiste na degeneração do núcleo da célula no processo de apoptose e é caracterizada por condensação da cromatina seguida de desaparecimento da carioteca. A progesterona tem efeito antiapoptótico (as afirmativas II e IV estão erradas).

7 **Das seguintes afirmativas sobre o ovócito secundário, assinale a CORRETA:**

(A) Seu conteúdo genético é haploide.
(B) É a célula que sofre a primeira divisão meiótica.
(C) Sua divisão origina quatro células idênticas.
(D) É formado após a segunda divisão meiótica.

Resposta: **A.**

COMENTÁRIO: a oogênese ocorre através do processo de meiose, quando uma célula-mãe diploide origina quatro células-filhas haploides. A meiose ocorre em dois momentos – a meiose I e meiose II – e pode ser dividida em quatro fases: prófase (dividida em leptóteno, zigóteno, paquíteno, diplóteno e diacinese), metáfase, anáfase e telófase. Ao nascimento, os oócitos I se encontram em repouso na fase diplótena da prófase I da meiose e persistem nessa fase até a ovulação, quando o oócito II é liberado, parando na metáfase II. A meiose II se completa somente se ocorrer a fecundação.

8 **Na ovulação, o pico de LH é precedido pelo aumento de:**

(A) Estradiol.
(B) FSH.
(C) Inibina A.
(D) Inibina B.
(E) Progesterona.

Resposta: **A.**

Capítulo 26   Fisiologia Menstrual – Controle Neuroendócrino   **219**

COMENTÁRIO: o LH sofre regulação bifásica pelo estrogênio circulante. Em doses baixas e constantes, o estrogênio exerce efeito de *feedback* negativo sobre a secreção do LH, ao passo que em altas doses exerce *feedback* positivo. O pico do LH é precedido por um nível elevado (200pg/mL) e sustentado (> 48 horas) de estrogênio. Os níveis de FSH começam a declinar próximo à metade da fase folicular. As inibinas A e B inibem a síntese e a secreção de FSH pelas células hipofisárias. Os níveis de progesterona aumentam após a ovulação em razão do estímulo do LH sobre as células da teca do corpo lúteo.

9 **Durante o ciclo menstrual, todo o endométrio se prepara para receber o óvulo fecundado; caso esse não ocorra, alguns fenômenos orientarão a descamação endometrial para o preparo de um novo ciclo. Qual das opções descreve um desses fenômenos?**

(A) Liberação da prostaglandina PGF2α e vasoconstrição das artérias espiraladas.
(B) Clivagem entre as camadas esponjosa e compacta, promovendo isquemia.
(C) Edema do estroma com aumento da permeabilidade vascular e decidualização.
(D) Aumento intenso na síntese de DNA e no número de mitoses.
(E) Multiplicação acentuada no número de células estromais e glandulares.

Resposta: **A.**

COMENTÁRIO: a prostaglandina PGF2α está em concentração máxima durante a menstruação e é um potente vasoconstritor que causa vasoespasmo arteriolar e isquemia endometrial. Na menstruação ocorrem colapso irregular e descamação da decídua funcional (composta pelas camadas esponjosa e compacta) com preservação da decídua basal, que será fonte subsequente do crescimento endometrial. O edema do estroma e a decidualização ocorrem na fase secretora. O aumento da síntese de DNA e do número de mitoses e a multiplicação acentuada de células estromais e glandulares ocorrem na fase proliferativa.

10 **O conhecimento dos mecanismos fisiológicos envolvidos na regulação do ciclo menstrual é importante para o tratamento da infertilidade. Com relação à regulação do ciclo menstrual, pode-se afirmar que:**

(A) A diminuição das prostaglandinas no meio do ciclo é necessária para que ocorram o pico de LH e a indução da ovulação.
(B) O pico de LH diminui a produção de prostaglandinas no folículo pré-ovulatório com consequente aumento de progesterona na fase lútea.
(C) A inibina aumenta a estimulação da síntese de androgênio pelo LH com consequente aumento de estrogênio necessário para desencadear o pico de LH.
(D) A inibina B aumenta a secreção de FSH para garantir a dominância de um único folículo pré--ovulatório.
(E) O estrogênio aumenta a atividade das enzimas proteolíticas e das prostaglandinas responsáveis pela rotura da parede folicular.

Resposta: **C.**

COMENTÁRIO: o aumento dos níveis de prostaglandinas acontece ao longo da fase folicular estimulado pelas gonadotrofinas. Durante o pico de LH, ao final dessa fase ocorre também o pico de

220   Capítulo 26   Fisiologia Menstrual – Controle Neuroendócrino

prostaglandinas, o que contribuirá para a contração da musculatura lisa e a consequente rotura do folículo ovariano. Esse mesmo pico gonadotrófico é responsável pelo aumento da atividade das enzimas proteolíticas que participarão da rotura do oócito. O nível de prostaglandina não influencia o pico de LH, mas sim os de estrogênio. O pico de estrogênio exerce *feedback* positivo sobre a secreção de LH, o que desencadeará o processo de ovulação.

11   **A respeito da fisiologia do ciclo menstrual, considere as seguintes afirmações:**

I. Para que aconteça a ovulação, o pico de FSH e LH deve ocorrer 2 dias antes da ovulação e o pico de estrogênio deve coincidir com o da ovulação.

II. O 17β-estradiol (E2), estrogênio mais importante do ponto de vista funcional, é produzido pelas células da granulosa e inibe a secreção de LH, atuando tanto no nível hipotalâmico como no hipofisário e diminuindo a amplitude e a frequência de seus pulsos.

III. A fase secretora do endométrio coincide com a fase luteínica do ovário, que induz a formação do corpo lúteo, que se degenera se ocorrer uma gravidez. O ovário apresenta aumento da secreção de progesterona, o que estimula o desenvolvimento de glândulas uterinas e a acumulação de glicogênio, e o endométrio se torna espesso, bem vascularizado e de aspecto esponjoso em razão das ações combinadas do estradiol e da progesterona, de maneira que, se não ocorrer uma implantação, inicia-se a descamação do endométrio.

Está correto apenas o contido em:

(A) I.
(B) I e II.
(C) I, II e III.
(D) Nenhuma das afirmativas está correta.

Resposta: D.

Comentário: no final da fase folicular há aumento progressivo dos níveis de estrogênio, que atingirão valores > 200pg/mL. Esse pico de estrogênio, em vez de exercer *feedback* negativo sobre a produção de gonadotrofinas, passa a estimular a secreção de FSH e LH e, consequentemente, a ovulação. Portanto, o pico de estrogênio precede o pico de LH. A rotura do folículo ocorre em 34 a 36 horas após o início do pico de LH e em 10 a 12 horas após o pico do LH propriamente dito.

No final da fase folicular, o E2, após atingir o pico, passa a exercer um *feedback* positivo tanto no hipotálamo como na hipófise para gerar o pico de LH.

A fase secretória coincide com a lútea. No entanto, é na fase proliferativa (fase folicular ovariana) que ocorrem o estímulo ao desenvolvimento de glândulas uterinas e o acúmulo de glicogênio sob o estímulo estrogênico.

12   **Sobre o ciclo menstrual fisiológico da mulher, assinale a opção INCORRETA:**

(A) A dopamina age na hipófise, inibindo a liberação de prolactina.
(B) Resumidamente, os estágios dos folículos são: primordial, pré-antral, antral e pré-ovulatório.
(C) A diminuição do FSH, com a regressão do corpo lúteo (do ciclo anterior), é o sinal do início do recrutamento folicular.

Capítulo 26   Fisiologia Menstrual – Controle Neuroendócrino   **221**

(D) A liberação do GnRH pelo hipotálamo acontece de maneira pulsátil e varia em frequência e amplitude de acordo com a fase do ciclo.

Resposta: **C.**

COMENTÁRIO: a dopamina é o principal fator inibidor de prolactina (PIF). A secreção de prolactina ocorre quando a secreção de dopamina é bloqueada.

A regressão do corpo lúteo resulta em diminuição dos níveis de estradiol, progesterona e inibina. O decréscimo da inibina remove a ação supressora sobre a secreção de FSH, que passa a se elevar antes mesmo da menstruação. Da mesma maneira, a diminuição dos níveis de estradiol e progesterona promove aumento nos pulsos de GnRH pelo hipotálamo e, consequentemente, da secreção de FSH. Assim, com o aumento dos níveis de FSH haverá recrutamento de novo folículo e o ciclo se reiniciará.

13 **No ciclo menstrual, se ocorrer a gravidez, a hCG produzida tem como função estimular o corpo lúteo para a produção de:**
(A) Inibina A.
(B) Inibina B.
(C) FSH.
(D) LH.
(E) Progesterona.

Resposta: **E.**

COMENTÁRIO: quando ocorre a gravidez, a hCG se liga aos receptores LH/CG do corpo lúteo e estimula a esteroidogênese ovariana, principalmente a produção de progesterona. Essa produção de esteroides é essencial para a manutenção da integridade endometrial e a quiescência uterina. Esse processo de esteroidogênese do corpo lúteo ocorre até que a placenta assuma a produção adequada.

14 **A respeito da fisiologia do ciclo menstrual, considere os itens a seguir:**
   I. O crescimento folicular inicial depende das gonadotrofinas.
   II. O FSH inibe a produção de inibina nas células da granulosa.
   III. A dopamina, a serotonina e os peptídeos opioides endógenos são inibidores da secreção do GnRH.
   IV. A 17-hidroxiprogesterona secretada pelo corpo lúteo tem baixa atividade biológica.
   V. O pico do LH coincide com o momento exato da expulsão do oócito.

Está correto apenas o contido em:
(A) I e IV.
(B) I e V.
(C) II e III.
(D) II e V.
(E) III e IV.

Resposta: **E.**

Comentário: os estágios iniciais do desenvolvimento folicular são "independentes de gonadotrofinas". O crescimento folicular ocorre ao longo de vários ciclos menstruais (cerca de 85 dias) e não envolve a regulação hormonal. A etapa final ocorre de modo "dependente de gonadotrofinas", momento em que o aumento do FSH leva ao recrutamento folicular.

O FSH estimula a produção de inibina pelas células da granulosa, e o aumento da inibina cursa com *feedback* negativo sobre a secreção de FSH.

Em geral, o pico de LH tem a duração de 48 a 50 horas. O pico de LH é responsável pela meiose do oócito, a luteinização das células da granulosa e a síntese de progesterona e prostaglandina, que serão responsáveis pela rotura do folículo. A rotura ocorre em 34 a 36 horas após o início do pico de LH e em 10 a 12 horas após o pico do LH propriamente dito.

BIBLIOGRAFIA

Baracat EC. Manual de ginecologia endócrina. São Paulo: Federação Brasileira das Associações de Ginecologia e Obstetrícia (Febrasgo), 2015.

Berek JS. Berek & Novak tratado de ginecologia. 14. ed. Rio de Janeiro: Guanabara Koogan, 2014.

Burger HG. The endocrinology of the menopause. Maturitas 1996; 23(2):129-36.

Camargos AF, Melo VH, Reis FM, Murta EFC, Filho ALS. Ginecologia ambulatorial baseada em evidências científicas. 2. ed. Belo Horizonte: Coopmed, 2008.

Decherney AH, Nathan L, Laufer N, Roman AS. Current diagnóstico e tratamento. 11. ed. Porto Alegre: AMGH, 2014.

Fritz MA, Speroff L. Endocrinologia ginecológica clínica e infertilidade. 8. ed. Rio de Janeiro: Revinter, 2015.

Hoffman BL, Schorge JO, Schaffer JI, Halvorson LM, Bradshaw KD, Cunningham FG. Ginecologia de Williams. 2. ed. Porto Alegre: AMGH, 2014.

CAPÍTULO
27

Esteroidogênese

Camila Martins de Carvalho
Gustavo Francisco da Silva

1 Uma das principais ações do FSH sobre as células da granulosa para a produção de estrogênio é induzir a atividade da enzima:

(A) Aromatase.
(B) Atepase.
(C) Metiltransferase.
(D) Cicloxigenase.

Resposta: **A.**

Comentário: a aromatase catalisa a conversão dos androgênios em estrogênios e sua atividade é intensificada pela estimulação dos receptores de FSH nas células da granulosa. As ATPases são enzimas que catalisam a decomposição do ATP em ADP com liberação de energia. A metiltransferase catalisa a transferência do grupo metil em catecolaminas durante a metabolização dos neurotransmissores. As cicloxigenases catalisam a conversão do ácido araquidônico em prostaglandinas e tromboxanos.

2 Os estrogênios atuam no metabolismo ósseo e é possível afirmar que:

I. Diminuem a atividade osteoblástica.
II. Aumentam a osteopenia.
III. Antagonizam a ação do hormônio paratireóideo.
IV. Inibem a atividade osteoclástica.

Está correto apenas o contido em:
(A) I, II e III.
(B) I e III.
(C) II e IV.
(D) IV.

Resposta: **D.**

223

Comentário: a quantidade de massa óssea depende basicamente do equilíbrio da atividade de osteoclastos e osteoblastos. Os osteoclastos reabsorvem a matriz orgânica e mineral do osso. Os osteoblastos secretam osteoide e colágeno, que resultam na formação de um novo osso. Todo esse processo exige um equilíbrio mediado principalmente pelos níveis circulantes de estrogênio. O estrogênio regula a atividade osteoclástica e aumenta a sobrevivência e a atividade dos osteoblastos. A diminuição dos níveis de estrogênio na menopausa aumenta a sensibilidade óssea ao paratormônio, retirando mais cálcio dos ossos e contribuindo para o aumento da perda óssea nessa fase da vida.

3 Na esteroidogênese, a via Δ4 inclui:
(A) Desidroepiandrosterona (DHEA).
(B) Progesterona.
(C) Estrona.
(D) Androstenediona.

Resposta: **B.**

Comentário: o primeiro passo na síntese dos esteroides é a clivagem da cadeia lateral do colesterol, transformando-o em pregnenolona. No ovário, a esteroidogênese pode seguir duas vias: a Δ5, quando ocorre a conversão da pregnenolona em DHEA, e a Δ4, que envolve a conversão da pregnenolona em progesterona. A segunda via é preferencial após a transformação do folículo em corpo lúteo; por isso, a progesterona é produzida em grande quantidade após a ovulação. A DHEA, a androstenediona e a estrona estão envolvidas na via Δ5.

4 Assinale a opção que traz o nome correto da enzima X:

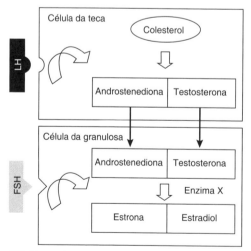

(A) 5α-redutase.
(B) 21-hidroxilase.
(C) Aromatase.
(D) 17β-hidroxiesteroide desidrogenase.

Resposta: **C.**

Capítulo 27 Esteroidogênese **225**

Comentário: a aromatase é a enzima que catalisa a conversão da androstenediona em estrona e da testosterona em estradiol. A atividade da aromatase é desempenhada pelas células da granulosa e intensificada pela estimulação de receptores de FSH. A 5α-redutase é a enzima que catalisa a conversão da testosterona em di-hidrotestosterona. A 21-hidroxilase catalisa a conversão da 17-hidroxiprogesterona em 11-desoxicortisol (via dos glicocorticoides). A 17β-hidroxiesteroide desidrogenase catalisa a conversão da desidroepiandrostenediona em D5-androstenediol (via dos androgênios).

5 **Durante a esteroidogênese, o número de carbonos da molécula esteroide pode diminuir, mas nunca aumentar. Envolve uma complexa associação de reações químicas. Das opções a seguir, qual representa a quebra da cadeia lateral do carbono, iniciando a esteroidogênese?**

(A) Desmolase.
(B) Desidrogenase.
(C) Hidroxilação.
(D) Redução.
(E) Fosforilação.

Resposta: **A.**

Comentário: a 20,22 desmolase (P450scc ou CYP11A), encontrada na mitocôndria, é a enzima responsável pela clivagem da cadeia lateral do colesterol para a formação de pregnenolona e, assim, iniciar a esteroidogênese. As hidroxilases e redutases estão presentes em etapas subsequentes na esteroidogênese. As fosforilases não estão envolvidas na via de produção dos estrogênios.

6 **De acordo com a teoria das duas células ovarianas, é possível afirmar que:**

(A) O LH estimula as células da teca a produzirem androgênios.
(B) Os androgênios são convertidos em estrogênios pelo estímulo do LH.
(C) Os androgênios são convertidos em estrogênios nas células da teca.
(D) A atividade da aromatase é intensificada pela estimulação de receptores pelo LH.
(E) O FSH estimula as células da granulosa a produzirem androgênios.

Resposta: **A.**

Comentário: segundo a teoria das "duas células, duas gonadotrofinas", a síntese dos estrogênios pelo folículo ocorre por meio da cooperação dos dois tipos diferentes de células: as células da teca interna, sob estímulo do LH, produzem os substratos androgênicos (testosterona e androstenediona), que se difundem para as células da granulosa, onde são aromatizados em estrogênios (estrona e estradiol) pelo estímulo do FSH. A atividade da aromatase é intensificada pela estimulação dos receptores de FSH.

7 **Os principais estrogênios circulantes durante a gestação e após a menopausa são, respectivamente:**

(A) Etinilestradiol e estrona.
(B) Estriol e estradiol.

226 Capítulo 27 Esteroidogênese

(C) Estradiol e estriol.
(D) Estriol e estrona.
(E) Estrona e estradiol.

Resposta: D.

COMENTÁRIO: após cerca de 7 semanas de gravidez ocorre a transição da produção de estrogênio do corpo lúteo para o tecido placentário. Mais da metade do estrogênio materno produzido durante a gravidez é oriunda da placenta, e o principal estrogênio circulante é o estriol. Já na menopausa, o principal estrogênio é a estrona, sintetizada a partir da conversão periférica de androgênios produzidos principalmente no estroma ovariano.

8 Com relação à bioesteroidogênese, considere os itens a seguir:

I. Na esteroidogênese e no desenvolvimento folicular ovariano, o FSH induz atividade de aromatase nas células da granulosa e o estrogênio incrementa a atividade do FSH.
II. Na mulher, a principal fonte de androgênios circulantes é a glândula suprarrenal.

Está correto apenas o contido em:
(A) I.
(B) II.
(C) I e II.
(D) Nenhuma afirmativa está correta.

Resposta: C.

COMENTÁRIO: o FSH induz a enzima aromatase na célula da granulosa, além de aumentar o número de receptores de FSH nessa mesma célula. A suprarrenal é responsável pela metade da produção de androgênios circulantes, seguida pelos ovários e os tecidos periféricos.

9 Dentro da fisiopatologia menstrual, os hormônios esterlicais orquestram boa parte dos fenômenos documentados e que fazem parte do raciocínio clínico diário do ginecologista. Considere as afirmações a seguir:

I. Um dos primeiros estrogênios sintetizados foi o dietilestibestrol, que é isômero do progestogênio e tem potência análoga ao estradiol, sendo ativo quando administrado via oral e de meia-vida longa.
II. Estrogênios são sintetizados a partir da androstenediona ou testosterona como precursores intermediários.
III. A aromatase é a enzima envolvida com a síntese do estriol e pode ser encontrada dentro de uma glicoproteína transmembrana (família das monoxigenases do citocromo P450).
IV. Os ovários são a principal fonte de estrogênio circulante nas mulheres não menopausadas.

Está correto apenas o contido em:
(A) I e II.
(B) I, II e III.

Capítulo 27   Esteroidogênese   **227**

(C) II e IV.
(D) II, III e IV.

Resposta: **D.**

COMENTÁRIO: o dietilestilbestrol é um estrogênio sintético de meia-vida longa com potência cinco vezes superior ao estradiol e que pode ser administrado por diversas vias (oral, injetável, pessá-rios, supositórios).

10 **Na menopausa, a conversão periférica da androstenediona em estrona ocorre:**

(A) Nos ovários.
(B) No corpo lúteo.
(C) No tecido gorduroso.
(D) No corpo *albicans*.

Resposta: **C.**

COMENTÁRIO: na menopausa, há aumento do estroma ovariano com diminuição do número de folículos. As células do estroma não contêm receptores de FSH, agindo apenas em resposta ao LH. Sob esse estímulo, os ovários na pós-menopausa secretam principalmente androstenedio-na e testosterona. A estrona, principal estrogênio circulante na pós-menopausa, é obtida pela conversão periférica da androstenediona (cujas principais fontes são os ovários e a suprarrenal) que se dá principalmente pelo tecido adiposo. Músculos, fígado e cérebro também são ricos em aromatase e participam dessa conversão.

11 **A exemplo dos estrogênios, também apresentam grande representatividade fisiopato-lógica os efeitos dos androgênios sobre o ciclo menstrual. Sobre o metabolismo desses esteroides, assinale a opção que condiz com dois metabólitos ativos arrolados à sua cascata:**

(A) Di-hidrotestosterona e estradiol.
(B) Di-hidrotestosterona e androsterona.
(C) Di-hidrotestosterona e etiocolanona.
(D) Etiocolanona e estradiol.
(E) Etiocolanona e androsterona.

Resposta: **A.**

COMENTÁRIO: os androgênios são esteroides importantes no ciclo menstrual. No folículo ovaria-no, pelo sistema de "duas células, duas gonadotrofinas", as células da teca, sob estímulo do LH, produzem androstenediona e testosterona, que na célula da granulosa serão convertidas em es-trona e estradiol, respectivamente. Portanto, esses são os metabólitos ativos envolvidos no ciclo menstrual.

BIBLIOGRAFIA

Baracat EC. Manual de ginecologia endócrina. São Paulo: Federação Brasileira das Associações de Ginecologia e Obstetrícia (Febrasgo), 2015.

Berek JS. Berek & Novak tratado de ginecologia. 14. ed. Rio de Janeiro: Guanabara Koogan, 2014.

Burger HG. The endocrinology of the menopause. Maturitas 1996; 23(2):129-36.

Camargos AF, Melo VH, Reis FM, Murta EFC, Filho ALS. Ginecologia ambulatorial baseada em evidências científicas. 2. ed. Belo Horizonte: Coopmed, 2008.

Decherney AH, Nathan L, Laufer N, Roman AS. Current diagnóstico e tratamento. 11. ed. Porto Alegre: AMGH, 2014.

Fritz MA, Speroff L. Endocrinologia ginecológica clínica e infertilidade. 8. ed. Rio de Janeiro: Revinter, 2015.

Hoffman BL, Schorge JO, Schaffer JI, Halvorson LM, Bradshaw KD, Cunningham FG. Ginecologia de Williams. 2. ed. Porto Alegre: AMGH, 2014.

Kasper DL, Fauci AS, Hauser SL, Longo DL, Jameson JL. Medicina interna de Harrison. 19. ed. Porto Alegre: AMGH, 2016.

Machado LV. Endocrinologia ginecológica. 2. ed. Rio de Janeiro: MedBook, 2006.

Medeiros SF, Medeiros MMWY. Modificações dos níveis de gonadotrofinas durante a vida reprodutiva. Rev Bras Ginecol Obstet 2007; 29(1):48-55.

CAPÍTULO

28

Desenvolvimento Puberal Normal e Anormal

Júlia Alves Dias
Vera Maria Alves Dias

1 Menina de 6 anos de idade apresenta desenvolvimento de pelos axilares e pubianos há 5 meses. O exame físico constatou P3 e M1 segundo os critérios de Tanner. A estatura da criança se encontra no percentil 90. São indicados os seguintes exames:

I. 17-hidroxiprogesterona.
II. Prolactina.
III. Sulfato de desidroepiandrosterona (SDHEA).
IV. Progesterona.

Está correto apenas o contido em:
(A) I, II e III.
(B) I e III.
(C) II e IV.
(D) IV.

Resposta: **B.**

Comentário: a questão retrata um caso de adrenarca precoce, aparecimento de pelos axilares e/ou pubianos antes dos 8 anos de idade na menina, não acompanhado do desenvolvimento mamário. Essa pode ser uma condição benigna no desenvolvimento normal, ocorrendo em 4% a 10% das meninas pré-púberes. Entretanto, devem ser excluídas outras causas de excesso de androgênios, como puberdade precoce, deficiências enzimáticas da esteroidogênese suprarrenal ou tumores das suprarrenais. O exame físico deve avaliar o estadiamento puberal, outros sinais de hiperandrogenismo (acne, oleosidade da pele, odor axilar etc.) e o índice de massa corporal. Meninas obesas com puberdade precoce podem apresentar síndrome dos ovários policísticos e, consequentemente, sinais de hiperandrogenismo. A avaliação laboratorial inclui dosagem de 17OH-progesterona, SDHEA, androstenediona e testosterona para exclusão da deficiência da 21-hidroxilase de aparecimento tardio ou hiperplasia de suprarrenal forma não clássica. Em caso

229

230 Capítulo 28 Desenvolvimento Puberal Normal e Anormal

de elevação da 17OH-progesterona (> 2ng/dL), é necessária nova dosagem após estímulo com ACTH. Exames de imagem devem ser solicitados em caso de suspeita de tumor de suprarrenal secretor de androgênios.

2 **Para o tratamento da puberdade precoce isossexual verdadeira em meninas, emprega-se:**

(A) Espironolactona.
(B) Análogo de GnRH.
(C) Estrogênio.
(D) Cabergolina.

Resposta: **B.**

COMENTÁRIO: o tratamento padrão-ouro da puberdade precoce verdadeira consiste no uso de análogos de GnRH que suprimem a secreção do LH, provocando a regressão dos sinais puberais no período de 3 a 6 meses.

As indicações de uso dos análogos de GnRH são: puberdade precoce central, progressão acelerada da puberdade, previsão prejudicada da altura final ou influência negativa da menstruação no estado emocional de meninas psicologicamente imaturas ou deficientes.

O objetivo maior do tratamento seria manter o potencial da altura da paciente, além de poupá-la das consequências emocionais que possam surgir. Os benefícios do tratamento dependem de diversos fatores e são tanto melhores quanto mais precocemente ele for iniciado, quando o avanço na idade óssea não for muito acentuado e a estatura-alvo for maior que a atual. Além disso, varia de acordo com o índice de massa corporal e com a resposta ovariana à inibição. O tempo para interrupção ainda não está bem estabelecido na literatura, devendo ser levado em consideração o impacto psicológico na paciente. Alguns estudos sugerem parada do tratamento na idade óssea de 13 anos ou na idade cronológica de 11 anos. Os sinais puberais reaparecem cerca de 6 a 12 meses após a cessação do tratamento.

3 **Na puberdade precoce com hipotireoidismo há:**

I. Aceleração do crescimento.
II. Hirsutismo.
III. Displasia poliostótica.
IV. Atraso da idade óssea.

Está correto apenas o contido em:

(A) I, II e III.
(B) I e III.
(C) II e IV.
(D) IV.

Resposta: **D.**

COMENTÁRIO: o hipotireoidismo primário não tratado pode levar à puberdade precoce periférica, caracterizada pela predominância dos efeitos do FSH sobre o LH e a reversão da precocidade puberal

Capítulo 28 Desenvolvimento Puberal Normal e Anormal **231**

com o uso de hormônios tireoidianos. A etiologia dessa desordem parece estar relacionada com a elevação do TSH com efeito FSH-símile. Essa é a única forma de desenvolvimento puberal precoce em que não há aumento da velocidade de crescimento e a idade óssea não é avançada.

4 **Na puberdade, a maturação do eixo hipotálamo-hipófise-ovário envolve uma sequência de eventos endócrinos que iniciam por:**

(A) Maturação da relação de *feedback* positivo entre estradiol e LH.
(B) Surgimento de padrões pulsáteis de LH durante o sono.
(C) Elevação dos níveis de FSH.
(D) *Feedback* negativo das gonadotrofinas altamente sensível ao estradiol.

Resposta: **B.**

COMENTÁRIO: o eixo hipotalâmico-hipofisário-gonadal é ativado transitoriamente durante o período neonatal. Algumas vezes, esse fenômeno é denominado minipuberdade do recém-nascido, mas, ao contrário da puberdade verdadeira, as manifestações clínicas apenas aparecem e não progridem. A regulação da secreção de gonadotrofinas neonatal, assim como da puberdade, não é completamente conhecida. A resposta do gonadostato se torna inibida quando a atividade do gerador de pulsos para a secreção de GnRH é mínima e reinicia após a metade da infância. A puberdade começa então quando aumenta a secreção de GnRH. A partir daí, os níveis séricos de LH começam a subir desproporcionalmente, quando comparados aos de FSH. Essa disparidade LH-FSH é particularmente evidente durante o sono, sendo refletida nas respostas ao GnRH ou ao agonista de GnRH.

5 **Paciente de 7 anos de idade apresentou menarca há 1 mês. Ao exame físico, observam-se estadiamento de Tanner M3 e P3, galactorreia e ausência de sinais de virilização. Radiografia de punho: idade óssea atrasada, ressonância magnética de crânio normal, FSH e LH em níveis puberais e TSH elevado. O diagnóstico mais provável é:**

(A) Puberdade precoce constitucional.
(B) Tumor ovariano produtor de androgênios.
(C) Síndrome de McCune-Albright.
(D) Hipotireoidismo.

Resposta: **D.**

COMENTÁRIO: o hipotireoidismo crônico se caracteriza pelo atraso puberal. Entretanto, existem casos em que pode ocorrer a puberdade precoce, conhecida como síndrome de Van Wyk-Grumbach, manisfestando-se com galactorreia, muitas vezes não espontânea, e com a menarca. Ocorre pouco ou nenhum desenvolvimento dos pelos sexuais com ausência de sinais evidentes de virilização. Ovários multicísticos muitas vezes são mostrados à ultrassonografia. A menarca precoce pode ocorrer em razão do estímulo ovariano de FSH e LH.

Laboratorialmente, além dos níveis muito elevados de TSH e muito baixos de T4 total ou livre que caracterizam o hipotireoidismo não tratado, os níveis de LH basais e pós-estimulação com GnRH se encontram suprimidos, enquanto os valores do FSH são os mesmos do início da puberdade. Além disso, a maturação óssea está atrasada quando o hipotireoidismo não tratado

232   Capítulo 28   Desenvolvimento Puberal Normal e Anormal

tem longa duração. A ressonância magnética não costuma mostrar alteração, mas a hipófise pode estar muito aumentada em alguns casos, sugerindo adenoma hipofisário quando os níveis de TSH estão muito aumentados.

6   **Menina de 6 anos de idade com história de desenvolvimento mamário a partir dos 4 anos. Exame físico: mamas e pilificação pubiana estágio 3 de Tanner, pelos axilares na linha axilar média. Altura de 1,27cm (percentil 90). Idade óssea = 13 anos; resposta positiva do LH ao GnRH. Tomografia computadorizada do crânio normal. O diagnóstico é:**

(A) Puberdade precoce verdadeira.
(B) Telarca precoce.
(C) Pseudopuberdade precoce.
(D) Puberdade precoce heterossexual.

Resposta: **A.**

Comentário: a puberdade precoce na menina é definida como o aparecimento dos caracteres sexuais secundários antes dos 8 anos de idade. Pode ser classificada como puberdade precoce verdadeira ou completa e incompleta, quando ocorre pubarca, menarca ou telarca isoladamente. Quanto à etiologia, pode ainda ser dividida em central, dependente do GnRH, ou periférica, quando independente. A puberdade precoce central segue progressão semelhante à puberdade normal, iniciando com telarca, pubarca e aceleração da velocidade de crescimento e culminando com a menarca cerca de 2 anos e meio após o início do processo.

A paciente em questão apresenta um quadro típico de puberdade precoce verdadeira ou dependente das gonadotrofinas pela ativação do eixo hipotálamo-hipófise-gonadal. São vistas as manifestações clínicas típicas do aumento de estrogênio (desenvolvimento mamário) e androgênios (desenvolvimento de pelos pubianos), acompanhadas de aceleração do crescimento e maturação óssea. Laboratorialmente, essa ativação é comprovada pela resposta aumentada do LH ao GnRH, sendo esse teste o padrão-ouro para o diagnóstico de puberdade precoce central ou puberdade precoce verdadeira. Os níveis do LH para o diagnóstico dependem do ensaio utilizado, e ainda existem controvérsias a respeito do valor de corte padronizado. Entretanto, normalmente se considera que um pico de LH > 5 a 7mUI/mL 30 minutos após a administração de GnRH estabelece o diagnóstico de puberdade precoce central.

7   **Paciente de 17 anos de idade com ausência de desenvolvimento puberal, cariótipo 46,XY, altura = 1,72m, genitália externa feminina normal, apresentou sangramento vaginal após o uso de estrogênio e progestogênio. O diagnóstico é:**

(A) Insensibilidade periférica aos androgênios.
(B) Pseudo-hermafroditismo feminino.
(C) Disgenesia gonadal pura.
(D) Hermafroditismo verdadeiro.

Resposta: **C.**

Comentário: a insensibilidade periférica aos androgênios, ou síndrome do testículo feminilizante, é uma alteração congênita ligada ao X em que ocorre mutação nos receptores intracelulares de

Capítulo 28   Desenvolvimento Puberal Normal e Anormal   **233**

androgênio. O cariótipo é XY, e os testículos são normais. Entretanto, em razão da ausência de estímulo androgênico, há desenvolvimento mamário, pequena quantidade de pelos e genitália externa feminina. Como as células de Sertoli continuam produzindo fator antimülleriano, a vagina é curta e não há o desenvolvimento de útero e trompas.

O hermafroditismo verdadeiro ocorre quando o indivíduo tem tecido ovariano e testicular. A genitália interna corresponde às gônadas prevalentes e a externa geralmente é ambígua. O cariótipo é XX em 60% das vezes, algumas poucas XY e a maioria mosaico. Já o pseudo-hermafroditismo é uma condição em que o sexo gonadal não corresponde às características fenotípicas. A gônada presente é o que determina a nomenclatura. Desse modo, o pseudo-hermafrodita masculino tem testículos e genitália externa e/ou interna feminina, enquanto o pseudo-hermafrodita feminino tem ovários, mas genitália com características masculinas.

A disgenesia gonadal pura se refere a indivíduos com fenótipo feminino e cariótipo XY ou XX com gônadas não funcionantes em fita. Essas pacientes normalmente apresentam altura acima da média, ausência de caracteres sexuais secundários e FSH elevado pela falta de produção de hormônios esteroides nas gônadas disgenéticas. Por se tratar de cariótipo XY, também chamada síndrome de Swyer, pode ocorrer deleção ou mutação do gene SRY com desenvolvimento da genitália interna feminina normal. Na presença do cromossomo Y, é sempre indicada a exérese da gônada não funcionante em virtude do risco de disgerminoma.

No caso em questão, trata-se de paciente com hipogonadismo, com genitália feminina sem gônadas palpáveis, mas de sexo genético masculino. Embora não tenha sido mostrado um ultrassom para pesquisa de útero e ovários, o sangramento vaginal após o uso de estrogênio e progestogênio evidencia que ele possuía útero, afastando a hipótese de insensibilidade completa aos androgênios. A opção de pseudo-hermafrodita feminino ou desordem da diferenciação sexual 46,XX está afastada em razão do cariótipo 46,XY encontrado. Já a hipótese de hermafroditismo verdadeiro ou desordem da diferenciação sexual ovotesticular provavelmente foi desconsiderada em virtude da genitália feminina externa normal e não ambígua. Entretanto, esse diagnóstico só poderia ser completamente excluído pela videolaparoscopia com biópsia da gônada. A hipótese mais provável neste caso seria, então, a disgenesia gonadal pura.

8   **Na puberdade normal feminina:**

   I. A menarca só ocorre após o desenvolvimento completo das mamas.
   II. O pico do crescimento ocorre 1 ano antes da menarca.
   III. Os androgênios suprarrenais determinam o estirão de crescimento.
   IV. Ocorre aumento dos pulsos de LH durante o sono.

Está correto apenas o contido em:
(A) I, II e III.
(B) I e III.
(C) II e IV.
(D) IV.

Resposta: **C.**

Comentário: a idade de início de uma puberdade normal se situa entre 8 e 13 anos na menina, mas ainda não estão bem estabelecidos o momento do desencadeamento dos eventos puberais

234 Capítulo 28 Desenvolvimento Puberal Normal e Anormal

e os fatores genéticos, metabólicos, econômicos e nutricionais envolvidos no processo. A telarca geralmente é o evento inicial, podendo ocorrer entre 7 e 12 anos de idade. A pubarca pode ocorrer logo após o desenvolvimento das mamas, entre os 7 e os 13 anos, e a menarca, entre os 9 e os 16 anos. O pico máximo de crescimento costuma ser observado no estágio M2-M3 de Tanner. Já a relação entre a menarca e o pico de crescimento é relativamente fixa, com a menarca ocorrendo em média 1 ano após o pico de crescimento, o qual se torna mais lento após a primeira menstruação, não excedendo 6cm.

Após a elevação inicial de GnRH hipotalâmico no período pós-natal, observa-se um período de repouso e na idade de início da puberdade começa a ocorrer a secreção pulsátil desse hormônio em virtude da ativação do eixo hipotalâmico-hipofisário-gonadal com aumento na secreção de LH e FSH pela hipófise anterior. Inicialmente, os pulsos de LH ocorrem apenas durante o sono, mas gradualmente se estendem ao longo do dia. No adulto, esses picos acontecem em intervalos de aproximadamente 2 horas.

9 Paciente de 6 anos de idade apresentou menarca há 5 meses. Ao exame físico, observa-se estadiamento de Tanner M3 e P2. Dentre os exames relacionados, é desnecessário na investigação:

(A) LH.
(B) TSH.
(C) Estradiol.
(D) Raios X de punho.

Resposta: **C.**

COMENTÁRIO: a elevação de LH basal, principalmente após o estímulo com GnRH, já que muitas vezes o basal é inconclusivo, falaria a favor do diagnóstico de puberdade central, verdadeira ou dependente de gonadotrofinas. Em geral, um valor de LH > 5 a 7UI/L 30 minutos após a administração de GnRH é considerado positivo para esse diagnóstico, mas depende do ensaio utilizado.

A dosagem do TSH é essencial neste caso, pois deve ser excluída a puberdade precoce provocada pelo hipotireoidismo descontrolado. Os raios X de punho avaliam a velocidade de crescimento ósseo e podem evidenciar a aceleração da maturação óssea causada pelo aumento dos esteroides sexuais.

Adicionalmente, é mandatório um exame de imagem do sistema nervoso central, principalmente em meninas com puberdade precoce, antes dos 7 anos de idade.

O ultrassom pélvico também pode ser solicitado: um útero com comprimento longitudinal > 35mm indica hiperestrogenização, e ovários multifoliculares sugerem estimulação central.

Entretanto, a dosagem de estradiol seria desnecessária, uma vez que os dados clínicos (mamas em M3) já sugerem a existência de estímulo estrogênico puberal e ela não contribuiria para o diagnóstico diferencial da puberdade precoce. Além disso, um estradiol em níveis normais não afastaria estímulo hormonal puberal devido à secreção pulsátil desse hormônio.

10 Com base na imagem, assinale qual das seguintes hipóteses diagnósticas pode ser EXCLUÍDA:

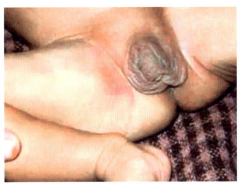

(A) Disgenesia gonadal mista.
(B) Hermafroditismo verdadeiro.
(C) Hiperplasia congênita da suprarrenal.
(D) Insensibilidade androgênica – forma completa.

Resposta: **D.**

COMENTÁRIO: a imagem retrata um paciente que apresenta genitália ambígua de grau V ou VI na escala de Prader, podendo ser decorrente de qualquer uma das hipóteses apresentadas, exceto a insensibilidade androgênica – forma completa. Nesta última, a genitália externa tem aspecto feminino, com vagina em fundo cego, e geralmente testículos palpáveis bilateralmente. Essas alterações são decorrentes da insensibilidade periférica do receptor de androgênios. Nesses indivíduos, o cariótipo é normal (XY) e as gônadas são testículos. Entretanto, em virtude da ausência de estímulo androgênico, há desenvolvimento mamário, pequena quantidade de pelos e genitália externa feminina. Como as células de Sertoli continuam produzindo fator antimülleriano, a vagina é curta e não há o desenvolvimento de útero e trompas.

Todas as demais hipóteses são desordens da diferenciação sexual, não podendo ser definido o tipo mostrado neste caso específico por não haver o relato do cariótipo. Além do cariótipo, a ultrassonografia também é essencial para avaliação da presença de útero, ovários e/ou testículos.

Para avaliação laboratorial na pesquisa de hiperplasia da suprarrenal deveria ser realizada a dosagem de 17α-OH-progesterona, testosterona total, androstenediona, desidroepiandrosterona e ionograma.

11 Paciente de 7 anos de idade é levada por sua mãe para avaliação ginecológica. Ao exame, observam-se brotos mamários bilateralmente com projeção da aréola e das papilas, formando um monte secundário em relação ao seio (Tanner M4), pelos pubianos escuros e ásperos sobre a vulva e o púbis (Tanner P4), estatura normal para a idade e genitais normais. Sabendo que a menina ainda não apresentou a menarca e as radiografias do punho mostram idade óssea compatível com a idade cronológica, o diagnóstico e a conduta a ser adotada seriam:

(A) Telarca precoce isolada – como a idade óssea é compatível com a idade cronológica, não é necessário tratamento medicamentoso.
(B) Puberdade precoce – acompanhar clinicamente e só iniciar tratamento com agonista do GnRH caso a paciente tenha menarca precoce.

236 Capítulo 28 Desenvolvimento Puberal Normal e Anormal

(C) Puberdade normal – tranquilizar a mãe quanto ao quadro clínico e ao desenvolvimento da paciente.

(D) Puberdade normal – prescrever agonista do GnRH para bloqueio do eixo hormonal e retardar o fechamento das epífises ósseas.

(E) Puberdade precoce – prescrever agonista do GnRH para bloqueio do eixo hormonal, retardar o fechamento das epífises ósseas e assegurar crescimento em estatura.

Resposta: **E.**

COMENTÁRIO: a puberdade precoce na menina é definida como o aparecimento dos caracteres sexuais secundários antes dos 8 anos de idade. Pode ser classificada como puberdade precoce verdadeira ou completa quando ocorre pubarca, menarca ou telarca de forma semelhante à puberdade normal. O pico máximo de crescimento geralmente é observado no estágio M2-M3 de Tanner e, após a menarca, há redução da velocidade de crescimento. Como a paciente em questão não apresenta aceleração da maturação óssea, seria benéfico retardar a puberdade por alguns anos, visando atingir seu maior potencial de altura. O tratamento de escolha para o bloqueio da puberdade consiste na utilização de análogos do GnRH.

12 **Na puberdade feminina:**

(A) A menarca é influenciada pelo índice de massa corporal (IMC).

(B) A presença de pelos pubianos indica maturidade ovariana.

(C) A pubarca é seu primeiro sinal.

(D) A velocidade de aumento da estatura aumenta após a menarca.

(E) O desenvolvimento mamário unilateral é patológico.

Resposta: **A.**

COMENTÁRIO: embora o principal determinante da idade da puberdade seja o fator genético, outros fatores parecem influenciar o tempo de iniciação e sua progressão: localização geográfica, exposição à luz, saúde geral, nutrição e fatores psicológicos. Um peso corporal crítico deve ser alcançado por uma menina para que ocorra a menarca. Talvez mais importante que o peso total seja a mudança na composição corporal para um percentual maior de gordura (de 16,0% a 23,5%), que por sua vez é influenciado pelo estado nutricional. De fato, meninas moderadamente obesas (20% a 30% acima do peso) têm menarca mais cedo que as de peso normal.

O crescimento dos pelos pubianos e axilares se deve ao aumento da produção de androgênios suprarrenais na puberdade.

Em geral, a telarca é o primeiro sinal da puberdade, seguida da pubarca e finalmente da menarca. O pico máximo de crescimento é observado cerca de 2 anos após o aparecimento do broto mamário e em média 1 ano antes da menarca, ocorrendo crescimento linear mais lento após a primeira menstruação.

A telarca pode ser assimétrica ou unilateral no início do desenvolvimento puberal sem que isso represente nenhuma patologia associada.

13 Paciente do sexo feminino, 7 anos de idade, é levada ao consultório em razão do desenvolvimento de pelos pubianos grossos e escuros na vulva e discreto aumento de volume

Capítulo 28   Desenvolvimento Puberal Normal e Anormal   **237**

dos brotos mamários. Avaliação laboratorial mostrou elevação de LH e de FSH com relação LH/FSH > 1. Qual é o diagnóstico mais provável?

(A) Adrenarca precoce.
(B) Telarca precoce.
(C) Puberdade fisiológica.
(D) Puberdade precoce verdadeira.
(E) Pseudopuberdade precoce com provável causa suprarrenal.

Resposta: **D.**

COMENTÁRIO: as manifestações relacionadas com o aumento de androgênios (virilização) e estrogênios (desenvolvimento das mamas) em uma menina com menos de 7 anos sugerem o diagnóstico de puberdade precoce verdadeira. Além disso, a elevação das gonadotrofinas com relação de LH/FSH > 1 corrobora essa hipótese diagnóstica. O teste de estímulo com GnRH para dosagem de LH deveria ser solicitado por ser o padrão-ouro para o diagnóstico da patologia. Devem ser solicitados os exames de imagem, como a avaliação da idade óssea, que estaria acelerada, por meio de radiografia de punho, o ultrassom pélvico, que mostraria aumento de ovários e útero, desenvolvimento de endométrio e relação corpo-colo > 1 pela estrogenização, e a avaliação do sistema nervoso central (SNC). A tomografia da hipófise, ou mais apropriadamente a ressonância magnética, é obrigatória para afastar lesões no SNC, apesar de a puberdade central ter causa idiopática na maioria das meninas.

14 **A melhor indicação de tratamento no caso de puberdade precoce, quando ocorre o desenvolvimento das características sexuais secundárias antes dos 8 anos de idade, seria:**

(A) Agonistas de GnRH ou acetato de medroxiprogesterona.
(B) Pílulas anticoncepcionais para evitar também uma gestação precoce.
(C) Psicoterapia para prevenção de distúrbios emocionais.
(D) Danazol ou metformina.
(E) Estradiol e noretisterona.

Resposta: **A.**

COMENTÁRIO: diante de um caso de puberdade precoce na menina, deve ser identificado se decorre de puberdade central ou periférica. A primeira é dependente das gonadotrofinas, decorrendo então da ativação do eixo hipotálamo-hipófise-gonadal. O teste de estímulo com GnRH para dosagem de LH é o padrão-ouro para determinação dessa ativação do eixo. Já a puberdade precoce periférica acontece independentemente das gonadotrofinas, podendo ser iso ou heterossexual, se estiver relacionada com manifestações de hiperestrogenização ou virilização decorrentes de anormalidades nos ovários e na suprarrenal, respectivamente.

No caso de puberdade precoce verdadeira, o tratamento consiste na administração de agonistas do GnRH. O efeito de *down-regulation* na hipófise inibe a secreção de gonadotrofinas dentro de 1 mês.

O acetato de medroxiprogesterona de depósito (Depo-Provera®) é indicado nos casos de puberdade precoce periférica ou não dependente das gonadotrofinas. Essa medicação inibe a menstruação e pode diminuir ou estacionar os caracteres sexuais secundários, mas não teria efeito na aceleração do crescimento estatural ou na maturação óssea; por isso, poderia ser útil em pacientes com deficiência mental em razão do efeito de interrupção dos ciclos menstruais e contraceptivo.

Em doses maiores, esses medicamentos podem provocar manifestações cushingoides e perda de massa óssea, as quais devem ser consideradas um fator limitante do tratamento em longo prazo com a medroxiprogesterona.

BIBLIOGRAFIA

Berek JS. Berek and Novak's gynecology. 15. ed., Philadelphia: Wolters Kluwer, 2012.

Brito VN, Latronico AC. Puberty: when is it normal? Arch Endocrinol Metab 2015; 59(2):93-4.

Fritz MA, Speroff L. Clinical gynecologic endocrinology and infertility. 8. ed., Lippincott Williams & Wilkins, 2010.

Macedo DB, Cukier P, Mendonca BB, Latronico AC, Brito VN. Advances in the etiology, diagnosis and treatment of central precocious puberty. Arq Bras Endocrinol Metabol 2014; 58(2):108-17.

Neely EK, Crossen SS. Precocious puberty. Curr Opin Obstet Gynecol 2014; 26(5):332-8.

Resende EA, Lara BH, Reis JD, Ferreira BP, Pereira GA, Borges MF. Assessment of basal and gonadotropin-releasing hormone-stimulated gonadotropins by immunochemiluminometric and immunofluorometric assays in normal children. J Clin Endocrinol Metab 2007; 92(4):1424-9.

Rosenfield RL, Bordini B, Yu C. Comparison of detection of normal puberty in girls by a hormonal sleep test and a gonadotropin-releasing hormone agonist test. J Clin Endocrinol Metab 2013; 98(4):1591-601.

Sperling MA. Endocrinologia pediátrica. 4. ed., Rio de Janeiro: Elsevier, 2015.

Suarez EA, d'Alva CB, Campbell A et al. Absence of mutation in the follicle-stimulating hormone receptor gene in severe primary hypothyroidism associated with gonadal hyperstimulation. J Pediatr Endocrinol Metab 2007; 20(8):923-31.

Sultan C, Gaspari L, Maimoun L, Kalfa N, Paris F. Disorders of puberty. Best Pract Res Clin Obstet Gynaecol 2018; 48:62-89.

CAPÍTULO
29

Malformações Genitais

Rogéria Werneck

1 Paciente de 23 anos de idade apresenta desenvolvimento mamário (M4) e ausência de pelos axilares e pubianos, tem vagina em fundo cego e ausência de útero. Seu quadro:

   I. É compatível com pseudo-hermafroditismo masculino.

  II. Tem etiologia genética ligada ao cromossomo Y.

 III. Apresenta níveis de testosterona elevados.

 IV. Apresentará crescimento dos pelos pubianos e axilares com o uso de metiltestosterona.

Está correto apenas o contido em:

(A) I, II e III.

(B) I e III.

(C) II e IV.

(D) IV.

Resposta: **B.**

Comentário: o pseudo-hermafroditismo masculino, também conhecido como síndrome de Morris, feminilização testicular ou insensibilidade completa aos androgênios, acomete indivíduos com cariótipo XY que produzem testosterona, porém suas células são insensíveis ao hormônio em razão da ausência, da qualidade anormal ou da baixa concentração de receptores para testosterona. Analisemos as afirmativas:

   I. O paciente tem testículo e produz testosterona (células de Leydig) e hormônio antimülleriano (células de Sertoli). Entretanto, os ductos de Wolff não respondem à testosterona devido a alterações em receptores. Por outro lado, os ductos müllerianos involuem em razão da ação do hormônio antimülleriano. Observam-se desenvolvimento da genitália externa feminina (vulva e terço inferior da vagina), ausência de genitália interna (involução dos ductos de Müller), mamas de aspecto feminino (conversão periférica de testosterona em estrona) e pelos escassos ou ausentes (de acordo com a alteração de receptor para testosterona).

240 Capítulo 29 Malformações Genitais

II. Ligada ao cromossomo X, trata-se de alteração relacionada com receptores intracelulares de androgênio.

III. Níveis de testosterona normais para o sexo masculino.

IV. Não há resposta à testosterona endógena ou exógena.

2 **A etiologia do hermafroditismo verdadeiro é:**

(A) Iatrogênica.

(B) Cromossômica.

(C) Idiopática.

(D) Endócrina.

Resposta: **B.**

COMENTÁRIO: distúrbio de desenvolvimento sexual ovotesticular, ou hermafroditismo verdadeiro, decorre de alteração cromossômica. Os pacientes têm cariótipo XX, XY ou mosaico.

3 **São achados clínicos em paciente com síndrome da insensibilidade aos androgênios forma completa:**

(A) Vagina curta e útero infantil.

(B) Vagina de dimensões normais e ausência de útero.

(C) Ambiguidade da genitália externa e hipotrofia dos derivados müllerianos.

(D) Genitália externa feminina e ausência de útero.

Resposta: **D.**

COMENTÁRIO: a síndrome da insensibilidade aos androgênios, ou síndrome de Morris, acomete indivíduos com cariótipo XY. Trata-se de doença ligada ao cromossomo X que acarreta alterações em receptores intracelulares para testosterona, cujas células podem ser insensíveis ao hormônio em razão da ausência, da qualidade anormal ou da baixa concentração de receptores para testosterona. O paciente tem testículo e produz testosterona (células de Leydig) e hormônio antimülleriano (células de Sertoli). Os ductos müllerianos involuem em virtude da ação do hormônio antimülleriano. Entretanto, os ductos de Wolff não respondem à testosterona por causa das alterações nos receptores. Esses pacientes apresentam genitália externa feminina (vulva e terço inferior da vagina), ausência de genitália interna (involução dos ductos de Müller com ausência de útero e trompas uterinas), mamas de aspecto feminino (conversão periférica de testosterona em estrona) e pelos escassos ou ausentes (de acordo com a alteração do receptor para testosterona).

4 **A ocorrência do septo vaginal transverso se deve:**

(A) Ao defeito na fusão dos ductos de Müller com o seio urogenital.

(B) Ao defeito na fusão dos ductos de Wolff.

(C) À exposição intrauterina aos corticoides para acelerar a maturação pulmonar fetal.

(D) Aos resquícios dos ductos de Gartner.

(E) À hidátide de Morgagni.

Resposta: **A.**

Capítulo 29 Malformações Genitais **241**

Comentário: a fusão vertical defeituosa da extremidade caudal dos ductos de Müller com o seio urogenital leva ao desenvolvimento de um septo vaginal transverso, à agenesia vaginal segmentar e/ou à agenesia ou disgenesia cervical. A vagina e/ou o colo uterino podem estar obstruídos ou não.

5 Uma mulher de 27 anos de idade com parceiro fixo há 6 anos procurou o ginecologista com o desejo de engravidar. Refere não ter apresentado menarca, sendo os ciclos menstruais induzidos com contracepção hormonal sequencial. Sem comorbidades. O exame clínico demonstrou hipoplasia mamária e vulva com pilificação escassa, tipo ginecoide. Exame especular: vagina com conteúdo fisiológico e colo epitelizado. A ultrassonografia demonstrou útero com 60mm de comprimento e as gônadas não foram visualizadas. Peso: 64kg; altura: 1,65cm. Com os dados clínicos disponíveis, assinale a opção que apresenta o diagnóstico suspeitado:

(A) Síndrome da regressão testicular.
(B) Insensibilidade androgênica completa.
(C) Deficiência de 17α-hidroxilase.
(D) Metrose de receptividade.
(E) Disgenesia gonadal completa.

Resposta: **E.**

Comentário: a disgenesia gonadal pura, ou síndrome de Swyer, acomete indivíduos com cariótipo XY, em que há a produção inadequada de fator determinante testicular (TDF) pelo gene SRY. Consequentemente, não há estímulo sobre as gônadas indiferenciadas embrionárias, levando à formação de testículos em fita não funcionantes. A ausência de células de Sertoli leva à formação do trato genital feminino interno (útero, tubas e dois terços superiores da vagina) em razão da ausência de produção de hormônio antimülleriano. A ausência de células de Leydig, e consequentemente de testosterona, promove regressão dos ductos de Wolff e diferenciação do tubérculo urogenital em genitália externa feminina (vulva e terço inferior da vagina).

6 Paciente de 17 anos de idade se queixa de amenorreia primária. No exame físico, apresenta distribuição normal de pelos axilares e genitais, mamas e vulva de aspectos habituais para a idade, porém, no exame ginecológico, observou-se ausência de vagina. Foi então solicitado o cariótipo, que foi 46,XX. O diagnóstico, neste caso, é:

(A) Síndrome de Asherman.
(B) Síndrome de Rokitansky-Kuster-Hauser.
(C) Síndrome de Morris.
(E) Síndrome de Kallmann.

Resposta: **B.**

Comentário: a síndrome de Rokitansky-Kuster-Hauser se refere à ausência congênita da vagina com desenvolvimento uterino variável. Resulta de agenesia ou hipoplasia dos ductos de Müller, cuja etiologia ainda é desconhecida. A maioria dos defeitos provavelmente está relacionada com causas poligênicas e multifatoriais e com cariótipo 46,XX.

242 Capítulo 29 Malformações Genitais

7 A primeira filha de uma paciente secundigesta de 25 anos de idade nasceu com genitália externa ambígua com hipertrofia de clitóris e fusão labial. Ela e seu marido são portadores da deficiência de 21α-hidroxilase. Qual é a chance de recorrência dessa doença no feto da gestação atual?

(A) 10%.
(B) 25%.
(C) 50%.
(D) 75%.

Resposta: **B.**

COMENTÁRIO: a deficiência de 21-hidroxilase (21OHD) é transmitida como um distúrbio autos-sômico recessivo. Pais heterozigotos para os genes CYP21A têm 25% de chance de transmitir a doença a seus filhos.

8 Ainda em referência à questão anterior, o casal gostaria de saber se é possível fazer algo para evitar os efeitos da doença sobre o feto. Com qual dos objetivos apontados a seguir você indicaria o uso de dexametasona pela mãe?

(A) Bloquear a glândula suprarrenal fetal.
(B) Bloquear os receptores esteroidais genitais fetais.
(C) Promover *feedback* negativo para a glândula pituitária materna.
(D) Bloquear a passagem transplacentária de androgênios maternos.

Resposta: **A.**

COMENTÁRIO: o uso de glicocorticoide exógeno pode suprimir a secreção dos hormônios liberador de corticotrofina (CRH) e adrenocorticotrófico (ACTH), reduzindo assim a hiperandrogenemia e prevenindo ou reduzindo a virilização da genitália externa das mulheres afetadas. A dexametasona administrada à mãe não é degradada pela placenta e atinge a circulação fetal. A terapia, no entanto, só é eficaz se puder ser introduzida no início da gravidez, quando principia a diferenciação sexual fetal.

9 Sobre as malformações müllerianas, é INCORRETO afirmar que:

(A) Na maioria dos casos, não há alterações na função ovariana ou na morfologia da genitália externa.
(B) A maior parte dos diagnósticos é estabelecida após a puberdade.
(C) Os principais sintomas ao diagnóstico são alterações menstruais nas adolescentes e infertilidade nas mulheres adultas.
(D) A formação do útero se completa na décima semana de gestação.

Resposta: **D.**

COMENTÁRIO: as malformações müllerianas ocorrem em indivíduos com cariótipo 46,XX, no momento da menarca, associadas a dor pélvica ou sangramento anormal, mas também podem estar relacionadas com parto prematuro e perda gestacional de repetição. A etiologia não é conhecida. Quanto à embriologia, os ductos müllerianos são identificados pela primeira vez com aproximadamente 6 semanas de gestação, quando começam a se alongar caudalmente e atravessar medialmente os ductos

Capítulo 29 Malformações Genitais **243**

metanéfricos para se encontrarem na linha média. Na sétima semana, o septo urorretal se desenvolve e separa o reto do seio urogenital. Por volta de 12 semanas, a porção caudal dos ductos de Müller se funde para formar o canal uterovaginal, que se insere na parede dorsal do seio urogenital no tubérculo de Müller. Os dois ductos müllerianos são inicialmente compostos por tecido sólido e ficam lado a lado. Subsequentemente, a canalização interna de cada ducto produz dois canais divididos por um septo que é absorvido em direção cefálica em torno de 20 semanas.

10 **Adolescente de 17 anos de idade refere nunca ter menstruado. Exame físico: estadiamento puberal pelos critérios de Tanner: M (mamas) 1 e P (pelos) 1. Altura = 172cm. Genitália externa feminina normal. Apresentou sangramento vaginal após o uso de estrogênio e progestogênio. Qual é o diagnóstico?**

(A) Disgenesia gonadal pura.
(B) Disgenesia gonadal mista.
(C) Insensibilidade androgênica.
(D) Deficiência de 5α-redutase.
(E) Deficiência de 21-hidroxilase.

Resposta: **A.**

COMENTÁRIO: pacientes com disgenesia gonadal pura, ou síndrome de Swyer, têm cariótipo XY e apresentam produção inadequada de fator determinante testicular (TDF) pelo gene SRY. Consequentemente, há formação de testículos não funcionantes, ou seja, sem a produção de hormônio antimülleriano pelas células de Sertoli (o que leva ao desenvolvimento de útero, tubas e dois terços superiores da vagina) e sem síntese de testosterona pelas células de Leydig (regressão dos ductos de Wolff e diferenciação do tubérculo urogenital em vulva e terço inferior da vagina). Esses pacientes têm ausência de desenvolvimento puberal e amenorreia primária. Respondem a estímulo hormonal com progestogênio e estrogênio exógeno por apresentarem genitália interna e externa feminina.

Sobre as demais afirmativas:

B: a disgenesia gonadal incompleta leva ao desenvolvimento puberal incompleto.

C: pacientes com insensibilidade androgênica não apresentam genitália feminina interna e, portanto, não respondem ao teste de progesterona e estrogênio externo. Além disso, apresentam desenvolvimento de mamas pela conversão periférica de testosterona em estrona.

D: indivíduos com deficiência de esteroide 5α-redutase 2 são 46,XY, produzem testosterona normalmente, mas apresentam comprometimento da virilização embrionária devido à conversão defeituosa da testosterona em di-hidrotestosterona (DHT). Trata-se de condição autossômica recessiva cujo diagnóstico pode ser suspeitado em lactentes com genitália ambígua ou em adolescentes ou adultos jovens que na época da puberdade podem apresentar marcada masculinização e crescimento fálico. Exame físico identifica vagina com fundo cego, ausência de útero e presença de testículos bilaterais, geralmente inguinais.

E: pacientes com deficiência de 21-hidroxilase apresentam genitália ambígua. O caso referido apresenta genitália feminina típica.

BIBLIOGRAFIA

Welt CK, McNicholl DJ, Taylor AE, Hall JE. Female reproductive aging is marked by decreased secretion of dimeric inhibin. J Clin Endocrinol Metab 1999; 84:105. Disponível em: https://www.uptodate.com.

CAPÍTULO 30

Planejamento Familiar – Métodos Anticoncepcionais

Ana Luiza Lunardi Rocha

1 A escolha do método de contracepção hormonal pode levar em conta o retorno à fertilidade. Qual dos métodos de contracepção elencados determina demora maior para esse retorno?

(A) Pílula combinada contínua.
(B) Acetato de medroxiprogesterona (AMP).
(C) DIU com cobre.
(D) Anel vaginal de etonogestrel e etinilestradiol.
(E) DIU com levonorgestrel.

Resposta: **B.**

COMENTÁRIO: evidências mostram que o uso de pílulas anticoncepcionais, DIU de cobre, anel vaginal e DIU de levonorgestrel não interfere na capacidade de engravidar. Após a suspensão do uso, o retorno à fertilidade é rápido. Em geral, a ovulação ocorre a partir do mês seguinte à parada do anticoncepcional. No caso do DIU de cobre e levonorgestrel, não há interrupção da ovulação na maioria dos casos, e o retorno à fertilidade é imediato. O uso do AMP é o único método contraceptivo que está relacionado com atraso da fertilidade; o tempo de espera para uma gravidez é cerca de 4 meses mais longo que para as mulheres que vêm usando contraceptivos orais, DIU, condons ou anel vaginal.

2 Paciente em uso de contraceptivo hormonal oral combinado de 15μg de etinilestradiol há 5 meses. Desde então vem apresentando sangramento durante o uso, mais precisamente do dia 7 ao dia 11 da cartela de 24 comprimidos. É CORRETO afirmar que o sangramento decorre de:

(A) Fragilidade do endométrio secretor.
(B) Atrofia endometrial.

(C) Proliferação irregular do endométrio.

(D) Hiperplasia endometrial.

Resposta: **C.**

COMENTÁRIO: com o uso de pílulas combinadas de baixa dosagem (15µg de etinilestradiol), o sangramento de escape pode ocorrer em virtude da proliferação irregular do endométrio. O endométrio deixa de ser secretor com o uso de pílulas (não há ovulação, ficando o endométrio mais fino). O sangramento não ocorre por causa da atrofia endometrial, mas em razão da proliferação irregular da parede endometrial, do aumento da densidade vascular e de vasos com as paredes mais finas.

3 **Antirretroviral que diminui a efetividade do anticoncepcional oral combinado:**

I. Amprenavir.

II. AZT.

III. Nevirapina.

IV. Estavudina.

Está correto apenas o contido em:

(A) I, II e III.

(B) I e III.

(C) II e IV.

(D) IV.

Resposta: **B.**

COMENTÁRIO: o uso concomitante de contraceptivos hormonais e antirretrovirais pode acarretar interações medicamentosas predominantemente em virtude dos efeitos no metabolismo do fígado. No fígado, as enzimas do citocromo P450 (CYP) catalisam muitas reações importantes, sendo o CYP3A4 o mais significativo para o metabolismo contraceptivo. Os antirretrovirais incluem diferentes classes de drogas, e tanto os inibidores da protease como os inibidores da transcriptase reversa não nucleosídeos são metabolizados pelo CYP3A4 e inibem ou induzem essa enzima, resultando em aumentos ou decréscimos na concentração de fármacos administrados concomitantemente, como é o caso do amprenavir e da nevirapina.

4 **Os contraceptivos orais são efetivos em:**

I. Acelerar a regressão de cistos foliculares.

II. Acelerar a regressão de cistos lúteos.

III. Acelerar a regressão de cistos tecaluteínicos.

IV. Não alterar o processo de regressão de cistos funcionais.

Está correto apenas o contido em:

(A) I, II e III.

(B) I e III.

246 Capítulo 30 Planejamento Familiar – Métodos Anticoncepcionais

(C) II e IV.
(D) IV.

> Resposta: **D.**

Comentário: os contraceptivos orais não são efetivos para alterar o processo de regressão de cistos funcionais. Esses cistos podem ser foliculares, corpo lúteo ou tecaluteínico e regredirão espontaneamente.

5 **Com relação à esterilização feminina no Brasil, é CORRETO afirmar que:**

(A) A reversão é possível e eficaz na maioria dos casos.
(B) Não pode ser feita durante o parto, a não ser com indicação médica.
(C) Só pode ser feita em mulheres com mais de 30 anos de idade.
(D) Não depende do consentimento do cônjuge.

> Resposta: **B.**

Comentário: a esterilização feminina no Brasil é permitida apenas nas seguintes situações: mulheres com capacidade civil plena e maiores de 25 anos de idade ou pelo menos com dois filhos vivos, desde que observado o prazo mínimo de 60 dias entre a manifestação da vontade e o ato cirúrgico; risco à vida ou à saúde da mulher ou do futuro concepto, testemunhado em relatório escrito e assinado por dois médicos. É condição para que se realize a esterilização o registro de expressa manifestação da vontade em documento escrito e firmado, após a informação a respeito dos riscos da cirurgia, possíveis efeitos colaterais, dificuldades de sua reversão e opções de contracepção reversíveis existentes. É vedada a esterilização cirúrgica em mulher durante os períodos de parto ou aborto, exceto nos casos de comprovada necessidade por cesarianas sucessivas anteriores. Na vigência de sociedade conjugal, a esterilização depende do consentimento expresso de ambos os cônjuges (Lei 9.263, de 12 de janeiro de 1996).

6 **Com relação à anticoncepção hormonal não oral, pode-se afirmar que:**

(A) O retorno à fertilidade é retardado com o acetato de medroxiprogesterona (AMP) trimestral.
(B) A eficácia do implante de etonogestrel é inferior à da anticoncepção hormonal oral combinada.
(C) A presença do estrogênio natural nos injetáveis mensais torna possível seu uso em situações trombogênicas.
(D) O implante não pode ser inserido no pós-parto imediato.

> Resposta: **A.**

Comentário: o AMP é o único método contraceptivo relacionado com o atraso da fertilidade – o tempo de espera para uma gravidez é cerca de 4 meses mais longo que para as mulheres que vêm usando contraceptivos orais, DIU, condons ou anel vaginal. A eficácia do implante é maior que a de grande parte dos métodos contraceptivos, incluindo os anticoncepcionais orais combinados; entretanto, mostrou-se semelhante à do Mirena® e da vasectomia. Os injetáveis mensais são contraindicados em situações trombogênicas. Há vários estudos demonstrando que os implantes são seguros e eficazes no pós-parto imediato.

Capítulo 30   Planejamento Familiar – Métodos Anticoncepcionais   **247**

7 **Com relação à minipílula, é CORRETO afirmar que:**

(A) A minipílula é contraindicada em casos de enxaqueca com aura.
(B) A frequência de gestação ectópica é superior à da população em geral.
(C) Não interfere no curso de uma gestação instalada.
(D) A eficácia está mantida durante o uso de anticonvulsivantes.

Resposta: **C.**

COMENTÁRIO: as pílulas orais de progestogênio podem ser utilizadas em pacientes com enxaqueca com aura e não interferem no curso de uma gestação já instalada. As pacientes em uso de carbamazepina, topiramato e fenobarbital não devem utilizar nenhum contraceptivo oral. A frequência de gravidez ectópica é menor em pacientes em uso de contraceptivos que na população em geral.

8 **Paciente de 34 anos de idade com história de tromboembolismo pulmonar aos 30 anos, sem outras comorbidades e atualmente sem medicações de uso contínuo, vem para iniciar anticoncepção hormonal. Assinale a opção que apresenta apenas métodos permitidos (sem contraindicações):**

(A) Contraceptivo oral combinado/adesivo transdérmico combinado (Evra®)/anel vaginal combinado (Nuvaring®)/contraceptivo injetável combinado mensal/contraceptivo injetável trimestral/pílula oral de progestogênio – desogestrel/implante subcutâneo liberador de progestogênio (Implanom®)/DIU medicado (Mirena®).
(B) Adesivo transdérmico combinado (Evra®)/anel vaginal combinado (Nuvaring®)/contraceptivo injetável mensal/contraceptivo injetável trimestral/implante subcutâneo liberador de progestogênio (Implanom®)/DIU medicado (Mirena®).
(C) Contraceptivo injetável trimestral/pílula oral de progestogênio – desogestrel/implante subcutâneo liberador de progestogênio (Implanom®)/DIU medicado (Mirena®).
(D) Contraceptivo oral combinado/adesivo transdérmico combinado (Evra®)/anel vaginal combinado (Nuvaring®)/contraceptivo injetável mensal.
(E) Contraceptivo injetável combinado mensal/implante subcutâneo liberador de progestogênio (Implanom®)/DIU medicado (Mirena®).

Resposta: **C.**

COMENTÁRIO: as pacientes com história de tromboembolismo pulmonar ou outro evento tromboembólico apresentam contraindicação absoluta para uso de qualquer método contraceptivo contendo estrogênio. Assim, apenas os métodos livres de hormônios ou os contraceptivos contendo apenas os progestogênios serão indicados para esse grupo de pacientes.

9 **Mulher de 35 anos de idade, G2P2, usuária de DIU T Cu 380 há 7 anos, queixa-se de sinusorragia há 1 ano, inicialmente com episódios isolados que se tornaram frequentes. Nega uso de medicações ou desejo reprodutivo no momento. Qual é a melhor conduta?**

(A) Ultrassonografia para verificar o posicionamento do dispositivo.
(B) Orientação para troca do dispositivo intrauterino.
(C) Investigação de doenças sexualmente transmissíveis por meio de sorologias.

248   Capítulo 30   Planejamento Familiar – Métodos Anticoncepcionais

(D) Exame especular do colo uterino.

(E) Encaminhamento para laqueadura tubária bilateral.

Resposta: D.

COMENTÁRIO: o DIU T Cu 380 não está relacionado com sinusorragia (sangramento durante as relações sexuais). O exame especular com visualização direta do colo uterino é fundamental para o diagnóstico de corrimentos, lesões no colo uterino, tumores ou lesões em partes moles.

10   Com relação aos métodos anticoncepcionais, é INCORRETO afirmar que:

(A) Pacientes tabagistas têm risco aumentado de trombose e não devem escolher como método a pílula combinada (estrogênio + progesterona).

(B) O anticoncepcional contendo apenas progestogênios pode ser uma boa opção para os primeiros 6 meses após o parto.

(C) O etinilestradiol é o principal estrogênio contido nos anticoncepcionais orais combinados.

(D) Eficácia e segurança são os critérios mais importantes para a escolha de um método anticoncepcional.

(E) O condom ou camisinha feminina tem como vantagens a maior proteção contra doenças sexualmente transmissíveis e a liberdade feminina, podendo ser introduzido antes do ato sexual e não retirado imediatamente.

Resposta: C.

COMENTÁRIO: o critério mais importante para a escolha ou eleição de um método anticoncepcional é a opção feita pelo(a) usuário(a). O médico deve sempre privilegiar essa opção e considerá-la prioritária. Entretanto, o método escolhido nem sempre poderá ser usado, tendo em vista algumas características clínicas evidenciadas pelo(a) usuário(a) que podem contraindicar seu uso. Assim, é tarefa primordial do médico desenvolver semiótica apropriada para avaliar se o(a) usuário(a) apresenta alguma dessas condições clínicas ou afecções. Caso existam, o médico deve colocar os demais métodos possíveis à disposição da pessoa interessada, explicando-lhe suas características, modo de uso, riscos e benefícios, bem como sua eficácia. Quanto ao tabagismo e sua relação com o uso de anticoncepcionais orais combinados, seguem os critérios de elegibilidade médica da Organização Mundial da Saúde (OMS):

• Mulheres < 35 anos: categoria 2.

• Mulheres ≥ 35 anos:
  – se < 15 cigarros/dia: categoria 3;
  – se ≥ 15 cigarros/dia: categoria 4.

BIBLIOGRAFIA

Centers for Disease Control and Prevention. Summary chart of U.S. medical eligibility criteria for contraceptive use. 2010. Disponível em: http://www.cdc.gov/reproductivehealth/unintendedpregnancy/pdf/legal_summary--chart_english_final_tag508.pdf.

Curtis KM, Tepper NK, Jatlaloui TC et al. U.S. medical eligibility criteria for contraceptive use. MMWR Recomm Rep 2016; 65(3):1-103.

World Health Organization. Medical eligibility criteria for contraceptive use. 5th ed. Geneva (Switzerland): World Health Organization; 2015. Disponível em: http://apps.who.int/iris/bitstream/10665/181468/1/9789241549158_eng.pdf.

CAPÍTULO

31

Amenorreias
e Síndromes Hiperandrogênicas

Fabiene Bernardes Castro Vale
Junia Dueli Boroni

1 **Assinale a opção com os três elementos que podem determinar a hiperprolactinemia:**

(A) Mastoplastia, sarcoidose, agentes antitireoidianos.
(B) Prolactinoma, clorpromazina, dipirona.
(C) Queimadura de tórax, hipernefroma, tabaco.
(D) Herpes-zoster, insuficiência renal crônica, diabetes.
(E) Acromegalia, hipotireoidismo, alfametildopa.

Resposta: **E.**

Comentário: a prolactina é secretada exclusivamente pelas células lactotróficas da glândula pituitária. A hiperprolactinemia resulta da hipersecreção de prolactina pelas células lactotróficas. Algumas dessas causas são fisiológicas e outras patológicas.

As causas fisiológicas incluem a gravidez, a amamentação, o esforço físico e o estresse. Dentre as causas patológicas, os adenomas hipofisários, que são tumores benignos da célula lactotrófica, são a principal. Os adenomas hipofisários são a causa mais comum de disfunção hipofisária adquirida e, como consequência, podem secretar quaisquer hormônios hipofisários. Se o adenoma envolve somatotrofos e lactotrofos, ocorre aumento na produção concomitante de hormônio do crescimento (GH) e prolactina. Respectivamente, dessa forma, justifica-se a relação entre acromegalia (secundária a excesso de GH) e hiperprolactinemia.

Vários medicamentos também podem causar hiperprolactinemia. Embora as drogas possam causá-la, elas não provocam adenomas lácteos. Na hiperprolactinemia induzida por medicação, as concentrações séricas de prolactina estão tipicamente na faixa de 25 a 100ng/mL. Uma exceção é o agente antipsicótico risperidona, que pode estar associado a concentrações séricas de prolactina de até 200ng/mL. Dentre as medicações que acarretam aumento da prolactina podem ser citados alguns anti-hipertensivos (metildopa, atenolol e verapamil), fenotiazinas (clorpromazina), bloqueadores do receptor H2-histamina (cimetidina e ranitidina) e vários psicotrópicos (antidepressivos tricíclicos, inibidores da recaptação de serotonina e ansiolíticos). Podem ser citados, também, a domperidona, o sumatriptano, o ácido valproico, as anfetaminas e os fitoterápicos.

249

No hipotireoidismo, a redução primária nos níveis dos hormônios tireoidianos provoca aumento compensatório do hormônio hipotalâmico livre gerador de tireotrofina (TRH). O TRH, além de agir nos tireotrofos hipofisários, estimula também os receptores dos lactotrofos, aumentando a secreção de prolactina.

2 **Assinale a opção que indica causas de amenorreia secundária:**

(A) Anovulação crônica, falência ovariana, síndrome de Sheehan.
(B) Hímen imperfurado, tumor ovariano, hiperprolactinemia.
(C) Anorexia, síndrome de Asherman e septo vaginal.
(D) Hiperplasia congênita da suprarrenal, síndrome de Kallmann, síndrome dos ovários policísticos (SOP).
(E) Agenesia mülleriana, hipotireoidismo, síndrome de Cushing.

Resposta: **A.**

COMENTÁRIO: amenorreia secundária consiste no atraso menstrual por período superior a três ciclos menstruais ou 6 meses após a menarca.

Hímen imperfurado, septo vaginal e agenesia mülleriana são distúrbios anatômicos que impedem a menarca e, portanto, são causas de amenorreia primária. A síndrome de Kallman é caracterizada pela ausência total de estimulação hipotalâmica decorrente de um defeito na migração dos neurônios progenitores de GnRH que têm origem nos placoides olfativos mediais e migram ao longo do nervo nasal até o hipotálamo. Assim, na síndrome de Kallmann ocorre um defeito na migração do nervo olfatório. A paciente tem como sintomatologia amenorreia primária e anosmia.

A opção A inclui todas as demais causas de amenorreia que ocorrem após a menarca, além de disfunção ovariana (anovulação crônica, falência ovariana, tumor ovariano e SOP), distúrbio do sistema nervoso central (síndrome de Sheehan, hiperprolactinemia e anorexia) ou endocrinopatias (hiperplasia congênita da suprarrenal, hipotireoidismo ou síndrome de Cushing).

3 **São medicamentos que estimulam a produção de prolactina:**

I. Metildopa.
II. Propranolol.
III. Cimetidina.
IV. Ergotamina.

Está correto apenas o contido em:

(A) I, II e III.
(B) I e III.
(C) II e IV.
(D) IV.

Resposta: **B.**

COMENTÁRIO: vários medicamentos podem causar hiperprolactinemia. A questão exige a memorização dos fármacos associados à hiperprolactinemia. A metoclopramida, a cimetidina e a domperidona

Capítulo 31   Amenorreias e Síndromes Hiperandrogênicas   **251**

são agentes da motilidade gástrica e antagonistas do receptor de dopamina D2, elevando a prolactina sérica.

4 **Paciente de 17 anos de idade, com amenorreia primária, cariótipo 46,XY, apresenta estatura de 1,60m, mamas Tanner 1, vulva de aspecto infantil e presença de vagina e útero.
Ultrassonografia não visualiza gônadas. Hipótese diagnóstica:**

(A) Disgenesia gonadossomática-Turner.
(B) Disgenesia gonadal pura.
(C) Disgenesia gonadal mista.
(D) Síndrome de insensibilidade androgênica.

Resposta: **B.**

COMENTÁRIO: a amenorreia primária pode ser definida como ausência de menstruação espontânea
aos 14 anos em pacientes sem caracteres sexuais secundários ou aos 16 anos em pacientes com
desenvolvimento normal dos caracteres sexuais secundários.

A paciente em questão apresenta amenorreia primária, infantilismo sexual e cariótipo 46,XY.
Isso indica síndrome de Swyer (uma disgenesia gonadal pura de cariótipo 46,XY). A ausência
do gene SRY no cromossomo Y determina ausência de produção da testosterona e do hormônio
antimülleriano pela gônada disgênica (testículo), justificando o fenótipo feminino e o desenvolvimento da genitália interna feminina (útero, trompa e terço superior da vagina).

A síndrome de Turner se caracteriza por cariótipo 45,X0 ou por mosaicismo 45,XO/46,XX. A
disgenesia gonadal mista se manifesta de várias maneiras de acordo com o mosaicismo do cariótipo e a penetrância genética. As pacientes com síndrome de insensibilidade total aos androgênios
se apresentam ao nascimento como de sexo feminino fenotipicamente normais. Na puberdade,
apresentam amenorreia primária, pelos pubianos e axilares escassos ou ausentes, vagina curta
e ausência de útero e tubas uterinas. Essas meninas desenvolvem mamas durante a maturação
puberal em razão da conversão abundante de androgênio em estrogênio. Os testículos podem
ser palpados nos lábios genitais ou na região inguinal ou podem estar no interior do abdome.
Os exames laboratoriais revelam níveis elevados de hormônio folículo-estimulante (FSH), níveis
normais ou ligeiramente aumentados de testosterona masculina e cariótipo 46,XY.

5 **Quando se administra citrato de clomifeno (CC) a mulheres com ovários apropriadamente
responsivos, ocorre a liberação de FSH pela hipófise, induzindo os folículos ovarianos a produzirem:**

I. Estradiol.
II. Hormônio luteinizante (LH).
III. Inibina.
IV. Prolactina.

Está correto apenas o contido em:
(A) I, II e III.
(B) I e III.
(C) II e IV.
(D) IV.

Resposta: **B.**

252 Capítulo 31 Amenorreias e Síndromes Hiperandrogênicas

Comentário: apesar de o enunciado citar uma conduta empregada para o manejo clínico da infertilidade feminina, que é a indução da ovulação, a questão aborda um conceito básico sobre a função endócrina reprodutiva. O CC se liga ao receptor de estrogênio na hipófise e no hipotálamo. Consequentemente, há redução efetiva no número de receptores de estrogênio hipotalâmicos. Em virtude dessa redução, hipotálamo e hipófise ficam verdadeiramente cegos aos níveis de estrogênio circulantes e o resultado é a informação falsa de hipoestrogenismo. Por fim, é interrompido o *feedback* negativo no nível central, o que aumenta a secreção do FSH pela adeno-hipófise. O resultado é a maturação de múltiplos folículos.

No final da fase folicular, mantém-se a depleção central do receptor de estrogênio em razão da retenção duradoura do CC no interior dos tecidos. Como resultado, o aumento na secreção de estradiol (E2) pelos ovários não é capaz de produzir o *feedback* negativo normal sobre a liberação de FSH. Isso provoca o desenvolvimento de múltiplos folículos dominantes e múltiplas ovulações. Então, os ovários apropriadamente responsivos sintetizam e secretam esteroides sexuais (estrogênios/estradiol, androgênios e progesterona), além de peptídeos (inibina, ativina e folistatina).

6 Paciente de 24 anos de idade, bailarina, nulípara, sem hirsutismo ou acne, apresenta desde a menarca ciclos menstruais irregulares variando de 40 a 60 dias. Queixa-se de desajuste pessoal, o que a fez procurar uma terapia psicológica há alguns meses. Apresenta índice de massa corporal (ICM) = 18. Dosagens de LH e FSH normais. Esse quadro é sugestivo de:

(A) Anovulação crônica central.
(B) Anovulação hiperandrogênica.
(C) Hiperprolactinemia.
(D) Falência ovariana.

Resposta: **A.**

Comentário: o quadro clínico proposto no enunciado expõe uma paciente sob estresse emocional, provavelmente sob uma rotina extenuante de exercícios físicos (bailarina), além de um IMC – calculado por meio da seguinte fórmula: IMC = peso (kg)/quadrado da estatura (m²) – < 19kg/m² (restrição calórica). A amenorreia induzida por exercício é mais comumente encontrada em mulheres cujo regime de exercício esteja associado à perda significativa de gordura, como balé, ginástica e corridas de longa distância. Esses fatores atuam modificando a pulsatilidade do GnRH hipotalâmico, o que justifica a irregularidade menstrual.

7 Paciente de 25 anos de idade, última menstruação há 6 meses. Dosagem de prolactina normal. Não sangrou após o uso de medroxiprogesterona, mas apresentou sangramento após o uso de estrogênio e progestogênio. A conduta é:

(A) Dosagem de estradiol.
(B) Histeroscopia diagnóstica.
(C) Cariótipo.
(D) Dosagem de gonadotrofinas hipofisárias.

Resposta: **D.**

Capítulo 31   Amenorreias e Síndromes Hiperandrogênicas   **253**

Comentário: a paciente em questão apresentou sangramento após estímulo com estrogênio e progesterona. Se há a ocorrência de sangramento após estímulo, significa que não há anormalidade anatômica do trato genital e, portanto, seria desnecessária uma histeroscopia diagnóstica.

O cariótipo está indicado em todas as mulheres com insuficiência ovariana precoce. Entretanto, nessa investigação inicial é necessário analisar em primeiro lugar os hormônios que atuam diretamente no ciclo menstrual, que são as gonadotrofinas hipofisárias (principalmente o FSH).

8   **São repercussões a longo prazo das síndromes hiperandrogênicas:**

   I. Coronariopatia isquêmica.
  II. Câncer de endométrio.
 III. Infertilidade.
 IV. Câncer colorretal.

Está correto apenas o contido em:
(A) I, II e III.
(B) I e III.
(C) II e IV.
(D) IV.

Resposta: **A.**

Comentário: as síndromes hiperandrogênicas cursam com várias disfunções metabólicas, como obesidade central, resistência à insulina e diabetes, bem como dislipidemia com níveis elevados de LDL, que são fatores de risco para doenças cardiovasculares, como a coronariopatia isquêmica. As síndromes hiperandrogênicas podem cursar com hiperplasia e/ou neoplasia endometrial por hiperestímulo estrogênico crônico sem oposição progesterônica. Nas síndromes hiperandrogênicas, a anovulação crônica tem um papel determinante na infertilidade. O aumento sérico de androgênios não está relacionado com câncer colorretal.

9   **São complicações da anovulação hiperandrogênica a longo prazo, EXCETO:**

(A) *Diabetes mellitus.*
(B) Doença coronariana isquêmica.
(C) Dislipidemia.
(D) Insuficiência da suprarrenal.

Resposta: **D.**

Comentário: as síndromes hiperandrogênicas cursam com várias disfunções metabólicas, como obesidade central, resistência à insulina e diabetes, bem como dislipidemia com níveis elevados de LDL, que são fatores de risco para doenças cardiovasculares, como a coronariopatia isquêmica.

10 Paciente com lesão de pele no sulco intermamário (apresentada na figura) é obesa e tem anovulação crônica. São critérios para definição de síndrome metabólica:

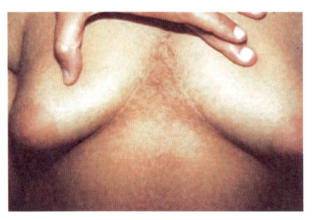

I. Glicemia de jejum entre 110 e 126mg/dL.
II. HDL-colesterol > 50mg/dL.
III. Triglicérides > 150mg/dL.
IV. Glicemia 2 horas após infusão de glicose entre 126 e 140mg/dL.

Está correto apenas o contido em:
(A) I, II e III.
(B) I e III.
(C) II e IV.
(D) IV.

Resposta: **B.**

Comentário: a síndrome metabólica é diagnosticada com base na presença de três dos cinco critérios listados a seguir:

- Circunferência abdominal > 102cm em homens e > 88cm em mulheres.
- Pressão arterial sistólica ≥ 130 e/ou diastólica ≥ 85mmHg ou uso de anti-hipertensivos.
- Glicemia > 110mg/dL.
- Triglicérides > 150mg/dL.
- HDL < 50mg/dL em mulheres.

11 Paciente de 33 anos de idade com ciclos menstruais oligomenorreicos e hirsutismo. Os exames revelaram: FSH = 5,5mUI/mL; prolactina = 15ng/mL; TSH = 3,5mUI/L; 17OH-progesterona = 300ng/dL. O teste indicado para o diagnóstico é o:
(A) Do GnRH.
(B) Do estímulo com TRH.
(C) Do citrato de clomifeno.
(D) De estímulo com ACTH.

Resposta: **D.**

Capítulo 31   Amenorreias e Síndromes Hiperandrogênicas   **255**

Comentário: diante de um valor alterado de 17OH-progesterona (ou seja, valores > 200ng/dL), deve-se suspeitar de um quadro de hiperplasia congênita da suprarrenal. Nesse caso, há a necessidade de realização imediata do teste de estímulo com ACTH. O teste do ACTH (cortrosina) deve ser realizado preferencialmente na fase folicular do ciclo em mulheres com ciclos regulares (mulheres anovuladoras em qualquer dia). É coletada uma amostra de sangue para dosagens plasmáticas basais de 17OH-progesterona e cortisol. Em seguida, são injetados 250μg de ACTH sintético (cortrosina) EV (ou IM) e se obtém uma nova amostra de sangue 60 minutos após o estímulo para repetir a dosagem de cortisol e 17OH-progesterona. A produção de 17OH-progesterona pós-estímulo < 500ng/dL praticamente afasta o diagnóstico de hiperplasia suprarrenal de início tardio. Aumentos > 1.000ng/dL são fortemente sugestivos do diagnóstico.

Para mulheres na menacme, os valores de referência são: prolactina < 26ng/mL; FSH < 20mUI/mL; e TSH = 0,3 a 5,3 (variável de acordo com o laboratório).

12 **Paciente de 25 anos de idade com queixa de ciclos irregulares e galactorreia. Seus exames mostram prolactina = 110ng/mL, e a ressonância nuclear magnética evidencia um macroadenoma hipofisário. Fez uso de bromocriptina por 2 meses, interrompido em razão de efeitos colaterais. Indica-se:**

(A) Ressecção transesfenoidal seletiva.
(B) Cabergolina.
(C) Radioterapia.
(D) Anticoncepcional hormonal oral.

Resposta: **B.**

Comentário: as pacientes com hiperprolactinemia devem ser tratadas em razão dos sintomas neurológicos causados pelo tamanho de um adenoma de lactotrofos e/ou por hipogonadismo e/ou outros sintomas decorrentes da hiperprolactinemia, como a galactorreia. Um fármaco agonista da dopamina deve ser o primeiro tratamento em pacientes com hiperprolactinemia de qualquer causa, incluindo adenomas lactotróficos (prolactinomas) de todos os tamanhos, porque esses fármacos reduzem as concentrações séricas de prolactina e diminuem o tamanho da maioria dos adenomas lactotróficos. Para a maioria das pacientes com hiperprolactinemia, a cabergolina é a primeira escolha e a bromocriptina a segunda. A cabergolina é um agonista dopaminérgico tipo 2 bem tolerado e mais efetivo para normalizar os níveis de prolactina. A bromocriptina é agonista inespecífico dopaminérgico e está relacionado com diversos efeitos colaterais, como cefaleia, hipotensão postural, turvação visual e câimbra.

Na paciente em questão, como não houve sucesso com o tratamento com bromocriptina, deve ser tentado o uso de cabergolina. A neurocirurgia é reservada para tumores refratários ao tratamento clínico ou que promovem agravamento agudo dos sintomas.

13 **Mulher de 34 anos de idade, solteira, executiva, apresentando amenorreia há 6 meses associada a ressecamento vaginal e dispareunia. Estatura = 1,64m; peso = 50kg. O diagnóstico é:**

(A) Anovulação crônica por *feedback* impróprio.
(B) Amenorreia hipotalâmica.

256 Capítulo 31 Amenorreias e Síndromes Hiperandrogênicas

(C) Síndrome de Sheehan.

(D) Síndrome de Kallmann.

Resposta: **B.**

Comentário: na questão em que o enunciado discorre sobre peso e altura, o foco provavelmente é a avaliação do índice de massa corporal (IMC) no caso das amenorreias. IMC < 19kg/m², como o da paciente em questão, aponta para balanço energético total baixo, modificando a pulsatilidade do GnRH e acarretando irregularidade menstrual.

Os transtornos alimentares – anorexia e bulimia – podem resultar em amenorreia. A anorexia nervosa está associada a restrições calóricas graves, perda de peso, indução de vômito, uso excessivo de laxantes e exercícios compulsivos. A disfunção hipotalâmica é grave na anorexia e pode afetar outros eixos hipotalâmico-hipofisários além do sistema reprodutivo. A amenorreia na anorexia nervosa pode preceder, seguir ou surgir coincidentemente com a perda de peso. Além disso, mesmo com o retorno ao peso normal, nem todas as mulheres anoréxicas recuperam a função menstrual normal.

14 **Na anovulação crônica, o hiperandrogenismo se mantém pelas seguintes condições, EXCETO:**

(A) Aumento do LH por aumento da estrona circulante.

(B) Alterações nas atividades das enzimas ovarianas e suprarrenais.

(C) Diminuição das proteínas carreadoras dos esteroides sexuais.

(D) Diminuiçaão na atividade da 5α-redutase.

Resposta: **D.**

Comentário: a anovulação crônica é característica da síndrome dos ovários policísticos (SOP), um distúrbio no eixo neuroendócrino-reprodutor associado à alteração morfológica ovariana e à produção androgênica elevada. A concentração sérica do FSH pode ser normal ou baixa na SOP, levando a uma relação LH/FSH elevada em comparação com a fase folicular precoce. No entanto, concentração sérica elevada de LH e aumento na relação LH/FSH fazem parte dos critérios diagnósticos para SOP. Os níveis androgênicos normalmente estão elevados, associados à diminuição das proteínas carreadoras dos esteroides sexuais (SHBG), manifestando-se clinicamente por hirsutismo, acne e calvície de padrão masculino. Em um quadro de hiperandrogenismo, a 5α-redutase se encontra em níveis elevados e, portanto, a opção D está incorreta.

15 **Paciente de 28 anos de idade com ciclos oligomenorreicos, prolactina = 45ng/mL, não deseja engravidar no momento e nega galactorreia. Conduta:**

(A) Anticoncepcional oral.

(B) Tomografia computadorizada.

(C) Ressonância nuclear magnética.

(D) Dosagem de prolactina após estímulo com terapia de reposição hormonal.

Resposta: **A.**

Capítulo 31   Amenorreias e Síndromes Hiperandrogênicas   **257**

COMENTÁRIO: em geral, os níveis de hiperprolactinemia têm relação com sua etiologia: níveis alterados até 100ng/mL estão mais associados a medicamentos psicotrópicos, causa idiopática e microprolactinomas. O objetivo primário do tratamento da hiperprolactinemia nesses casos é restaurar a função gonadal e sexual por meio da normalização da prolactina. Como a paciente não deseja engravidar, o uso do anticoncepcional tende a regularizar o ciclo menstrual, tratando o único sintoma decorrente da elevação da prolactina neste caso.

16 **Paciente de 23 anos de idade com amenorreia secundária, galactorreia e diagnóstico de adenoma hipofisário com 1,5cm. Prolactina = 187ng/mL. Engravidou durante tratamento com cabergolina. Sobre a conduta referente ao uso da droga, é CORRETO dizer que:**

(A) Deve ser mantida até o final da gravidez.
(B) Deve ser suspensa imediatamente.
(C) Deve ser suspensa após o primeiro trimestre.
(D) Depende do nível sérico de prolactina.

Resposta: **B.**

COMENTÁRIO: os adenomas lácteos (prolactinomas) geralmente causam infertilidade devido ao efeito inibitório da prolactina elevada e, às vezes, em razão do efeito de massa de um macroadenoma na secreção de gonadotrofinas, resultando em anovulação e diminuição da secreção de estradiol e progesterona. A maioria dos autores recomenda a suspensão do agonista dopaminérgico (bromocriptina, cabergolina) após o diagnóstico de gestação.

17 **A galactorreia está:**

(A) Associada ao uso de antidepressivos tricíclicos.
(B) Relacionada com o aumento da macroprolactina.
(C) Presente na maioria dos casos de hiperprolactinemia.
(D) Sempre associada à amenorreia.

Resposta: **A.**

COMENTÁRIO: a galactorreia pode ser secundária a vários medicamentos, dentre eles alguns antidepressivos tricíclicos (amitriptilina, clomipramina, imipramina e nortriptilina).

Macroprolactinemia é um termo usado para descrever agregados de prolactina e anticorpos (em particular autoanticorpos antiprolactina) que variam de aproximadamente 150 a 170kD em tamanho. A forma mais comum de prolactina nativa no soro é a de 23kD. Esses complexos são imunologicamente detectáveis, mas não biologicamente ativos; por isso, parecem não causar anormalidades clínicas, como a galactorreia.

A hiperprolactinemia em mulheres na pré-menopausa também pode causar galactorreia, mas a maioria das mulheres na pré-menopausa que apresentam hiperprolactinemia não tem galactorreia e não exibe amenorreia. Por outro lado, muitas mulheres que têm galactorreia apresentam concentrações normais de prolactina no soro e menstruam regularmente.

258 Capítulo 31 Amenorreias e Síndromes Hiperandrogênicas

18 No caso de uma mulher de 25 anos de idade apresentando amenorreia há 9 meses e muco filante e abundante ao exame físico, deve-se solicitar:

   I. Progesterona.
  II. Prolactina.
 III. Estradiol.
  IV. Hormônio estimulador da tireoide (TSH).

Está correto apenas o contido em:
(A) I, II e III.
(B) I e III.
(C) II e IV.
(D) IV.

Resposta: **C.**

COMENTÁRIO: para amenorreias secundárias, as dosagens séricas de FSH e prolactina definem os principais quadros de causa hormonal. A dosagem de TSH deve ser incluída nos casos de elevação da prolactina ou suspeita de doença central. A descrição sobre o aspecto do muco ("filante e abundante") tem por objetivo levar a pensar que os níveis séricos dos hormônios ovarianos estão normais.

19 Quadro de amenorreia com ciclos ovulatórios:

   I. Síndrome de Asherman.
  II. Hímen imperfurado.
 III. Síndrome de Mayer-Rokitansky-Kuster-Hauser.
  IV. Insensibilidade androgênica.

Está correto apenas o contido em:
(A) I, II e III.
(B) I e III.
(C) II e IV.
(D) IV.

Resposta: **A.**

COMENTÁRIO: a síndrome de Asherman (aderências uterinas que ocorrem geralmente após curetagem uterina em virtude de abortamento ou gravidez) e o hímen imperfurado são distúrbios anatômicos que bloqueiam a patência do trato genital interno, impedindo a menstruação. Desse modo, eles não interferem no funcionamento ovariano.

Nas síndromes de Mayer-Rokitansky-Kuster-Hauser e de insensibilidade androgênica (síndrome de Morris) não há formação do útero e, portanto, há um quadro de amenorreia primária. Entretanto, na primeira síndrome a gônada é representada por ovários com função preservada, determinando ciclos ovulatórios e caracteres secundários femininos. Na insensibilidade androgênica, o testículo é a gônada funcionalmente ativa.

Capítulo 31   Amenorreias e Síndromes Hiperandrogênicas   **259**

20   A síndrome dos ovários policísticos (SOP) é um estado anovulatório crônico que gera como consequência irregularidade menstrual e infertilidade. Sobre a fisiopatologia desse processo, é CORRETO afirmar que há:

(A) Aumento da secreção e da pulsatilidade do FSH pela ação androgênica.

(B) Aumento dos níveis de estradiol em virtude da conversão periférica de androgênios.

(C) Decréscimo dos níveis de FSH em razão da diminuição na frequência pulsátil do GnRH.

(D) Aumento de androgênio sérico mediante estímulo do FSH.

(E) Inibição da produção hepática de SHBG em virtude da ação da insulina.

Resposta: E.

Comentário: a SOP é caracterizada pela secreção inadequada de gonadotrofinas especificamente em decorrência de alterações na pulsatilidade do hormônio liberador de gonadotrofina (GnRH), resultando na produção preferencial do hormônio luteinizante (LH) em detrimento do hormônio folículo-estimulante (FSH), de modo que a relação LH:FSH aumenta e se torna > 2 em cerca de 60% das pacientes.

Flutuações cíclicas na amplitude e frequência dos pulsos de GnRH, combinadas com mudanças locais na capacidade secretora do gonadotrofo e níveis variáveis de esteroides sexuais, respondem pelo perfil de secreção das gonadotrofinas. Pulsos mais frequentes de GnRH favorecem a secreção de LH e pulsos de maior amplitude estimulam a secreção de LH. Logo, decréscimos na frequência de GnRH levam à redução de LH e não de FSH.

Tanto a insulina como o LH estimulam a produção androgênica das células da teca ovariana. Como resultado, os ovários afetados secretam níveis aumentados de testosterona e androstenediona.

A síntese de SHBG (globulina ligadora de hormônios sexuais) no fígado é suprimida por insulina e por androgênios, corticoides, progesterona e hormônio do crescimento. Isso tem como consequência mais moléculas biodisponíveis de androgênios para se ligarem a receptores nos órgãos-alvo.

A conversão periférica de androgênios eleva a concentração de estrona (e não de estradiol, como sugerido na opção B), produto direto da androstenediona. Entretanto, como a estrona é convertida em estradiol, a conversão periférica de androgênios aumenta sua concentração.

BIBLIOGRAFIA

Adashi EY. Clomiphene citrate at 50: the dawning of assisted reproduction. Fertil Steril 2017 Oct; 108(4):592-3.

Consensus statement on 21-hydroxylase deficiency from the Lawson Wilkins Pediatric Endocrine Society and the European Society for Paediatric Endocrinology. J Clin Endocrinol Metab 2002; 87(9):4048-53.

De Souza MJ, Metzger DA. Reproductive dysfunction in amenorrhoeic athletes and anorexic patients: a review. Med Sci Sports Exerc 1991; 23(9):995.

Ehrmann DA. Polycystic ovary syndrome. N Engl J Med 2005; 352:1223.

Expert panel on detection, evaluation, and treatment of high blood cholesterol in adults. Executive Summary of the Third Report of the National Cholesterol Education Program (NCEP) Expert Panel on Detection, Evaluation, and Treatment of High Blood Cholesterol in Adults (Adult Treatment Panel III). JAMA 2001; 285:2486.

Klein DA, Poth MA. Amenorrhea: an approach to diagnosis and management. Am Fam Physician 2013 Jun 1; 87(11):781-8.

Melmed S, Casanueva FF, Hoffman AR et al. Diagnosis and treatment of hyperprolactinemia: an Endocrine Society clinical practice guideline. J Clin Endocrinol Metab 2011; 96:273.

Molitch ME. Drugs and prolactin. Pituitary 2008; 11:209.

Practice Committee of the American Society for Reproductive Medicine. Current evaluation of amenorrhea. Fertil Steril 2006; 86:S148.

Treatment strategies for women with polycystic ovary syndrome. Gynecol Endocrinol 2018 Apr; 34(4):272-7.

CAPÍTULO 32

Sangramento Genital e Sangramento Uterino Anormal

Agnaldo Lopes da Silva Filho
Aline Evangelista Santiago
Michael Zarnowski Passos

---

1 São causas comuns de sangramento vaginal na infância, EXCETO:

(A) Corpo estranho.
(B) Vulvovaginite.
(C) Discrasia sanguínea.
(D) Traumatismo.

Resposta: **C.**

COMENTÁRIO: o sangramento que antecede a menarca deve ser pesquisado como um achado anormal. Nessa faixa etária, a vagina é a fonte mais comum de sangramento, mais que o útero. A vulvovaginite é a causa mais frequente, mas condições como traumatismo ou corpo estranho também são comuns. Outras razões para o sangramento vaginal na infância são abuso sexual, fatores dermatológicos e crescimento neoplásico. As discrasias sanguíneas ou defeitos na coagulação são as causas mais comuns de sangramento na adolescência, após a menarca.

2 Criança é atendida com relato de sangramento genital (exame mostrado na imagem). Hipótese diagnóstica:

(A) Hemangioma.
(B) Líquen esceroso.
(C) Prolapso uretral.
(D) Pseudo-hermafroditismo feminino.

Resposta: **A.**

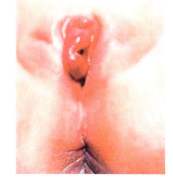

Capítulo 32 Sangramento Genital e Sangramento Uterino Anormal **261**

COMENTÁRIO: os hemangiomas são anomalias vasculares geralmente não identificadas ao nascimento, mas que crescem rapidamente e podem causar sangramento genital. Em geral, aparecem como ponto vermelho ou azulado, de consistência elástica, não se esvaziando totalmente à compressão.

O líquen escleroso é uma doença crônica principalmente localizada no introito e no períneo. Cerca de 15% dos casos ocorrem em crianças de 1 a 2 anos de idade. As lesões típicas são pequenas pápulas brancas que coalescem em placas com aspecto de pergaminho.

O prolapso uretral é raro e se caracteriza por protrusão circular da uretra distal que se exterioriza pelo meato uretral externo. Essa condição predomina na infância e na pós-menopausa; por isso, acredita-se que esteja relacionada com a ausência de estrogênio.

No pseudo-hermafroditismo feminino, a criança apresenta cariótipo feminino com genitália externa masculina. Essa discordância entre sexo gonadal (46,XX) e aparência fenotípica da genitália externa (masculinizada) é resultado da exposição excessiva do feto ao androgênio. A genitália externa se apresenta virilizada em diversos graus, dependendo da quantidade e do tempo de exposição androgênica, podendo variar desde clitoromegalia discreta até casos extremos com fusão labial e desenvolvimento de falo com uretra peniana.

3 **Paciente de 12 anos de idade, menarca aos 11 anos, é atendida na unidade de emergência com sangramento vaginal intenso. O nível de hemoglobina é de 8,5g/dL. Devem ser consideradas as seguintes opções, EXCETO:**

(A) Sangramento disfuncional, anovulatório.
(B) Gravidez.
(C) Pólipo.
(D) Coagulopatia.

Resposta: **C.**

COMENTÁRIO: a paciente em questão se encontra no início da adolescência. Nessa faixa etária, o sangramento uterino anormal resulta mais comumente de anovulação e defeitos na coagulação. Como a paciente já apresentou menarca, é importante lembrar também a possibilidade de gravidez. Por outro lado, crescimentos neoplásicos, como pólipos, leiomiomas e neoplasias ovarianas, são menos frequentes nessa população.

4 **São causas de sangramento genital em crianças, EXCETO:**

(A) Rabdomiossarcoma.
(B) Corpo estranho.
(C) Traumatismo genital.
(D) Adrenarca precoce.

Resposta: **D.**

COMENTÁRIO: o diagnóstico diferencial do sangramento genital na infância deve incluir vulvovaginites, condições dermatológicas, condições endócrinas, tumores, traumas, corpo estranho e prolapso uretral.

262 Capítulo 32 Sangramento Genital e Sangramento Uterino Anormal

A adrenarca representa o início da produção de desidroepiandrosterona (DHEA) e de sulfato de DHEA (SDHEA) na zona reticular suprarrenal, que pode ser detectada em torno dos 6 anos de idade.

O resultado fenotípico da adrenarca é o desenvolvimento de pelos axilares e pubianos, denominado pubarca, que nas meninas se inicia aproximadamente aos 8 anos de idade. A adrenarca precoce é definida, portanto, como presença de pelos pubianos antes dos 8 anos de idade, estando ausentes outros sinais de estrogenização ou virilização.

5 **Mulher de 22 anos de idade com queimadura de tórax e abdome há 16 meses. No último semestre, os ciclos se tornaram longos (35 a 40 dias) e o fluxo se prolonga até o nono dia. A alteração é compatível com:**

(A) Hipotireoidismo.
(B) Hiperandrogenismo.
(C) Hiperinsulinismo.
(D) Hiperprolactinemia.

Resposta: **D.**

COMENTÁRIO: níveis aumentados de prolactina podem ser causa de irregularidade menstrual. Esse aumento pode ocorrer após estímulo da parede torácica, como em queimaduras, amamentação, exame de mamas, cirurgias da parede torácica, herpes-zoster ou *piercing* nos mamilos.

6 **Paciente de 47 anos de idade, obesa, ciclos menstruais irregulares, com episódios de sangramento prolongado e abundante, hemoglobina = 10,8g/dL. Ultrassonografia mostra útero de tamanho normal e endométrio com 20mm de espessura. Conduta:**

(A) Anticoncepcional oral.
(B) Biópsia endometrial.
(C) Repetição do ultrassom em 6 meses.
(D) Histerectomia.

Resposta: **B.**

COMENTÁRIO: trata-se de uma mulher na pré-menopausa com sangramento uterino anormal, obesa (fator de risco para câncer de endométrio) e com espessamento endometrial. A conduta neste caso deve ser a investigação endometrial através de biópsia (biópsia por aspiração, curetagem uterina ou histeroscopia). Uma causa frequente de sangramento uterino anormal nessa faixa etária são os pólipos endometriais, que podem ser vistos como espessamento endometrial à ultrassonografia.

7 **Qual a conduta a ser tomada no caso de uma mulher de 35 anos de idade com três partos normais anteriores e com quadro de sangramento menstrual de volume aumentado e mioma submucoso de 3cm de diâmetro à ultrassonografia?**

(A) Histerectomia subtotal.
(B) Ressecção histeroscópica.

(C) Miomectomia laparoscópica.
(D) Miomectomia abdominal.

Resposta: B.

Comentário: de acordo com o sistema de classificação de leiomiomas da Federação Internacional de Ginecologia e Obstetrícia (FIGO), os leiomiomas são categorizados em submucosos e outros (lesões intramurais, subserosas e transmurais). Os miomas submucosos são enumerados de 0 a 2 (0 – intracavitário pediculado; 1 – componente intramural < 50%; 2 – componente intramural ≥ 50%). Uma categoria intermediária é enumerada como 3 (mioma 100% intramural, porém com contato com endométrio). Os miomas não submucosos são enumerados de 4 a 8 (4 – intramural; 5 – subseroso com componente intramural ≥ 50%; 6 – subseroso com componente intramural < 50%; 7 – subseroso pediculado; 8 – outros). Os miomas do tipo 8 incluem miomas específicos, como miomas cervicais (veja figura abaixo).

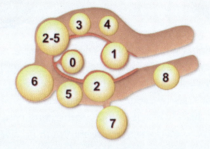

Tumores maiores ou predominantemente intramurais apresentam índice menor de sucesso com a ressecção histeroscópica, maior risco cirúrgico e frequentemente necessitam de mais de uma sessão cirúrgica para finalizar a ressecção. Por essas razões, muitos cirurgiões optam por essa técnica apenas nos tumores dos tipos 0 e 1 e naqueles < 3cm. A histeroscopia é útil para distinção dos leiomiomas dos tipos 0 e 1, por visualização direta, e dos tipos 2 e 3, com base na pressão de enchimento que permite a visualização da cavidade endometrial.

No caso em questão, trata-se de mulher em idade reprodutiva com sangramento uterino anormal (parâmetro: volume aumentado) e mioma com características que tornam factível a miomectomia histeroscópica (submucoso, com 3cm).

8 Paciente de 40 anos de idade, G4P4, com queixas de dor durante a menstruação e aumento significativo dos dias e do volume de sangramento no período menstrual. O exame revelou útero com aumento de volume difuso e global com consistência amolecida e doloroso à mobilização. De acordo com esse quadro, quais são a melhor hipótese diagnóstica e a propedêutica para confirmação diagnóstica?

(A) Mioma – ultrassonografia.
(B) Pólipo – histeroscopia.
(C) Útero didelfo – histerossalpingografia.
(D) Adenomiose – anatomopatológico.
(E) Adenocarcinoma – curetagem.

Resposta: D.

COMENTÁRIO: para classificação das causas de sangramento uterino anormal nos anos reprodutivos é utilizado o sistema PALM-COEIN (veja adiante), que compreende causas estruturais (PALM), não estruturais (COEI) e uma classificação reservada para causas categorizadas como "não classificadas de outra forma".

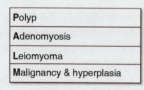

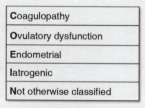

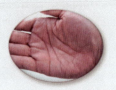

A adenomiose se caracteriza por pequenas porções de tecido endometrial dispersas no miométrio e/ou por um nódulo circunscrito na parede miometrial (adenomioma). Em geral, acomete mulheres entre 40 e 50 anos, mas pode ser encontrada em mulheres mais jovens com quadro de sangramento uterino anormal e dismenorreia. Classicamente é diagnosticada em espécimes de histerectomia (em média, 20% a 30% dos espécimes de histerectomia). Entretanto, com a evolução das técnicas de imagem o diagnóstico não invasivo da doença tem se mostrado possível com o uso de ressonância magnética e ultrassonografia. Isso se deve à possibilidade de identificação da zona juncional, uma linha regular com espessura ≤ 5mm que determina o limite entre o miométrio e o endométrio.

9 A classificação PALM-COEIN surgiu para auxiliar o ginecologista no tratamento dos sangramentos uterinos anormais. Em paciente de 35 anos de idade apresentando fluxo menstrual intenso com duração de 20 dias, a investigação pelo sistema PALM-COEIN pode ser iniciada após excluída:

(A) Coagulopatia.
(B) Gravidez.
(C) Iatrogenia.
(D) Miomatose.

Resposta: B.

COMENTÁRIO: dentre as alternativas, a única não incluída no sistema PALM-COEIN é a gravidez. Em mulheres que apresentam sangramento uterino anormal na fase reprodutiva, a gravidez deve ser sempre a primeira causa a ser excluída antes do início de qualquer investigação.

10 Paciente de 32 anos de idade apresenta irregularidade menstrual após ligadura tubária. Uma das hipóteses seria:

(A) Hiperprolactinemia, pois estava amamentando.
(B) Irregularidade pós-parada da pílula por adaptação.

Capítulo 32   Sangramento Genital e Sangramento Uterino Anormal   **265**

(C) Ligadura das artérias uterinas.

(D) Pólipo endometrial.

(E) Lesão inadvertida das artérias ovarianas e dos ramos ovarianos das artérias uterinas bilateralmente.

Resposta: E.

COMENTÁRIO: os anexos (ovários e tubas uterinas) são vascularizados pela artéria ovariana e por ramos ovarianos da artéria uterina. No momento da salpingotripsia (laqueadura tubária) pode ocorrer ligadura inadvertida (não intencional) concomitante de ramos desses vasos, alterando a vascularização ovariana e ocasionando a irregularidade menstrual.

11 **Uma paciente de 58 anos de idade, na pós-menopausa, que não faz uso de terapia de reposição hormonal apresenta sangramento uterino. A causa mais frequente é:**

(A) Pólipo endometrial.

(B) Hiperplasia endometrial.

(C) Câncer de endométrio.

(D) Atrofia endometrial.

Resposta: D.

COMENTÁRIO: a causa mais frequente de sangramento uterino na pós-menopausa é a atrofia endometrial. Contudo, é necessária investigação endometrial para excluir possíveis causas de malignidade.

12 **Paciente de 32 anos de idade, nuligesta com desejo reprodutivo, vem apresentando sangramentos vaginais intensos com duração prolongada. Realizada uma ultrassonografia transvaginal com útero miomatoso de volume = 2.000cm³, a paciente apresenta em destaque um mioma intramural posterior medindo 5,0 × 7,0cm e um mioma submucoso medindo 5,0 × 3,0cm. Qual é a melhor conduta indicada inicialmente?**

(A) Histerectomia.

(B) Miomectomia.

(C) Prescrever análogo de GnRH.

(D) Prescrever anticoncepcional combinado contínuo.

Resposta: C.

COMENTÁRIO: o hipotálamo libera o GnRH de maneira pulsátil, determinando a liberação do FSH e do LH. Os análogos agonistas do GnRH mantêm altas concentrações desse hormônio, levando à redução dos esteroides sexuais circulantes, o que pode causar amenorreia e reduzir temporariamente o volume dos miomas e do útero em até 50%.

Como se trata de mulher com desejo reprodutivo, a melhor escolha é uma conduta conservadora na tentativa de preservação da fertilidade. Por se tratar de útero volumoso, e portanto bem vascularizado, a tentativa de realização de miomectomia tem maiores chances de evoluir com histerectomia no intraoperatório. Assim, os análogos do GnRH podem ser utilizados no pré-operatório de miomectomias, em geral entre 2 e 3 meses antes do procedimento, com o objetivo de melhorar os níveis de hemoglobina e reduzir o volume tumoral, promovendo a diminuição do sangramento intraoperatório e possibilitando maiores chances de sucesso em cirurgias mais conservadoras com preservação uterina.

BIBLIOGRAFIA

Berek JS. Berek & Novak tratado de ginecologia. 14. ed. Rio de Janeiro: Guanabara Koogan, 2014.

Fernandes CE, Sá MFS. Tratado de ginecologia Febrasgo. Rio de Janeiro: Elsevier, 2019.

Hoffman BL, Schorge JO, Schaffer JI, Halvorson LM, Bradshaw kD, Cunningham FG. Ginecologia de Williams. 2. ed. Porto Alegre: AMGH, 2014.

Munro MG, Critchley HOD, Fraser IS, for the FIGO Menstrual Disorders Committee. The two FIGO systems for normal and abnormal uterine bleeding symptoms and classification of causes of abnormal uterine bleeding in the reproductive years: 2018 revisions. Int J Gynecol Obstet 2018.

Rock JA, Jones III HW. Te Linde cirurgia ginecológica. 10. ed. Rio de Janeiro: Revinter, 2014.

CAPÍTULO 33

Vulvovaginites

Lucas Giarolla Gonçalves de Matos
Tania Mara Giarolla de Matos
Karla Zanolla Dias Sousa

1 Um esfregaço de secreção vaginal corado pela técnica de Gram mostrando este resultado revela:

(A) Tricomoníase.
(B) Vaginose bacteriana.
(C) Vaginose citolítica.
(D) Flora normal.

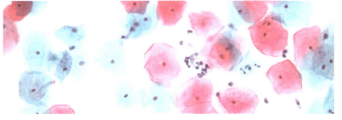

Resposta: **D.**

COMENTÁRIO: a secreção vaginal normal é composta de secreções vulvares das glândulas sebáceas, sudoríparas, de Bartholin e de Skene, transudato da parede vaginal, células vaginais e cervicais esfoliadas, muco cervical, líquidos endometriais e do oviduto e microrganismos e seus produtos metabólicos. Geralmente é branca, contendo células descamativas, bacilos de Döderlein e leucócitos.

2 Para o diagnóstico diferencial da vaginose bacteriana, pode(m) ser considerado(s):

I. O pH do conteúdo vaginal.
II. O teste das aminas.
III. As características do corrimento.
IV. A presença de colpite.

Está correto apenas o contido em:
(A) I, II e III.
(B) I e III.
(C) II e IV.
(D) IV.

Resposta: **A.**

268 Capítulo 33 Vulvovaginites

COMENTÁRIO: a vaginose bacteriana é uma alteração da flora bacteriana vaginal normal que resulta da perda de lactobacilos produtores de peróxido de hidrogênio e do supercrescimento de bactérias predominantemente anaeróbicas. A vaginose bacteriana se apresenta frequentemente com corrimento homogêneo, fino, branco-acinzentado com microbolhas e que não adere à parede vaginal, de odor fétido, semelhante a peixe podre, decorrente da produção de aminas (cadaverinas e putrescinas), principalmente após a realização do *Whiff test* ou teste das aminas, e apresenta pH vaginal > 4,5.

3 As células-guia (*clue cells*) estão associadas à vaginose bacteriana e são:

(A) Células epiteliais com bactérias extracelulares.
(B) Células epiteliais com bactérias intracelulares.
(C) Leucócitos com bactérias extracelulares.
(D) Leucócitos com bactérias intracelulares.

Resposta: **A.**

COMENTÁRIO: células-guia são células epiteliais superficiais com bactérias (*Gardnerella*) aderidas em sua parte externa, que se tornam granulosas e com os limites borrados.

4 Mulher com conteúdo vaginal flocular, consistente, branco e pH 4,5. O exame direto revelou mais de 30 bacilos gram-positivos, alguns leucócitos e raros cocos gram-positivos em campo de 400×. O diagnóstico é de:

(A) Normalidade.
(B) Vaginose bacteriana.
(C) Vaginite citolítica.
(D) Vaginite inflamatória.

Resposta: **A.**

COMENTÁRIO: a secreção vaginal normal geralmente é branca, contendo células descamativas, bacilos de Döderlein e leucócitos. Na infância e na pós-menopausa não são encontrados os lactobacilos de Döderlein. Já a vagina estrogenizada é rica em glicogênio, que é transformado em glicose pela fosforilase e glicosidase de sua camada muscular. O lactobacilo vaginal transforma a glicose em ácido lático, o que acidifica seu pH (< 4,5).

5 Células-guia ou *clue cells* apresentam:

  I. Grande vacúolo perinuclear.
 II. Citólise exacerbada.
III. Binucleação com paraceratose.
IV. Bactérias aderidas, apagando as bordas.

Está correto apenas o contido em:

(A) I, II e III.
(B) I e III.
(C) II e IV.
(D) IV.

Resposta: **D.**

COMENTÁRIO: *clue cells* é o nome dado às células escamosas com grande número de cocobacilos (*Gardnerella vaginalis*) aderidos à superfície.

6 **Com relação à candidíase vulvovaginal, é CORRETO afirmar que:**

(A) Ocorre em pH vaginal < 4,5.
(B) O KOH a 10% dificulta a visualização das hifas.
(C) É frequente a associação com vaginose bacteriana.
(D) É a causa mais comum de vaginite na menacme.

Resposta: **A.**

COMENTÁRIO: estima-se que 75% das mulheres irão apresentar pelo menos um episódio de candidíase durante a vida. A *Candida albicans* é responsável por 85% a 90% das infecções por leveduras. Outras espécies de *Candida* podem causar sintomas vulvovaginais e tendem a ser mais resistentes ao tratamento.

As espécies de *Candida* são fungos dismórficos que existem como blastosporos, responsáveis pela transmissão e colonização assintomática, e como micélios, que resultam da germinação de blastosporos e estimulam a colonização e facilitam a invasão tecidual.

Em geral, a candidíase ocorre em pacientes com pH vaginal normal (< 4,5), e o uso de KOH facilita a visualização de hifas.

O corrimento vaginal na pré-puberdade é quase sempre causado por inflamação e irritação; além disso, as infecções por leveduras são raras em crianças pré-puberes treinadas para usar o banheiro.

7 **É patógeno de epitélio cilíndrico:**

(A) *Candida albicans.*
(B) *Trichomonas vaginalis.*
(C) *Gardnerella vaginalis.*
(D) *Chlamydia trachomatis.*

Resposta: **D.**

COMENTÁRIO: a *Chlamydia trachomatis* é uma bactéria obrigatoriamente intracelular que tem preferência por células do epitélio colunar.

8 **Paciente de 13 anos de idade, virgem, queixa-se de corrimento vaginal persistente. O exame físico e a colpocitologia oncológica não apresentaram particularidades. Para o diagnóstico etiológico, recomenda-se:**

(A) Cultura de conteúdo vaginal.
(B) Colposcopia.
(C) Bacterioscopia da secreção vaginal.
(D) Vaginoscopia.

Resposta: **C.**

Comentário: em adolescentes virgens, a colheita da leucorreia vaginal deve ser cuidadosa de modo a preservar o hímen. Assim é possível mensurar o pH vaginal: pH > 4,5 sugere vaginose ou ticomoníase e pH entre 4 e 4,5 sugere candidíase. Já o exame microscópico em solução salina a 0,9% com aumento de 400× possibilita a identificação de *clue cells*, pseudo-hifas ou protozoários flagelados. A coloração pelo Gram pode determinar a concentração relativa de bactérias.

9 A figura apresenta o exame do conteúdo vaginal corado pelo Gram de paciente com a seguinte queixa: corrimento com odor e coceira na vagina. Na lâmina identificam-se:

(A) Lactobacilos.
(B) Micélios.
(C) Esporos.
(D) Anaeróbios gram-positivos.

Resposta: **A.**

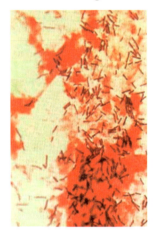

Comentário: a flora vaginal em condições de normalidade é representada pelos bacilos de Döderlein, os quais se coram em azul e se alimentam de glicogênio, auxiliando a manutenção do pH vaginal.

10 A figura sugere infecção por:

(A) *Gardnerella vaginalis*.
(B) *Neisseria gonorrhoeae*.
(C) *Trichomonas vaginalis*.
(D) *Candida albicans*.

Resposta: **C.**

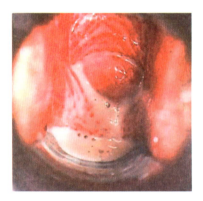

Comentário: a tricomoníase é causada pelo parasito flagelado, sexualmente transmissível, chamado *Trichomonas vaginalis*. A taxa de transmissão é alta, e muitas vezes pode estar associada à presença de vaginose bacteriana. O parasito, que existe apenas na forma trofozoíta, é um anaeróbio capaz de gerar hidrogênio para se combinar ao oxigênio, criando um ambiente anaeróbio. Caracteriza-se por corrimento fétido, abundante, amarelado ou amarelo-esverdeado, bolhoso, associado à hiperemia da mucosa vaginal com placas avermelhadas (colpite difusa).

Capítulo 33 Vulvovaginites **271**

11 **Mulher de 27 anos de idade com corrimento vaginal homogêneo, de cor acinzentada e odor fétido, nega ardência ou prurido. O exame padrão-ouro para confirmação da hipótese diagnóstica é:**

(A) Gram do conteúdo vaginal pelos critérios de Nugent.
(B) Medida do pH vaginal.
(C) Teste das aminas.
(D) Exame a fresco do conteúdo vaginal.

Resposta: **A.**

Comentário: o diagnóstico clínico de vaginose bacteriana se baseia na presença de três dos quatro critérios de Amsel, porém o padrão-ouro para o diagnóstico consiste na confecção de uma lâmina, utilizando a coloração pelo Gram, interpretada pelos critérios de Nugent, por meio dos quais é avaliada a presença de *Lactobacillus*, *Gardnerella* e bacterioides, bacilos curvos e Gram-variáveis.

12 **A atitude correta dirigida ao parceiro sexual, não presente à consulta, de mulher com diagnóstico de candidíase vaginal recidivante é:**

(A) Prescrever fluconazol oral em dose única.
(B) Dispensar creme de nistatina para uso local por 10 dias.
(C) Solicitar cultura para fungo de raspado de glande.
(D) Orientá-lo a procurar um médico.

Resposta: **D.**

Comentário: conforme o art. 37 do Código de Ética Médica (CEM), é vedado ao médico prescrever tratamento ou outros procedimentos sem exame direto do paciente. Um pequeno número de pacientes apresentará candidíase recorrente, definida como quatro ou mais episódios em 1 ano, exibindo sintomas irritativos persistentes no vestíbulo e na vulva. O diagnóstico deve ser confirmado por microscopia direta das secreções vaginais e por cultura de fungos. O tratamento consiste na indução da remissão dos sintomas crônicos com fluconazol, 150mg a cada 3 dias, até três doses, mantendo uma dose semanal durante 6 meses.

13 **Na vaginose bacteriana, a alternativa medicamentosa ao metronidazol é o(a):**

(A) Secnidazol.
(B) Miconazol.
(C) Fenticonazol.
(D) Clotrimazol.
(E) Clindamicina.

Resposta: **E.**

Comentário: o metronidazol, na dose de 500mg a cada 12 horas por 7 dias, é o tratamento de escolha, e as pacientes devem ser orientadas a não ingerir álcool durante e nas 24 horas subsequentes ao término do tratamento. Também é possível prescrever metronidazol na forma de gel a

0,75% por via intravaginal uma ou duas vezes ao dia durante 5 dias. As alternativas ao tratamento medicamentoso da vaginose bacteriana são, segundo o Centers for Disease Control (CDC), a clindamicina creme a 2% por via intravaginal ao deitar durante 7 dias ou na forma oral, 300mg a cada 12 horas por 7 dias, ou óvulos, 100mg via intravaginal ao deitar por 3 dias, ou creme de clindamicina bioadesiva a 2%, 100mg em dose única, ou tinidazol, 2g VO uma vez ao dia por 2 ou 5 dias.

14 **Com relação à vaginite inflamatória descamativa, assinale a opção que aponta, respectivamente, a observação na citologia a fresco e o primeiro tratamento a ser introduzido:**

(A) Aumento de lactobacilos – bicarbonato de sódio.
(B) Aumento de células profundas – estriol tópico.
(C) Aumento de células superficiais – fluconazol.
(D) Aumento de células parabasais – clindamicina.
(E) Aumento de células basais – doxiciclina.

> Resposta: **D.**

Comentário: a vaginite inflamatória descamativa é uma síndrome clínica caracterizada por vaginite exsudativa difusa, esfoliação de células epiteliais e corrimento purulento abundante. Sua causa é desconhecida, porém os achados à coloração pelo Gram mostram ausência relativa de bacilos gram-positivos longos normais e sua substituição por cocos gram-positivos. O tratamento inicial consiste no uso de creme de clindamicina a 2% uma vez ao dia durante 7 dias.

15 **Com relação à candidíase vaginal, é CORRETO afirmar que:**

(A) O pH vaginal é > 4,5.
(B) A visualização das pseudo-hifas é possível no exame direto a fresco.
(C) O teste das aminas é frequentemente positivo.
(D) É recomendável o uso do tinidazol, 2g VO em dose única.
(E) A cultura em meio Diamond é recomendável, se a microscopia for negativa.

> Resposta: **B.**

Comentário: no exame a fresco com uso de hidróxido de potássio (KOH) para dissolução de hemácias, leucócitos e células epiteliais, podem ser visualizadas mais facilmente longas fibras e micélios, característicos da infecção fúngica.

16 **Com relação à vaginose bacteriana, é INCORRETO afirmar que:**

(A) Quase metade das mulheres é assintomática, embora o corrimento seja o sintoma mais frequente.
(B) O teste das aminas é positivo em 70% a 80% dos casos.
(C) A infecção é sexualmente transmissível, e o parceiro deve ser tratado para interromper a cadeia de transmissão.

Capítulo 33 Vulvovaginites **273**

(D) O desequilíbrio da flora vaginal normal pode aumentar exageradamente as bactérias, causando a doença.

(E) Corrimento branco-acinzentado, homogêneo, fino e de odor fétido é um sintoma da doença.

Resposta: C.

COMENTÁRIO: a abordagem medicamentosa do parceiro não aumenta as taxas de cura e/ou recorrência, não devendo ser realizada rotineiramente.

17 **Com relação às vulvovaginites, analise as afirmativas abaixo:**

I. Cerca de 75% das mulheres irão apresentar pelo menos um episódio de candidíase vulvovaginal em suas vidas.

II. Um dos tratamentos recomendados para vaginose bacteriana é o metronidazol, usado por via oral durante 7 dias.

III. O metronidazol via vaginal é o tratamento de escolha para a tricomoníase vaginal.

Está correto apenas o contido em:

(A) I.

(B) II.

(C) I e II.

(D) II e III.

(E) Todas estão corretas.

Resposta: C.

COMENTÁRIO: o metronidazol é o fármaco de escolha para o tratamento da tricomoníase vaginal tanto em dose única, 2g VO, como em múltiplas doses de 50mg a cada 12 horas por 7 dias, e o parceiro também deve ser tratado. Já o tratamento com gel de metronidazol, embora seja muito efetivo para a vaginose bacteriana, não deve ser usado na tricomoníase, uma vez que não alcança níveis terapêuticos na uretra e nas glândulas parauretrais.

BIBLIOGRAFIA

Brasil. Ministério da Saúde. Manual técnico para o diagnóstico da infecção pelo HIV em adultos e crianças. Secretaria de Vigilância em Saúde, Departamento de Vigilância, Prevenção e Controle das Infecções Sexualmente Transmissíveis, do HIV/AIDS e das Hepatites Virais. Brasília: Ministério da Saúde, 2016.

Brasil. Ministério da Saúde. Protocolo clínico e diretrizes terapêuticas para manejo da infecção pelo HIV em adultos. Secretaria de Vigilância em Saúde, Departamento de Vigilância, Prevenção e Controle das Infecções Sexualmente Transmissíveis, do HIV/AIDS e das Hepatites Virais. Brasília: Ministério da Saúde, 2018.

Brasil. Ministério da Saúde. Protocolo clínico e diretrizes terapêuticas para atenção integral às pessoas com infecções sexualmente transmissíveis (IST). Secretaria de Vigilância em Saúde, Departamento de Vigilância, Prevenção e Controle das Infecções Sexualmente Transmissíveis, do HIV/AIDS e das Hepatites Virais. Brasília: Ministério da Saúde, 2018.

Conselho Federal de Medicina. Código de Ética Médica, 2017.

Filho ALS, Laranjeira CLS. Manual SOGIMIG de ginecologia e obstetrícia. 6. ed. Rio de Janeiro: MedBook, 2017.

Berek JS. Tratado de ginecologia Berek e Novak. 14. ed. Rio de Janeiro: Guanabara Koogan, 2008.

Pinotti JA, Fonseca AM, Bagnoli VR. Tratado de ginecologia. 1. ed. Rio de Janeiro: Revinter, 2005.

CAPÍTULO 34

Doenças Sexualmente Transmissíveis

Lucas Giarolla Gonçalves de Matos
Tania Mara Giarolla de Matos
Karla Zanolla Dias Sousa

1. Paciente de 32 anos de idade com febre, mialgia e adenopatia inguinal bilateral apresenta, além de dor, lesões na vulva iniciadas há mais de 3 semanas. A citologia de esfregaço das lesões acompanha o caso. O diagnóstico é de:

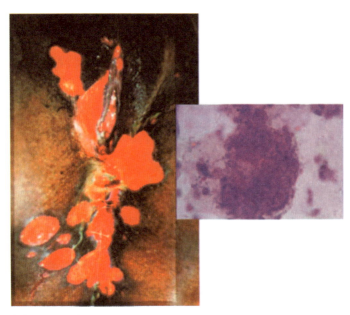

(A) Cancro duro.
(B) Donovanose.
(C) Herpes genital.
(D) Doença de Behçet.

Resposta: **C.**

COMENTÁRIO: o quadro infeccioso com febre e principalmente adenopatia exclui doença de Behçet. A avaliação do quadro clínico sugere uma úlcera genital infecciosa. A donovanose não cursa habitualmente com adenopatia, o que exclui a opção B. A sífilis primária se apresenta mais frequentemente com lesão única e classicamente indolor, o que exclui a opção A. A infecção por herpes genital é confirmada pela análise do esfregaço, que mostra as chamadas células de Tzanck. Essas células são multinucleadas, com núcleos amoldados, de cromatina perinuclear regularmente espessada. A cromatina nuclear restante se apresenta com aspecto fosco ou esmerilado.

2 A proposta de pesquisa de anticorpos anti-HIV está indicada nos casos de:
I. Candidíase vulvovaginal recorrente.
II. Neoplasia intraepitelial do colo uterino.
III. Endocervicites purulentas.
IV. Dispareunia.

Está correto apenas o contido em:
(A) I, II e III.
(B) I e III.
(C) II e IV.
(D) IV.

Resposta: **A.**

COMENTÁRIO: a pesquisa de anticorpos anti-HIV deve ser ofertada a toda a população; entretanto, existem contextos específicos associados a risco maior de infecção. Entre eles estão as práticas sexuais sem o uso de preservativo, relações sexuais frequentes com parcerias eventuais, quantidade e diversidade de parcerias sexuais e histórico de episódios de infecções sexualmente transmissíveis (IST). A neoplasia intraepitelial do colo é causada pela infecção por papilomavírus humano (HPV), que é uma IST. Dispareunia pode estar relacionada com a doença inflamatória pélvica, que está associada a relações desprotegidas e com múltiplos parceiros. A candidíase de repetição, apesar de não ser uma IST, pode aumentar o risco de infecção por HIV, pois, durante os episódios de infecção, há uma lesão por continuidade do epitélio genital.

3 A figura é de uma paciente de 30 anos de idade que apresentou mialgia, retenção urinária, diarreia, cefaleia e ardor vulvar. Qual seria a hipótese diagnóstica?
(A) Linfogranuloma venéreo.
(B) Donovanose.
(C) Sífilis.
(D) Herpes genital.

Resposta: **D.**

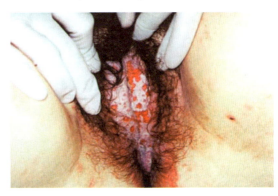

Comentário: as características das lesões – lesões ulceradas, difusas, concomitantes a lesões vesiculares – associadas ao quadro clínico de infecção viral, como mialgia e cefaleia, levantam a hipótese de herpes genital. Na primoinfecção, o quadro costuma ser bastante sintomático e na maioria das vezes é acompanhado de manifestações gerais, podendo cursar com febre, mal-estar, mialgia e disúria com ou sem retenção urinária. As outras patologias listadas são causadas por bactérias e dificilmente alteram o estado geral. A sífilis não é disseminada e é normalmente indolor, assim como a donovanose.

4 A finalidade do tratamento na infecção causada pelo papilomavírus humano é:
  I. Erradicar lesões clínicas e intraepiteliais.
  II. Eliminar o vírus.
  III. Prevenir o câncer.
  IV. Evitar a transmissão sexual.

Está correto apenas o contido em:
(A) I, II e III.
(B) I e III.
(C) II e IV.
(D) IV.

Resposta: **B.**

Comentário: a infecção persistente pelo papilomavírus humano (HPV) pode, mediante a integração do DNA viral ao DNA do hospedeiro, acarretar alterações em genes que controlam o ciclo celular, como o gene p53. Por sua vez, a alteração nesses genes, chamados de genes de supressão tumoral, é uma das responsáveis pelo aumento das chances de se desenvolver uma neoplasia. O tratamento da infecção pelo HPV visa, portanto, erradicar as lesões pré-invasoras, o que acaba por evitar o câncer. A erradicação do vírus não é o objetivo, uma vez que partículas virais podem permanecer no organismo sem causar lesões. A transmissão sexual deve ser evitada com o uso de métodos de barreira.

5 O fármaco correto para tratar a doença apresentada na imagem de criança vítima de abuso sexual é:
(A) Ampicilina.
(B) Ceftriaxona.
(C) Ciprofloxacino.
(D) Doxiciclina.

Resposta: **B.**

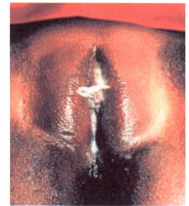

COMENTÁRIO: trata-se de uma síndrome clínica caracterizada por corrimento uretral. Nas uretrites, o aspecto do corrimento costuma variar de mucoide a purulento, com volume também variável, estando associado a dor uretral (independentemente da micção), disúria, estrangúria (micção lenta e dolorosa), prurido uretral e eritema de meato uretral. Os agentes etiológicos mais frequentes das uretrites são a *Neisseria gonorrhoeae* e a *Chlamydia trachomatis*; entretanto, o isolamento do agente nem sempre é factível. Portanto, o tratamento para uretrite sem isolamento do agente etiológico seria ceftriaxona, 500mg IM em dose única, mais azitromicina, 500mg, dois comprimidos VO em dose única. Segundo as diretrizes atuais, o tratamento isolado com ceftriaxona é insuficiente.

6 **O princípio ativo das vacinas atuais contra o HPV é:**

(A) Glicoproteína viral.
(B) Vírus vivo atenuado.
(C) Vírus morto.
(D) Partícula semelhante a vírus.

Resposta: **D.**

COMENTÁRIO: as vacinas atuais para o HPV contêm a proteína L1 dos diferentes tipos de HPV, a qual é obtida por engenharia genética, sendo também chamada de partícula semelhante a vírus (VLP). Ela previne infecções pelos tipos virais presentes na vacina – e consequentemente o câncer do colo uterino – e reduz a carga da doença. Apresenta maior evidência de proteção e indicação para pessoas que nunca tiveram contato com o vírus. A quantidade de anticorpos produzidos por estímulo da vacina é maior que por infecção natural, o que leva a uma proteção prolongada.

7 **Sobre a infecção pelo HPV, é INCORRETO afirmar que:**

(A) Nenhuma forma de tratamento assegura a cura da infecção pelo HPV.
(B) Em lesões intraepiteliais precursoras do câncer do colo uterino, a conduta se baseia na detecção e tipagem do DNA-HPV.
(C) Pode haver regressão espontânea dos condilomas e das lesões subclínicas de baixo grau após tratamento de infecções vaginais associadas.
(D) Os métodos de tratamento utilizados para remoção das lesões apresentam taxas de sucesso semelhantes.

Resposta: **B.**

COMENTÁRIO: a conduta diante de neoplasias intraepiteliais pré-invasoras (NIC) varia de acordo com o grau histológico de desorganização tecidual. A NIC-I corresponde a lesões que acometem o terço basal do epitélio cervical. A NIC-II se refere a lesões que acometem dois terços basais do epitélio com pleomorfismo moderado. A NIC-III apresenta lesões com pleomorfismo acentuado, cromatina granulosa e nucleomegalia atingindo todo o epitélio, porém sem invasão.

8 As lesões apresentadas na figura devem ser tratadas com:

(A) Aciclovir.
(B) Azitromicina.
(C) Nistatina.
(D) Penicilina.

Resposta: **A.**

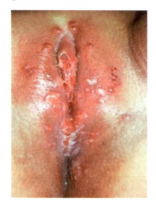

Comentário: na figura são observadas múltiplas lesões ulceradas, difusas pela vulva, concomitantes a lesões vesiculares, que levantam a hipótese de herpes genital. O tratamento da primoinfecção se dá com aciclovir, 200mg, dois comprimidos VO, três vezes ao dia, por 7 a 10 dias, ou aciclovir, 200mg, um comprimido VO, cinco vezes ao dia (7h, 11h, 15h, 19h, 23h, 7h...) por 7 a 10 dias. Convém iniciar o tratamento o mais precocemente possível. O tratamento pode ser prolongado caso a cicatrização esteja incompleta após 10 dias de terapia. As recidivas são tratadas com aciclovir, 200mg, dois comprimidos VO, três vezes ao dia, por 5 dias, ou aciclovir, 200mg, quatro comprimidos VO, duas vezes ao dia, por 5 dias. O tratamento deve ser iniciado preferencialmente no período prodrômico (aumento de sensibilidade local, ardor, dor, prurido e hiperemia da região genital).

9 O efeito prozona, quando ocorre na doença apresentada na figura, deve-se à alta concentração:

(A) De proteínas do agente etiológico em relação aos anticorpos.
(B) De antígeno em relação às proteínas de ligação plasmática.
(C) Do agente etiológico em relação aos anticorpos.
(D) De anticorpo em relação ao antígeno.

Resposta: **D.**

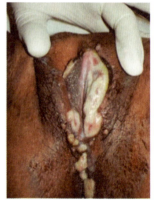

Comentário: o fenômeno prozona consiste na obtenção de resultado falso-negativo em um teste de diagnóstico imunológico em virtude da elevada concentração do título de anticorpos produzidos pelo doente. Essa concentração excessiva pode levar à não formação de complexos antígeno-anticorpo e pode ocorrer em doenças como a sífilis, que na figura se manifesta como uma sífilis secundária em que podem ser identificados condilomas planos nas dobras mucosas, especialmente na área anogenital. Essas são lesões úmidas e vegetantes frequentemente confundidas com as verrugas anogenitais causadas pelo HPV.

10 A janela imunológica para detecção de anticorpos anti-HIV no sangue periférico, em semanas, é:

(A) 1 a 2.
(B) 3 a 12.
(C) 15 a 18.
(D) > 18.

Resposta: **B.**

COMENTÁRIO: a janela imunológica para detecção de anticorpos irá depender do tipo de teste empregado. Para os testes de primeira geração, a janela é de 35 a 45 dias. Nos de segunda geração, a janela é de 25 a 35 dias. Já nos de terceira geração, a janela é de 20 a 30 dias. Nos de quarta geração, a janela pode ser de apenas 15 dias. A figura abaixo sintetiza os achados:

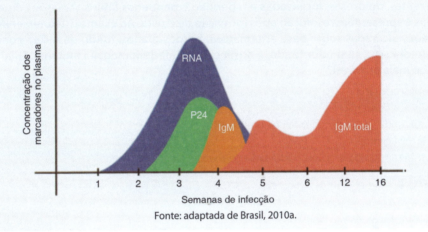

11 Paciente de 9 anos de idade apresenta o quadro clínico mostrado nas figuras com evolução de 2 semanas. O diagnóstico clínico é de:

(A) Herpes genital.
(B) Síndrome de Behçet.
(C) Sífilis secundária.
(D) Donovanose.

Resposta: **C.**

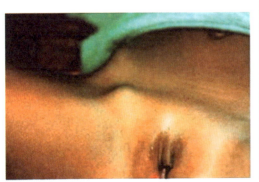
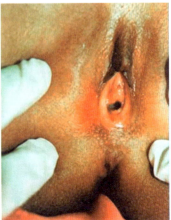

280 Capítulo 34 Doenças Sexualmente Transmissíveis

Comentário: a sífilis secundária ocorre, em média, entre 6 semanas e 6 meses após a cicatrização do cancro. As manifestações são muito variáveis, mas tendem a seguir uma cronologia própria. Inicialmente, surge uma erupção macular eritematosa pouco visível (roséola), principalmente no tronco e na raiz dos membros, como mostrado na figura. Nessa fase são comuns as placas mucosas, assim como lesões acinzentadas e pouco visíveis nas mucosas. As lesões cutâneas progridem para lesões mais evidentes, papulosas, eritematoacastanhadas, que podem atingir todo o tegumento, sendo frequentes nos genitais. Habitualmente atingem as regiões plantar e palmar com um colarinho de escamação característico, em geral não pruriginosa. Alopecia em clareiras e madarose são achados eventuais. O secundarismo é acompanhado de micropoliadenopatia, sendo característica a identificação dos gânglios epitrocleares. São comuns sintomas inespecíficos, como febre baixa, mal-estar, cefaleia e adinamia.

12 Paciente de 21 anos de idade, sexualmente ativa, relata queixa de lesões vulvares ulceradas recorrentes, dolorosas, localizadas em períneo e pequenos lábios. As lesões duram de 7 a 10 dias e apresentam resolução após formação de crosta. Ao exame físico, observam-se cinco lesões ulceradas sobre base eritematosa, bordos planos, fundo da úlcera com material fibroso discreto, sem odor fétido, e ausência de linfadenomegalia inguinal. Qual é o diagnóstico mais provável?

(A) Sífilis primária.
(B) Sífilis secundária.
(C) Cancroide (lesão por *Haemophilus ducreyi*).
(D) Herpes genital.
(E) Linfogranuloma venéreo (*Chlamydia trachomatis*).

Resposta: **D.**

Comentário: as infecções sexualmente transmissíveis (IST) que se apresentam com úlceras genitais exibem aspectos clínicos bastante variados e têm baixo poder preditivo do agente etiológico (baixa relação de sensibilidade e especificidade) mesmo nos casos considerados clássicos. Entretanto, no caso em questão, a recorrência, a dor e o caráter autolimitado levantam a hipótese de herpes genital, que geralmente se caracteriza pela ocorrência em zonas inervadas pelos nervos sensitivos sacrais. As lesões podem ser cutâneas e/ou mucosas. Apresentam-se como vesículas agrupadas sobre base eritematosa que evoluem para pequenas úlceras arredondadas ou policíclicas. Nas mucosas, é incomum a visualização das vesículas, uma vez que seus tetos se rompem com grande facilidade. Mais raramente, a ocorrência de lesões pode ser acompanhada de sintomas gerais. As lesões têm regressão espontânea em 7 a 10 dias com ou sem cicatriz.

13 Com o advento da profilaxia da transmissão vertical do HIV, a incidência de infecção congênita por esse vírus caiu drasticamente. Sobre a profilaxia da transmissão vertical do HIV, assinale a opção CORRETA:

(A) Apenas as gestantes com carga viral elevada ou imunodeprimidas devem receber a zidovudina EV.
(B) Todas as gestantes devem receber zidovudina EV, desde o início do trabalho de parto até o clampeamento do cordão, em todos os tipos de parto, inclusive cesariana eletiva.

Capítulo 34   Doenças Sexualmente Transmissíveis   **281**

(C) As gestantes devem receber zidovudina EV, desde o início do trabalho de parto até o clampeamento do cordão, quando forem submetidas a parto vaginal. A cesariana eletiva dispensa o
uso de medicação.

(D) As gestantes devem receber zidovudina EV apenas em caso de rotura das membranas, seja
diante de evolução para parto vaginal, seja para cesariana.

(E) Todas as gestantes infectadas por HIV devem receber zidovudina em monoterapia desde o
diagnóstico da gestação até o parto.

Resposta: **B.**

COMENTÁRIO: a profilaxia da transmissão vertical do HIV deve abranger duas situações: a transmissão intraútero e a transmissão periparto. Para a profilaxia de transmissão durante a gestação,
recomenda-se que toda gestante receba a terapia antirretroviral (TARV) tríplice com tenofovir +
amivudina + efavirenz iniciada entre 14 e 28 semanas de gestação. Para a profilaxia periparto, todas as gestantes devem receber zidovudina (AZT) no início do trabalho de parto até o nascimento
independentemente da TARV utilizada ou da carga viral. A dose é de 2mg/kg na primeira hora e
de 1mg/kg/h nas subsequentes. No caso de cesariana, a AZT deve ser iniciada 3 horas antes da
cirurgia e mantida até o parto.

14 **A alternativa medicamentosa no tratamento da sífilis latente recente em pacientes não gestantes é:**

(A) Amoxicilina.
(B) Azitromicina.
(C) Ciprofloxacino.
(D) Doxiciclina.
(E) Penicilina G cristalina.

Resposta: **D.**

COMENTÁRIO: o tratamento de escolha da sífilis latente recente (com menos de 2 anos de evolução) é a benzilpenicilina benzatina 2,4 milhões UI IM em dose única (1,2 milhão UI em cada
glúteo). Em caso de impossibilidade do uso da penicilina por reação alérgica grave ou presença
de próteses de silicone no local de aplicação, o tratamento alternativo sugerido pelo Centers for
Disease Control (CDC) e pelo Ministério da Saúde é a doxiciclina, 100mg a cada 12 horas VO
por 15 dias. Em pacientes gestantes, só há comprovação de eficácia com a penicilina. Após o
tratamento, deve-se fazer acompanhamento com teste não treponêmico trimestral (em gestantes,
o controle deve ser mensal).

15 **Mulher de 25 anos de idade com queixas de ardência há 10 dias na região genital. O exame
ginecológico revelou lesões vulvares com características pleomórficas, ora vesículas, ora
úlceras, com hiperemia intensa, mas sem secreções. Neste cenário, qual seria o diagnóstico
mais provável?**

(A) Protossifiloma.
(B) Donovanose.
(C) Herpes genital.

282 Capítulo 34 Doenças Sexualmente Transmissíveis

(D) Estiomênio.
(E) Cancro mole.

Resposta: C.

Comentário: no herpes genital, as lesões se apresentam como vesículas agrupadas sobre base eritematosa que evoluem para pequenas úlceras arredondadas ou policíclicas, caracterizando a síndrome de infecções genitais identificadas por úlceras. A chave para o diagnóstico é a concomitância de vesículas e úlceras.

16 **Uma paciente apresentando episódios recorrentes de vesículas agrupadas em região genital, dolorosas e com linfadenopatias em região inguinal teria o diagnóstico confirmado se no exame citológico houvesse a presença de:**

(A) Corpúsculo de Donovan.
(B) *Clue cells*.
(C) Inclusões citoplasmáticas.
(D) Multinucleação e balonização celular.
(E) Hifas.

Resposta: C.

Comentário: a infecção por herpes genital é confirmada pela análise do esfregaço que mostra as chamadas células de Tzanck, as quais são multinucleadas com núcleos amoldados de cromatina perinuclear regularmente espessada, enquanto a cromatina nuclear restante se apresenta com aspecto fosco ou esmerilado.

BIBLIOGRAFIA

Berek JS. Tratado de ginecologia Berek e Novak. 14. ed. Rio de Janeiro: Guanabara Koogan, 2008.

Brasil. Ministério da Saúde. Manual técnico para o diagnóstico da infecção pelo HIV em adultos e crianças. Secretaria de Vigilância em Saúde, Departamento de Vigilância, Prevenção e Controle das Infecções Sexualmente Transmissíveis, do HIV/AIDS e das Hepatites Virais. Brasília: Ministério da Saúde, 2016.

Brasil. Ministério da Saúde. Protocolo clínico e diretrizes terapêuticas para manejo da infecção pelo HIV em adultos. Secretaria de Vigilância em Saúde, Departamento de Vigilância, Prevenção e Controle das Infecções Sexualmente Transmissíveis, do HIV/AIDS e das Hepatites Virais. Brasília: Ministério da Saúde, 2018.

Brasil. Ministério da Saúde. Protocolo clínico e diretrizes terapêuticas para atenção integral às pessoas com infecções sexualmente transmissíveis (IST). Secretaria de Vigilância em Saúde, Departamento de Vigilância, Prevenção e Controle das Infecções Sexualmente Transmissíveis, do HIV/AIDS e das Hepatites Virais. Brasília: Ministério da Saúde, 2018.

Conselho Federal de Medicina. Código de Ética Médica, 2017.

Filho ALS, Laranjeira CLS. Manual SOGIMIG de ginecologia e obstetrícia. 6. ed. Rio de Janeiro: MedBook, 2017.

Pinotti JA, Fonseca AM, Bagnoli VR. Tratado de ginecologia. 1. ed. Rio de Janeiro: Revinter, 2005.

CAPÍTULO
35

Doença Inflamatória Pélvica

Ines Katerina Damasceno Cavallo Cruzeiro
Elaine Cristina Fontes de Oliveira

1 **Com relação às doenças inflamatórias pélvicas agudas (DIPA), é CORRETO afirmar que:**

(A) Acometem vagina, colo, útero e tubas.

(B) O gonococo é o principal agente da salpingite, e a clamídia não determina essa doença.

(C) Podem ser determinadas pelos espermatozoides, que se portam como vetores das bactérias.

(D) A profilaxia da DIPA consiste no uso de duchas vaginais e preservativos nas relações.

(E) O agente mais prevalente é o micoplasma e depois o gonococo.

Resposta: **C.**

COMENTÁRIO: a doença inflamatória pélvica (DIP) é uma doença do trato genital superior (útero, trompas e ovários) que resulta da ascensão de infecção do trato genital inferior – a bactéria se propaga diretamente do colo para o endométrio e para o trato genital superior e os órgãos adjacentes. Trata-se de uma infecção polimicrobiana, sendo as bactérias *Neisseria gonorrhoeae* (gonococo) e *Chlamydia trachomatis* os patógenos mais comumente encontrados. Estima-se que apenas 10% dos casos de DIP estejam associados ao *Mycoplasma genitalium*.

Os espermatozoides são os potenciais carregadores desses agentes etiológicos para o trato genital superior. O uso de preservativos femininos e masculinos impede o contato do esperma com o trato genital feminino, dificultando a ascensão dos espermatozoides e reduzindo significativamente o risco de DIP. O uso de duchas vaginais pode favorecer a ascensão de microrganismos vaginais.

2 **Qual dos métodos propedêuticos é classificado como critério elaborado para o diagnóstico de doença inflamatória pélvica (DIP)?**

(A) Proteína C reativa.

(B) Pesquisa de gonorreia/clamídia.

(C) Leucocitose.

(D) Laparoscopia.

Resposta: **D.**

284 Capítulo 35 Doença Inflamatória Pélvica

Comentário: o diagnóstico de DIP costuma ser embasado em achados clínicos, porém a combinação de achados diagnósticos aumenta a sensibilidade e a especificidade dos critérios diagnósticos. Os critérios elaborados pelo Centers for Disease Control (CDC) têm alta sensibilidade e baixa especificidade. Para o diagnóstico, é necessária a presença de três critérios mínimos associados a um critério adicional ou de um critério elaborado/definitivo. São considerados critérios elaborados ou definitivos para DIP: biópsia endometrial com evidência histopatológica de endometrite, presença de abscesso tubovariano na ultrassonografia ou outro diagnóstico por imagem e laparoscopia com evidência de DIP. Os critérios mínimos são: dor no abdome inferior (palpação do útero), dor à palpação dos anexos e dor à mobilização do colo uterino. Os critérios adicionais são: febre (temperatura oral > 38,3°C), secreção cervical mucopurulenta, > 10 leucócitos/campo em secreção endocervical, comprovação laboratorial de infecção cervical por *N. gonorrhoeae* ou *C. trachomatis* e aumento de proteína C reativa (PCR) e/ou da velocidade de hemossedimentação (VHS).

---

3   Paciente de 20 anos de idade com atividade sexual refere febre e dor pélvica intensa. Ao toque, identificou-se massa pélvica. A ultrassonografia transvaginal revelou imagem sugestiva de abscesso tubovariano medindo 6cm. A conduta consiste em:

(A) Antibioticoterapia de amplo espectro ambulatorial.

(B) Antibioticoterapia de amplo espectro EV hospitalar.

(C) Aspiração guiada por ultrassonografia.

(D) Exploração cirúrgica.

Resposta: **B.**

Comentário: o tratamento da doença inflamatória pélvica (DIP) deve ter como objetivos a prevenção do dano tubário e a preservação da vida. A DIP leve e moderada sem formação de abscesso (graus I e II) pode ser tratada ambulatorialmente. Doença moderada a grave com pelviperitonite e formação de abscesso pélvico ou tubovariano, sinais de choque, falta de resposta ao tratamento oral e condições socioeconômicas precárias são considerados critérios para a hospitalização das pacientes. O esquema terapêutico de primeira linha em pacientes com critérios de internação consiste no uso de antimicrobianos de administração parenteral e na transição para a via oral em 24 a 48 horas após melhora clínica, devendo ser mantida por 14 dias. A videolaparoscopia é reservada para os casos de dúvida diagnóstica e de ausência de resposta à terapia parenteral por 72 horas.

---

4   Em pacientes infectadas pelo HIV e com doença inflamatória pélvica leve, é CORRETO afirmar que:

(A) O quadro clínico é mais evidente.

(B) O tratamento exige internação hospitalar rotineira.

(C) O tratamento deve ser igual ao daqueles negativos para o HIV.

(D) O óbito é muito frequente.

Resposta: **C.**

Comentário: estudos demonstram que as pacientes soropositivas apresentam os mesmos sinais/sintomas clínicos que as soronegativas e que geralmente não exigem mais abordagem cirúrgica que as mulheres HIV-negativas. As pacientes HIV-positivas tendem a evoluir mais para abscesso tubovariano. Entretanto, elas apresentam resposta terapêutica similar às pacientes soronegativas tanto aos antibióticos orais como aos parenterais.

5 **O exame que constitui critério elaborado para o diagnóstico da doença inflamatória pélvica (DIP) é:**

I. Velocidade de hemossedimentação (VHS) elevada.
II. Evidência histológica de endometrite.
III. Proteína C reativa (PCR) elevada.
IV. Ultrassonografia transvaginal evidenciando abscesso tubovariano.

Está correto apenas o contido em:

(A) I, II e III.
(B) I e III.
(C) I e IV.
(D) IV.

Resposta: **C.**

COMENTÁRIO: são considerados critérios elaborados ou definitivos para DIP: evidência histopatológica de endometrite, presença de abscesso tubovariano na ultrassonografia ou em outro diagnóstico por imagem e laparoscopia com evidência de DIP. A PCR ou a VHS elevadas são consideradas critérios diagnósticos menores ou adicionais de DIP.

6 **Paciente de 25 anos de idade apresenta febre e dor intensa no baixo ventre. Ao toque bimanual, refere dor à mobilização do colo uterino. Palpa-se massa anexial. Os exames mostram leucocitose com desvio para a esquerda, VHS e proteína C reativa elevados. A ultrassonografia transvaginal revela imagem cística anexial de conteúdo espesso medindo 4cm de diâmetro. A conduta imediata consiste em:**

(A) Antibiótico aerobicida e anaerobicida parenteral.
(B) Aspiração guiada por ultrassonografia.
(C) Laparoscopia cirúrgica.
(D) Drenagem por culdotomia.

Resposta: **A.**

COMENTÁRIO: a suspeita de abscesso pélvico ou tubovariano é considerada critério de hospitalização das pacientes. O esquema terapêutico de primeira linha em pacientes com critérios de internação consiste no uso de antimicrobianos de administração parenteral. O esquema antimicrobiano de primeira linha em pacientes com abscesso tubovariano deve incluir, além dos esquemas para DIP moderada/grave (aerobicidas que atuem na erradicação de *Chlamydia* e gonococo), agentes anaerobicidas, como clindamicina ou metronidazol. Alguns autores consideram que abscessos tubovarianos ≥ 8cm podem ser drenados cirurgicamente, além da antibioticoterapia venosa como primeira linha de tratamento, porém não existe consenso sobre isso. Vale ressaltar que, quanto menor o abscesso, maior a probabilidade de sucesso do tratamento clínico sem a necessidade de abordagem cirúrgica.

286 Capítulo 35 Doença Inflamatória Pélvica

---

7 Adolescente com quadro de abscesso tubovariano roto, dor em todo o abdome, taquis-figmia e hipotensão. O objetivo da cirurgia abdominal é manter a:

(A) Função ovariana.
(B) Função uterina.
(C) Vida.
(D) Função tubária.

Resposta: **C.**

Comentário: os objetivos de qualquer tratamento para DIP são remover a bactéria causadora, diminuir os sintomas, evitar sequelas (como infertilidade por comprometimento da função tubá-ria) e manter a vida. Em geral, o tratamento, quando instituído precocemente, se restringe ao uso de antibioticoterapia oral ou venosa associada ao uso de sintomáticos. A laparotomia abdominal fica reservada para os casos de urgência que cursam com instabilidade hemodinâmica e/ou rotura de abscesso tubovariano com o objetivo inicial de preservar a vida da paciente.

8 Paciente de 28 anos de idade, usuária de DIU há 6 meses, refere que há 3 dias vem apresen-tando febre (38°C), dor em baixo ventre e corrimento amarelado. A conduta deve ser:

(A) Retirada do DIU e antibioticoterapia oral.
(B) Retirada do DIU e internação hospitalar com antibioticoterapia venosa.
(C) Manutenção do DIU e antibioticoterapia oral.
(D) Retirada do DIU e observação clínica.

Resposta: **A.**

Comentário: segundo o *Manual de Doenças Infectocontagiosas* da Febrasgo, não existem evidências que indiquem a necessidade de remoção do DIU nas portadoras de DIP (a opção C estaria cor-reta). Entretanto, o *Manual de Controle das Doenças Sexualmente Transmissíveis* do Ministério da Saúde advoga a retirada do DIU da cavidade uterina no caso de DIP aguda (opção A).

O risco de DIP associado ao uso do DIU persiste durante os primeiros 3 meses após o pro-cedimento de inserção. Segundo o Centers for Disease Control (CDC), a remoção dos DIU não parece acelerar a resolução clínica da DIP e na maioria das vezes eles podem ser mantidos. No caso em questão, recomenda-se que a paciente seja acompanhada de maneira mais rigorosa. Caso não haja melhora significativa nas primeiras 48 a 72 horas após o início da terapêutica, deve ser considerada a remoção do DIU. Casos leves a moderados de DIP sem abscesso tubovariano ou sinais de gravidade podem ser tratados ambulatorialmente com antibioticoterapia oral. Os seguintes critérios indicam a necessidade de internação hospitalar e uso de antibióticos parente-rais: pacientes grávidas com DIP, falha na resposta ou intolerância ao medicamento oral, sinais clínicos de gravidade, DIP complicada por abscesso pélvico, possível necessidade de abordagem cirúrgica (diagnóstica ou terapêutica) e condições socioeconômicas precárias.

9 Fator(es) que favorece(m) a doença inflamatória pélvica (DIP):

  I. Comunicação da vagina com o peritônio.
 II. Descamação endometrial.
III. Criptas do epitélio glandular cervical.
IV. Muco cervical.

Capítulo 35   Doença Inflamatória Pélvica   **287**

Está correto apenas o contido em:

(A) I, II e III.

(B) I e III.

(C) II e IV.

(D) IV.

Resposta: **A.**

COMENTÁRIO: a DIP é uma doença do trato genital superior que resulta da ascensão bacteriana diretamente através do colo uterino para o endométrio e para o trato genital superior e os órgãos adjacentes. Esse processo é facilitado nos períodos de descamação endometrial (perimenstrual e pós-menstrual imediato) em virtude da abertura do colo uterino e da fluidez da secreção cervical nessa época do ciclo. As criptas do epitélio glandular cervical são locais onde frequentemente as bactérias se alojam, e com a abertura do orifício interno do colo, através dos espermatozoides, elas podem subir para o endométrio. O muco cevical espesso dificulta a ascensão dos espermatozoides e das bactérias pelo orifício interno do colo.

10   **Quanto ao abscesso tubovariano, é INCORRETO afirmar que:**

(A) Na maioria das vezes evolui para um processo resolutivo de hidrossalpinge.

(B) Os patógenos em seu interior não respondem à penicilina isoladamente.

(C) É frequente a presença de *Bacteroides fragilis*.

(D) O volume do abscesso não interfere na conduta clínica ou cirúrgica.

Resposta: **D.**

COMENTÁRIO: o tamanho do abscesso tubovariano é preditivo do sucesso do tratamento com antibióticos isoladamente e do tempo de internação hospitalar. O tratamento clínico deve ser considerado em caso de pacientes estáveis clinicamente sem sinais de rotura do abscesso, melhora clínica importante com o início da antibioticoterapia, abscessos < 7 cm de diâmetro e pacientes na pré-menopausa. Em caso de abscessos > 9 cm de diâmetro aumenta a necessidade de intervenção cirúrgica, embora não exista consenso sobre a real necessidade de intervenção cirúrgica como primeira opção nesses casos.

A cobertura antibiótica deve incluir a cobertura para patógenos sexualmente transmissíveis (clamídia e gonococo), bem como anaeróbios. Entre os microrganismos comumente envolvidos estão *E. coli*, estreptococo aeróbico, *Bacteroides fragilis*, *Prevotella* e outros anaeróbios. As opções de tratamento incluem um, dois ou três antibióticos. Os abscessos tubovarianos não respondem isoladamente às penicilinas (ampicilina ou ampicilina-sulbactam), sendo necessária a associação à doxiciclina. A obstrução tubária contribui para a formação de piossalpinge com posterior hidrossalpinge.

11   **Mulher de 25 anos de idade, G2P1A1, com queixa de dor pélvica há 1 semana. Ao ser examinada, apresentou dor à palpação do hipogástrio, à mobilização do colo e ao exame na região anexial. Ainda apresentou corrimento muco purulento fluindo da cérvice uterina. Leva consigo exame ecográfico que revela abscesso anexial bilateral. De acordo com esse quadro, assinale a opção que indica a melhor classificação e a conduta:**

(A) Doença inflamatória pélvica aguda (DIPA) estágio I – tratamento ambulatorial.

(B) DIPA estágio II – tratamento ambulatorial.

288   Capítulo 35   Doença Inflamatória Pélvica

(C) DIPA estágio III – tratamento hospitalar.
(D) DIPA estágio II – tratamento hospitalar.
(E) DIPA estágio III – tratamento ambulatorial.

Resposta: C.

Comentário: o tratamento da doença inflamatória pélvica deve ser orientado pelo estadiamento clínico:

- **Estágio I:** endometrite e salpingite aguda sem peritonite. **Conduta:** o tratamento deve ser ambulatorial.
- **Estágio II:** salpingite aguda com sinais de peritonite. **Conduta:** o tratamento deve ser hospitalar.
- **Estágio III:** salpingite aguda com oclusão tubária ou comprometimento tubovariano (abscesso tubovariano). **Conduta:** o tratamento é hospitalar.
- **Estágio IV:** abscesso tubovariano roto com secreção purulenta na cavidade ou choque séptico. **Conduta:** o tratamento é hospitalar e cirúrgico.

12 **Para o tratamento da infecção por *Chlamydia trachomatis* na gravidez é preciso usar:**

(A) Gentamicina ou tobramicina.
(B) Amicacina ou ciprofloxacino.
(C) Levofloxacino ou tetraciclina.
(D) Azitromicina ou eritromicina.

Resposta: D.

Comentário: as complicações na gravidez associadas às doenças sexualmente transmissíveis em geral, especialmente *Chlamydia* e gonococo, incluem prematuridade, rotura prematura de membranas, baixo peso ao nascer e natimorto, entre outras. A abordagem diagnóstica e terapêutica é essencialmente a mesma adotada em mulheres não gestantes, exceto por evitar tetraciclinas na gravidez. Para o tratamento de *Chlamydia*, as gestantes podem fazer uso de azitromicina (1g em dose única), amoxicilina (500mg VO a cada 6 horas por 7 dias) ou eritromicina (500mg VO a cada 6 horas por 7 dias).

13 **São sequelas da doença inflamatória pélvica:**

(A) Hiperplasia endometrial, obstrução tubária e ascite.
(B) Infertilidade, hidrossalpinge e dor pélvica crônica.
(C) Cisto de ovário, miomatose e hiperplasia endometrial.
(D) Dor pélvica crônica, infertilidade e cisto de ovário.
(E) Cisto de ovário, hidrossalpinge e ascite.

Resposta: B.

Comentário: o diagnóstico precoce, seguido de tratamento imediato, é fundamental para prevenir sequelas. As sequelas da doença inflamatória pélvica podem ser precoces ou tardias. As precoces são abscesso tubovariano, fase aguda da síndrome de Fitz-Hugh-Curtis, instabilidade hemodinâmica, sepse e morte. São consideradas sequelas tardias: infertilidade, consequência do

Capítulo 35   Doença Inflamatória Pélvica   **289**

dano tubário desencadeado (hidrossalpinge e obstrução tubária), dor pélvica crônica, dispareunia e a fase crônica da síndrome de Fitz-Hugh-Curtis.

14 **Mulher de 18 anos de idade, solteira, procura emergência médica com quadro de dor hipogástrica associada a corrimento amarelado há 3 dias. Ao exame especular, apresenta conteúdo amarelado discreto com odor levemente fétido. Ao toque vaginal, colo doloroso à mobilização e dor à palpação do hipogástrio e das fossas ilíacas direita e esquerda. Ausência de febre e/ou sinais de peritonite. A melhor conduta medicamentosa é:**

(A) Ampicilina 1g EV a cada 6 horas por 48 horas associada à azitromicina 1g VO em dose única.

(B) Clindamicina 900mg EV a cada 8 horas associada à gentamicina 1,5mg/kg a cada 8 horas por 72 horas.

(C) Ceftriaxona 250mg IM em dose única associada à doxiciclina 100mg VO a cada 12 horas por 14 dias.

(D) Cefoxitina 2g EV a cada 12 horas associada à doxiciclina 100mg EV a cada 12 horas até melhora clínica.

(E) Penicilina benzatina 1,2 milhão de UI IM associada ao metronidazol 500mg VO a cada 12 horas por 14 dias.

Resposta: **C.**

Comentário: a paciente deve ser conduzida como estágio I da doença inflamatória pélvica (endometrite e salpingite aguda sem sinais de peritonite), sendo o tratamento ambulatorial, inicialmente sem a necessidade de antibioticoterapia venosa. Segundo o Centers for Disease Control (CDC, 2015), o tratamento ambulatorial pode ser realizado com ceftriaxona 250mg IM em dose única + doxiciclina 100mg VO a cada 12 horas por 14 dias, associados ou não ao metronidazol 500mg VO a cada 12 horas por 14 dias. Outras opções seriam cefoxitina 2g IM em dose única + probenecida 1g VO + doxiciclina (mesma dose anterior) associada ou não ao metronidazol; e, por último, esquema com outra cefalosporina de terceira geração (cefotaxima ou ceftizoxima) + doxiciclina com ou sem metronidazol.

15 **Mulher de 20 anos de idade, G3P2A1, queixa-se de dor em baixo ventre, corrimento malcheiroso, sem prurido associado, febre não aferida há 2 dias. Nega uso de método anticoncepcional e relata mais de cinco parceiros nos últimos 12 meses. Exame especular: descarga vaginal fluida, fétida, branca, com pequenas bolhas. Toque vaginal: dor à mobilização de órgãos pélvicos. A(s) hipótese(s) diagnóstica(s) é(são):**

(A) Infecção do trato urinário e doença inflamatória pélvica (DIP).

(B) Tricomoníase vaginal.

(C) Vulvovaginite fúngica e infecção do trato urinário.

(D) DIP e vaginose bacteriana.

Resposta: **D.**

Comentário: dor em baixo ventre é o sintoma cardinal de mulheres com DIP. Ao exame físico, a paciente apresenta dor à mobilização uterina e à palpação de anexos, que são critérios diagnósticos para DIP. Descarga cervical e corrimento vaginal mucopurulentos são comuns no quadro

290 Capítulo 35 Doença Inflamatória Pélvica

de DIP e um dos critérios menores da doença. A vaginose bacteriana está associada à produção local de enzimas que degradam o muco cervical, facilitando a ascensão e a propagação de microrganismos para o trato genital superior. Apresenta-se como corrimento vaginal acinzentado, esverdeado ou amarelado com odor fétido.

16 **O médico da Saúde da Família visita casal adolescente (de 17 anos). Ela relata que está com corrimento e ardência vaginal e ele se queixa de ardência ao urinar. Ambos declaram antecedentes de múltiplos parceiros. Para essa situação, o programa fornece:**

(A) Antifúngicos com cobertura para cândida vaginal e peniana.
(B) Antibióticos com cobertura para clamídia e gonococo.
(C) Antialérgicos para dermatite vaginal e peniana.
(D) Antibiótico com cobertura para anaeróbios da vaginose bacteriana.
(E) Antibiótico com cobertura para gram-negativos de infecção urinária.

Resposta: **B.**

Comentário: qualquer mulher com vida sexual ativa apresenta risco de doenças sexualmente transmissíveis, entre elas a doença inflamatória pélvica, especialmente aquelas com múltiplos parceiros sexuais e com menos de 25 anos de idade. A maioria das infecções por *Chlamydia* é assintomática, mas pode cursar com corrimento uretral ou vaginal mucopurulento e disúria. O tratamento imediato da paciente infectada e de seu parceiro evita a transmissão sexual, a disseminação da infecção para outros parceiros e a reinfecção da paciente.

A gonorreia, quando sintomática, pode causar sintomas como leucorreia, disúria ou polaciúria, sangramento irregular, sinusorragia, dor pélvica, prurido e ardência vulvar. A candidíase vaginal pode se manifestar por prurido, queimação vulvovaginal, disúria e dispareunia, associados a secreção espessa, em grumos, brancacenta e inodora, porém não é considerada uma doença sexualmente transmissível e não causa sintomas no parceiro. A vaginose bacteriana se caracteriza por corrimento homogêneo, fino, branco-acinzentado com microbolhas, e são menos frequentes os sintomas inflamatórios, como disúria, dispareunia, prurido e irritação vulvar. A infecção urinária está associada a disúria, polaciúria e algúria, mas não é transmissível sexualmente e, portanto, não acomete ambos os parceiros.

17 **Na doença inflamatória pélvica (DIP), a sintomatologia básica consiste em dor no baixo ventre, febre, fluxo vaginal e sintomas urinários. Na presença de DIP, é CORRETO afirmar que:**

(A) A velocidade de hemossedimentação (VHS) só deverá ser valorizada quando > 15mm na primeira hora.
(B) A dor no hipocôndrio esquerdo pode sugerir a síndrome de Fitz-Hugh-Curtis.
(C) A culdocentese com cultura do material não é obrigatória.
(D) A leucocitose ocorre frequentemente.
(E) A hibridização molecular é inútil para o diagnóstico de sífilis.

Resposta: **C.**

Comentário: a VHS aumentada, independentemente do valor e do tempo de solicitação, é considerada critério adicional para o diagnóstico de DIP. A leucocitose pode ou não estar presente nos casos de DIP. A peri-hepatite (síndrome de Fitz-Hugh-Curtis) ocorre no contexto de DIP quando há inflamação da cápsula do fígado e das superfícies peritoneais do quadrante superior direito do abdome. Presente em aproximadamente 10% das mulheres com DIP aguda, é caracterizada por dor abdominal no quadrante superior direito com componente pleurítico distinto, às vezes referido no ombro direito. A culdocentese é indicada apenas para drenagem de abscesso tubovariano e envio de amostra para cultura.

A sífilis é uma doença infectocontagiosa de evolução sistêmica (crônica), ocorrendo por transmissão sexual e por outros contatos íntimos, causada pelo *Treponema pallidum*, que não é agente etiológico causador da DIP. Entretanto, todas as pacientes com diagnóstico de alguma doença sexualmente transmissível (DST) devem ser investigadas para as outras DST em virtude do risco de infecções concomitantes.

18 Paciente de 23 anos de idade com vida sexual ativa, nuligesta, com infertilidade primária, chega ao ambulatório com queixa de dor pélvica. Ao exame, temperatura axilar de 38ºC. Exame especular não evidenciou corrimento mucocervical purulento, porém a paciente apresentou dor à mobilização do colo uterino, além de dor à palpação de anexos. A principal hipótese diagnóstica deve ser:

(A) Cisto ovariano torcido.
(B) Endometriose pélvica.
(C) Rotura de cisto ovariano.
(D) Doença inflamatória pélvica (DIP).

Resposta: **D.**

COMENTÁRIO: o diagnóstico presuntivo de DIP deve ser suspeitado em mulheres jovens sexualmente ativas que apresentam queixa de dor pélvica ou no abdome inferior e com os seguintes critérios mínimos: dor à mobilização do colo, à mobilização uterina ou à palpação anexial. A presença dos três sintomas mínimos é necessária para iniciar o tratamento empírico de DIP. Outros critérios menores podem ser usados para aumentar a especificidade dos critérios mínimos, como febre (TAX > 38ºC), corrimento vaginal mucopurulento ou cérvice friável, aumento de leucócitos no corrimento vaginal, aumento da velocidade de hemossedimentação, aumento da proteína C reativa e documentação laboratorial de infecção por *N. gonorrhoeae* ou *C. trachomatis*.

19 São sinais de melhora clínica do tratamento da doença inflamatória pélvica (DIP), EXCETO:

(A) Desaparecimento da febre.
(B) Redução da dor abdominal.
(C) Melhora da leucocitose.
(D) Redução da dor à palpação do útero e anexos.

Resposta: **C.**

COMENTÁRIO: no seguimento das pacientes é importante verificar se houve melhora clínica 3 dias após o início da medicação. Os critérios estipulados são: desaparecimento da febre e redução da dor à palpação abdominal, do útero e dos anexos e à mobilização uterina. A leucocitose pode ou não estar presente nos casos de DIP e não é critério para avaliação da melhora clínica.

20 São vantagens da videolaparoscopia em pacientes com doença inflamatória pélvica, EXCETO:

(A) Tratamento de abscesso tubovariano roto.
(B) Diagnóstico e estadiamento da infecção.
(C) Lavagem da cavidade abdominal.
(D) Aspiração de secreções purulentas.

Resposta: **A.**

COMENTÁRIO: a videolaparoscopia é indicada nos casos de dúvida diagnóstica e na ausência de resposta à terapia por 72 horas. A videolaparoscopia favorece resultados imediatos com as seguintes vantagens: permite diagnóstico e estadiamento da infecção; possibilita a lavagem exaustiva da cavidade abdominal na vigência de processos inflamatórios com a finalidade de diluir e retirar os possíveis agentes contaminantes, debris teciduais e tecidos necróticos; permite a aspiração de secreções purulentas peritoneais, a liberação de aderências e o tratamento das coleções purulentas associadas. A laparotomia deve ser realizada em casos de instabilidade hemodinâmica, como em abscesso tubovariano roto.

BIBLIOGRAFIA

2015 STD Treatment Guidelines – Pelvic Inflammatory Disease (PID) – Includes diagnosis, treatment, and special considerations for PID. (June 4, 2015).

Beigi RH. Epidemiology, clinical manifestations, and diagnosis of tubo-ovarian abscess. Disponível em: https://www.uptodate.com/contents/epidemiology-clinical-manifestations-and-diagnosis-of-tubo-ovarian-abscess. Acesso em: 10 abril 2019.

Centers for Disease Control and Prevention: Sexually transmitted diseases. Treatment guidelines, 2015. MMWR 2015; 64:1.

Dewey K, Wittrock C. Emerg Med Clin N Am 2019; 37:207-18. Disponível em: https://doi.org/10.1016/j.emc.2019.01.012.

Manual de Orientação em Doenças Infectocontagiosas da Febrasgo, 2010.

Peipert JF, Madden T. Long-term complications of pelvic inflammatory disease. Disponível em: https://www.uptodate.com/contents/long-term-complications-of-pelvic-inflammatory-disease. Acesso em: 10 abril 2019.

Ross J, Chacko MR. Pelvic inflammatory disease: clinical manifestations and diagnosis Disponível em: https://www.uptodate.com/contents/pelvic-inflammatory-disease-clinical-manifestations-and-diagnosis. Acesso em: 10 abril 2019.

Sato H et al. Doença inflamatória pélvica aguda. In: Bacarat EC, de Lima GR. Guia de medicina ambulatorial e hospitalar de ginecologia. Barueri, SP: Manole, 2005.

Savaris RF, Fuhrich DG, Duarte RV et al. Antibiotic therapy for pelvic inflammatory disease. Cochrane Database of Systematic Reviews 2017, Issue 4. Art. No.: CD010285. DOI:0.1002/14651858.CD010285.pub2.

Silva Filho AL et al. Manual SOGIMIG de emergências ginecológicas. 1. ed. Rio de Janeiro: MedBook, 2016.

Silva Filho AL, Laranjeiras CL. Manual SOGIMIG de ginecologia e obstetrícia. 6. ed. Rio de Janeiro: MedBook, 2017.

Wiesenfeld HC. Pelvic inflammatory disease: treatment in adults and adolescents Disponível em: https://www.uptodate.com/contents/pelvic-inflammatory-disease-treatment-in adults-and-adolescents. Acesso em: 10 abril 2019.

Yum M, Smith J. Infecções do trato genital. Manual de Ginecologia e Obstetrícia do Johny Hopkins. Porto Alegre.

CAPÍTULO 36

Dor Pélvica e Endometriose

Mariana Seabra Leite Praça
Roberta Sacchetto Guimarães de Oliveira
Victoria Furquim Werneck Marinho

1 A confirmação anatomopatológica de um diagnóstico de endometriose se dá mediante a identificação de implantes extragenitais mostrando:

(A) Fibrose.
(B) Estroma decidualizado.
(C) Hipertrofia muscular.
(D) Glândulas endometriais e estroma.
(E) Hemorragia.

Resposta: **D.**

COMENTÁRIO: há diferentes estágios de aparecimento das lesões ativas endometrióticas, podendo existir fibrose e hemorragia associadas. A endometriose infiltrativa profunda pode se apresentar como nodulação de tecido fibromuscular contendo glândulas e estroma endometriótico em seu interior. Também é possível observar a presença de hemorragia em lesões endometrióticas ovarianas; contudo, não é o que define o diagnóstico.

O diagnóstico de endometriose é definido pela presença de glândulas endometriais e estroma fora da cavidade uterina. Secundariamente a esses implantes endometriais ectópicos ocorre um processo inflamatório, levando a todas as consequências da doença.

2 Mulher de 32 anos de idade, solteira, nuligesta, queixa-se de dismenorreia intensa há cerca de 3 anos. Ao exame físico, nota-se, ao toque, um nódulo endurecido e doloroso no fundo vaginal posterior com diminuição da motilidade uterina. A ultrassonografia transvaginal não apresentou alterações. A dosagem de CA125 também não apresentou alterações. Inativa sexualmente no momento. Nega uso de medicações contraceptivas hormonais. Neste caso clínico, a conduta inicial é:

(A) Agonista de GnRH por até 1 ano.
(B) Culdocentese, avaliação de cultura e citologia da lesão.

294 Capítulo 36 Dor Pélvica e Endometriose

(C) Videolaparoscopia para confirmar endometriose antes de iniciar tratamento específico.
(D) Supressão ovariana com progestogênio isolado ou contraceptivo hormonal combinado como terapia empírica para endometriose.
(E) Uso de anti-inflamatório e analgésicos durante o período de dismenorreia, visto que foi descartada a hipótese de endometriose.

Resposta: D.

COMENTÁRIO: a dismenorreia intensa e a dor pélvica cíclica progressiva são sintomas típicos de quadros de endometriose. A presença de nodularidade e dor à palpação dos ligamentos uterossacros, assim como dor à palpação da topografia dos ligamentos largos, também são sinais encontrados ao exame pélvico fortemente sugestivos de endometriose.

O tratamento clínico, medicamentoso, visa minimizar os sintomas e a progressão da doença. Tanto os contraceptivos hormonais combinados (ACO) como os progestogênios isolados são excelentes opções terapêuticas, principalmente para uso clínico prolongado em pacientes que não desejam gravidez, em virtude da boa tolerabilidade, dos poucos efeitos colaterais e do custo relativamente baixo. Por isso, são considerados o tratamento de primeira linha, sendo a alternativa correta para esta questão. Esses fármacos são indicados para evitar abordagem cirúrgica ou em adjuvância após a cirurgia por reduzirem a estimulação hormonal cíclica e levarem à decidualização ou à atrofia das lesões endometrióticas.

O tratamento clínico com o hormônio liberador de gonadotrofina (GnRH) é considerado de segunda linha, e seu uso deve ser restrito a um período de 3 a 6 meses em razão dos efeitos colaterais secundários ao hipoestrogenismo.

A culdocentese consiste na punção do fundo de saco vaginal posterior e não tem utilidade no diagnóstico de endometriose, sendo recomendada em caso de suspeita de hemoperitônio, como propedêutica invasiva, quando não está disponível a avaliação ultrassonográfica.

3 **Com relação aos tratamentos para endometriose, assinale a opção CORRETA:**

(A) O danazol não se aplica aos casos de dor pélvica, sendo restrito ao pré e pós-operatório nas pacientes com desejo de engravidar.
(B) A progesterona, na forma de acetato de medroxiprogesterona, é utilizada quando a mulher manifesta o desejo de engravidar.
(C) O DIU de progesterona é uma boa opção para mulheres com dor pélvica e que não desejem gestação.
(D) Usados pelo período de 6 meses, os análogos de GnRH têm ótimos resultados e quase não causam efeitos adversos.
(E) O tratamento cirúrgico está indicado nos casos de alterações anatômicas ou de falha dos tratamentos medicamentosos e deve ser sempre realizado quando há o desejo de engravidar.

Resposta: C.

COMENTÁRIO: estudos mostram que o sistema intrauterino liberador de levonorgestrel (SIL-LNG) e os análogos de GnRH têm a mesma eficácia no tratamento da dor crônica relacionada com a endometriose. No entanto, o análogo apresenta importantes efeitos colaterais relacionados com o estado hipoestrogênico, incluindo sintomas vasomotores, oscilações do humor, ressecamento vaginal, diminuição da libido, mialgia e perda óssea.

O acetato de medroxiprogesterona é um método contraceptivo hormonal trimestral de progesterona isolado e, portanto, não tem indicação quando há o desejo de gravidez.

O danazol inibe o pico do hormônio luteinizante e a esteroidogênese e pode ter efeitos anti-inflamatórios por modular a função imunológica. Assim, age no controle da dor pélvica associada à endometriose. Contudo, por sua ação androgênica, apresenta efeitos colaterais, como alteração do perfil lipídico e da função hepática, ganho de peso, acne e hirsutismo, tendo uso clínico restrito.

A abordagem cirúrgica não é mandatória apenas pelo desejo de gravidez, sendo importante a avaliação do real benefício do procedimento, uma vez que procedimentos cirúrgicos podem diminuir a reserva ovariana e levar ao surgimento de aderências pélvicas.

4 **Leia com atenção as afirmativas abaixo sobre as teorias relacionadas com a etiopatogênese da endometriose e faça um julgamento crítico sobre elas. Avalie se se trata de uma afirmativa verdadeira ou falsa e assinale a opção CORRETA.**

( ) A presença de grandes quantidades de macrófagos no líquido peritoneal está associada à secreção de diversas citocinas, fatores de crescimento e de angiogênese, que culminarão na implantação e na invasão do tecido endometrial ectópico.

( ) A teoria da implantação por fluxo retrógrado infere que, embora a maioria das mulheres apresente menstruação retrógrada, poucas irão desenvolver endometriose.

( ) A teoria da metástase benigna foi desenvolvida para justificar a presença de endometriose em órgãos distantes, como pulmão e cérebro, e sugere que os implantes endometriais ectópicos surgem após disseminação linfática e hematogênica.

( ) A teoria da metaplasia celômica se baseia no fato de que as células peritoneais e endometriais derivam de um precursor embriológico comum. Essas células peritoneais pluripotentes, por estímulos endógenos, transformam-se em células endometriais diferenciadas, originando os implantes endometriais.

(A) V, F, F, V.
(B) V, V, V, V.
(C) V, F, V, V.
(D) V, V, F, V.

Resposta: **B.**

COMENTÁRIO: de acordo com a teoria mais comum das células ectópicas do endométrio (teoria da menstruação retrógrada de Sampson), as células endometriais refluem através das tubas uterinas para a cavidade peritoneal durante a menstruação. No entanto, enquanto 90% das mulheres apresentam menstruação retrógrada, a maioria não desenvolve endometriose, o que sugere que fatores adicionais estão envolvidos, como alterações imunológicas, fatores genéticos e proliferação celular desequilibrada.

O sistema imune pode estar alterado em mulheres com endometriose, e existe a hipótese de que a doença seja consequência de menor eliminação imunológica de células endometriais da cavidade pélvica.

As duas últimas afirmativas descrevem de maneira correta as outras teorias que, de modo complementar, podem justificar o surgimento dos diferentes quadros de endometriose.

296 Capítulo 36 Dor Pélvica e Endometriose

---

5 Analise as afirmativas abaixo e assinale a opção correta.

I. Os inibidores de aromatase são os fármacos de escolha e são eficazes no tratamento de endometriose mínima em mulheres que desejam a concepção.

II. Estudos realizados em pacientes com endometriose submetidas a biópsias simultâneas dos implantes e do endométrio evidenciaram que, em geral, os implantes acompanham histologicamente a fase cíclica do tecido uterino. Além disso, as alterações características dos receptores de estrogênio e progesterona presentes no endométrio ao longo do ciclo menstrual ocorrem nos implantes da endometriose.

(A) Somente a afirmativa I está correta.
(B) Somente a afirmativa II está correta.
(C) Ambas estão corretas.
(D) Nenhuma está correta.

Resposta: **D.**

COMENTÁRIO: o uso dos inibidores da aromatase no tratamento da dor pélvica relacionada com a endometriose é *off label*. Esses medicamentos, anastrozol e letrozol, são utilizados como última alternativa, quando a dor é grave e refratária aos demais tratamentos, e geralmente são associados aos progestogênios. Ademais, o tratamento com esses medicamentos tem custo elevado e efeitos colaterais, como redução da massa mineral óssea, com o uso a longo prazo.

Sabe-se que, apesar da semelhança entre o endométrio e os implantes ectópicos, esses dois tecidos apresentam algumas diferenças importantes na patogênese da doença. Acreditava-se que o implante seria estrutural e funcionalmente idêntico ao endométrio. Apesar de apresentar glândulas e estroma semelhante ao endométrio, o implante ainda contém tecido fibroso, sangue e cistos; além disso, o componente glandular pode estar ausente ou esparso devido à ação hormonal local, metaplasia ou atipia.

Quanto à resposta hormonal, o tecido ectópico parece apresentar aromatases que convertem androgênios em estradiol e estrona, enzimas não presentes no endométrio. A ausência de uma enzima que inibe a ação estrogênica sob efeito da progesterona também faz parte da fisiopatologia dessa doença; assim, é criado um ambiente hiperestrogênico nos implantes. Acredita-se que alterações genéticas e de *up regulation* no tecido endometriótico e no endometrioma justifiquem essas diferenças no metabolismo e na regulação do estrogênio.

6 Fazem parte do diagnóstico diferencial da dor pélvica aguda, EXCETO:

(A) Gravidez ectópica.
(B) Cisto endometriótico roto.
(C) Salpingite ístmica nodosa.
(D) Torção de cisto ovariano.

Resposta: **C.**

COMENTÁRIO: a salpingite ístmica nodosa é um processo inflamatório da tuba que se caracteriza pelo espessamento nodular do istmo da tuba devido à proliferação da musculatura e de divertículos do epitélio. Apesar de se tratar de um processo inflamatório, a salpingite ístmica nodosa é de curso crônico e não provoca dor pélvica aguda. O principal achado nessa patologia é a infertilidade, em virtude da obstrução tubária, podendo também ser causa de gravidez ectópica. As outras opções citam diagnósticos diferenciais de causas de abdome agudo ginecológico.

8 Mulher de 26 anos de idade com queixa de dor pélvica intensa, urgência miccional, disúria e dispareunia. Ao exame físico, foi evidenciado tratar-se de:

(A) Bartholinite.
(B) Skenite.
(C) Vulvite.
(D) Uretrite.

Resposta: **B.**

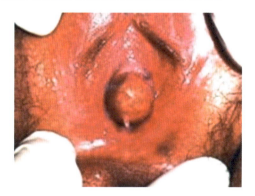

COMENTÁRIO: a paciente em questão apresenta dor pélvica associada a sinais irritativos do trato urinário inferior (urgência miccional e disúria), o que está relacionado com a dispareunia. A imagem mostra uma massa entre os pequenos lábios que impossibilita a visualização da uretra e do introito vaginal. O quadro clínico, associado à imagem, sugere acometimento da glândula de Skene por causa de sua localização anatômica, parauretral. Processos infecciosos da glândula ou formações de cistos podem levar à obstrução uretral e, assim, à retenção urinária. Também provocam irritação e dor locais. A retenção urinária é fator predisponente para o crescimento bacteriano e o desenvolvimento de infecção do trato urinário. O processo inflamatório-infeccioso pode ser causa da dispareunia em razão da própria localização da glândula.

As glândulas de Bartholin se localizam inferiormente no introito vaginal, sendo os cistos e/ou abscessos geralmente unilaterais, não cursando com retenção urinária. A vulvite e a uretrite não explicariam a lesão observada na figura.

9 Mulher de 25 anos de idade com dor abdominal intensa de início súbito. Ao exame físico, PA = 80 × 50mmHg; FC = 118bpm; massa em região pélvica palpável com sinais de peritonite. Foi submetida à laparotomia exploradora com o achado cirúrgico mostrado na figura. Qual é o diagnóstico?

(A) Gravidez ectópica.
(B) Endometrioma.
(C) Torção de anexos.
(D) Tumor maligno de ovário.

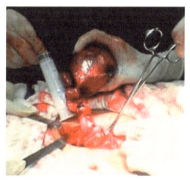

Resposta: **C.**

298 Capítulo 36 Dor Pélvica e Endometriose

Comentário: a questão apresenta uma mulher jovem com sinais de abdome agudo e choque, ou seja, aparentemente uma emergência ginecológica. Dentre os diagnósticos listados, a gravidez ectópica e a torção de anexos apresentam quadro clínico característico. Outros diagnósticos diferenciais seriam abscesso tubovariano e cisto ovariano roto. O endometrioma e os tumores malignos de ovário são mais raramente associados à torção de anexos em razão da presença de massa fixa ou aderências pélvicas que diminuem as chances de torção, apesar de não impedirem completamente a ocorrência dessa complicação.

O diagnóstico diferencial entre torção anexial e gravidez ectópica, além da dosagem sérica de β-hCG, poderia ser realizado por meio da ultrassonografia pélvica transvaginal (ou abdominal). A ultrassonografia pode evidenciar aumento do volume ovariano, presença de cisto ou massa ovariana, localização atípica do ovário e saco gestacional ectópico com ou sem líquido livre, entre outros achados. A presença de embrião intraútero torna menos provável o diagnóstico de gravidez ectópica, mas ainda há a possibilidade (rara) de uma gestação heterotópica.

No caso em questão, em razão das condições clínicas apresentadas, a paciente foi submetida à laparotomia exploradora em caráter de emergência. A imagem mostra o anexo de volume aumentado pelo edema, a presença de provável massa e a tuba uterina com sinais de torção, o que define o diagnóstico e a resposta final à questão.

10 Com relação à endometriose, é CORRETO afirmar que:

(A) A terapia inicial é, sempre que possível, medicamentosa e na revisão laparoscópica se procede ao tratamento cirúrgico conveniente.

(B) Não se utiliza a castração como forma de tratamento.

(C) Os progestogênios provocam a decidualização do endométrio com consequente atrofia e são eficazes no tratamento da dor.

(D) O uso de anticoncepcional oral contínuo foi indicado no passado para tratamento, mas hoje se sabe que é infrutífero.

(E) Das mulheres inférteis, 60% a 70% apresentam essa doença.

> Resposta: **C.**

Comentário: na definição de uma estratégia terapêutica para a endometriose, vários fatores devem ser sempre considerados, incluindo a idade da paciente, a gravidade dos sintomas e da doença e o desejo reprodutivo. Assim, de modo geral, os objetivos do tratamento da endometriose são reduzir a dor e minimizar o risco de infertilidade. Todas as diretrizes recomendam o tratamento conservador – pelo menos inicialmente – da dor associada à endometriose. Em quadros de dor leve a moderada, na ausência de endometriomas, podem ser iniciados anti-inflamatórios não esteroides e anticoncepcionais hormonais, e não há indicação de revisão laparoscópica em pacientes com boa resposta clínica. A abordagem cirúrgica é uma opção inicial para aquelas pacientes com contraindicação ao tratamento medicamentoso ou que recusem essa alternativa, pacientes com endometrioma e aquelas com obstrução do trato gastrointestinal ou urinário.

A alternativa definitiva para pacientes com prole definida é a histerectomia total + anexectomia bilateral, ressaltando-se que a associação da ooforectomia promove melhores resultados para o controle da dor pélvica quando comparada à histerectomia isolada.

Os progestogênios promovem boa resposta à dor pélvica relacionada com a endometriose, sendo utilizados principalmente a medroxiprogesterona IM trimestral, a noretindrona ou dienogeste (derivado da C-19-nortestosterona) ou o desogestrel oral. Os progestogênios são uma boa opção para pacientes com contraindicações ao uso de estrogênio e apresentam outros benefícios, como ausência de efeito tromboembólico, menor desmineralização óssea e ausência de sinais de androgenização. A ação desses medicamentos sobre o endométrio promove sua decidualização e posterior atrofia; além disso, acredita-se que haja supressão das metaloproteinases, que estão relacionadas com o crescimento e a implantação de tecido endometrial ectópico, e inibição da angiogênese local.

Os anticoncepcionais orais combinados continuam sendo uma boa opção para o controle da dor pélvica, podendo ser a primeira terapia empírica no tratamento da dor nas pacientes com sintomas leves a moderados. Os anticoncepcionais são bem tolerados e apresentam outros benefícios extras, como redução da incidência de neoplasias endometriais e ovarianas, com eficácia semelhante à dos progestogênios isolados no controle da dor.

Dados estatísticos atuais apontam que cerca de 50% das mulheres com queixa de infertilidade cursam com endometriose.

11 **Paciente de 28 anos de idade se queixa de dor intensa sempre que menstrua com piora na intensidade ao longo dos anos. Também refere "diarreia leve" e "dor para evacuar" apenas no período menstrual. Queixa-se ainda de dor intensa e profunda nas relações sexuais, mais importante nos dias próximos à menstruação e com aumento da intensidade ao longo dos anos. Apresentou melhora nos períodos em que usava anticoncepcionais orais. Os exames indicam CA125 aumentado e ultrassonografia mostrando cisto complexo nos dois ovários e espessamento do septo retovaginal. Qual é o diagnóstico mais provável?**

(A) Teratoma ovariano bilateral.
(B) Doença inflamatória pélvica.
(C) Cisto ovariano hemorrágico.
(D) Dismenorreia primária.
(E) Endometriose.

Resposta: **E.**

COMENTÁRIO: em vista da história clínica citada, é possível considerar facilmente o diagnóstico de endometriose, mas o caso fornece ainda mais informações.

Houve melhora dos sintomas com o uso de anticoncepcionais orais, ou seja, a supressão do eixo hipotálamo-hipófise-ovário promove a melhora do quadro, o que ajuda a corroborar ainda mais a hipótese diagnóstica. Além disso, o achado ultrassonográfico de espessamento do septo retovaginal, área de acometimento comum de endometriose profunda, ajuda a explicar os sintomas.

Apesar de o marcador tumoral CA125 poder se elevar na endometriose, especialmente na profunda, sua dosagem não é validada para o diagnóstico não invasivo. Sua aplicabilidade clínica é restrita por não se tratar de um marcador específico para a condição. A dosagem elevada do marcador também pode ser encontrada na doença inflamatória pélvica, como nos tumores epiteliais ovarianos ou em outras condições de acometimento peritoneal.

No diagnóstico diferencial dos cistos ovarianos complexos bilaterais estão os tumores ovarianos, incluindo os teratomas e os tumores malignos, cisto de corpo lúteo e os endometriomas. Apesar do aspecto geralmente homogêneo, os endometriomas podem se apresentar de modo variável e ser uni ou multiloculados, com loculações de densidades diferentes, inclusive com porções sólidas em virtude de coágulos, o que justifica o aspecto relatado.

A dismenorreia primária, apesar de seu caráter cíclico e intensidade variável, por não estar associada a doenças orgânicas, não apresenta achados ao exame físico ou ao exame ultrassonográfico pélvico. A única condição que explica o quadro completo é a endometriose.

12 **O diagnóstico definitivo e o padrão-ouro da endometriose é:**

(A) Ressonância magnética nuclear com contraste endovenoso.
(B) Ultrassom transretal com preparo intestinal.
(C) Ultrassom transvaginal com preparo intestinal.
(D) Videolaparoscopia com biópsia e confirmação histológica.
(E) Visualização de lesões características por videolaparoscopia.

Resposta: **D.**

COMENTÁRIO: a ressonância magnética é uma opção crescente para a avaliação de endometrioma e o diagnóstico de endometriose profunda. O exame, no entanto, ainda é pouco disponível e de custo elevado. A ultrassonografia transvaginal (UTV) apresenta eficácia semelhante à ultrassonografia transretal (UTR) no diagnóstico de endometriose pélvica de acometimento pélvico posterior, sendo a segunda técnica mais adequada para avaliação do envolvimento retal. A UTV é superior à UTR para o diagnóstico de endometriomas com diâmetro > 20mm e para a identificação de lesões da endometriose profunda; no entanto, apresenta baixas sensibilidade e especificidade para o diagnóstico de endometriose superficial acometendo o peritônio. Como essa é a forma mais comum da doença, há uma limitação diagnóstica importante do método.

A laparoscopia apresenta especificidade de 97% e sensibilidade de 95% e ainda permite o estadiamento da doença a partir da avaliação de toda a pelve. Assim, o padrão-ouro para o diagnóstico da endometriose consiste na confirmação histológica através da biópsia feita por videolaparoscopia. Na biópsia é possível identificar glândulas endometriais e estroma fora da cavidade uterina, frequentemente associadas à deposição de hemossiderina e à presença de metaplasia fibromuscular. Vale ressaltar que a biópsia negativa não descarta o diagnóstico.

13 **Na endometriose, é IMPROVÁVEL o quadro de clínico de:**

(A) Dismenorreia intensa.
(B) Dispareunia de penetração.
(C) Disúria menstrual.
(D) Dor pélvica crônica.
(E) Hiperalgesia no fundo de saco.

Resposta: **B.**

COMENTÁRIO: os sintomas mais comuns na paciente com endometriose são dor pélvica (presente em até 80% das pacientes) e infertilidade. A presença de lesões ou massas pélvicas durante o toque vaginal minucioso também pode ser sinal da doença. A dor pélvica se revela como dor pélvica crônica e também como dismenorreia intensa, ambas de evolução progressiva.

A dispareunia apresentada pelas pacientes com endometriose se caracteriza por dor em profundidade durante a relação sexual secundária à presença de implantes endometrióticos nos ligamentos uterossacros. A história típica é de início do quadro anos após relações sexuais indolores.

Capítulo 36   Dor Pélvica e Endometriose   **301**

Em alguns casos pode haver o acometimento de outros órgãos, incluindo o trato urinário, ocasionando sintomas inespecíficos, como aumento da frequência urinária, urgência e disúria. O acometimento ureteral pode causar dor em cólica nos flancos e hematúria. Esses sintomas são exacerbados no período menstrual.

O acometimento do septo retovaginal e dos ligamentos uterossacros pode provocar sensibilidade no fundo de saco de Douglas ao exame físico associado a nódulos dolorosos na topografia das lesões.

14 **Koninck, em 1991, mostrou que os implantes endometrióticos apresentam receptores para progesterona em 80% dos casos, receptores estrogênicos em 40% e para nenhum deles em 20%. Assinale a opção INCORRETA:**

(A) A base do tratamento clínico da endometriose se fundamenta na supressão da função ovariana e na utilização de inibidores das prostaglandinas.

(B) O padrão-ouro no diagnóstico da endometriose é a laparoscopia, e a avaliação da endometriose profunda pode ser realizada por meio da ressonância magnética.

(C) O diagnóstico de endometriose pode ser clínico ou por imagem, e o tratamento pode ser iniciado imediatamente.

(D) Os antiestrogênios, como toremifeno, têm excelente efeito na supressão da função ovariana e na redução dos focos de endometriose pélvica.

(E) Nas mulheres com prole constituída, diante de endometriose extensa, o tratamento cirúrgico pode ser radical com a excisão de todas as lesões infiltrativas.

Resposta: **D.**

COMENTÁRIO: a dor da endometriose recorre a cada ciclo menstrual, quando a variação hormonal estimula o tecido ectópico, promovendo um processo inflamatório. Assim, a supressão da função ovariana tem bons resultados no controle da dor da endometriose. Como as prostaglandinas apresentam importante papel na fisiopatologia da dor, a administração de anti-inflamatórios não esteroides tem bons resultados.

A laparoscopia com biópsia das lesões, como explicitado na questão, permanece como o método de escolha para o diagnóstico. O uso da ressonância nuclear magnética tem aumentado como opção para avaliação da endometriose pélvica profunda, sendo útil também na avaliação pré-operatória.

O diagnóstico da endometriose pode ser presumido, não cirúrgico, mediante a combinação de história clínica, sinais e sintomas e exames de imagem. Esse diagnóstico presuntivo é suficiente e possibilita o início de tratamentos com baixo risco de complicações e bem tolerados, como os contraceptivos hormonais.

Uma das opções terapêuticas para o tratamento da endometriose consiste na supressão da função ovariana, o que pode ser feito mediante a administração de contraceptivos orais combinados, progestogênios, agonista ou antagonista do GnRH. No entanto, a administração de um agente antiestrogênico não tem efeito na supressão do eixo hipotálamo-hipófise-ovário nem age diretamente sobre os implantes de endometriose.

O tratamento cirúrgico definitivo e o mais efetivo para as mulheres consiste na histerectomia com salpingooforectomia bilateral, a qual está indicada nos casos de endometriose sintomática em pacientes que não desejam manter a função reprodutiva e que estejam cientes das implicações do hipoestrogenismo precoce.

302 Capítulo 36 Dor Pélvica e Endometriose

---

15 A endometriose é causa importante de diversos sintomas ginecológicos e se confunde com outras afecções de órgãos pélvicos. Por isso, seu diagnóstico frequentemente se transforma em desafio. Assinale a opção CORRETA acerca da investigação diagnóstica em caso de suspeita de endometriose.

(A) É indispensável a confirmação histológica para o diagnóstico da endometriose.

(B) A laparoscopia é o padrão-ouro para o diagnóstico.

(C) A tomografia computadorizada contrastada é o exame de melhor acurácia para detecção de lesões viscerais profundas.

(D) A dosagem do marcador CA125 com valores normais exclui a presença de endometriose profunda.

(E) A colonoscopia normal exclui afecção intestinal por endometriose.

Resposta: **B.**

COMENTÁRIO: apesar de o exame histopatológico ser o padrão-ouro para o diagnóstico da endometriose, o exame anatomopatológico negativo não descarta o diagnóstico. A visualização das lesões de endometriose na laparoscopia é isoladamente um método falho, uma vez que cerca de 60% das lesões endometrióticas suspeitas são confirmadas histologicamente e 18% das pacientes com suspeita clínica não apresentam diagnóstico histológico.

Como descrito nas questões anteriores, a laparoscopia com biópsia das lesões é o padrão-ouro para o diagnóstico dos quadros de endometriose. Cabe ressaltar a correlação insatisfatória entre os achados laparoscópicos e a dor relatada pela paciente.

A tomografia computadorizada foi descrita para avaliação do diagnóstico de endometriose intestinal, mas não apresenta boa diferenciação dos tecidos moles da pelve e das lesões. Assim, a tomografia, mesmo contrastada, não é um bom método para avaliação da endometriose profunda.

O marcador CA125 tem boa especificidade, mas baixa sensibilidade para o diagnóstico de endometriose leve. Mesmo com valor de corte mais elevado, a sensibilidade alcança no máximo 50%. Isso significa que o teste apresenta muitos resultados falso-negativos; portanto, um CA125 com valores normais não exclui a doença. A colonoscopia tem baixas sensibilidade e, principalmente, especificidade para o diagnóstico da endometriose intestinal, já que avalia somente a superfície interna e o calibre da alça; portanto, a não ser que haja lesão da mucosa, pode detectar somente sinais indiretos de endometriose.

16 A endometriose é uma doença crônica que exige longo planejamento terapêutico e, apesar de ser um tema extremamente pesquisado na atualidade, ainda não está claro seu manejo ideal. Nesse contexto, o diagnóstico e a instituição imediata do tratamento são importantes porque:

(A) Há risco elevado de malignização da endometriose.

(B) Endometriose não tratada pode evoluir para doença inflamatória intestinal.

(C) Endometriose não tratada está associada a sequelas a longo prazo, como infertilidade e dor pélvica crônica.

(D) Dependendo do quadro clínico, não há motivo para o diagnóstico e o início imediato do tratamento da endometriose.

Resposta: **C.**

Comentário: ainda que antecedentes de doença endometriótica, confirmada histologicamente, sejam um fator de risco para alguns tipos de tumores ovarianos malignos, como o de células claras e o endometrioide, a prevalência desses tumores é muito baixa (1%) e não há risco de malignização propriamente dita das lesões.

Quadros de endometriose não tratados não evoluem para doença inflamatória intestinal.

Embora a endometriose seja considerada uma doença benigna, a dor associada pode prejudicar significativamente a qualidade de vida das pacientes e sequelas importantes podem interferir na fertilidade feminina. Aproximadamente 40% das mulheres com infertilidade têm endometriose. Por esse motivo, o tratamento deve ser prontamente instituído para alívio da dor, para retardar a progressão da doença e para prevenir a infertilidade subsequente.

BIBLIOGRAFIA

As-Sanie S et al. Assessing research gaps and unmet needs in endometriosis. American Journal of Obstetrics & Gynecology 2019 March. Disponível em: https://www.ajog.org/article/S0002-9378(19)30385-0/pdf. Acesso em 12/03/2019.

Berek & Novak tratado de ginecologia. 15. ed. Rio de Janeiro: Guanabara Koogan, 2014.

Lasmar RB. Tratado de ginecologia. Rio de Janeiro: Guanabara Koogan, 2017. Recurso online.

Levy BS, Barbieri RL. Endometriosis: management of ovarian endometrioma. Disponível em: https://www.uptodate.com/contents/endometriosis-management-of-ovarian-endometriomas.

Mowers EL, Lim CS, Skinner B et al. Prevalence of endometriosis during abdominal or laparoscopic hysterectomy for chronic pelvic pain. Obstet Gynecol 2016.

Podgaec S. Manual de endometriose. São Paulo: Federação Brasileira das Associações de Ginecologia e Obstetrícia (FEBRASGO), 2014.

Sanchez AM et al. The endometriotic tissue lining the internal surface of endometrioma Hormonal, genetic, epigenetic status, and gene expression profile. Reproductive Sciences 2015 April; 22(4):391-401.

Schenken RS. Endometriosis: pathogenesis, clinical features, and diagnosis. Disponível em: https://www.uptodate.com/contents/endometriosis-pathogenesis-clinical-features-and-diagnosis?sectionName=Link%20to%20cancer&topicRef=3282&anchor=H2625026494&source=see_link#H2625026494. Acesso em: 04/03/2019.

Schenken RS. Endometriosis: treatment of pelvic pain. Disponível em: https://www.uptodate.com/contents/endometriosis-treatment-of-pelvic-pain?search=endometriosis&topicRef=7384&source=see_link. Acesso em: 07/03/2019.

Schorge JO (org.). Ginecologia de Williams. Porto Alegre: AMGH, 2011. 1189p.

Silva Filho AL, Aguiar RALP, Melo VH (eds.). Manual de ginecologia e obstetrícia – SOGIMIG. 5. ed. Belo Horizonte: COOPMED, 2012. 1308p.

Stratton P. Evaluation of acute pelvic pain in women. Disponível em: https://www.uptodate.com/contents/evaluation-of-acute-pelvic-pain-in-women?search=pelvic%20pain&source=search_result&selectedTitle=1~150&usage_type=default&display_rank=1. Acesso em: 09/03/2019.

Tu FF, As-Sanie S. Evaluation of chronic pelvic pain in women. Disponível em: https://www.uptodate.com/contents/evaluation-of-chronic-pelvic-pain-in-women?search=pelvic%20pain&source=search_result&selectedTitle=2~150&usage_type=default&display_rank=2. Acesso em: 09/03/2019.

Vercellini P, Viganò P, Somigliana E, Fedele L. Endometriosis: pathogenesis and treatment. Nat Rev Endocrinol 2014 May; 10(5):261-75.

CAPÍTULO
37

Miomatose Uterina

Mariana Seabra Leite Praça
Luiza Marçoni Mendes Godinho
Laís Rayana de Oliveira Carvalho

1 As hospitalizações relacionadas com os miomas uterinos respondem por 29% das hospitalizações ginecológicas entre as mulheres de 15 a 54 anos de idade. Além disso, os miomas são responsáveis por 40% a 60% de todas as histerectomias realizadas e por 30% das histerectomias em mulheres jovens de 18 a 44 anos. No entanto, existem vários desafios na compreensão da epidemiologia dos miomas. Sobre a epidemiologia e os fatores de risco dos miomas, é INCORRETO afirmar que:

(A) Os miomas são frequentemente assintomáticos: cerca de 30% a 50% das mulheres na pré-menopausa, sem diagnóstico prévio, têm evidência ultrassonográfica de miomas.

(B) Cerca de 60% das mulheres com sangramento genital aumentado têm miomas uterinos.

(C) Multiparidade e intervalo interpartal não são considerados fatores protetores contra o surgimento de miomas uterinos.

(D) Obesidade é sabidamente um fator de risco para miomatose uterina.

Resposta: **C.**

COMENTÁRIO: há uma relação inversa entre o risco de desenvolvimento de miomas e a paridade. Um número maior de gestações que atingem o termo parece estar associado à diminuição do risco de miomas. Mecanismos tanto hormonais como não hormonais podem explicar essa associação. Paridade significa número menor de ciclos menstruais e, portanto, menor exposição ao estímulo hormonal cíclico durante a gravidez e a lactação. As gestações que atingem o termo alteram a liberação dos hormônios ovarianos e modificam a exposição aos fatores de crescimento e a expressão de receptores de estrogênio no miométrio. Parece ainda existir algo não somente mediado via hormonal relacionado com as modificações miometriais que ocorrem durante a involução uterina no período puerperal. A involução fisiológica do útero poderia reduzir o tamanho ou mesmo o número de miomas após o parto. As demais opções estão corretas.

Os miomas são os tumores benignos mais prevalentes durante a vida reprodutiva das mulheres. Sua incidência pode variar de 5,5% a 80%, dependendo da população estudada e do método diagnóstico utilizado. Entretanto, a prevalência dos miomas já foi amplamente subestimada em estudos epidemiológicos anteriores que avaliaram apenas mulheres sintomáticas, uma vez que muitos miomas são assintomáticos, o que torna correta a opção A.

Apesar de as manifestações clínicas dos miomas estarem relacionadas com a localização, o número e o volume dos tumores, o sangramento menstrual aumentado ou prolongado é o sintoma mais comum associado aos miomas.

A obesidade é responsável por aumento na conversão periférica de androgênios suprarrenais em estrona e pela redução na produção hepática de globulina carreadora de hormônios sexuais (SHBG), resultando em mais estrogênio circulando livre na forma ativa. Isso pode levar ao maior estímulo hormonal e ao crescimento dos miomas uterinos, o que confirma a opção D.

2 **Sobre o papel da progesterona na fisiopatologia dos miomas, é CORRETO afirmar que:**

(A) A progesterona possibilita maior resposta dos miomas ao estímulo mitótico estrogênico por aumentar a expressão dos receptores desse hormônio.

(B) Mulheres com miomas apresentam menor concentração de progesterona que aquelas com miométrio saudável.

(C) A progesterona parece aumentar seletivamente a atividade proliferativa dos miomas.

(D) O papel da progesterona na fisiopatologia dos miomas não é conhecido.

Resposta: **C.**

Comentário: acreditava-se que o crescimento de miomas uterinos estaria relacionado essencialmente com o estrogênio. Entretanto, a progesterona desempenha importante papel no crescimento desses tumores.

O estradiol, estrogênio biologicamente ativo, induz a produção de receptores de progesterona (RP) por meio da expressão dos receptores estrogênicos (ER-α). O receptor de progesterona é essencial para a resposta do mioma à progesterona secretada pelos ovários. Na ausência de progesterona e da expressão dos RP, a presença do estrogênio e do ER-α não é suficiente para o crescimento dos miomas.

A progesterona aumenta seletivamente a atividade proliferativa das células dos miomas, mas não tem ação semelhante nas células miometriais normais.

3 **Com relação às terapias para os miomas, é CORRETO afirmar que:**

(A) Os análogos do hormônio liberador de gonadotrofinas podem reduzir o volume dos miomas, se estes forem bem vascularizados e com grande número de receptores estrogênicos.

(B) O uso de análogos do hormônio liberador de gonadotrofinas só é vantajoso quando não se pode operar a paciente.

(C) A gestrinona tem atuação muito acentuada em miomas subserosos, respondendo com a redução de 60% do volume em metade dos casos.

(D) Os análogos do hormônio liberador de gonadotrofinas têm como inconveniente seu custo e como vantagem a não ocorrência de sintomas colaterais.

(E) Mesmo quando assintomáticos, os miomas devem ser tratados.

Resposta: **A.**

COMENTÁRIO: os esteroides sexuais, tanto o estrogênio como a progesterona, são implicados no crescimento dos miomas, os quais aumentam de volume com o estímulo hormonal. O impacto da ação hormonal está relacionado com a presença de número maior de receptores de estrogênio e progesterona nos miomas que no miométrio normal adjacente.

Um dos tratamentos possíveis consiste na utilização de análogos do hormônio liberador de gonadotrofinas (GnRH), que bloqueiam o funcionamento do eixo hipotálamo-hipófise-ovário, produzindo um estado de hipoestrogenismo nas mulheres na pré-menopausa e reduzindo o volume dos miomas. Desse modo, a resposta ao uso de análogos de GnRH no tratamento dos miomas está associada à vascularização e à concentração de receptores de estrogênios, o que torna correta a opção A.

Os análogos do GnRH são medicamentos aprovados para utilização por curto período (3 a 6 meses) por levarem à perda de massa óssea e ao risco de osteoporose. Sua utilização associada à reposição de ferro é recomendada em pacientes na pré-menopausa com sangramento uterino anormal, repercussão nos índices hematimétricos e indicação de tratamento cirúrgico. Essa conduta promove a melhora da anemia mediante a redução do sangramento uterino e a realização da cirurgia por via minimamente invasiva por meio da redução do volume uterino. Portanto, a opção B é considerada incorreta.

A gestrinona é um esteroide sintético derivado da etinilnortestosterona com propriedades antiestrogênicas e antiprogestogênicas no endométrio em especial e em outros compartimentos que contêm receptores de estrogênio e progesterona. Um número pequeno de estudos demonstrou redução do volume dos miomas, sendo a resposta caracterizada pela diminuição do volume uterino global sem predileção por miomas subserosos. Um estudo observacional europeu evidenciou diminuição média de 32% no volume uterino após 6 meses de tratamento. A aparente vantagem da gestrinona parece estar relacionada com o retorno mais lento do crescimento uterino quando comparada com outros tratamentos hormonais conservadores.

Ao contrário do afirmado na opção D, além do aumento do risco de osteoporose, a utilização de análogos de GnRH se associa a vários efeitos colaterais, como fogachos, ressecamento genital e diminuição da libido, todos secundários ao estado de hipoestrogenismo causado pelo medicamento.

A escolha terapêutica é direcionada de acordo com a sintomatologia, o tamanho e a localização dos miomas, além de ser considerado o desejo (ou necessidade) de preservação da fertilidade. Na maioria dos casos, não há indicação de tratamento após o diagnóstico de miomas em mulheres assintomáticas em virtude da probabilidade extremamente baixa de malignidade. Apenas as evidências de risco aumentado de evolução para leiomiossarcoma justificariam uma abordagem cirúrgica independentemente da presença de sintomas. Portanto, a opção E é considerada incorreta.

---

4 **Na embolização de miomas, a obstrução ao fluxo sanguíneo ocorre na artéria:**

(A) Hipogástrica.
(B) Ilíaca comum.
(C) Ilíaca externa.
(D) Ilíaca interna.
(E) Uterina.

Resposta: **E.**

Capítulo 37 Miomatose Uterina **307**

COMENTÁRIO: o suprimento sanguíneo para o útero deriva em grande parte das artérias uterinas, mas também há perfusão colateral pelas artérias ovarianas. As artérias uterinas se originam da divisão anterior das artérias ilíacas internas (ou hipogástricas) no retroperitônio. As artérias ovarianas são ramos da aorta abdominal.

Como fator prognóstico, sabe-se que a ligadura unilateral prevê maior chance de falha do procedimento, traduzida como necessidade de histerectomia posteriormente. Logo, na embolização dos miomas a obstrução ao fluxo sanguíneo é realizada nas artérias uterinas bilateralmente.

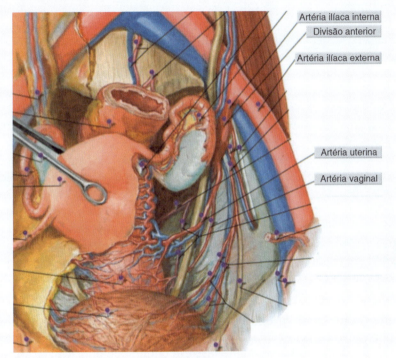

Fonte: Netter FH, 2015.

5 Uma paciente de 33 anos de idade, casada, nuligesta, com sangramento uterino anormal, foi submetida à histeroscopia diagnóstica, sendo detectado mioma submucoso em parede posterior. Vem apresentando lipotimia e astenia importante. Sem comorbidades. Exame laboratorial: Hg = 8g/dL e Ht = 25%. Toque vaginal: útero em anteroversoflexão, medindo aproximadamente 14cm. A ressonância magnética demonstrou mioma uterino de 5cm, localizado em parede lateral esquerda, no terço superior da cavidade uterina (tipo 1 no sistema de classificação de miomas da Federação Internacional de Ginecologia e Obstetrícia [FIGO]). De acordo com as informações apresentadas, assinale a opção que contém o tratamento recomendado:

(A) Embolização das artérias uterinas.
(B) Análogo de GnRH e miomectomia histeroscópica.
(C) Análogo de GnRH exclusivo.
(D) Histerectomia por via laparoscópica.
(E) Miomectomia imediata por via laparoscópica.

Resposta: **B.**

308 Capítulo 37 Miomatose Uterina

Comentário: a embolização das artérias uterinas seria contraindicada em razão do risco de impacto no futuro reprodutivo de uma paciente nuligesta. Essa preocupação está relacionada com as repercussões negativas na fertilidade secundárias à má perfusão uterina após a embolização das artérias uterinas. Apesar da possibilidade de gestação, complicações obstétricas têm sido observadas, como perda gestacional, trabalho de parto pré-termo, placenta prévia e hemorragia pós-parto. Como não há estudos de qualidade que comprovem a segurança do procedimento nesses casos, o American College of Obstetricians and Gynecologists (ACOG) contraindica sua realização em pacientes que desejam engravidar.

A administração de análogo de GnRH exclusivamente também está incorreta. Apesar da boa resposta terapêutica, com melhora da anemia e redução significativa do volume uterino (35% a 60%), há uma rápida retomada do crescimento uterino e o reinício do sangramento genital após a interrupção da medicação. Seu uso por longo prazo é contraindicado em razão das consequências já relatadas do hipoestrogenismo, podendo levar à osteoporose após uso prolongado (> 12 meses). Os análogos de GnRH são aprovados nesse caso para uso pré-operatório e administrados por 3 a 6 meses antes da cirurgia, em conjunto com a suplementação de ferro para permitir a correção da anemia e uma cirurgia conservadora e minimamente invasiva, o que torna correta a opção B.

Os miomas submucosos com menos de 50% de inserção no miométrio (tipo 1 na classificação da FIGO) podem ser ressecados via histeroscópica. No entanto, o mioma é considerado grande, o que reforça o benefício do uso pré-operatório do análogo de GnRH. Com a redução do volume do mioma são possíveis a abordagem em um só tempo cirúrgico e a redução das complicações.

A miomectomia laparoscópica é uma opção terapêutica em mulheres com menos de 18 semanas, leiomiomas intramurais ≤ 3cm ou subserosos ≤ 5cm de maior diâmetro.

A opção D – histerectomia por via laparoscópica – também deve ser descartada por não levar em consideração a preservação da fertilidade em uma paciente nuligesta.

---

6 Uma mulher de 49 anos de idade chega à Emergência com quadro de metrorragia. Ao exame, hipocorada (2+/4+) e com aumento do volume abdominal. Exame especular: colo epitelizado, apresentando sangramento discreto oriundo do orifício externo. Ao toque, útero aumentado de volume com características miomatosas. Anexo direito aumentado de volume. Refere que há 1 mês realizou biópsia, cujo laudo foi de NIC-II. Ultrassonografia demonstrou útero com diversos miomas e ovário direito com cisto único de 7cm. Realizou histeroscopia, que mostrou mioma submucoso de 2cm. Assinale a opção que contém a conduta a ser adotada neste caso:

(A) Histerectomia simples extrafascial.
(B) Histerectomia com anexectomia direita.
(C) Histerectomia total com anexectomia bilateral.
(D) Amputação cônica do colo.
(E) Miomectomia por via histeroscópica.

Resposta: **D.**

Comentário: a paciente com quadro de metrorragia apresenta duas patologias distintas: miomatose uterina e lesão do colo uterino de alto grau, no caso NIC-II (neoplasia intraepitelial grau II) com comprovação histológica por biópsia.

Capítulo 37 Miomatose Uterina **309**

A miomatose uterina, apesar de causar prejuízos à paciente, como sangramento uterino anormal e anemia secundária, é uma doença benigna que inicialmente pode ser conduzida de maneira conservadora com tratamento clínico. Ao contrário, a NIC-II é uma doença pré-maligna com elevado potencial de malignização; por isso, deve ser tratada como prioridade.

Segundo o Instituto Nacional de Câncer (INCA), quando o resultado da biópsia for compatível com NIC-II ou III ou sugestivo de microinvasão, um método excisional deverá ser realizado (exérese da zona de transformação – EZT), no caso de colposcopia satisfatória, ou conização, no caso de colposcopia insatisfatória. A anatomia patológica da peça determinará se a doença é ou não invasiva e definirá a conduta a ser adotada.

7 **Sobre o manejo da paciente com miomatose uterina, assinale a opção CORRETA:**

(A) O risco de rotura uterina antes do trabalho de parto é maior na paciente submetida à miomectomia abdominal em comparação com a paciente submetida à cesariana clássica.

(B) O uso de agonista de GnRH antes da miomectomia laparoscópica é fator de risco para conversão para laparotomia.

(C) Para as pacientes que desejam preservar a fertilidade, a embolização das artérias uterinas é preferível à miomectomia.

(D) O tratamento clínico dos leiomiomas geralmente é a primeira escolha para as pacientes que desejam engravidar.

Resposta: **B.**

COMENTÁRIO: os fatores de risco para conversão da miomectomia laparoscópica em um procedimento aberto incluem mioma volumoso (≥ 5cm), localização anterior e uso pré-operatório de agonista de GnRH.

Apesar de diminuírem o tamanho dos miomas, os agonistas de GnRH parecem interferir no plano de clivagem entre os miomas e sua pseudocápsula, dificultam a dissecção cirúrgica e podem aumentar o sangramento perioperatório. Essa justificativa torna correta a opção B. As demais estão incorretas.

Após a miomectomia abdominal, o risco de rotura uterina antes do trabalho de parto é muito baixo (aproximadamente 0,002%) se comparado com uma cesariana clássica (cerca de 3,7%).

A miomectomia é o tratamento conservador selecionado para mulheres que desejam engravidar. Cabe ressaltar a recorrência dos miomas, o que pode levar a uma nova abordagem entre 5 e 10 anos após o primeiro procedimento.

A maioria dos tratamentos clínicos para os leiomiomas uterinos impede a concepção, tem efeitos adversos quando empregada a longo prazo e resulta em rápida recuperação dos sintomas quando descontinuada. Portanto, o tratamento medicamentoso em pacientes que desejam engravidar geralmente não é a primeira escolha.

8 **Mulher de 44 anos de idade realiza, a pedido de seu ginecologista, ultrassonografia transvaginal para avaliação de rotina. O exame evidencia útero com consistência heterogênea e irregular, com imagem hipoecoica sugerindo mioma intramural, em parede corporal anterior, medindo 20mm. Sem queixas. Teve dois filhos por cesariana eletiva e realizou salpingotripsia tubária. Neste caso, a conduta mais adequada para o diagnóstico de mioma uterino é:**

(A) Embolização das artérias uterinas.
(B) Histerectomia total abdominal.
(C) Ressonância magnética da pelve.
(D) Expectante.
(E) Miomectomia.

Resposta: **D.**

COMENTÁRIO: a conduta expectante é a opção mais adequada neste caso por se tratar de paciente assintomática em idade que já pode ser considerada perimenopausa.

A depender da gravidade dos sintomas, as mulheres que estão se aproximando da menopausa podem optar por aguardar, uma vez que na maioria dos casos há redução do volume do mioma e controle dos sintomas (se existentes) após esse período. Além disso, a presença de miomas não contraindica a terapia de reposição hormonal na pós-menopausa e não leva ao desenvolvimento de novos miomas. Em alguns casos, pode estar associada ao crescimento de miomas preexistentes.

Como não existem estudos que recomendem a realização de rotina de ultrassonografia para seguimento dos miomas e o risco de malignização é muito baixo, a chamada *watchful waiting* ou espera vigilante é a conduta de escolha em mulheres com miomas assintomáticos.

9 Uma paciente de 36 anos de idade informa sangramento uterino anormal iniciado cerca de 7 meses antes e associado à sensação de pressão e desconforto pélvicos. Último parto vaginal há 18 meses e com desejo de nova gestação. Nega doenças crônicas, além do sobrepeso após a último parto. Ao exame, PA = 116 × 78mmHg; ao toque vaginal foi observado útero aumentado de volume. O hemograma mostrou os seguintes valores: Hg = 10,3g/dL e Htc = 34%. Qual é o exame de primeira linha para propedêutica e definição diagnóstica do quadro de sangramento uterino anormal desta paciente?

(A) Ultrassonografia endovaginal.
(B) Tomografia pélvica.
(C) Histerossalpingografia.
(D) Histerossonografia com solução salina.

Resposta: **A.**

COMENTÁRIO: o Grupo de Distúrbios Menstruais da FIGO (FMDG) desenvolveu uma classificação para identificação das causas de sangramento uterino anormal (SUA), denominada PALM-COEIN, que dividiu a etiologia em causas estruturais e não estruturais. As causas estruturais (PALM) são avaliadas e diagnosticadas por exame de imagem e exame histológico para diferenciação entre pólipos, adenomiose, leiomiomas e neoplasias malignas. Todas as opções trazem exames de imagem, mas a ultrassonografia endovaginal ainda é o exame de escolha, apresentando boas sensibilidade e especificidade para avaliação das estruturas e órgãos pélvicos.

10 Mulher de 34 anos de idade, G2PN2, teve diagnóstico de miomatose uterina assintomática em ultrassonografia de rotina há 3 anos, quando passou a ser acompanhada anualmente. Iniciou quadro de sangramento genital volumoso e prolongado, interferindo em sua rotina. Nova ultrassonografia evidenciou aumento inespecífico do volume uterino (138cm³) e a presença dos dois pequenos miomas intramurais prévios, ambos com medidas entre 1 e 2cm,

Capítulo 37 Miomatose Uterina **311**

classificados como FIGO 4 e 5. Foram prescritos anti-inflamatórios não esteroides sem sucesso para o controle do fluxo e o desconforto pélvico. A paciente e o parceiro ainda não definiram a prole e pensam em ter o terceiro filho. Qual dos tratamentos você recomendaria como primeira opção?

(A) Ablação endometrial.
(B) Agonistas de GnRH.
(C) Miomectomia.
(D) Dispositivo intrauterino (DIU) de levonorgestrel.

Resposta: **D.**

COMENTÁRIO: o DIU de levonorgestrel pode ser utilizado como primeira opção para o controle do fluxo menstrual intenso. Em usuárias de DIU de levonorgestrel ocorre até 96% de redução do fluxo menstrual 2 anos após a inserção, mostrando que essa pode ser uma opção realmente vantajosa. No entanto, não seria uma opção adequada para quadros em que os miomas levassem à distorção da cavidade uterina. Os miomas foram classificados como FIGO 4 e 5, totalmente intramural e subseroso-intramural, aparentemente não existindo distorção da cavidade.

A ablação endometrial não é considerada uma boa opção para pacientes que ainda não têm prole definida, estando associada a uma taxa maior de aborto espontâneo e gravidez ectópica.

A utilização dos agonistas do GnRH seria uma boa alternativa a curto prazo, antes do tratamento cirúrgico, se essa fosse a indicação. Entretanto, o perfil de efeitos colaterais limita seu uso a longo prazo, e os miomas geralmente voltam a aumentar de volume dentro de alguns meses após o término do tratamento.

A miomectomia é considerada outra opção para preservação da fertilidade. Contudo, a abordagem cirúrgica de miomas como os descritos no caso (não intracavitários, sem distorção endometrial) é questionável e parece não ter benefício para controle do sangramento uterino anormal.

11 Apesar de incomuns, uma preocupação clínica frequente na gravidez se refere às possíveis complicações relacionadas com a miomatose uterina. Dentre as opções a seguir, qual é a complicação menos provavelmente associada à miomatose na gestação?

(A) Aborto espontâneo.
(B) Degeneração dolorosa.
(C) Apresentação fetal anômala.
(D) Rotura prematura de membranas.

Resposta: **D.**

COMENTÁRIO: os miomas submucosos podem interferir na implantação do blastocisto, na placentação e na evolução da gestação. Há controvérsias sobre as complicações que envolvem os miomas de localização intramural e provavelmente não há aumento do risco relacionado com os miomas subserosos e pediculares.

Ainda não está bem estabelecido quais seriam os mecanismos que levariam à perda gestacional, embora existam hipóteses prováveis, como:

- O mioma pode afetar a placentação e interferir na circulação uteroplacentária normal. Por exemplo, um mioma submucoso grande se projetando na cavidade uterina poderia acarretar atrofia decidual ou distorção da arquitetura vascular que drena a decídua.
- Poderia ser interrompida a placentação devido ao crescimento rápido dos miomas, levando ao aumento da contratilidade ou à produção alterada de enzimas catalíticas pela placenta.

A dor pélvica é a complicação mais comum do mioma durante a gestação. O tamanho do mioma se relaciona com a frequência da dor, a qual é mais comumente relatada por mulheres com miomas > 5cm de diâmetro. Nesses casos, a maioria das gestantes apresenta apenas dor pélvica localizada sem outros sinais e sintomas associados.

O crescimento rápido do mioma uterino pode acarretar redução relativa na perfusão da lesão, ocasionando isquemia e necrose tecidual. Os quadros de degeneração miomatosa estão relacionados com dor pélvica de maior intensidade, que pode estar associada a febre baixa, hipersensibilidade uterina à palpação, leucocitose e sinais de irritação peritoneais. Esses quadros costumam ser autolimitados (dias a semanas). Nos casos de miomas pendulares existe o risco de torção e necrose. O leiomioma supurativo é raro com achados clínicos que podem incluir dor pélvica, taquicardia, febre e leucocitose.

Anomalias na posição fetal têm sido consistentemente associadas à presença de grandes miomas submucosos. Alguns estudos mostraram aumento na incidência de anomalias na posição nos casos em que há muitos miomas com localização retroplacentária ou no segmento inferior do útero.

Os dados existentes sugerem que os miomas não aumentam o risco de rotura prematura de membranas. No entanto, alguns estudos individuais encontraram resultados conflitantes e, se esse risco existe, parece estar associado à localização do mioma em contato direto com a região de inserção placentária.

12 Com relação à miomatose uterina e à fertilidade, qual é a opção CORRETA?

(A) A embolização de artérias uterinas para tratamento de mioma subseroso é segura em mulheres que desejam engravidar.

(B) O tamanho é o fator determinante para definir se o mioma interferirá na fertilidade.

(C) Por definição, os miomas intramurais, diferentemente dos submucosos, não podem ser associados a piores resultados no tratamento com fertilização *in vitro* (FIV).

(D) Cicatriz uterina por miomectomia é fator de risco para placenta prévia.

Resposta: **D.**

COMENTÁRIO: como pontuado anteriormente, a embolização de artérias uterinas deve ser evitada em mulheres que desejam engravidar. Não é bem estabelecida a segurança desse tratamento em relação ao resultado positivo para a gravidez. Há ainda a associação a parto prematuro, baixo peso ao nascer e placentação anormal. Se for indicado tratamento, é preferível a miomectomia (em detrimento da embolização) para a maioria das mulheres com leiomiomas uterinos e desejo de concepção. Para as mulheres de alto risco cirúrgico ou com múltiplos e difusos leiomiomas (o que pode tornar a miomectomia tecnicamente inviável), pode ser sugerida a embolização das artérias uterinas.

Capítulo 37 Miomatose Uterina **313**

A localização do leiomioma é o fator determinante para o impacto na fertilidade, e não seu tamanho. A distorção causada pelo mioma na cavidade uterina é o fator mais bem definido na literatura para alterações negativas nas taxas de gravidez e aumento de aborto espontâneo, estando associada aos miomas submucosos ou intramurais. Em contraste, os miomas subserosos não afetam a fertilidade. Em relação ao tamanho, foram observadas taxas menores de gravidez em mulheres com miomas intramurais com medidas ≥ 30mm.

Também foram observadas taxas menores de implantação e de gravidez após tratamento de infertilidade com FIV na presença de miomas submucosos e intramurais com componente intracavitário. O papel dos leiomiomas intramurais na infertilidade é controverso, e o efeito desses miomas que não distorcem a cavidade uterina sobre o resultado da FIV permanece não esclarecido. Contudo, também não é possível descartar a associação desses miomas a piores resultados no tratamento com FIV.

Os fatores de risco para placenta prévia envolvem procedimentos cirúrgicos uterinos prévios, como a miomectomia.

Vale lembrar que o impacto negativo que os leiomiomas podem ter nas taxas de sucesso da FIV não é o bastante para sugerir que esse efeito seja aliviado com a indicação de tratamento cirúrgico na forma de miomectomia aberta ou laparoscópica.

13 Desde 2011, a Federação Internacional de Ginecologia e Obstetrícia (FIGO) adota um sistema de classificação dos miomas uterinos que leva em consideração a relação do mioma com a superfície serosa e a mucosa uterina. Sobre a classificação da FIGO, é INCORRETO afirmar que:

(A) Os miomas uterinos do tipo 3, apesar de terem contato com o endométrio, têm localização completamente intramural.
(B) Os miomas uterinos dos tipos 1 e 2 mantiveram a classificação para os miomas submucosos utilizada anteriormente pelo sistema de Wamsteker.
(C) Os miomas do tipo 5 são classificados como miomas subserosos.
(D) Os miomas que se separam do útero e estabelecem suprimento sanguíneo com outro órgão ou região abdominal adjacente são classificados como do tipo 7.

Resposta: **D.**

COMENTÁRIO: os miomas parasitas, cuja conexão com o útero foi perdida e adquirem suprimento sanguíneo de órgãos adjacentes, foram incluídos na atual classificação da FIGO e são classificados como do tipo 8.

O sistema PALM-COEIN da FIGO foi desenvolvido para uniformizar a classificação do ponto de vista etiológico e facilitar a abordagem terapêutica dos quadros de sangramento uterino anormal (SUA). Com o surgimento dessa classificação houve uma demanda para também rediscutir a categorização dos miomas uterinos, tornando-a mais abrangente. Assim, surgiu a subclassificação da FIGO que considera a relação dos miomas com as superfícies serosa e mucosa uterinas, além dos miomas submucosos já classificados previamente pelo sistema de Wamsteker. A figura a seguir, adaptada do artigo original, mostra a classificação completa.

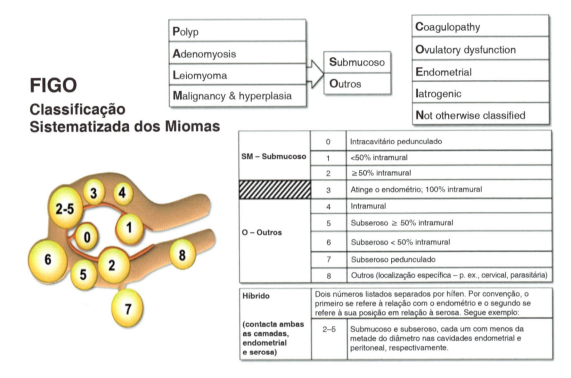

Fonte: adaptada de Munro MG e cols. Int J Gynaecol Obstet, 2011.

14 Para melhor abordagem dos leiomiomas uterinos, consideram-se a localização e o tamanho dos miomas, a idade e os sintomas da paciente, o desejo de preservação da fertilidade, a experiência do médico assistente e o acesso à opção terapêutica. Nesse contexto, são verdadeiras as afirmativas abaixo, EXCETO:

(A) A conduta expectante é indicada para mulheres com diagnóstico de miomatose uterina assintomáticas.
(B) Em mulheres com quadro de infertilidade primária, está indicada a abordagem de todos os miomas intramurais e submucosos.
(C) Para pacientes sintomáticas sem desejo de preservação de fertilidade e com prole definida, a histerectomia total é uma conduta adequada.
(D) O morcelamento não deve ser usado nos casos em que haja suspeita de doença maligna.

Resposta: **B.**

COMENTÁRIO: para as mulheres com prole definida, a histerectomia está indicada como solução permanente e mais efetiva para os leiomiomas sintomáticos. A via vaginal, em se tratando de doença benigna, ainda é a técnica de escolha, dependendo da experiência do cirurgião e do volume uterino.

O uso de morceladores elétricos laparoscópicos está contraindicado em mulheres na peri e pós-menopausa candidatas à remoção das peças cirúrgicas em monobloco. Quando o morcelamento é necessário, as pacientes devem ser informadas sobre os riscos e as complicações associadas, incluindo os casos raros de disseminação maligna por neoplasia uterina sem diagnóstico prévio.

Os miomas submucosos podem interferir na implantação do blastocisto, na placentação e na evolução da gestação. Há controvérsias sobre as complicações que envolvem os miomas de localização intramural e provavelmente não há aumento do risco relacionado com os miomas subserosos e pediculares.

BIBLIOGRAFIA

Bulun SE. Uterine fibroids. N Engl J Med 2013; 369(14):1344-55.

Christopoulos G, Vlismas A, Salim R, Islam R, Trew G, Lavery S. Fibroids that do not distort the uterine cavity and IVF success rates: an observational study using extensive matching criteria. BJOG 2017; 124(4):615-21.

Committee Opinion No 701: Choosing the Route of Hysterectomy for Benign Disease. Obstet Gynecol 2017; 129(6): e155-e159.

Drayer SM, Catherino WH. Prevalence, morbidity, and current medical management of uterine leiomyomas. Int J Gynaecol Obstet 2015; 131(2):117-22.

Elizabeth A, Stewart M. Overview of treatment of uterine leiomyomas. Dec 03, 2018. Disponível em: www.uptodate.com. ©2019 UpToDate, Inc. and/or its affiliates. All Rights Reserved, 2018.

Endrikat J, Vilos G, Muysers C, Fortier M, Solomayer E, Lukkari-Lax E. The levonorgestrel-releasing intrauterine system provides a reliable, long-term treatment option for women with idiopathic menorrhagia. Arch Gynecol Obstet 2012; 285(1):117-21.

FDA updated assessment of the use of laparoscopic power morcellators to treat uterine fibroid. Dec 2017. Disponível em: www.fda.gov/downloads/MedicalDevices/ProductsandMedicalProcedures/SurgeryandLifeSupport/UCM584539.pdf.

Klatsky PC, Tran ND, Caughey AB, Fujimoto VY. Fibroids and reproductive outcomes: a systematic literature review from conception to delivery. Am J Obstet Gynecol 2008; 198(4):357-66.

La Marca A, Giulini S, Vito G, Orvieto R, Volpe A, Jasonni VM. Gestrinone in the treatment of uterine leiomyomata: effects on uterine blood supply. Fertil Steril 2004; 82(6):1694-6.

Lethaby A, Vollenhoven B, Sowter M. Pre-operative GnRH analogue therapy before hysterectomy or myomectomy for uterine fibroids. Cochrane Database Syst Rev 2001(2):CD000547.

Lockwood CJ. Placenta previa: epidemiology, clinical features, diagnosis, morbidity and mortality. Disponível em: www.uptodate.com. ©2019 UpToDate, Inc. and/or its affiliates. All Rights Reserved, 2018.

Marret H, Fritel X, Ouldamer L et al. Therapeutic management of uterine fibroid tumors: updated French guidelines. Eur J Obstet Gynecol Reprod Biol 2012; 165(2):156-64.

Maruo T, Matsuo H, Samoto T et al. Effects of progesterone on uterine leiomyoma growth and apoptosis. Steroids 2000; 65(10-11):585-92.

Munro MG, Critchley HO, Broder MS, Fraser IS. Disorders FWGoM. FIGO classification system (PALM-COEIN) for causes of abnormal uterine bleeding in nongravid women of reproductive age. Int J Gynaecol Obstet 2011; 113(1):3-13.

Netter FH. Atlas de anatomia humana. 6. ed. Rio de Janeiro: Elsevier, 2015.

Ouyang DW. Pregnancy in women with uterine leiomyomas (fibroids). Disponível em: www.uptodate.com. ©2019 UpToDate, Inc. and/or its affiliates. All Rights Reserved, 2019.

Parker WH. Laparoscopic myomectomy and other laparoscopic treatments for uterine leiomyomas (fibroids). Disponível em: www.uptodate.com. ©2019 UpToDate, Inc. and/or its affiliates. All Rights Reserved, 2018.

Pavone D, Clemenza S, Sorbi F, Fambrini M, Petraglia F. Epidemiology and risk factors of uterine fibroids. Best Pract Res Clin Obstet Gynaecol 2018; 46:3-11.

Sabry M, Al-Hendy A. Medical treatment of uterine leiomyoma. Reprod Sci 2012; 19(4):339-53.

Sangha R, Strickler R, Dahlman M, Havstad S, Wegienka G. Myomectomy to conserve fertility: seven-year follow-up. J Obstet Gynaecol Can 2015; 37(1):46-51.

Sanne M, van der Kooij SM. Uterine leiomyomas (fibroids): treatment with uterine artery embolization. In: Hehenkamp WJK (ed.). Disponível em: www.uptodate.com. ©2019 UpToDate, Inc. and/or its affiliates. All Rights Reserved, 2019.

Singh SS, Belland L. Contemporary management of uterine fibroids: focus on emerging medical treatments. Curr Med Res Opin 2015; 31(1):1-12.

Sohn GS, Cho S, Kim YM et al. Current medical treatment of uterine fibroids. Obstet Gynecol Sci 2018; 61(2): 192-201.

Sparic R, Mirkovic L, Malvasi A, Tinelli A. Epidemiology of uterine myomas: A review. Int J Fertil Steril 2016; 9(4): 424-35.

Tulandi T. Reproductive issues in women with uterine leiomyomas (fibroids). Disponível em: www.uptodate.com. ©2019 UpToDate, Inc. and/or its affiliates. All Rights Reserved, 2019.

Vilos GA, Allaire C, Laberge PY, Leyland N, Contributors S. The management of uterine leiomyomas. J Obstet Gynaecol Can 2015; 37(2):157-78.

Whitaker L, Critchley HO. Abnormal uterine bleeding. Best Pract Res Clin Obstet Gynaecol 2016; 34:54-65.

Zepiridis LI, Grimbizis GF, Tarlatzis BC. Infertility and uterine fibroids. Best Pract Res Clin Obstet Gynaecol 2016; 34:66-73.

CAPÍTULO
38

Dismenorreia e Síndrome Pré-Menstrual

Ana Luiza Lunardi Rocha

1 **No tratamento medicamentoso da tensão pré-menstrual (TPM) com disforia, emprega-se:**

(A) Fluoxetina.
(B) Ciproterona.
(C) Clomifeno.
(D) Cabergolina.

Resposta: **A.**

COMENTÁRIO: as intervenções terapêuticas para TPM variam desde a abordagem conservadora (tratamento não medicamentoso) até o tratamento medicamentoso ou mesmo cirúrgico. Dentre as intervenções não medicamentosas são propostas mudanças no estilo de vida, incluindo a prática de exercícios aeróbicos, e modificações na dieta, bem como o uso de preparados herbários. Há estudos sobre a suplementação de vitamina B$_6$, cálcio e magnésio, mas sem comprovação científica. Estudos relatam o uso de anticoncepcionais combinados para o alívio dos sintomas, especialmente os que contêm drosperinona. Os inibidores seletivos da recaptação de serotonina (ISRS), entre os quais fluoxetina, paroxetina e sertralina, são atualmente considerados pertencentes à classe farmacológica mais eficaz no tratamento dos sintomas relacionados com a TPM.

2 **Uma jovem de 28 anos de idade com vida sexual ativa relata ter cefaleia de grande intensidade, sendo diagnosticada por seu médico com transtorno disfórico pré-menstrual. Seu quadro clínico piora progressivamente e ela agora apresenta episódios de enxaqueca com aura antes e durante o período menstrual, além de quadro depressivo. Qual dos tratamentos tem eficácia no controle do quadro apresentado pela paciente?**

(A) Contraceptivo hormonal oral combinado contínuo.
(B) Anel vaginal com estrogênio e progesterona.
(C) Análogo do ácido gama-aminobutírico.

(D) Inibidor da reabsorção de serotonina.

(E) Progesterona oral em esquema contínuo.

Resposta: **D.**

COMENTÁRIO: os inibidores seletivos da recaptação de serotonina (ISRS), como fluoxetina, paroxetina e sertralina, são atualmente considerados pertencentes à classe farmacológica mais eficaz no tratamento dos sintomas relacionados com a TPM. O uso de anticoncepcionais combinados para o alívio dos sintomas está formalmente contraindicado para esta paciente, que apresenta enxaqueca com aura.

3 **Define-se síndrome pré-menstrual como:**

(A) Nervosismo e irritabilidade na segunda fase do ciclo menstrual.

(B) Tensão nervosa que melhora com a menstruação.

(C) Choro fácil e melancolia nos dias que antecedem a menstruação.

(D) Sintomas de qualquer natureza que se manifestam regularmente no período pré-menstrual.

Resposta: **D.**

COMENTÁRIO: a síndrome pré-menstrual (SPM) pode ser definida como a presença de sintomas de qualquer natureza que se manifestam regularmente no período pré-menstrual. Não existe um sintoma patognomônico para a SPM, sendo os mais comuns a irritabilidade, a disforia e a tensão. O quadro clínico apresenta variações quanto à intensidade dos sintomas, a qual pode mudar de acordo com a mulher e a fase do ciclo menstrual.

4 **Sobre o distúrbio disfórico da fase lútea tardia, NÃO se pode afirmar que:**

(A) Faz diagnóstico diferencial com a síndrome de tensão pré-menstrual.

(B) Exige um período mínimo de 14 dias de sintomatologia.

(C) Ocorre logo após a menstruação.

(D) É também denominado síndrome pré-menstrual.

Resposta: **C.**

COMENTÁRIO: a síndrome pré-menstrual é caracterizada pela presença cíclica de uma combinação de sintomas afetivos, comportamentais e somáticos. Atualmente, aparece no apêndice A do DSM-III-R como nova categoria diagnóstica sob a denominação de transtorno disfórico da fase lútea tardia.

5 **A dismenorreia primária é causada por X produzidos por Y e atuantes no Z. As letras X, Y e Z devem ser substituídas, respectivamente, pelas palavras:**

(A) Catecolaminas, miométrio, endométrio.

(B) Betaendorfinas, endométrio, miométrio.

(C) Catecolestrogênios, endométrio, miométrio.

(D) Prostaglandinas, endométrio, miométrio.

Resposta: **D.**

Comentário: a dismenorreia primária é causada por prostaglandinas produzidas pelo endométrio e atuantes no miométrio.

6 **Com relação ao tratamento da dismenorreia primária, NÃO se pode afirmar que:**
(A) Depende da intensidade do sangramento menstrual.
(B) Depende da intensidade dos sintomas.
(C) Pode ser feito durante e fora das crises.
(D) Deve estar associado ao esclarecimento da paciente sobre a ausência de doença pélvica grave.

Resposta: **A.**

Comentário: o tratamento da dismenorreia primária dependerá da intensidade dos sintomas e não da intensidade do sangramento menstrual.

7 **As substâncias da via cicloxigenase do metabolismo do ácido araquidônico causam no útero:**
(A) Vasodilatação das artérias cervicais.
(B) Hipercontratilidade uterina, que causa isquemia e consequentemente dor.
(C) Excitação do corpúsculo de Keiffer no istmo uterino.
(D) Adenomiose.

Resposta: **B.**

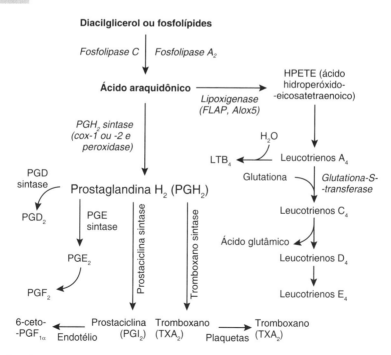

Comentário: as prostaglandinas causam no útero hipercontratilidade, isquemia e consequentemente dor.

320   Capítulo 38   Dismenorreia e Síndrome Pré-Menstrual

8   **A(s) principal(is) causa(s) de dismenorreia secundária (congestiva) é(são):**

(A) Endometriose.

(B) Doença inflamatória pélvica.

(C) Congestão pélvica.

(D) Todas as anteriores.

Resposta: D.

Comentário: tanto a endometriose como a doença inflamatória pélvica e a congestão pélvica podem ser causas de dismenorreia secundária e estão entre as causas de dismenorreia extrauterina, assim como aderências pélvicas. Existem também as causas uterinas, como adenomiose, miomatose, anomalias müllerianas, uso de dispositivo intrauterino e estenose cervical, além das causas ginecológicas, como desordens psicossomáticas, depressão, constipação crônica, doença inflamatória intestinal, infecção urinária e litíase renal.

9   **A endometriose ocasiona:**

(A) Dismenorreia progressiva.

(B) Amenorreia secundária.

(C) Ciclos hipermenorrágicos.

(D) Todas as anteriores.

Resposta: A.

Comentário: a endometriose é uma das principais causas de dismenorreia secundária. Caracteristicamente, essa dismenorreia é progressiva. A dismenorreia tem prevalência de 62,2% e é o principal sintoma relacionado com a endometriose.

10   **O diagnóstico de dismenorreia primária é essencialmente clínico; contudo, podem ser realizados exames complementares, como:**

(A) Ultrassonografia.

(B) Histeroscopia e laparoscopia.

(C) Dosagem de CA125.

(D) Todas as anteriores.

Resposta: D.

Comentário: na maioria das vezes, o diagnóstico da dismenorreia primária será mesmo clínico. Em algumas situações, a ultrassonografia endovaginal ou pélvica poderá auxiliar a exclusão de outras causas de dor. A histeroscopia, a laparoscopia e o CA125 poderão ser utilizados mais raramente como recursos para propedêutica e exclusão de endometriose e congestão pélvica.

BIBLIOGRAFIA

Vieira R. TEGO: perguntas e respostas. 2. ed. Rio de Janeiro: Thieme Revinter Publicações, 2018.

CAPÍTULO 39

Climatério

Rogéria Werneck

1 As mulheres no período do climatério:

(A) Podem exibir elevação do hormônio folículo-estimulante (FSH) mesmo com ciclos menstruais presentes.
(B) Apresentam elevações do hormônio luteinizante (LH) superiores às do FSH.
(C) Mantêm o estradiol como o principal estrogênio circulante no plasma.
(D) Apresentam queda abrupta nos níveis de testosterona plasmática.

Resposta: **A.**

COMENTÁRIO: as pacientes no período climatérico podem apresentar variações nos níveis séricos de FSH, incluindo seu aumento. A elevação de LH é inferior à do FSH. A estrona é o principal estrogênio circulante. A queda de testosterona é lenta.

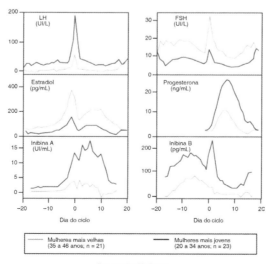

Fonte: UpToDate.

322 Capítulo 39 Climatério

2 **Na pós-menopausa, o estrogênio provém principalmente de:**

I. Folículo ovariano.
II. Pele e músculos.
III. Córtex suprarrenal.
IV. Tecido adiposo.

Está correto apenas o contido em:
(A) I, II e III.
(B) I e III.
(C) II e IV.
(D) IV.

Resposta: **C.**

COMENTÁRIO: na menopausa, a estrona é a principal fonte de estrogênio, oriunda da conversão periférica no tecido adiposo, na pele e nos músculos.

3 **São efeitos dos exercícios físicos em mulheres na pós-menopausa:**

I. Aumento da capacidade aeróbica.
II. Aumento da frequência cardíaca de repouso.
III. Diminuição da pressão arterial.
IV. Diminuição da densidade óssea.

Está correto apenas o contido em:
(A) I, II e III.
(B) I e III.
(C) II e IV.
(D) IV.

Resposta: **B.**

COMENTÁRIO: exercícios físicos nas mulheres menopausadas provocam aumento da capacidade aeróbica com subsequente redução da frequência cardíaca em repouso e diminuição da pressão arterial. A atividade física leva à redução dos casos de fratura óssea e ao aumento da massa magra e da densidade mineral óssea.

4 **Pelos dados disponíveis em estudos controlados, pode-se dizer que a reposição hormonal combinada no climatério aumenta o risco relativo de câncer:**

(A) De mama.
(B) Colorretal.
(C) De vesícula.
(D) De bexiga.

Resposta: **A.**

COMENTÁRIO: a terapia hormonal pode aumentar o risco de câncer de mama e reduz o de câncer colorretal.

Capítulo 39   Climatério   **323**

5   Na pós-menopausa ocorre(m):

I. Predomínio da flora perianal na região vulvar.
II. Diminuição do pH vaginal.
III. Aumento da incidência de incontinência urinária de esforço.
IV. Predomínio de células superficiais na citologia.

Está correto apenas o contido em:
(A) I, II e III.
(B) I e III.
(C) II e IV.
(D) IV.

Resposta: **B.**

Comentário: o hipoestrogenismo pós-menopausal acarreta redução de glicogênio, que é o substrato para a produção de ácido lático pelos lactobacilos de Döderlein; consequentemente, a menor concentração de ácido lático promove o aumento do pH vaginal. A queda de estrogênio também está relacionada com o aumento da incontinência urinária e o predomínio de células parabasais na citologia.

6   Mulher de 60 anos de idade com antecedente familiar (mãe com fratura por osteoporose) e osteopenia (*T-score* = −2,2DP) em colo de fêmur. O tratamento adequado é:

(A) Terapia hormonal.
(B) Bisfosfonato.
(C) Raloxifeno.
(D) Cálcio e vitamina B.

Resposta: **B.**

Comentário: na ausência de estudos de alta qualidade que comparem as medicações, a escolha da terapia deve ser fundamentada na eficácia, na segurança, no custo, na conveniência e em outros fatores relacionados com a paciente, o que leva à escolha dos bisfosfonatos orais como terapia inicial.

7   Mulher de 56 anos de idade em uso de terapia hormonal (TH) combinada contínua há 6 anos. Há 4 meses apresenta sangramento vaginal esporádico discreto. A ultrassonografia mostra endométrio de 8mm e miométrio homogêneo. A conduta consiste em:

(A) Suspender a TH.
(B) Aumentar a dose do progestogênio.
(C) Trocar o esquema de TH.
(D) Biópsia de endométrio.

Resposta: **D.**

Comentário: é comum que mulheres que iniciem TH tenham sangramento, o qual, porém, deve diminuir com o tempo. Se isso não acontecer ou se a paciente vier a apresentar sangramento após

324 Capítulo 39 Climatério

longo tempo de uso de TH, a biópsia de endométrio estará indicada em virtude do risco de hiperplasia endometrial. Em caso de sangramento persistente há sempre a necessidade de realizar biópsia endometrial independentemente dos achados ultrassonográficos.

8 A terapia hormonal combinada no climatério se associa à diminuição no risco relativo de câncer de:

(A) Cólon.
(B) Mama.
(C) Colo uterino.
(D) Ovário.

Resposta: **A.**

Comentário: a terapia de reposição hormonal (TRH) está relacionada com o aumento do risco de câncer de mama e a diminuição do risco de câncer colorretal. O efeito da TRH sobre o risco de câncer de mama pode depender de alguns fatores, como tipo de TRH, dose, duração do uso, regime, via de administração, exposição prévia e características individuais.

9 Mulher de 55 anos de idade sem sintomas menopausais e com história materna de osteoporose e densitometria óssea de coluna lombar com *T-score* L1-L4 de –2,6DP. A opção terapêutica, neste caso, é:

(A) Carbonato ou citrato de cálcio associado à vitamina D.
(B) Terapia hormonal e cálcio associados à vitamina D.
(C) Bisfosfonatos associados ao cálcio e à vitamina D.
(D) Exercício associado ao cálcio e à vitamina D.

Resposta: **C.**

Comentário: os bisfosfonatos são a primeira linha de tratamento da osteoporose (*T-score* < –2,5DP), associados à complementação de cálcio e vitamina D, bem como à realização de atividade física e mudanças nos hábitos de vida, como a interrupção do tabagismo.

10 Paciente de 53 anos de idade procura o ginecologista por estar sem menstruar desde os 51 anos e sentir "ondas de calor" e ressecamento vaginal. Nega outras queixas. Ela deseja iniciar a terapia de reposição hormonal combinada (estradiol e medroxiprogesterona) por via oral. As opções a seguir contêm possíveis comorbidades. Assinale aquela em que a comorbidade citada NÃO é contraindicação para terapia de reposição hormonal:

(A) Sangramento vaginal de origem desconhecida.
(B) Osteoporose.
(C) Histórico de infarto agudo do miocárdio há 10 meses.
(D) Trombose venosa profunda recente em tratamento com anticoagulante oral.
(E) Câncer de mama tratado há 6 anos.

Resposta: **B.**

Comentário: são contraindicações ao uso de reposição hormonal: história de câncer de mama, doença coronariana, evento tromboembólico venoso prévio ou acidente vascular cerebral, doença hepática ativa, sangramento vaginal inexplicável, câncer endometrial de alto risco ou ataque isquêmico transitório. Além disso, deve-se evitar o uso de medicação oral em pacientes com hipertrigliceridemia, doença ativa da vesícula biliar ou trombofilias conhecidas e enxaqueca com aura.

11 Mulher de 75 anos de idade com queixas de sangramento genital de pequena intensidade e de coloração escurecida há 3 meses. Relata quatro episódios nesse período. Traz uma avaliação ecográfica revelando eco endometrial de 0,2cm. De acordo com este cenário, assinale a opção que associa o provável diagnóstico à melhor conduta:

(A) Adenomiose – histerectomia.
(B) Atrofia – histeroscopia.
(C) Pólipo – histerectomia.
(D) Adenocarcinoma – curetagem.
(E) Sarcoma – progesterona.

> Resposta: **B.**

Comentário: pacientes com sangramento uterino anormal na pós-menopausa devem ser sempre avaliadas, mesmo com resultados ecográficos normais. Uma amostra do endométrio deve ser obtida por biópsia aspirativa (Pipelle), curetagem ou histeroscopia.

12 A osteoporose é um importante problema de saúde pública com grande impacto na qualidade de vida. Com relação às medicações disponíveis para o tratamento da osteoporose e a prevenção de fraturas na pós-menopausa, é CORRETO afirmar que:

(A) O raloxifeno pode ser indicado para pacientes com alto risco de câncer de mama, diminuindo o risco de fraturas vertebrais sem aumento de eventos tromboembólicos.
(B) A teriparatida está indicada para pacientes com osteoporose grave, reduzindo a ocorrência de fraturas vertebrais e não vertebrais.
(C) O ranelato de estrôncio tem eficácia comprovada na redução do risco de fraturas em pacientes com osteoporose grave, sem apresentar efeitos colaterais.
(D) O risedronato é o agente de escolha para o tratamento da osteoporose por ser mais potente que os outros bisfosfonatos na redução de fraturas.
(E) O denosumabe apresenta o mesmo mecanismo de ação do ácido zoledrônico, porém é mais potente na redução de fraturas e no tratamento da osteoporose grave.

> Resposta: **B.**

Comentário:
- **A:** os moduladores seletivos do receptor de estrogênio (SERM) se ligam ao receptor de estrogênio e apresentam propriedades agonistas e antagonistas do estrogênio que variam de acordo com o órgão-alvo. O raloxifeno exerce atividade estrogênica no osso e, portanto, previne a perda óssea, melhora a densidade mineral óssea e diminui o risco de fratura vertebral. Na mama, apresenta atividade antagonista ao estrogênio. Entretanto, pode aumentar o risco de eventos tromboembólicos.

326 Capítulo 39 Climatério

- **B:** a teriparatida (hormônio recombinante da paratireoide) é um agente anabólico que leva ao aumento de massa óssea e é indicado para pacientes com osteoporose grave.
- **C:** o ranelato de estrôncio é agente antiabsortivo usado no tratamento da osteoporose e que em 2014 teve seu uso restrito na Europa em razão da associação ao aumento do risco de infarto do miocárdio, reações cutâneas graves e doença tromboembólica.
- **D:** o alendronato, o risedronato, o ibandronato e o ácido zoledrônico são eficazes tanto na prevenção como no tratamento da osteoporose.
- **E:** o denosumabe é uma alternativa ao ácido zoledrônico (venoso) em mulheres com alto risco de fratura (como pacientes idosas) que não toleram medicação por via oral.

13 Uma mulher de 50 anos de idade histerectomizada por miomatose uterina, tabagista, com IMC = 36kg/m², procurou o ginecologista apresentando fogachos e insônia. Apresenta exames laboratoriais normais. Deseja fazer uso de terapia hormonal. Assinale a opção que contém a melhor terapia a ser indicada neste caso:

(A) Estriol por via vaginal.
(B) Progesterona natural micronizada por via oral.
(C) Estrogênio isolado por via oral.
(D) Valerato de estradiol associado a um progestogênio.
(E) Estrogênio isolado por via transdérmica.

Resposta: **E.**

Comentário: o estrogênio por via transdérmica é a primeira opção a ser prescrita por reduzir os efeitos sobre os triglicérides. O uso de progesterona não se faz necessário, uma vez que a paciente é histerectomizada.

14 Mulher de 55 anos de idade, branca, comparece ao Ambulatório de Ginecologia com queixa de sensação de calor intenso pelo corpo, principalmente em região de tórax e face, 10 vezes ao dia, durante aproximadamente 10 minutos, há 3 anos. Frequentemente acorda à noite por causa do "calorão". Já tentou usar roupas mais leves e frequentar ambientes ventilados, porém não notou melhora dos sintomas. Refere baixa ingesta de cálcio. Antecedente pessoal: menopausa há 2 anos, nega cirurgia, e comorbidades. Antecedentes familiares: negativo para neoplasias. Exame ginecológico: normal. Densitometria óssea: *T-score* de –2,2DP em coluna lombar total e de –1,3DP em colo femoral. Mamografia: BI-RADS 2. A conduta consiste em prescrever:

(A) Cálcio, vitamina D e terapia hormonal com estrogênio e progesterona.
(B) Cálcio, vitamina D e atividade física.
(C) Alendronato sódico, vitamina D e atividade física.
(D) Cálcio, vitamina D e terapia hormonal com estrogênio.

Resposta: **A.**

Comentário: trata-se de paciente com sintomas vasomotores e sem comorbidades, com indicação para terapia hormonal combinada com estrogênio e progesterona. Ainda não há indicação de uso de bisfosfonatos, uma vez que a densitometria óssea identificou osteopenia e a paciente não apresenta fatores de risco para fraturas. Devem ser prescritas suplementação com cálcio e vitamina D e mudanças no estilo de vida.

15 Mulher de 52 anos de idade procura atendimento por corrimento vaginal há 2 meses. O corrimento é de pequena quantidade, líquido, amarelado, associado a mau odor e com prurido eventual. É sexualmente ativa e teve a última menstruação há 1 ano. Não tem antecedentes mórbidos relevantes e não faz uso de medicamentos. A inspeção genital é mostrada na figura. A microscopia de conteúdo vaginal em salina apresenta predominância de células intermediárias com numerosos leucócitos, debris celulares e ausência de lactobacilos. O pH vaginal é 5,5. Qual é o tratamento mais adequado, por via vaginal, para o caso?

(A) Metronidazol.
(B) Corticoide.
(C) Estrogênio.
(D) Clotrimazol.

Resposta: **C.**

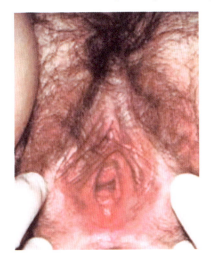

Comentário: pacientes pós-menopausadas apresentam resíduo vaginal decorrente de descamação do epitélio vaginal, predominantemente parabasal, em virtude do hipoestrogenismo. É comum a queixa de disúria, prurido e ardor vaginal associados à síndrome geniturinária. A imagem corrobora o diagnóstico: observa-se mucosa vaginal pálida, lisa e atrófica. O tratamento do quadro se faz com estrogênio tópico vaginal.

16 Mulher de 54 anos de idade procura atendimento por desejar terapia de reposição hormonal. Tem dois partos vaginais prévios. Suas menstruações cessaram há 1 ano, e ela vem apresentando sudorese noturna progressiva e ressecamento genital há 6 meses. Não tem antecedentes mórbidos relevantes e não faz uso de medicamentos. Dada a preferência da paciente pela não utilização de medicamentos orais, você prescreve estrogênio natural em formulação transdérmica. Qual das opções apresentadas representa um benefício da via de administração transdérmica em comparação à reposição hormonal por via oral?

(A) Não haver necessidade de associação à progesterona.
(B) Permitir que a primeira passagem hepática reduza os efeitos adversos.
(C) Promover menor interferência no metabolismo lipídico.
(D) Não aumentar o risco de câncer de mama.

Resposta: **C.**

COMENTÁRIO: a prescrição de terapia hormonal via transdérmica é a primeira opção, uma vez que está associada a risco menor de evento tromboembólico, acidente vascular encefálico e hipertrigliceridemia, quando comparada a medicamentos por via oral. As pacientes com útero devem receber reposição combinada com progesterona.

BIBLIOGRAFIA

Welt CK, McNicholl DJ, Taylor AE, Hall JE. Female reproductive aging is marked by decreased secretion of dimeric inhibin. J Clin Endocrinol Metab 1999; 84:105. Disponível em: https://www.uptodate.com.

CAPÍTULO 40

Doenças Benignas da Mama

Bertha Andrade Coelho
Henrique Lima Couto
Vilmar Marques de Oliveira

1 Uma mulher de 44 anos de idade recebeu o resultado de mamografia em que constava BI-RADS 0. Essa classificação determina que:

(A) Há indicação de biópsia.
(B) O exame está normal, não necessitando nenhuma complementação.
(C) A suspeita é de um caso de câncer e necessita biópsia.
(D) O exame foi insatisfatório para conclusão diagnóstica e necessita complementação.
(E) O exame mostra sinais de cirurgia prévia que inviabiliza o diagnóstico.

Resposta: D.

Comentário: a categoria 0 do BI-RADS indica que a avaliação está incompleta, havendo a necessidade de realização de imagens adicionais (mamográficas, ultrassonográficas ou por ressonância magnética) ou de comparação com mamografias anteriores. O imaginologista mamário deve reconvocar a paciente para a realização de novas imagens ou solicitar exames anteriores para avaliação comparativa.

2 A figura é de uma adolescente de 18 anos de idade com suspeita de:

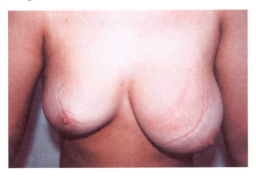

330 Capítulo 40 Doenças Benignas da Mama

    I. Fibroadenoma gigante.
    II. Hipertrofia juvenil assimétrica.
    III. Assimetria mamária.
    IV. Doença de Paget.

Está correto apenas o contido em:
(A) I, II e III.
(B) I e III.
(C) II e IV.
(D) IV.

Resposta: A.

COMENTÁRIO: as assimetrias mamárias podem ter origem congênita ou adquirida e podem se apresentar com diferenças de tamanho, forma e posição das mamas. As assimetrias podem ser combinadas com macro ou micromastia e podem ser oriundas, por exemplo, de grandes massas, desenvolvimento assimétrico das mamas, queimaduras, infecções, cirurgias ou traumatismos torácicos no período de formação do botão mamário.

3   **Em paciente atleta com dor mamária bilateral e exame físico normal, a conduta consiste em:**

    I. Associação estroprogestogênica.
    II. Danazol.
    III. Análogos do GnRH.
    IV. Sustentação mecânica das mamas.

Está correto apenas o contido em:
(A) I, II e III.
(B) I e III.
(C) II e IV.
(D) IV.

Resposta: D.

COMENTÁRIO: quanto à origem, a mastalgia é classificada em verdadeira (proveniente do tecido mamário) ou referida (extramamária, geralmente proveniente da parede torácica). A mastalgia verdadeira cíclica é a causa mais comum de dor mamária e é caracterizada por dor bilateral predominantemente nos quadrantes superolaterais durante o período pré-menstrual e que melhora gradativamente após a menstruação.

Com relação à dor extramamária, inúmeras doenças torácicas podem ser a causa de dor referida na topografia mamária, sendo mais comuns alterações que acometem a parede torácica. Características que sugerem que a dor tem origem na parede torácica são: dor unilateral e relacionada com esforço e dor além dos limites da mama e que pode ser reproduzida por palpação profunda. As dores de origem musculoesquelética são geralmente autolimitadas, resolvendo-se assim que a causa é identificada e evitada, podendo ser solucionadas por meio de curtos períodos de anti-inflamatórios, sustentação mecânica das mamas e/ou fisioterapia.

4 Em paciente com quadro de mastite recidivante periareolar, mostrada na figura, o tratamento consiste em:

(A) Fistulectomia
(B) Drenagem.
(C) Setorectomia.
(D) Punção aspirativa.

Resposta: **A.**

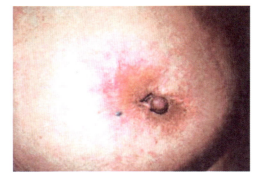

COMENTÁRIO: trata-se de estágio evolutivo avançado da mastite recidivante periareolar. Em sua fase evolutiva final, o quadro evoluiu para fístulas crônicas periarelares consequentes a inflamação, infecção e destruição crônica do ducto principal envolvido e tecido conjuntivo mamário adjacente. Nesse momento, a fistulectomia é o tratamento cirúrgico indicado, porém não isento de recidivas, principalmente se não houver a cessação do tabagismo.

5 O abscesso subareolar recidivante está relacionado com:
   I. *Staphylococcus aureus*.
   II. Alcoolismo.
   III. Tabagismo.
   IV. Fibroadenoma.

Está correto apenas o contido em:
(A) I, II e III.
(B) I e III.
(C) II e IV.
(D) IV.

Resposta: **B.**

COMENTÁRIO: o abscesso subareolar recidivante, quando a cultura é positiva, frequentemente se associa aos gram-positivos e anaeróbios, mais comumente o *Staphylococcus aureus*. O tabagismo é um dos principais fatores de risco para essa patologia, além da obesidade e do diabetes. Aproximadamente 90% das pacientes com abscesso subareolar recidivante são tabagistas. Substâncias tóxicas do cigarro causam dano direto ou hipoxia nos ductos lactíferos, acarretando necrose tecidual e infecção subsequente.

6 Nos abscessos mamários não puerperais recidivantes, a conduta inclui:
   I. Incisão e drenagem.
   II. Antibioticoterapia.
   III. Excisão do ducto lactífero comprometido.
   IV. Radioterapia.

332 Capítulo 40 Doenças Benignas da Mama

Está correto apenas o contido em:

(A) I, II e III.
(B) I e III.
(C) II e IV.
(D) IV.

Resposta: **A.**

Comentário: o abscesso subareolar recidivante é uma condição inflamatória recorrente dos ductos subareolares, geralmente envolvendo de seis a oito ductos e que pode ser bilateral. De causa desconhecida, afeta mais comumente mulheres entre os 30 e os 40 anos e está fortemente associado a tabagismo, obesidade e *diabetes mellitus*. Estudos mostram que cerca de 90% das pacientes são tabagistas. Pode manifestar-se com dor local, derrame papilar espesso esverdeado e eventualmente sanguinolento, nodularidade, retração papilar ou fístulas que costumam drenar para a pele adjacente à aréola. As culturas são positivas para organismos patogênicos em 62% a 85% dos casos, sendo mais comumente isolados os germes gram-positivos. A antibioticoterapia associada ou não a incisão e drenagem e a excisão do ducto lactífero comprometido são formas de tratamento do abscesso subareolar recidivante em momentos evolutivos diferentes.

7 A involução dos lóbulos mamários, que ocorre entre os 35 e os 55 anos de idade, pode dar origem a:

(A) Cistos mamários.
(B) Fibroadenomas.
(C) Nódulos ectásicos.
(D) Carcinoma lobular.

Resposta: **A.**

Comentário: os cistos mamários são mais frequentes em pacientes na perimenopausa e em mulheres com alterações fibrocísticas da mama. Incidem em 7% a 10% da população feminina, podendo ser únicos ou múltiplos, uni ou bilaterais. Ocorrem mais comumente na faixa etária de 35 a 50 anos, coincidindo, portanto, com a fase involutiva dos lóbulos mamários e podendo aumentar ou desaparecer independentemente das medidas terapêuticas.

8 Paciente de 14 anos de idade chega à consulta com queixa de nódulo mamário palpável. Nega comorbidades ou antecedente familiar de câncer. Relata nunca ter tido relação, mas utiliza anticoncepcional oral para controle da dismenorreia. Ao exame, apresenta nódulo de 2cm em mama direita, elástico, móvel, não doloroso. O diagnóstico mais provável é:

(A) Necrose gordurosa.
(B) Fibroadenoma.
(C) Cisto mamário.
(D) Alteração fibrocística.
(E) Abscesso.

Resposta: **B.**

Capítulo 40   Doenças Benignas da Mama   **333**

Comentário: os fibroadenomas são a afecção mamária benigna mais comum em mulheres com menos de 35 anos de idade, sendo assintomáticos em 25% dos casos e múltiplos em 13% a 20% das mulheres. Podem ocorrer desde a menarca até a senectude, porém são mais frequentes entre os 20 e os 30 anos de idade. Medem de 2 a 3cm, mas podem alcançar até 6 ou 7cm, caracterizando o fibroadenoma gigante.

9   **Qual é o tumor benigno mais comumente encontrado nas mamas?**

(A) Adenose esclerosante.
(B) Hiperplasia pseudoangiomatosa do estroma.
(C) Fibroadenoma.
(D) Adenoma apócrino.
(E) Papiloma.

Resposta: **C.**

Comentário: os fibroadenomas são os nódulos mamários benignos mais comuns em mulheres com menos de 35 anos de idade. Na maioria dos casos assintomáticos, podem ser múltiplos. Acontecem desde a menarca até a senectude, porém são mais comuns entre os 20 e os 30 anos de idade. Medem cerca de 2 a 3cm, mas podem alcançar até 6 ou 7cm, caracterizando o fibroadenoma gigante.

10   **Qual é a categoria de BI-RADS para um nódulo mamográfico palpável, móvel, elástico, em paciente de 36 anos de idade sem antecedentes de câncer de mama e com características ultrassonográficas (oval, sólido, circunscrito e paralelo)?**

(A) Categoria 0 – recomendação de ressonância magnética.
(B) Categoria 3 – recomendação de controle em 6 meses.
(C) Categoria 3 – recomendação de controle em 1 ano.
(D) Categoria 4 – recomendação de *core biopsy*.
(E) Categoria 4 – recomendação de biópsia cirúrgica.

Resposta: **B.**

Comentário: à ultrassonografia, os preditores de benignidade na categoria 3 são: forma oval, margem circunscrita, ecotextura homogênea e hipoecogênica, orientação paralela à pele e efeito acústico posterior ausente ou reforço. O acompanhamento é feito a cada 6 meses no primeiro ano e, caso essa lesão não cresça ou mude de características em 24 meses de acompanhamento, pode ser posteriormente classificada como categoria BI-RADS 2.

11   **Paciente do sexo feminino, 50 anos de idade, apresentando nódulo endurecido de mama esquerda acompanhado de retração de pele sem sinais flogísticos. Há relato de trauma mamário prévio. Qual das lesões representa o principal diagnóstico diferencial do carcinoma mamário, tendo por base a história e o quadro clínico apresentado por esta paciente?**

(A) Fibroadenoma.
(B) Tumor filoide de mama.

334 Capítulo 40 Doenças Benignas da Mama

(C) Necrose gordurosa.
(D) Mastite não puerperal.
(E) Ectasia ductal.

Resposta: **C.**

COMENTÁRIO: a esteatonecrose ou necrose gordurosa da mama acontece frequentemente após trauma mamário ou manipulação cirúrgica das mamas. Pode apresentar-se como nódulos palpáveis, dolorosos, com alterações associadas em pele e achados típicos aos exames de imagem da mama. No entanto, é importante ressaltar que toda massa palpável nova em mulheres com mais de 35 anos de idade deve ser cuidadosamente avaliada, sendo muitas vezes necessárias biópsias percutâneas para afastar malignidade.

12 A expressão *breast in a breast* se refere a:

(A) Adenomas.
(B) Papiloma.
(C) Hamartoma.
(D) Esteatonecrose.
(E) Papilomatose juvenil.

Resposta: **C.**

COMENTÁRIO: os hamartomas, também chamados de fibroadenolipomas, apresentam padrão histológico semelhante ao da mama com componentes estromais e fibroglandulares estruturados de maneira desorganizada, sendo envoltos por pseudocápsula.

13 Mamograficamente, consiste em lesões constituídas por tecido fibroglandular em meio à gordura e circundadas por uma cápsula de tecido conjuntivo:

(A) Hamartoma.
(B) Adenoma tubular.
(C) Adenoma do mamilo.
(D) Esteatonecrose.
(E) Hiperplasia pseudoangiomatosa.

Resposta: **A.**

COMENTÁRIO: os hamartomas são massas benignas que contêm tecido mamário normal, mas com componentes estromal e fibroglandular distribuídos de modo desorganizado. São usualmente unilaterais e macios à palpação. Ocorrem em mulheres dos 40 aos 55 anos de idade e sua incidência é rara.

14 Segundo a quinta edição do BI-RADS, os achados em mamografia citados são categorizados como BI-RADS 2, EXCETO:

(A) Assimetria global.
(B) Calcificações distróficas difusas.

Capítulo 40   Doenças Benignas da Mama   **335**

(C) Linfonodo axilar unilateral aumentado de volume.

(D) Ginecomastia.

(E) Clipe metálico em local de biópsia prévia.

Resposta: C.

COMENTÁRIO: lesões ou achados da categoria 2 são alterações benignas não associadas a risco de neoplasia. São exemplos: linfonodos intramamários, ectasia ductal, cistos, hamartomas e lipomas, implantes de silicone, marca-passos, calcificações grosseiras, ginecomastia, clipes ou fragmentos metálicos, assimetrias globais, entre outros. Massas axilares suspeitas ou linfono-dos atípicos unilaterais devem ser investigados, sendo categorizados como lesões da categoria BI-RADS 4.

15 **Os medicamentos a seguir podem causar mastalgia, EXCETO:**

(A) Venlafaxina.

(B) Metronidazol.

(C) Contraceptivos orais.

(D) Digoxina.

(E) Raloxifeno.

Resposta: E.

COMENTÁRIO: o raloxifeno é um modulador seletivo dos receptores de estrogênio (SERM) e tem efeito antagonista estrogênico no epitélio glandular. No entanto, o tamoxifeno é o SERM de escolha para o tratamento da mastalgia. Diversos agentes podem causar mastalgia, sendo os grupos mais importantes: medicamentos hormonais, antidepressivos, antipsicóticos e ansiolíticos, anti-hipertensivos e cardiotônicos, além de antimicrobianos, principalmente o metronidazol e o cetoconazol.

16 **Com relação ao papiloma intraductal solitário, assinale a opção INCORRETA:**

(A) Geralmente se apresenta com descarga papilar sanguinolenta, podendo ocorrer também massa palpável próximo à aréola.

(B) Geralmente apresenta tamanho < 1cm.

(C) Costuma ocorrer perifericamente nas unidades lobulares.

(D) Quando encistam, podem formar grandes tumorações.

(E) Histologicamente, pode ser difícil a diferenciação com carcinoma papilar.

Resposta: C.

COMENTÁRIO: o papiloma intraductal é neoplasia epitelial benigna que se desenvolve no lúmen de ductos subareolares grandes e médios e não perifericamente nas unidades lobulares. Carac-terizam-se como projeção do epitélio ductal em direção à luz na presença de eixo conjuntivo fibrovascular com dupla camada de células.

BIBLIOGRAFIA

Bagnoli F, Brenelli FP, Pedrini JL, Freitas Júnior R, Oliveira VM. Mastologia: do diagnóstico ao tratamento. 1. ed. Goiânia: Conexão Propaganda e Editora, 2017.

Frasson A, Novita G, Mille E, Zerwes F. Doenças da mama: guia de bolso baseado em evidências. 2. ed. Rio de Janeiro: Atheneu, 2018.

Silva CHM, Couto HL, Almeida Júnior WJ. Manual SOGIMIG: mastologia. 1. ed. Rio de Janeiro: MedBook, 2018.

CAPÍTULO
41

Infertilidade Conjugal

Fabiene Bernardes Castro Vale
Junia Dueli Boroni

1 Casal em investigação de infertilidade, cuja mulher tem 42 anos de idade, deseja avaliar a reserva ovariana. O melhor prognóstico está relacionado com:

(A) Estradiol elevado.
(B) FSH < 10mUI/mL.
(C) FSH e LH elevados.
(D) FSH e estradiol elevados.
(E) FSH de 35mUI/mL com estradiol baixo.

Resposta: **B.**

COMENTÁRIO: a paciente em questão tem 42 anos, e a idade é o primeiro parâmetro a ser considerado para a determinação da reserva ovariana. A taxa de fertilidade começa a diminuir após os 30 anos, acentuando-se depois dos 35 e principalmente depois dos 38 anos, chegando a quase zero em meados da quinta década. Neste caso, o melhor parâmetro para avaliar o sucesso do tratamento de infertilidade é a dosagem do FSH do segundo ao quarto dia do ciclo menstrual com níveis ≤ 15mUI/mL. O ponto de corte se situa entre 10 e 15mUI/mL. As taxas de gravidez declinam significativamente com FSH > 15mUI/mL, e é rara a ocorrência de gravidez com FSH > 25mUI/mL. O estradiol não deve ser dosado separadamente, devendo ser solicitado em conjunto com o FSH para auxiliar a interpretação do FSH quando estiver no nível normal. FSH normal com estradiol > 60 a 80pg/mL na fase folicular inicial indica baixa resposta à estimulação ovariana.

2 Para investigação da reserva ovariana, utiliza-se:

I. Inibina B na fase folicular.
II. Teste do clomifeno.
III. FSH na fase folicular.
IV. Teste da progesterona.

338 Capítulo 41 Infertilidade Conjugal

Está correto apenas o contido em:

(A) I, II e III.

(B) I e III.

(C) II e IV.

(D) IV.

Resposta: **A.**

COMENTÁRIO: a reserva ovariana é determinada pela quantidade de folículos primordiais existentes nos ovários, levando em conta, também, a qualidade dos oócitos. A avaliação da reserva ovariana é capaz de predizer quais mulheres responderão bem ou mal aos protocolos de estimulação ovariana. Isso é importante para a orientação adequada das pacientes maiores de 35 anos que apresentam infertilidade. Vários testes foram desenvolvidos, como hormônio folículo-estimulante (FSH), razão FSH/LH, estradiol, inibina B, teste de clomifeno, volume ovariano, contagem de folículos antrais e hormônio antimülleriano (HAM).

O FSH é uma glicoproteína sintetizada e secretada pela hipófise sob o estímulo pulsátil do GnRH hipotalâmico e tem como principal função nas mulheres recrutar e promover o crescimento folicular. O nível sérico de FSH dosado entre o segundo e o quarto dia do ciclo consiste no teste de rastreamento mais comum para avaliação da funcionalidade ovariana. O FSH é considerado dentro dos limites da normalidade com níveis ≤ 15mUI/mL. As taxas de gravidez declinam com FSH moderadamente elevado, entre 15 e 24,9mUI/mL, e declinam significativamente quando ≥ 25mUI/mL, sendo menores as taxas de gestação conforme os níveis aumentam.

A relação FSH/LH no terceiro dia do ciclo é um marcador preditivo da reserva ovariana em mulheres com concentrações normais de FSH basal. Relação FSH/LH > 3,6 está relacionada com má resposta à estimulação ovariana.

O estradiol isolado não é recomendado para avaliação da reserva ovariana, sendo útil para auxiliar a interpretação do FSH quando este estiver normal. O estradiol sérico deve ser medido do terceiro ao quinto dia do ciclo menstrual juntamente com o FSH. Quando o valor de FSH está normal, mas o de estradiol está elevado (> 60 a 80pg/mL) na fase folicular inicial, há baixa resposta à estimulação ovariana.

A inibina B é uma glicoproteína secretada pelas células da granulosa de folículos antrais, a qual exerce *feedback* negativo na hipófise, diminuindo a produção de FSH. Com a diminuição da quantidade de folículos antrais com o envelhecimento, há concomitantemente queda da inibina B com consequente aumento do FSH. A queda dos níveis de inibina B indica diminuição da função ovariana, correlacionando-se também com a resposta à estimulação ovariana. No entanto, a idade da mulher parece ser mais importante que a dosagem de inibina B, a qual não tem sido um método preconizado para avaliação da reserva ovariana. Valores < 45pg/mL estão relacionados com níveis altos de FSH, taxas baixas de gravidez e resposta inadequada à estimulação.

O teste do citrato de clomifeno (estrogênio não esteroide com efeito estrogênico fraco, ocupando os receptores para esse hormônio no hipotálamo e na hipófise, bloqueando consequentemente o *feedback* negativo dos estrogênios e induzindo, então, a liberação de GnRH e gonadotrofinas) consiste na administração de 100mg/dia de clomifeno, do quinto ao nono dia do ciclo menstrual, com avaliação do FSH no terceiro e décimo dias. A soma dos valores de FSH (terceiro e décimo dias) > 26mUI/mL indica comprometimento da reserva ovariana.

O volume ovariano ao ultrassom endovaginal < 3cc apresenta baixa reserva ovariana. No entanto, o valor preditivo do volume ovariano na identificação de baixas respondedoras ao tratamento é claramente inferior quando comparado à contagem dos folículos antrais basais.

A contagem de folículos antrais é definida como a soma dos folículos de 2 a 10mm de diâmetro médio detectados por ultrassom endovaginal na fase folicular inicial em ambos os ovários. Menos de cinco folículos antrais traduzem diminuição da reserva ovariana.

O HAM é uma glicoproteína pertencente à superfamília do fator de crescimento transformador beta com produção exclusivamente pelo ovário (nas células da granulosa de folículos pré-antrais e pequenos folículos antrais). Os níveis séricos de HAM variam ao longo da vida da mulher. Ao nascimento, estão muito baixos, aumentando levemente dos 2 aos 4 anos de idade, passam a ser mensuráveis durante a puberdade, com valores altos na menacme, e declinam após os 30 anos de idade, tornando-se praticamente indetectáveis na menopausa.

O HAM pode estar entre os marcadores mais precoces da diminuição da função ovariana, em contraste com os níveis séricos de FSH, que só sofrerão aumento expressivo quando os ciclos menstruais forem irregulares. No entanto, evidências recentes sugerem que os níveis de HAM podem estar diminuídos com o uso de hormônio exógeno (p. ex., pílulas anticoncepcionais orais, hormônio liberador de gonadotrofina [GnRH]), obesidade e hipogonadismo hipogonadotrófico. Inversamente, os níveis de HAM são duas a três vezes maiores em mulheres com síndrome dos ovários policísticos (SOP) em comparação com as não afetadas. Valores ≤ 1,0ng/mL são altamente preditivos de baixa reserva ovariana, menor resposta à estimulação ovariana, má qualidade do embrião e baixos índices de gravidez com o tratamento por FIV.

3 **Paciente infértil, obesa e hirsuta, com ciclos menstruais irregulares, será submetida à indução de ovulação para fertilização *in vitro* por fator ovulatório. Apresenta risco maior de:**

(A) Síndrome de hiperestímulo ovariano.
(B) Corpo lúteo hemorrágico.
(C) Falha de resposta ovariana.
(D) Luteinização precoce.

Resposta: **A.**

Comentário: a paciente em questão apresenta características de síndrome dos ovários policísticos (SOP). Pacientes jovens com antecedentes de SOP e grande número de folículos imaturos, ao realizarem tratamento de reprodução assistida, podem evoluir para a síndrome da hiperestimulação ovariana (SHO).

A SHO pode ocorrer após a administração de hCG (aproximadamente 2 semanas após) em um ciclo estimulado e se caracteriza por aumento do volume ovariano e da permeabilidade vascular. Acarreta perda da fração proteica do compartimento intravascular com extravasamento de líquido para a cavidade abdominal e o terceiro espaço. Os sintomas apresentados são distensão e desconforto abdominal, sintomas gastrointestinais, como náuseas, vômitos e diarreia, e algumas vezes podem evoluir para dispneia, hipotensão e taquicardia. Em geral, a SHO é um processo autolimitado nos ciclos em que não houve concepção, ou seja, os sintomas desaparecem após o fluxo menstrual, mas a regressão dos cistos ovarianos pode durar de 14 a 30 dias. Em caso de gravidez, o aumento ovariano pode persistir até a décima semana de gestação.

4 Homem infértil, portador de azoospermia excretora por agenesia do ducto deferente, prepara-se para ciclo de reprodução assistida por injeção intracitoplasmática de espermatozoides (ICSI). Previamente, deverá ser excluída a possibilidade de ser portador de:

(A) Disgenesia gonádica.
(B) Varicocele.
(C) Fibrose cística.
(D) Criptorquidia.

Resposta: C.

Comentário: a azoospermia é caracterizada pela ausência de espermatozoide no líquido ejaculado após centrifugação. Trata-se da condição mais grave na infertilidade masculina, afetando 10% dos homens inférteis e podendo ter causa obstrutiva ou não obstrutiva. A azoospermia obstrutiva é decorrente de uma obstrução que impede os espermatozoides de chegarem ao líquido seminal. A espermatogênese é normal no testículo. A causa pode ser congênita, como a agenesia do ducto deferente, comum em pacientes com fibrose cística, ou iatrogênica, como sequela de processos infecciosos (inflamação grave de epidídimo, próstata, vesículas seminais ou infecção do trato geniturinário inferior pode levar à obstrução ductal excêntrica) e a vasectomia. A azoospermia não obstrutiva é causada pelo comprometimento da função gonadal em virtude da falha no estímulo testicular (estimulação inadequada de gonadotrofinas) ou testicular (causa genética, congênita, adquirida ou idiopática).

5 Mulher infértil com ciclos menstruais regulares apresenta a imagem ultrassonográfica mostrada a seguir. A conduta consiste em:

(A) Excisão videolaparoscópica imediata.
(B) Ressonância magnética.
(C) Ultrassonografia em ciclo subsequente.
(D) Tomografia computadorizada.

Resposta: C.

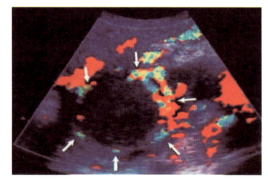

Comentário: uma das funções mais eficientes da ultrassonografia na paciente infértil é para a supervisão do tratamento. A ultrassonografia é usada para monitorizar a foliculogênese nos ciclos normais e estimulados. Nos ciclos normais, a observação do desenvolvimento de um folículo e a previsão da ovulação tornam possível determinar a oportunidade ideal para o teste pós-coito, a data da relação sexual, a administração de hCG, o dia da inseminação e/ou a coleta de óvulos. Na ovulação, o folículo em geral desaparece e é observada a presença de líquido no fundo de saco. No local do folículo, o corpo lúteo aparece como uma estrutura oval irregular contendo pequena quantidade de líquido, ecos internos e parede espessa e ocorre aumento da velocidade do fluxo sanguíneo nos vasos ao redor do corpo lúteo em razão da neovascularização com formas ondulatórias de impedância baixa. Nas mulheres submetidas à fertilização *in vitro* (FIV), a impedância

Capítulo 41 Infertilidade Conjugal **341**

baixa dos vasos ovarianos pode estar diretamente correlacionada às taxas de gravidez. Neste caso, a imagem ultrassonográfica é sugestiva de corpo lúteo, mas está indicada a realização de nova ultrassonografia em ciclo subsequente.

6 **Paciente de 24 anos de idade, infértil há 3 anos, referindo antecedente de amenorreia secundária. A propedêutica do casal evidenciou causa feminina por gonadotrofinas baixas sem outros fatores de infertilidade. A indução da ovulação deve ser feita com:**

(A) Citrato de clomifeno.

(B) Gonadotrofina.

(C) Metformina e clomifeno.

(D) Estrogênios e metformina.

Resposta: **B.**

COMENTÁRIO: a paciente em questão apresenta amenorreia secundária em razão de gonadotrofinas baixas, ou seja, um hipogonadismo hipogonadotrófico (anovulação do grupo I da Organização Mundial da Saúde). Neste caso, as gonadotrofinas representam a principal modalidade terapêutica na indução da ovulação para a reprodução assistida e o tratamento da anovulação. Atualmente, grande parte das gonadotrofinas utilizadas é obtida por tecnologia recombinante. O FSH recombinante (r-FSH) é extremamente puro, não apresenta atividade de LH intrínseca e tem bioatividade altamente específica (> 10.000UI/mg de proteína).

O citrato de clomifeno é o tratamento de primeira linha em mulheres anovulatórias portadoras da síndrome dos ovários policísticos (SOP), nas disfunções hipotalâmicas com nível estrogênico normal e, empiricamente, para tratamento da paciente com infertilidade sem causa aparente. A combinação de clomifeno e metformina é indicada principalmente em pacientes com SOP resistentes ao uso do clomifeno isoladamente e que sejam portadoras de resistência insulínica.

7 **Mulher de 30 anos de idade infértil cujo único exame alterado é a obstrução tubária bilateral proximal à histerossalpingografia. A conduta CORRETA é:**

(A) Laparotomia.

(B) Fertilização *in vitro* (FIV).

(C) Laparoscopia.

(D) Histerossonografia.

Resposta: **C.**

COMENTÁRIO: o tratamento de pacientes com infertilidade por fator tubário deve sempre levar em consideração a idade da paciente, a reserva ovariana, o número e a qualidade do esperma ejaculado, o número de crianças desejadas, o local e a extensão da doença tubária, a presença de outros fatores de infertilidade, o risco de gravidez ectópica e as taxas de sucesso do programa de FIV, o custo e a preferência do paciente.

A paciente em questão é jovem e apresenta obstrução tubária proximal bilateral. A obstrução tubária proximal se refere à obstrução proximal em relação às fímbrias e pode ocorrer em óstio, istmo ou ampola tubária. Em geral, pode ser tratada com técnicas de intervenção diretas.

Se for diagnosticada durante histerossalpingografia, deve ser considerada a possibilidade de salpingografia seletiva. O cateter deve ser colocado dentro do óstio tubário para permitir uma pressão hidrostática significativa dentro da tuba. Essa pressão provavelmente irá sobrepujar a maioria dos casos de espasmo tubário ou o tampão por muco ou resíduos. Se não for possível restabelecer a permeabilidade, utiliza-se um cateter interno sobre fio-guia para canulação da tuba. Na maioria das vezes, esse procedimento recupera a permeabilidade em casos de áreas segmentares curtas e isoladas de fibrose.

Entretanto, lesões do segmento mais longo da trompa ou a obstrução do lúmen não podem ser tratadas com canulação tubária. Nessas mulheres, deve ser considerada a hipótese de salpingostomia laparoscópica para tratar a tuba afetada, ressecção segmentar cirúrgica com reanastomose ou indicação de FIV. Não há, até o momento, ensaios adequados comparando taxas de gestação com cirurgia tubária *versus* FIV. No entanto, a FIV promove taxa maior de gestação por ciclo.

8 Paciente de 30 anos de idade, G3P0A3, com laparoscopia normal. Ao exame histeroscópico foi encontrada a alteração mostrada na figura. A conduta deve ser:

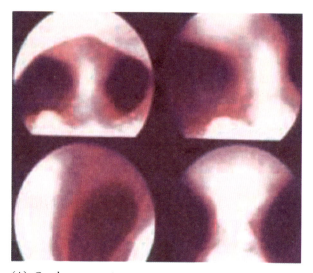

(A) Cerclagem uterina.
(B) Suporte de fase lútea.
(C) Doses baixas de ácido acetilsalicílico associadas à heparina.
(D) Metroplastia histeroscópica.

Resposta: **D.**

Comentário: a imagem é sugestiva de septo uterino, o qual resulta de regressão parcial da porção medial dos ductos müllerianos durante sua fusão. Esses septos estão associados a vícios de apresentação e taxas maiores de abortamento espontâneo de primeiro e segundo trimestres. Abortamentos espontâneos recorrentes são a principal indicação para metroplastia (ressecção do septo) histeroscópica, um procedimento minimamente invasivo com menor morbidade para a paciente e seu útero.

9 Casal com infertilidade há 3 anos. Ela, 34 anos de idade, nuligesta, com ciclos menstruais regulares. Ele, 36 anos de idade, com dois filhos de outro casamento. Quais exames devem fazer parte da investigação inicial?

I. Dosagem de progesterona no 21º dia do ciclo.
II. Espermograma.
III. Histerossalpingografia.
IV. Laparoscopia.

Está correto apenas o contido em:
(A) I, II e III.
(B) I e III.
(C) II e IV.
(D) IV.

Resposta: A.

COMENTÁRIO: a investigação de infertilidade deve ser considerada em qualquer casal que não tenha conseguido conceber após 1 ano de tentativas. A propedêutica básica de infertilidade em paciente com ciclo menstrual regular pode ser conceitualmente reduzida à confirmação da ovulação, à anatomia normal do trato reprodutivo feminino e à avaliação masculina do sêmen. A paciente em questão tem 34 anos de idade e apresenta ciclos menstruais regulares. Então, a avaliação ovariana indicada consiste na dosagem de progesterona sérica no 21º dia do ciclo menstrual.

A anatomia do trato reprodutivo feminino deve ser investigada por meio de ultrassonografia transvaginal (avaliação de causa anatômica, como presença de miomas, pólipos, adenomiose e malformações) e histerossalpingografia, que deve ser realizada entre o sétimo e o 11º dia do ciclo menstrual e na ausência de sinais de infecção pélvica. Esse é o método padrão para avaliação da cavidade uterina e da permeabilidade tubária, além de sinalizar possíveis alterações na motilidade das tubas. Em seguida, o fator masculino deve ser avaliado com exame de espermograma independentemente de prole anterior.

A laparoscopia consiste em um procedimento invasivo que possibilita a visibilização direta da cavidade peritoneal, e a cromotubagem deve ser realizada em casos específicos para determinar a permeabilidade tubária, não fazendo parte da propedêutica inicial de um casal infértil.

10 Com relação à condição evidenciada na imagem, pode-se afirmar que:

I. O prognóstico para tratamento de fertilização *in vitro* (FIV) é ruim.
II. O tratamento cirúrgico apresenta bons resultados reprodutivos.
III. A causa mais provável é infecciosa.
IV. A complementação propedêutica com videolaparoscopia está indicada.

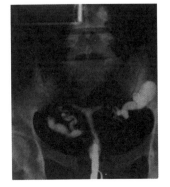

Está correto apenas o contido em:
(A) I, II e III.
(B) I e III.
(C) II e IV.
(D) IV.

Resposta: B.

344 Capítulo 41 Infertilidade Conjugal

Comentário: a imagem mostra um exame de histerossalpingografia. O corante radiopaco preenche a cavidade uterina e transborda para ambas as tubas uterinas. Observam-se a dilatação tubária acentuada bilateralmente e a ausência de derramamento do meio de contraste pelas extremidades fimbriais, indicando hidrossalpinge bilateral. Essa dilatação crônica da tuba uterina costuma ser o resultado de longo prazo de uma doença inflamatória pélvica.

As taxas de gravidez nas mulheres com hidrossalpinge submetidas à FIV correspondem aproximadamente à metade das observadas nas demais. Uma explicação teórica é que o líquido da hidrossalpinge banharia a cavidade endometrial com substâncias tóxicas, contendo agentes bacteriológicos, resíduos, linfócitos, citocinas, linfocinas e prostaglandinas. Acredita-se que essa combinação reduza a taxa de implantação do blastocisto. Essa hipótese foi corroborada por estudos que demonstram aumento das taxas de gravidez subsequente, de implantação e de nascidos vivos após excisão de hidrossalpinge e antes da FIV. Por todas essas razões, a American Society for Reproductive Medicine (2015) recomenda a cirurgia (salpingectomia ou ligadura proximal da hidrossalpinge) antes da FIV.

11 **Com relação ao fator ovariano de infertilidade, pode-se afirmar que:**

    I. Cirurgias pélvicas podem interferir no prognóstico reprodutivo da mulher.
    II. A idade da paciente está inversamente relacionada com o sucesso do tratamento.
    III. O FSH elevado em idade < 35 anos tem melhor prognóstico que o FSH normal > 40 anos.
    IV. Técnicas de reprodução assistida alteram a qualidade intrínseca dos óvulos.

Está correto apenas o contido em:
(A) I, II e III.
(B) I e III.
(C) II e IV.
(D) IV.

Resposta: **A.**

Comentário: as cirurgias pélvicas para o tratamento de condições como leiomioma, cistos ovarianos e endometriose podem acarretar aderências pélvicas e infertilidade iatrogênica (lesão do tecido ovariano). Quando são evitadas operações desnecessárias, mediante a avaliação cuidadosa das mulheres com essas condições e a identificação daquelas que podem ser tratadas conservadoramente sem cirurgia, pode ser eliminado o risco futuro de infertilidade. Quando a cirurgia está clinicamente indicada, a prevenção primária de aderências pélvicas é de suma importância. Uma técnica cirúrgica confiável consiste no uso de agentes antiadesão que podem reduzir o desenvolvimento de aderências pélvicas. Em especial na cirurgia ovariana para endometriomas e outros cistos benignos, deve-se evitar ao máximo trauma no tecido ovariano e, tanto quanto possível, preservar o tecido ovariano normal.

A idade da paciente infértil é uma das variáveis mais importantes. A fertilidade natural das mulheres parece decrescer com o tempo, iniciando uma queda aos 30 anos, que se acentua aos 35 e praticamente desaparece aos 45 anos. Comumente, nos programas de fertilização *in vitro* (FIV), a idade da paciente é aceita como fator prognóstico para a taxa de gestações. Desse modo, a idade deve ser considerada um fator decisivo para agilizar o processo de investigação do casal infértil, assim como para introdução das técnicas de reprodução assistida, as quais visam ultrapassar dificuldades em qualquer fase do processo de reprodução natural e não são capazes de mudar a qualidade dos óvulos ou espermatozoides.

12 Paciente de 23 anos de idade, casada há 3 anos, parou de usar anticoncepcional hormonal há 6 meses, não conseguindo engravidar desde então. Foi submetida à histerossalpingografia, cujo achado é mostrado na figura. A conduta é:

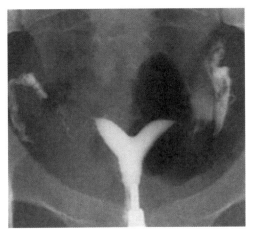

(A) Expectante.
(B) Laparoscopia.
(C) Histeroscopia.
(D) Fertilização *in vitro*.

Resposta: **A.**

Comentário: a histerossalpingografia é um procedimento de fluoroscopia ambulatorial que avalia a cavidade uterina e a permeabilidade das tubas uterinas, sendo comumente realizada como parte da avaliação da infertilidade. Avalia a cavidade uterina, as trompas de Falópio e a passagem até a cavidade peritoneal, após a injeção do material de contraste através do canal cervical. É realizada como exame ambulatorial em tempo real sob fluoroscopia com material radiopaco solúvel em água iodada. A figura mostra o caminho percorrido pelo contraste na cavidade uterina, passando pelas trompas e atingindo a cavidade peritoneal. Desse modo, mostra permeabilidade (prova de quota positiva bilateralmente), não evidenciando anormalidade. Por isso, a conduta, neste caso, é expectante.

13 Mulher de 34 anos e companheiro de 38 anos de idade. Infertilidade conjugal há 5 anos. Propedêutica feminina normal e espermograma em duas amostras com oligoastenozoospermia e com 8.000.000 de espermatozoides recuperados após capacitação. O tratamento desse casal consiste em:

(A) Fertilização *in vitro* (FIV).
(B) Injeção intracitoplasmática de gametas.

(C) Inseminação com sêmen do marido.

(D) Tratamento clínico com antibióticos.

Resposta: C.

Comentário: a análise do sêmen é a principal avaliação laboratorial do parceiro masculino de um casal infértil. A Organização Mundial da Saúde publicou limites de referência para análises de sêmen. Os seguintes parâmetros representam normalidade: volume ejaculado > 1,5mL, concentração de espermatozoides > 15 milhões/mL, motilidade total (progressiva e não progressiva) > 40% e morfologia = 4% de formas normais.

A oligospermia é caracterizada pela concentração espermática < 15 milhões/mL. Quando é evidenciada a oligospermia e a parceira é jovem (< 35 anos de idade), a indicação inicial de tratamento consiste na inseminação com o sêmen do parceiro. O procedimento de inseminação intrauterina consiste em lavar uma amostra do sêmen ejaculado para remover prostaglandinas e proteínas do sêmen que promoveriam uma reação alérgica se injetadas no útero, concentrando os espermatozoides em um pequeno volume de meio de cultura e injetando-os diretamente na cavidade uterina superior por meio de um pequeno cateter no colo uterino.

A FIV está indicada principalmente nas seguintes situações: fator tubário (a FIV é a terapia primária caso as trompas estejam completamente obstruídas), diminuição da reserva ovariana (o tempo para a concepção é crítico e o sucesso com outras terapias é baixo), fator uterino (se for grave, como em caso de síndrome de Asherman ou distorção irreparável da cavidade uterina, a gestação de substitutos gestacionais pode ser necessária em conjunto com a FIV), infertilidade severa do fator masculino (fator masculino leve pode ser tratado com inseminações; se for grave, a FIV é a terapia de escolha) e todas as outras causas de infertilidade após falha no tratamento com terapias menos invasivas (p. ex., disfunção ovulatória, endometriose, infertilidade inexplicada).

A injeção intracitoplasmática de espermatozoides (ICSI) é uma técnica na qual um único espermatozoide é injetado diretamente no citoplasma de um oócito maduro. Esse procedimento é realizado como parte de um ciclo de FIV. A ICSI está indicada principalmente para o tratamento da infertilidade por fator masculino. Pode também ser útil nas seguintes situações clínicas: falha na fertilização em um ciclo de FIV prévio, testes genéticos pré-implantacionais de embriões, fertilização de oócitos previamente criopreservados e maturação *in vitro* de oócitos. A ICSI também é usada para o tratamento de parâmetros de sêmen limítrofes e tipos selecionados de infertilidade feminina, como algumas anomalias morfológicas de oócitos e da zona pelúcida.

14 **Qual parâmetro do espermograma tem melhor valor preditivo para a taxa de sucesso da inseminação intrauterina (IIU)?**

I. Concentração.

II. Volume.

III. Motilidade.

IV. Morfologia estrita.

Está correto apenas o contido em:

(A) I, II e III.

(B) I e III.

(C) II e IV.
(D) IV.

Resposta: **B.**

COMENTÁRIO: o uso clínico de IIU é um procedimento no qual espermatozoides móveis processados e concentrados são colocados diretamente na cavidade uterina. Os requisitos mínimos para a realização do procedimento são a ovulação no ciclo da IIU, a perviedade de pelo menos uma trompa de Falópio, a inseminação de um número adequado de espermatozoides móveis e a ausência de infecção cervical, intrauterina ou pélvica ativa documentada ou suspeitada. Os parâmetros importantes para o sucesso da IIU são a concentração total por mililitro e a motilidade.

No entanto, a contagem mínima total de espermatozoides móveis pós-lavagem para IIU é controversa. Uma contagem > 5 a 10 milhões está associada a taxas mais altas de gravidez, uma contagem total de espermatozoides móveis pós-lavagem < 5 milhões está associada à taxa menor de gravidez, e com uma contagem < 3 a 5 milhões de espermatozoides móveis as taxas de gravidez serão < 1% por ciclo. Nesses casos, a fertilização *in vitro* (FIV), possivelmente com injeção intracitoplasmática de espermatozoide (ICSI), é o curso apropriado de tratamento para superar a infertilidade por fator masculino grave.

15 **Paciente de 24 anos de idade com infertilidade decorrente de anovulação crônica hiperandrogênica. Sobre a indução de ovulação, é CORRETO afirmar que:**

(A) O agente de primeira escolha é o citrato de clomifeno.
(B) Nas pacientes resistentes ao citrato de clomifeno, a associação de metformina não melhora as taxas de ovulação.
(C) Deve ser mantida vigilância rigorosa das usuárias de metformina em virtude do risco de teratogênese.
(D) As gonadotrofinas não devem ser utilizadas devido ao risco elevado de hiperestimulação ovariana.

Resposta: **A.**

COMENTÁRIO: a principal indicação para o citrato de clomifeno, antiestrogênico, é a infertilidade secundária à oligovulação ou à anovulação em mulheres com síndrome dos ovários policísticos (SOP). O citrato de clomifeno é o tratamento mais utilizado para aumentar a fertilidade. Trata-se de um derivado trifeniletileno não esteroidal relacionado com o dietilestilbestrol. Atua como modulador seletivo do receptor de estrogênio (SERM). Liga-se aos receptores de estrogênio (ER) e exerce seus principais efeitos sobre o hipotálamo, a hipófise, o ovário e o útero.

Ao contrário do estrogênio, o citrato de clomifeno se liga aos ER nucleares por período prolongado. O sítio primário da ação do clomifeno é o hipotálamo, onde parece se ligar e esgotar os ER hipotalâmicos, bloqueando assim o efeito de *feedback* negativo da circulação de estradiol endógeno. Isso resulta em aumento na frequência de pulso do hormônio liberador de gonadotrofinas (GnRH) no hipotálamo e das concentrações séricas do hormônio folículo-estimulante (FSH) e do hormônio luteinizante (LH). As ações ovarianas do clomifeno são em grande parte secundárias aos efeitos do FSH e do LH elevados no desenvolvimento folicular ovariano.

16 Qual opção terapêutica oferece a melhor taxa de sucesso em relação à gravidez em pacientes com hidrossalpinge bilateral visibilizada à ultrassonografia?

(A) Fertilização *in vitro* (FIV).
(B) Neossalpingostomia por microcirurgia laparotômica.
(C) Neossalpingostomia por laparoscopia.
(D) Salpingectomia seguida de FIV.

Resposta: **D.**

Comentário: a hidrossalpinge pode ser observada em pacientes assintomáticas durante o exame de ultrassonografia. Na imagem, observam-se septos incompletos, que são dobras da tuba dilatada, estrutura fusiforme cheia de líquido. O tratamento varia de acordo com a certeza do diagnóstico, o desejo de preservar a fertilidade e os sintomas associados. Nas mulheres com infertilidade, a laparoscopia diagnóstica geralmente é a opção escolhida. A salpingectomia laparoscópica ou a ligadura tubária proximal supera o efeito prejudicial das hidrossalpinges nas taxas de gestação por FIV. A American Society for Reproductive Medicine (2015) recomenda a cirurgia (salpingectomia ou ligadura proximal da hidrossalpinge) antes da FIV.

17 Paciente de 40 anos de idade tenta engravidar há 6 meses e apresenta a imagem vista a seguir. Pesquisa dos demais fatores sem particularidades. A indicação terapêutica é:

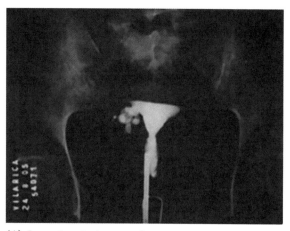

(A) Inseminação intrauterina.
(B) Fertilização *in vitro*.
(C) Reconstituição microcirúrgica das trompas.
(D) Salpingoscopia associada à faloposcopia.

Resposta: **B.**

Comentário: a figura mostra um exame de histerossalpingografia no qual não houve passagem de contraste pelas tubas uterinas, evidenciando uma obstrução tubária bilateral. A fertilização in vitro é indicada principalmente quando as trompas estão completamente obstruídas, como mostra a imagem.

Capítulo 41   Infertilidade Conjugal   **349**

18 Paciente de 30 anos de idade, G3P0A3, todas as perdas gestacionais de primeiro trimestre. Na propedêutica foram evidenciados: cariótipo do casal normal, ultrassonografia endovaginal sem alterações, anticoagulante lúpico e anticardiolipina positivos. A indicação é de:

(A) Corticoide isolado.
(B) Ácido acetilsalicílico (AAS) e heparina.
(C) Corticoide associado à heparina.
(D) Imunoglobulina.

Resposta: **B.**

COMENTÁRIO: a síndrome antifosfolipídica (SAF) é uma desordem autoimune sistêmica caracterizada por trombose venosa ou arterial e/ou perda gestacional na presença de anticorpos antifosfolípides (aPL) persistentes. Os principais tipos de aPL durante a gravidez são o anticoagulante lúpico (LA), os anticorpos anticardiolipina (aCL) e os anticorpos anti-β2-glicoproteína-1. A patogênese da SAF pode ser explicada pela ação dos aPL, afetando a ativação das plaquetas e células endoteliais, promovendo a coagulação, ativando o complemento e com ação direta sobre o trofoblasto placentário. Para mulheres com abortamento de repetição e anticorpos positivos, mas sem história de trombose venosa ou arterial, é recomendada terapia combinada com baixa dose de AAS (50 a 100mg/dia) e dose profilática de heparina (Grau 2B).

19 Casal de 35 anos de idade (ambos) deseja gestar há 1 ano sem sucesso e sem métodos contraceptivos. A mulher teve um aborto aos 25 anos. Exame físico geral sem anormalidades. Assinale a opção que define melhor a situação do casal:

(A) Infertilidade.
(B) Subfecundidade.
(C) Eutrófico.
(D) Subfecundabilidade.
(E) Síndrome de *Mittelschmerz*.

Resposta: **A.**

COMENTÁRIO: este casal se enquadra na situação de infertilidade. A Organização Mundial da Saúde define infertilidade como a incapacidade de um casal conseguir engravidar após 1 ano de relações sexuais sem contracepção. A infertilidade pode ser subdividida em *primária* (ou seja, não há gravidez anterior) e *secundária* (aquela que ocorre após pelo menos uma concepção anterior).

A *fecundidade* é a capacidade de conceber. Dados obtidos em grandes estudos populacionais mostram que a probabilidade mensal de conceber se situa entre 20% e 25%. A taxa de fecundidade é uma estimativa do número médio de filhos que uma mulher teria até o fim de seu período reprodutivo, mantidas constantes as taxas observadas na referida data. Nesse sentido, esse indicador expressa a condição reprodutiva média das mulheres de determinado local, sendo um dado importantíssimo para a análise da dinâmica demográfica. Já a fecundabilidade é a probabilidade de concepção mensal, que em casais normais se situa entre 20% e 25% até os 33 a 35 anos de idade da mulher, sendo referido um tempo médio de espera de 5 a 6 meses até ocorrer a gravidez.

350 Capítulo 41 Infertilidade Conjugal

20 **Os testes de reserva ovariana identificam as mulheres com maior probabilidade de exibir uma resposta precária à estimulação com gonadotrofinas e de apresentar taxas baixas de gravidez com o tratamento. Com relação aos testes para avaliação da reserva ovariana, assinale a opção CORRETA:**

(A) A concentração de estradiol sérico basal tem pouco valor como teste, mas pode fornecer informação adicional que ajuda na interpretação do nível de FSH basal.

(B) A baixa contagem de folículos antrais por ultrassonografia, após estímulo pelo FSH, tem alta sensibilidade e baixa especificidade na avaliação da reserva ovariana.

(C) A dosagem sérica do nível de FSH basal no terceiro dia do ciclo é o teste mais usado e, quando > 5mUI/mL, significa baixa reserva de folículos ovarianos.

(D) O nível sérico de hormônio antimülleriano, quando elevado, expressa má resposta à estimulação ovariana em ciclos induzidos e baixa taxa de gravidez.

(E) Os níveis séricos de inibina B, secretada pelas células da teca, são confiáveis para avaliação da reserva ovariana.

Resposta: A.

COMENTÁRIO: vários testes foram desenvolvidos para avaliação da reserva ovariana. A dosagem isolada do estradiol não é recomendada, devendo ser solicitada, juntamente com o FSH, quando o valor de FSH estiver normal. FSH normal (< 15mUI/mL) associado a estradiol elevado (> 60 a 80pg/mL) está relacionado com baixa resposta à estimulação ovariana.

A contagem de folículos antrais deve ser realizada na fase folicular inicial por ultrassom endovaginal. Menos de cinco folículos antrais indicam menor reserva ovariana. O hormônio antimülleriano declina com o avançar da idade. Valores ≤ 1ng/mL são altamente preditivos de baixa reserva ovariana, menor resposta à estimulação ovariana e baixa taxa de gravidez. A dosagem de inibina B, secretada pelas células da granulosa, não é recomendada atualmente para avaliação da reserva ovariana.

BIBLIOGRAFIA

American Society for Reproductive Medicine. Salpingectomy for hydrosalpinx prior to in vitro fertilization. Fertil Steril 2004; 82(Suppl 1):117.

Chalazonitis A, Tzovara I, Laspas F et al. Hysterosalpingography: technique and applications. Curr Probl Diagn Radiol 2009; 38:199.

Committee on Practice Bulletins – Obstetrics, American College of Obstetricians and Gynecologists. Practice Bulletin No. 132: Antiphospholipid syndrome. Obstet Gynecol 2012; 120:1514. Reaffirmed 2017.

Cooper TG, Noonan E, von Eckardstein S et al. World Health Organization reference values for human semen characteristics. Hum Reprod Update 2010; 16:231.

Mahany EB, Randolph JF Jr. Biochemical and imaging diagnostics in endocrinology: predictors of fertility. Endocrinol Metab Clin North Am 2017 Sep; 46(3):679-89.

Practice Committee of the American Society for Reproductive Medicine. Use of clomiphene citrate in infertile women: a committee opinion. Fertil Steril 2013; 100:341.

Practice Committee of the American Society for Reproductive Medicine. Diagnostic evaluation of the infertile female: a committee opinion. Fertil Steril 2015; 103(6):44-50.

Practice Committee of the American Society for Reproductive Medicine. Prevention and treatment of moderate and severe ovarian hyperstimulation syndrome: a guideline. Fertil Steril 2016; 106(7):1634-47.

Practice Committee of the American Society for Reproductive Medicine. Use of exogenous gonadotropins in anovulatory women: a technical bulletin. Fertil Steril 2008; 90:S7-12.

Practice Committee of the American Society for Reproductive Medicine. Role of tubal surgery in the era of assisted reproductive technology: a committee opinion. Fertil Steril 2015 jun; 103(6):e37-4.

Practice Committee of the American Society for Reproductive Medicine. Diagnostic evaluation of the infertile male: a committee opinion. Fertil Steril 2015; 103(3):18-25.

Practice Committee of the American Society for Reproductive Medicine. Female age-related fertility decline. Fertil Steril 2014; 101:633-4.

Practice Committee of the American Society for Reproductive Medicine and Society for Assisted Reproductive Technology. Intracytoplasmic sperm injection (ICSI) for non-male factor infertility: a committee opinion. Fertil Steril 2012; 98:1395.

Saridogan E. Role of general gynaecologists in the prevention of infertility. Best Pract Res Clin Obstet Gynaecol 2019 Feb 6.

Hoffman BL, Schorge JO, Schaffer JI, Halvorson LM, Bradshaw KD, Cunningham FG. Ginecologia de Williams. 2. ed. Porto Alegre: AMGH, 2014.

World Health Organization. The International Committee for Monitoring Assisted Reproductive Technology (ICMART) and the World Health Organization (WHO) Revised Glossary on ART Terminology, 2009.

Wosnitzer M, Goldstein M, Hardy MP. Review of azoospermia. Spermatogenesis 2014; 4:e28218.

CAPÍTULO

42

Sexualidade

Fabiene Bernardes Castro Vale
Junia Dueli Boroni

---

1 Com relação ao transexualismo, é possível afirmar que:

I. As cirurgias de mudança de sexo são cirurgias experimentais autorizadas pelo Conselho Federal de Medicina (CFM).

II. Mudança de sexo é crime previsto no artigo 136 do Código Penal e no artigo 42 do Conselho Estadual de Medicina (CEM).

III. É necessário o diagnóstico preciso de transexualismo, e o paciente deve ser maior de 21 anos.

IV. Constitui crime inafiançável a transformação terapêutica da genitália em *anima nobile*.

Está correto apenas o contido em:

(A) I, II e III.

(B) I e III.

(C) II e IV.

(D) IV.

Resposta: **B.**

COMENTÁRIO: a disforia de gênero é um transtorno caracterizado pela desconformidade entre o sexo biológico e a identidade de gênero. Em 2013, o CFM definiu que o diagnóstico de transtornos de identidade de gênero é uma atribuição médica de elevada responsabilidade que depende da atuação eficaz de qualificada equipe multidisciplinar. Através do Parecer 8/13, o CFM orienta a conduta a ser adotada no tratamento com terapia hormonal para travestis e transexuais desde a infância até a fase adulta. O diagnóstico de transtornos de identidade de gênero exige o envolvimento de médicos clínicos, pediatras, endocrinologistas e profissionais da saúde mental.

Atualmente existem no Brasil, na rede pública de saúde, serviços ambulatoriais especializados destinados ao atendimento de travestis e transexuais no processo transexualizador. Esses serviços devem oferecer acolhimento e acesso com respeito aos serviços, desde o uso do nome social,

Capítulo 42 Sexualidade **353**

passando pelo acesso à hormonoterapia, até a cirurgia de adequação do corpo biológico à identidade de gênero e social. Além disso, no campo ambulatorial, incluem-se terapia hormonal e acompanhamento dos usuários em consultas e no pré e pós-operatório.

Entre 2008 e 2016 foram realizados 349 procedimentos hospitalares e 13.863 procedimentos ambulatoriais relacionados com o processo transexualizador. Para ambos os gêneros, a idade mínima para se submeter a procedimentos ambulatoriais é de 18 anos. Para procedimentos cirúrgicos, a idade mínima é de 21 anos. Após a cirurgia, deve ser realizado 1 ano de acompanhamento pós-cirúrgico.

2 **A fase de excitação do ciclo da resposta sexual se caracteriza por:**

(A) Queda da pressão arterial – bradicardia.
(B) Aumento da pressão arterial – bradicardia.
(C) Diminuição do fluxo vaginal – miotonia.
(D) Vasocongestão vaginal – taquicardia.

Resposta: **D.**

Comentário: a fase da excitação do ciclo da resposta sexual é caracterizada por miotonias, vasocongestão pélvica, aumento da lubrificação vaginal, aumento da frequência cardíaca e da pressão arterial, maior sensibilidade cutânea e ereção dos mamilos. Os órgãos genitais sofrem transformações com a liberação do óxido nítrico e do polipeptídeo intestinal vasoativo (VPI) pelos nervos parassimpáticos. A parede vaginal fica congesta, o útero é deslocado para cima, ampliando o canal vaginal, e o clitóris se torna proeminente com maior sensibilidade.

3 **São causas de diminuição da libido, EXCETO:**

(A) Uso de antidepressivos.
(B) Depressão.
(C) Laqueadura tubária.
(D) Hiperprolactinemia.

Resposta: **C.**

Comentário: o distúrbio do desejo sexual hipoativo (HSDD) é definido como uma deficiência persistente ou recorrente (ou ausência) de fantasias sexuais e desejo por atividade sexual que cause sofrimento acentuado ou dificuldade interpessoal não relacionada com uma condição médica ou psiquiátrica ou com o uso de uma substância ou medicação (F52.0 na CID-10). A etiologia é muitas vezes multifatorial, e os fatores que podem contribuir para a diminuição do desejo sexual são: uma condição médica (hipertensão arterial, diabetes, tireoidiopatia, hiperprolactinemia, cardiopatia, pneumopatia, depressão ou outras), cirurgia ou lesão, medicação, drogas ou álcool usados na atualidade, gravidez, parto recente, menopausa e sintomas do climatério, outras questões sexuais associadas (dor, diminuição da excitação ou do orgasmo), problemas sexuais do parceiro, insatisfação com o relacionamento ou com o parceiro e/ou estresse ou fadiga. Nesta questão, o fator menos provável é a cirurgia de laqueadura tubária.

354 Capítulo 42 Sexualidade

---

4 O vaginismo:

   I. Consiste na contração persistente e voluntária dos músculos perineais.
   II. Pode ser consequente a uma experiência desagradável.
   III. Tem, na maioria das vezes, uma causa orgânica.
   IV. É passível de tratamento com exercícios de Kegel.

Está correto apenas o contido em:
(A) I, II e III.
(B) I e III.
(C) II e IV.
(D) IV.

Resposta: C.

COMENTÁRIO: vaginismo é definido como uma dificuldade de penetração recorrente ou persistente, parcial ou total, tendo em vista a contração espásmica e involuntária de toda a musculatura da pelve. Não tem um fator causal bem definido, e o tratamento é baseado em técnica de dessensibilização com exercício de relaxamento associado ao exercício de Kegel (contração voluntária dos músculos do assoalho pélvico) e focalização sensorial.

---

5 Mulher de 25 anos de idade, casada há 4 meses, refere não ter tido intercurso sexual por sentir intensa dor à tentativa de penetração. Ao exame ginecológico, apresentava contração da musculatura pélvica e espasmo do introito vaginal. O tratamento consiste em:

(A) Analgésico.
(B) Antidepressivo.
(C) Terapia psíquica.
(D) Cirurgia para alargamento do introito vaginal.

Resposta: C.

COMENTÁRIO: a paciente em questão apresenta sintomatologia de vaginismo. O tratamento indicado é a terapia sexual baseada em técnica de dessensibilização com exercício de relaxamento associado aos exercícios de Kegel (contração voluntária dos músculos do assoalho pélvico) e focalização sensorial.

---

6 A anorgasmia primária é efetivamente tratada com:

   I. Masturbação direta.
   II. Uso de dilatadores vaginais.
   III. Fantasias eróticas.
   IV. Antidepressivos.

Está correto apenas o contido em:
(A) I, II e III.
(B) I e III.

Capítulo 42   Sexualidade   **355**

(C) II e IV.
(D) IV.

Resposta: **B.**

COMENTÁRIO: a disfunção do orgasmo é caracterizada por ausência ou atraso recorrente em atingir o orgasmo e/ou redução da intensidade das sensações orgásmicas após suficiente estimulação sexual. O tratamento inclui a orientação sobre masturbação dirigida e técnica de autoestimulação clitoriana associadas à contração dos músculos perineais e à movimentação da pelve, além de terapia com foco sensorial que inicia fantasias eróticas e exercícios focados em tocar o corpo.

7   **O tratamento do vaginismo consiste em:**
   I. Exercícios de Kegel.
   II. Dilatadores graduados de borracha.
   III. Instruções sobre anatomia genital.
   IV. Cirurgia para alargar o introito vaginal.

Está correto apenas o contido em:
(A) I, II e III.
(B) I e III.
(C) II e IV.
(D) IV.

Resposta: **A.**

COMENTÁRIO: as pacientes com vaginismo apresentam medo à tentativa de penetração. Isso gera tensão e leva à contração involuntária de toda a musculatura da pelve. Caso seja tentada a penetração, a paciente sente muita dor. O tratamento é fundamentado em técnicas de relaxamento corporal associadas aos exercícios de Kegel (contração voluntária dos músculos do assoalho pélvico) e ao uso gradual de dilatadores vaginais, permitindo posteriormente o coito sem movimento e em seguida com movimento.

8   **Com relação à resposta sexual, considere as seguintes afirmações:**
   I. O desejo está sob a influência de centros excitatórios sensíveis à dopamina.
   II. A fase de excitação é mediada pelo sistema nervoso simpático.
   III. No final da fase de excitação, o terço inferior da vagina, intumescido, forma a plataforma orgásmica.
   IV. O orgasmo é mediado pelo sistema nervoso parassimpático.

Está correto apenas o contido em:
(A) I, II e III.
(B) I e III.
(C) II e IV.
(D) IV.

Resposta: **B.**

356 Capítulo 42 Sexualidade

Comentário: a resposta sexual feminina envolve os órgãos genitais, as estruturas internas da pelve e o sistema nervoso central (SNC). O desejo sexual inicia a partir de uma motivação sexual. Com isso ocorre a liberação de neurotransmissores excitatórios no SNC (dopamina, noradrenalina, melanocortinas e ocitocina). Desencadeado o desejo sexual no SNC, através da estimulação parassimpática, tem início a excitação sexual, que provoca alterações físicas generalizadas no organismo.

Na fase da excitação sexual, sinais parassimpáticos passam pelo plexo sacral para o órgão genital. Os sinais parassimpáticos liberam acetilcolina, óxido nítrico e polipeptídeo intestinal vasoativo (VIP) nas terminações nervosas, aumentando o fluxo sanguíneo. Ocorre o ingurgitamento da parede vaginal, na glândula de Bartholin, estimulando a secreção do muco no interior do introito vaginal, a tumescência e a protrusão do clitóris. A vagina se alonga e dilata, enquanto reações extragenitais também são observadas, como aumento dos ritmos respiratório e cardiovascular, rubor sexual, ereção mamilar e miotonias generalizadas.

A seguir, quando as sensações de motivação sexual são sustentadas pelos sinais nervosos centrais e a estimulação sexual local atinge a intensidade máxima, são iniciados reflexos que causam o orgasmo feminino. Na fase do orgasmo, ocorre a liberação de serotonina, endocanabinoides e opioides (endorfinas e encefalinas), que inibem as regiões hipotalâmicas associadas à excitação sexual e ao desejo. A partir disso, ocorrem a liberação de toda a tensão corporal, o relaxamento e a sensação de satisfação.

9 **A Organização Mundial da Saúde define a disfunção sexual (DS) como uma alteração na resposta sexual persistente e recorrente, por mais de 6 meses, e que cause angústia/sofrimento à pessoa. Com relação à DS feminina, assinale a afirmativa INCORRETA:**

(A) Desejo sexual hipoativo é a persistente ou recorrente deficiência ou ausência de fantasias sexuais/pensamentos e/ou desejo ou receptividade para a atividade sexual que cause angústia pessoal, sendo a presença de "sofrimento" a condição básica para caracterizar a DS.

(B) Disfunção de excitação é a incapacidade persistente ou recorrente de adquirir ou manter uma resposta excitatória adequada (lubrificação, turgescência) durante a atividade sexual.

(C) Disfunção orgástica é uma condição caracterizada pela demora persistente ou recorrente ou a incapacidade de alcançar o orgasmo após uma fase de excitação sexual normal, resultando em angústia pessoal.

(D) Dispareunia é a dificuldade persistente e recorrente de permitir a penetração do pênis, dedo ou objeto na vagina apesar de a mulher expressar o desejo de fazê-lo.

Resposta: **D.**

Comentário: dispareunia é a dor recorrente ou persistente à tentativa de penetração ou durante a penetração vaginal completa e/ou durante a relação sexual pênis-vagina. O vaginismo é caracterizado pela dificuldade persistente e recorrente de permitir a penetração do pênis, dedo ou objeto na vagina apesar de a mulher expressar o desejo de fazê-lo.

10 **Paciente de 55 anos de idade, na menopausa aos 50 anos, refere dificuldade de lubrificação e dor durante a atividade sexual. Com relação à queixa da paciente, o tratamento mais indicado consiste em:**

(A) Terapia sexual com exercícios de relaxamento.

(B) Terapia hormonal oral com estrogênio conjugado.

Capítulo 42 Sexualidade **357**

(C) Terapia hormonal local (intravaginal) com estrogênio associado à progesterona oral.

(D) Terapia hormonal local (intravaginal) apenas com estrogênio.

Resposta: **D.**

COMENTÁRIO: o caso se trata de uma atrofia vulvovaginal, condição decorrente da redução dos estrogênios nos tecidos da vulva e da vagina nas mulheres na pós-menopausa. O tratamento indicado é a terapia estrogênica vaginal, que é considerada eficaz e segura no tratamento da atrofia vulvovaginal de moderada a grave. Na terapia estrogênica vaginal não é necessário associar progestogênios para proteger o endométrio nem recomendar monitorização endometrial, pois as baixas doses das preparações vaginais não promovem absorção sistêmica significativa, eliminando a necessidade de uso de progesterona.

11 Paciente de 28 anos de idade, nuligesta, ciclo menstrual regular, sem uso de métodos contraceptivos, refere que iniciou há 6 meses um ardor/dor em um ponto específico da vulva que piora durante a penetração no ato sexual. Com relação à queixa da paciente, o diagnóstico mais provável é:

(A) Dispareunia decorrente de provável endometriose.

(B) Dispareunia causada por atrofia vulvovaginal.

(C) Vaginismo.

(D) Vulvodínia.

Resposta: **D.**

COMENTÁRIO: a vulvodínia foi definida pela Sociedade Internacional para o Estudo das Doenças Vulvovaginais (ISSVD) como desconforto vulvar, na maioria das vezes descrita como dor em queimação que ocorre na ausência de causa identificável ou de patologia visível. O sintoma mais comum é a dor em queimação no vestíbulo vulvar, que geralmente inibe a penetração vaginal.

12 Vários medicamentos podem interferir negativamente na resposta sexual feminina e levar a uma disfunção sexual. São drogas que interferem negativamente na resposta sexual feminina, EXCETO:

(A) Inibidores da recaptação da dopamina, como a bupropiona.

(B) Antidepressivos tricíclicos, como a serrazina.

(C) Anti-hipertensivos da classe dos diuréticos, como a espironolactona.

(D) Betabloqueadores, como o atenolol.

Resposta: **A.**

COMENTÁRIO: os medicamentos antipsicóticos inibem diretamente a dopamina e consequentemente aumentam os níveis de prolactina, causando a hiperprolactinemia. Os níveis séricos elevados de prolactina têm efeito na saúde reprodutiva e sexual, podendo acarretar hipogonadismo, amenorreia e diminuição da libido na mulher.

Os anti-hipertensivos da classe dos diuréticos e os betabloqueadores aumentam a prevalência de disfunção sexual. O diurético poupador de potássio espironolactona inibe a ligação da di-hidrotestosterona, diminuindo os níveis da fração livre da testosterona. Já os diuréticos tiazídicos (clortalidona, hidroclorotiazida), assim como os betabloqueadores (atenolol, metoprolol, pindolol e propranolol), diminuem o impulso do sistema nervoso simpático, tendendo a produzir sedação e alterar a liberação do hormônio luteinizante e da testosterona.

Por outro lado, a bupropiona age inibindo a recaptação das monoaminas, como a dopamina e a adrenalina. Desse modo, bloqueia os receptores da serotonina 5HT-2 e aumenta a liberação de catecolaminas, principalmente a dopamina, melhorando o ciclo da resposta sexual. Nas pacientes que necessitam de antidepressivos, a bupropiona pode atuar como antídoto dos efeitos indesejáveis na função sexual provocados por esse grupo de drogas.

BIBLIOGRAFIA

American Psychiatric Association. Diagnostic and Statistical Manual for Mental Disorders. DSM-V: 5th edition. American Psychiatric Press, USA, 1913.

Ashton AK, Rosen RC. Bupropion as an antidote for serotonin reuptake inhibitor-induced sexual dysfunction: a retrospective study. J Clin Psychiatry 1998; 59:112-5.

Basson RJ. Using a different model for female sexual response to address women's problematic low sexual desire. J Sex Marithal Ther 2001; 27:395-403.

Conselho Federal de Medicina (CFM). Documento da SBP aborda critérios para diagnosticar e tratar o transtorno de identidade de gênero. Processo-Consulta CFM 32/12 – Parecer CFM 8/13.

Crowley T, Richardson D, Goldmeier D. Recommendations for the management of vaginismus: BASHH Special Interest Group for Sexual Dysfunction. Int J STD AIDS 2006; 17(1):14-8.

Frühauf S, Gerger H, Schmidt HM, Munder T, Barth J. Efficacy of psychological interventions for sexual dysfunction: a systematic review and meta-analysis. Arch Sex Behav 2013 Apr 5.

James GP. Pathaways of sexual desire. J Sex Med 2009 Jun; 6(6):1506-13.

Laurence LB, John SL, Keith LP. Goodman & Gilman – As bases farmacológicas da terapêutica. 11. ed. Rio de Janeiro: McGraw-Hill, 2007.

McCabe MP, Sharlip ID, Atalla E et al. Definitions of sexual dysfunctions in women and men: a consensus statement from the Fourth International Consultation on Sexual Medicine 2015. J Sex Med 2016; 13:135.

Nunns D, Mandal D, Byrne M et al. British Society for the Study of Vulval Disease (BSSVD). Guideline Group. Guidelines for the management of vulvodynia. Br J Dermatol Jun 2010; 162(6):1180-5.

Suckling J, Lethaby A, Kennedy R. Local oestrogen for vaginal atrophy in postmenopausal women. Cochrane Database Syst Rev 2006; (4):CD001500. Review. Update in Cochrane Database Syst Rev 2016; 8:CD001500.

CAPÍTULO
43

Doenças Malignas da Mama

Bertha Andrade Coelho
Henrique Lima Couto
Vilmar Marques de Oliveira

1 Paciente de 56 anos de idade apresenta derrame papilar unilateral, em ducto único, sanguinolento. Diagnóstico:

   I. Galactorreia por indução medicamentosa.
  II. Carcinoma intraductal invasivo.
 III. Ectasia ductal.
  IV. Papiloma.

Está correto apenas o contido em:
(A) I, II e III.
(B) I e III.
(C) II e IV.
(D) IV.

Resposta: **C.**

COMENTÁRIO: a descarga papilar é a terceira queixa mais frequente no consultório de mastologia, atrás apenas da mastalgia e da presença de nódulo. São fatores de suspeição para uma descarga papilar: ser unilateral e uniductal, ser transparente ou avermelhada e ser espontânea. A coloração do líquido papilar pode variar de acordo com a etiologia: pode ser brancacenta, se relacionada com galactorreia; verde ou amarronzada, o que sugere ectasia ductal; hemática, quando originária de um papiloma ou neoplasia maligna; ou serosa, conhecida como "água de rocha", que pode estar associada a neoplasias. Apesar de o derrame ductal hemático estar associado a câncer, a principal causa desse sinal é o papiloma intraductal.

2 O derrame papilar mamário tem como causas mais comuns, em ordem crescente de frequência:

(A) Carcinoma, papiloma intraductal e ectasia de ductos.
(B) Papiloma intraductal, carcinoma e ectasia de ductos.

360 Capítulo 43 Doenças Malignas da Mama

(C) Alteração fibrocística, carcinoma e papiloma intraductal.

(D) Ectasia de ductos, papiloma intraductal e carcinoma.

Resposta: **A.**

COMENTÁRIO: descargas papilares não lácteas podem ser hemorrágicas, serosas, esverdeadas ou enegrecidas, as quais só serão suspeitas quando uniductais, espontâneas, associadas a massas ou nodulações retroareolares ou a alterações na pele. Nessas condições, as causas mais comuns são a ectasia ductal, os papilomas intraductais benignos e, menos frequentemente, os carcinomas (5% a 15%).

3 Sobre os tumores filoides, é CORRETO afirmar que:

I. São mais comuns na quinta e sexta décadas de vida.

II. Têm crescimento rápido.

III. Raramente são bilaterais.

IV. Podem produzir metástases à distância.

Está correto apenas o contido em:

(A) I, II e III.

(B) I e III.

(C) II e IV.

(D) IV.

Resposta: **A.**

COMENTÁRIO: o tumor filoides é um tipo de nódulo mamária raro, correspondendo a menos de 2% dos tumores fibroepiteliais da mama, sendo mais comum após os 40 anos de idade. Na maioria das vezes, apresenta-se sob a forma benigna com grande tendência de recidiva local. O aparecimento bilateral é raro, mas possível. Assemelha-se aos fibroadenomas, sendo histologicamente composto por elementos epiteliais e estromais, cuja característica predominante é a celularidade. Tipicamente, apresenta-se clinicamente como uma lesão palpável, indolor, de crescimento rápido e com capacidade de atingir grandes volumes em pouco tempo. O tumor filoides maligno é menos comum, comporta-se como um sarcoma e tem o potencial de metastatizar.

4 Nas pacientes com carcinoma de mama e estudo imuno-histoquímico com superexpressão do c-erbB-2 (HER-2/neu), pode-se indicar como tratamento adjuvante:

(A) Trastuzumabe.

(B) Raloxifeno.

(C) Bromocriptina.

(D) Gosserrelina.

Resposta: **A.**

COMENTÁRIO: o receptor do fator de crescimento epidérmico humano 2 (previamente chamado de HER-2/neu ou erbB-2) pertence à família dos receptores do fator de crescimento epidérmico

(EGFR), que codifica uma glicoproteína transmembrana com atividade de tirosina quinase intracelular. É crítico na ativação de vias de transdução de sinal de elementos subcelulares que controlam o crescimento, a diferenciação de células epiteliais e a sobrevivência celular e possivelmente a angiogênese. Cerca de 15% a 30% dos tumores superexpressam o HER2. A superexpressão de HER2 implica menores taxas de sobrevida geral e livre de doença e se constitui em fator preditivo de resposta aos antracíclicos e ao anticorpo monoclonal trastuzumabe. Na atualidade, está também disponível o pertuzumabe, outro anticorpo monoclonal capaz de agir sinergicamente com o trastuzumabe, possibilitando um duplo bloqueio da via HER2. O duplo bloqueio pode ser considerado em estádios localmente avançados ou metastáticos.

5 **Paciente de 68 anos de idade operada de carcinoma mamário lobular invasor T2N1M0. O exame imuno-histoquímico revelou a presença de receptores de estrogênio e progesterona e expressão reduzida do HER2/neu. O tratamento sistêmico para essa paciente deve incluir:**

 I. Trastuzumabe.
 II. Poliquimioterapia, incluindo antraciclinas.
 III. Ooforectomia.
 IV. Tamoxifeno.

Está correto apenas o contido em:
(A) I, II e III.
(B) I e III.
(C) II e IV.
(D) IV.

Resposta: **C.**

Comentário: atualmente, esses dados não bastam para determinar o benefício do tratamento quimioterapêutico para esse grupo de pacientes. Pacientes luminais A têm baixa resposta ao tratamento quimioterapêutico e pacientes luminais B apresentam índice de proliferação intermediário, sendo responsíveis tanto à terapia citotóxica como à hormonal. No entanto, em linhas gerais, na época em que foi formulada esta questão (2007) toda paciente, mesmo que luminal, seria candidata a tratamento sistêmico quando apresentasse linfonodos axilares comprometidos (N1). Atualmente, no entanto, as pacientes luminais com até três linfonodos positivos são candidatas à avaliação de assinatura genética (como OncotypeDx® e Mammaprint®) e as pacientes com risco genético baixo a intermediário são candidatas apenas à hormonoterapia ajuvante.

6 **No estadiamento do câncer de mama fundamentado no sistema TNM, a classificação IV indica:**

(A) Edema e ulceração de pele.
(B) Metástase à distância.
(C) Metástase para linfonodos axilares homolaterais móveis.
(D) Carcinoma inflamatório.
(E) Tumor com extensão direta para a parede torácica.

Resposta: **B.**

362 Capítulo 43 Doenças Malignas da Mama

COMENTÁRIO: as pacientes com câncer de mama são consideradas portadoras de câncer estádio IV (M1) quando apresentam doença à distância detectável, clinicamente ou por imagem, com ou sem biópsia. Os principais sítios envolvidos são ossos, pulmões, cérebro e fígado. Edema e ulceração da pele: T4b; metástase para linfonodos axilares homolaterais móveis: N1; carcinoma inflamatório: T4d; tumor com extensão direta para a parede torácica: T4a.

7 Mulher de 60 anos de idade se apresenta no consultório de ginecologia com mama crescida e assimetria importante (MD > ME). Durante o exame foi evidenciada uma lesão de pele ulcerada em mama direita. Apresenta sinais de dilatação venosa importante na mama comprometida. Foi realizada uma biópsia que revelou comprometimento de tecido epitelial e conjuntivo, além de projeções em forma de folhas no interior das cavidades císticas. Esse quadro destaca o seguinte tipo de tumor mamário:

(A) Fibroadenoma simples.
(B) Papiloma intraductal.
(C) Tumor filoides.
(D) Hamartoma.
(E) Lipoma.

Resposta: C.

COMENTÁRIO: os tumores filoides são lesões fibroepiteliais raras. Representam 0,3% a 0,5% dos tumores de mama com pico de incidência em mulheres entre 45 e 49 anos de idade. Os tumores filoides são classificados histologicamente como benignos, limítrofes (ou *borderline*) ou malignos de acordo com características como margens do tumor, crescimento estromal, necrose tumoral, atipias celulares e número de mitose por campo de grande aumento. A maioria dos tumores filoides tem sido descrita como benigna (35% a 64%) e os restantes se dividem entre os subtipos *borderline* e maligno. O diagnóstico patológico pré-operatório preciso possibilita o planejamento cirúrgico adequado de modo a se obterem margens livres. Em um extremo, os tumores filoides malignos, se tratados de maneira inadequada, têm uma propensão a crescimento rápido e disseminação metastática. Em contraste, os tumores filoides benignos aos exames clínico, radiológico e histológico são muitas vezes indistinguíveis dos fibroadenomas e podem ser curados por cirurgia local. Com o manejo não operatório largamente adotado para os fibroadenomas, a importância dos tumores filoides atualmente reside na necessidade de diferenciá-los de outras lesões benignas da mama. O tratamento pode ser tanto a excisão local ampla como a mastectomia, desde que se obtenham margens livres.

8 A quimioterapia neoadjuvante nos tumores localmente avançados da mama tem como finalidade a redução da massa tumoral e o aumento das taxas de sobrevida. Entretanto, nem todos respondem da mesma maneira ao tratamento, já que os tumores de mama são heterogêneos e apresentam perfis de expressão gênica diferentes. Com relação à quimioterapia neoadjuvante nos tumores localmente avançados, triplo-negativos, assinale a afirmativa CORRETA:

(A) As platinas apresentaram elevada resposta local e comprovado aumento da sobrevida global somente em pacientes sem mutação genética.

(B) O esquema combinado de antraciclina, ciclofosfamida e taxanos demonstrou alta taxa de resposta patológica e aumento da sobrevida livre de doença.

(C) Os inibidores da polimerase poli(ADP-ribose) (PARP) demonstraram melhor resultado e menos efeitos colaterais que outros tratamentos, mesmo em pacientes sem mutação BRCA.

(D) A monoterapia com bevacizumabe demonstrou elevada taxa de resposta patológica e aumento da sobrevida, quando comparada ao uso de outros quimioterapêuticos.

(E) O lapatinibe oral exclusivo apresentou maiores taxas de resposta local e sobrevida em relação aos regimes quimioterapêuticos convencionais.

Resposta: **B.**

COMENTÁRIO: os principais agentes utilizados para o tratamento neoadjuvante de tumores triplo-negativos são a doxorrubicina, a ciclofosfamida e o docetaxel ou paclitaxel. A capecitabina pode ser adicionada ao tratamento das pacientes que não atingiram resposta patológica completa na neoadjuvância. As platinas apresentam taxa de resposta local elevada com ganho de sobrevida global em pacientes triplo-negativas com mutação genética de BRCA. Os inibidores da PARP têm sido utilizados em pacientes com câncer de mama avançado refratárias ao tratamento, e as pacientes com mutação em BRCA1 ou BRCA2 apresentaram respostas objetivas. O bevacizumabe não é utilizado como monoterapia para tratamento neoadjuvante do câncer de mama triplo-negativo e, quando associado a outros agentes, aumenta as taxas de resposta patológica completa à custa de maior toxicidade. O lapatinibe é um inibidor dos receptores HER1 e HER2 que atua de maneira intracelular, de modo que é utilizado como agente-alvo em tumores que expressam HER2.

9 Uma mulher de 54 anos de idade realizou mamografia, que demonstrou grupamento de microcalcificações de 2cm de extensão em mama esquerda, BI-RADS 4A, totalmente excisado por biópsia percutânea assistida a vácuo, com inserção de clipe de titânio. Exame físico sem alterações. O diagnóstico histopatológico demonstrou adenose e carcinoma ductal *in situ* (CDIS) de baixo grau, medindo 10mm. Assinale a opção que apresenta a conduta a ser adotada neste caso:

(A) Ressecção da área após marcação pré-cirúrgica.

(B) Seguimento com mamografia em 6 meses.

(C) Tomossíntese para avaliação da extensão da doença.

(D) Ressecção segmentar com biópsia de linfonodo sentinela.

(E) Mastectomia com biópsia de linfonodo sentinela.

Resposta: **A.**

COMENTÁRIO: atualmente, a conduta padrão para carcinomas *in situ* diagnosticados por biópsia assistida a vácuo, mesmo que a lesão tenha sido completamente ressecada, ainda é a ressecção da área clipada após marcação pré-cirúrgica para obtenção de margens livres. Não está indicada pesquisa de linfonodo sentinela, uma vez que a doença não é invasora. No entanto, ensaios clínicos em andamento avaliam a segurança oncológica de ressecções assistidas a vácuo apenas e radioterapia para pacientes com CDIS de baixo grau.

364 Capítulo 43 Doenças Malignas da Mama

10 No câncer de mama em mulheres com menos de 35 anos de idade são comuns tumores > 2cm, carcinomas ductais invasivos, invasão linfovascular e tumores receptor estrogênico--negativos. Com relação ao rastreamento do câncer de mama nessa faixa etária, assinale a afirmativa INCORRETA:

(A) O retardo no diagnóstico se dá por confusão com doença benigna e uso de exames de imagem inadequados.

(B) As mulheres entre 25 e 40 anos de idade deveriam realizar uma ressonância magnética das mamas a cada 2 anos.

(C) As mulheres jovens devem realizar exame clínico anual e ultrassonografia mamária de acordo com os achados clínicos.

(D) A ultrassonografia de rastreio em mulheres jovens se mostrou ineficaz no câncer de mama esporádico.

(E) A mamografia como exame de rastreio nessa faixa etária apresenta alto índice de falso-negativos.

Resposta: **B.**

Comentário: muitas vezes, o atraso no diagnóstico de câncer de mama acontece nos seguintes cenários: achados ao exame clínico, exames de imagem negativos e mulheres jovens. Mulheres jovens, sem protocolo específico e efetivo para rastreamento, na maior parte das vezes detectam as lesões por autoexame, as quais não costumam ser identificadas em exames de imagem. Além disso, apenas 38% das lesões nessas pacientes são suspeitas ou altamente suspeitas à mamografia ou à ultrassonografia, o que frequentemente leva ao atraso na solicitação do exame histológico da lesão. A ressonância magnética de mamas só é realizada de rotina a partir dos 25 anos em mulheres mutadas ou com risco estimado de câncer de mama ao longo da vida > 20%.

11 O câncer de mama constitui um grave problema de saúde pública e, no Brasil, é o câncer que mais mata mulheres. Por isso, é muito importante o diagnóstico precoce. Com relação ao câncer de mama, é CORRETO afirmar que:

(A) Os tumores malignos da mama, geralmente sintomáticos, são diagnosticados por exame físico e mamografia.

(B) A ressonância magnética é usada para rastreamento para aumentar a detecção precoce do câncer de mama.

(C) A quimioterapia adjuvante é tratamento complementar obrigatório para carcinoma ductal infiltrante com linfonodo sentinela negativo e tumor com margens livres.

(D) A mamografia de alta resolução é a principal auxiliar ao exame clínico do câncer de mama e possibilita a identificação de lesões muito pequenas com o mínimo de radiação. Deve ser realizada, segundo o Ministério da Saúde, em mulheres de 50 a 69 anos de idade, salvo em grupo de risco, que deve fazer o exame abaixo dessa idade.

(E) Uma das vantagens da punção aspirativa por agulha fina (PAAF) é que, além de estabelecer o diagnóstico entre carcinoma *in situ* e invasor, o material coletado também poderá ser enviado para análise imuno-histoquímica.

Resposta: **D.**

Capítulo 43   Doenças Malignas da Mama   **365**

Comentário: nas populações submetidas a rastreamento, a maioria dos tumores malignos de mama é assintomática. A ressonância magnética de mamas é realizada como método de rastreamento em mulheres de alto risco (com mutação comprovada ou risco estimado para câncer de mama > 20% ao longo da vida) a partir dos 25 anos de idade. Para a decisão sobre quimioterapia adjuvante, atualmente são avaliados inúmeros fatores clínicos, anatomopatológicos e genéticos do tumor, e muitas pacientes com carcinoma invasivo e linfonodo sentinela negativo não são submetidas a tratamento quimioterapêutico. Margens livres não são consideradas um critério para decisão sobre a realização de tratamento sistêmico. Não é segura nem assertiva em exame citológico a avaliação da invasão. Para isso é necessária amostra de tecido para exame histológico, bem como a realização de imuno-histoquímica.

12   **Considere que uma paciente com 51 anos de idade, com mamas predominantemente adiposas, apresenta microcalcificações pleomórficas agrupadas em uma extensão de 1,2cm. Não há lesões dominantes associadas. A principal hipótese diagnóstica é:**

(A) Carcinoma ductal *in situ* (CDIS).
(B) Carcinoma lobular *in situ*.
(C) Alterações fibrocísticas.
(D) Adenose esclerosante.
(E) Esclerose radial.

Resposta: **A.**

Comentário: na atualidade, aproximadamente 90% dos casos de CDIS são diagnosticados em exames radiológicos de rastreamento, e o achado mais comum é a presença de grupamento de microcalcificações irregulares. Os nódulos ou massas são lesões menos frequentes. Nos exames classificados como BI-RADS 4 que resultam positivos, a maioria das lesões é CDIS (65%) ou CDIS com focos de invasão (30%); no entanto, as microcalcificações extensas ou lineares indicam risco maior de doença invasiva. Embora de maneira geral a média de positividade para carcinoma na categoria BI-RADS 4 seja de 20% a 40%, o principal diagnóstico de relevância clínica e que deve ser sempre excluído ou confirmado a partir de amostra histológica é o de carcinoma invasor ou *in situ*.

13   **Paciente de 47 anos de idade realizou mamografia de rastreamento que identificou grupo de microcalcificações pleomórficas em uma área de 1,5cm (BI-RADS 4). Realizou biópsia percutânea, cujo resultado foi carcinoma intraductal de baixo grau. A melhor conduta é:**

(A) Ressecção segmentar com biópsia do linfonodo sentinela seguida de radioterapia.
(B) Ressecção segmentar.
(C) Ressecção segmentar com biópsia do linfonodo sentinela.
(D) Ressecção segmentar seguida de radioterapia.
(E) Controle mamográfico em 6 meses.

Resposta: **D.**

Comentário: o tratamento padrão do carcinoma ductal *in situ* é a ressecção segmentar associada a radioterapia ou mastectomia. De maneira complementar e opcional, em virtude dos efeitos colaterais, a hormonoterapia pode ser usada nos casos que apresentam receptores hormonais positivos. Objetiva-se inicialmente prevenir o câncer invasor e depois a recidiva local da doença. O tratamento cirúrgico conservador sem a adição de tratamento radioterapêutico promove índices de recidiva local de 15% a 30%, de modo que essa modalidade de tratamento é sempre associada à cirurgia. Ao contrário, quando se opta pela mastectomia, a radioterapia não deve ser indicada.

14 **Sobre o câncer de mama em pacientes jovens, é CORRETO afirmar que:**

(A) A mastectomia garante maior sobrevida que a cirurgia conservadora.

(B) A linfadenectomia axilar é o tratamento padrão mesmo na axila clinicamente negativa.

(C) As estratégias para preservação da fertilidade devem ser aventadas precocemente, em especial antes do início do tratamento sistêmico.

(D) Pacientes na pré-menopausa não devem utilizar inibidores de aromatase mesmo com supressão ovariana adequada.

(E) Independentemente do estadiamento, todas as pacientes jovens devem ser estadiadas sistematicamente com cintilografia óssea e tomografias de tórax, abdome e pelve antes do início do tratamento.

Resposta: **C.**

COMENTÁRIO: a radicalidade do tratamento cirúrgico não influencia a sobrevida, desde que sejam alcançadas margens livres. A biópsia do linfonodo sentinela é o tratamento padrão na axila negativa, diminuindo a incidência de linfedema. As estratégias e os protocolos de tratamento cirúrgico e quimioterapêutico para as pacientes jovens não diferem dos adotados nas demais pacientes, bem como a avaliação imaginológica de metástases à distância, que é determinada pelo estadiamento clínico local da doença. Somente pacientes com alto risco de doença sistêmica (p. ex., estádio III – localmente avançado) devem ser rastreadas para doença à distância.

Pacientes na pré-menopausa, quando o tumor é receptor hormonal-positivo, fazem uso do tamoxifeno e não de inibidores da aromatase. Entretanto, se submetidas à supressão ovariana adequada, podem usar inibidores de aromatase. O câncer de mama, quando acontece em mulheres com menos de 45 anos de idade, torna a infertilidade um problema (aproximadamente 50% das pacientes entram em amenorreia após o tratamento quimioterapêutico) com grande impacto físico e psicológico. Desse modo, é extremamente importante que o aconselhamento sobre preservação da fertilidade e fertilização assistida seja realizado antes do início do tratamento sistêmico.

15 **Em que situação a biópsia do linfonodo sentinela é formalmente CONTRAINDICADA segundo recomendações do National Comprehensive Cancer Network (NCCN):**

(A) Carcinoma inflamatório, mesmo com axila clinicamente negativa inicial e resposta clínica completa na mama.

(B) Durante a gestação, mesmo com tecnécio, em qualquer trimestre.

(C) Em pacientes que tinham axila clinicamente comprometida antes da terapia neoadjuvante.

(D) Em pacientes com recidiva local após cirurgia conservadora e que haviam pesquisado linfonodo sentinela previamente.

(E) Em pacientes com história de alergia ao azul patente, mesmo que o tecnécio seja o marcador utilizado.

Resposta: **A.**

COMENTÁRIO: são contraindicações absolutas à realização da biópsia do linfonodo sentinela: carcinoma inflamatório e presença clínica ou histológica pré-operatória que evidencie comprometimento axilar tumoral. Não há contraindicação à realização da biópsia do linfonodo sentinela em gestantes, porém o uso do corante azul patente deve ser evitado por não ter sido confirmada sua segurança na paciente grávida. Atualmente, axila positiva, desde que não grosseiramente comprometida, antes da terapia neoadjuvante não é contraindicação para a pesquisa do linfonodo sentinela mediante resposta clínica e imaginológica completa.

BIBLIOGRAFIA

ACR BI-RADS® Atlas, Breast Imaging Reporting and Data System. 5th ed. Reston, VA: American College of Radiology, 2013.

Bagnoli F, Brenelli FP, Pedrini JL, Freitas Júnior R, Oliveira VM. Mastologia: do diagnóstico ao tratamento. 1. ed. Goiânia: Conexão Propaganda e Editora, 2017.

Frasson A, Novita G, Mille E, Zerwes F. Doenças da mama: guia de bolso baseado em evidências. 2. ed. Rio de Janeiro: Atheneu, 2018.

Silva CHM, Couto HL, Almeida Júnior WJ. Manual SOGIMIG: Mastologia. 1. ed. Rio de Janeiro: MedBook, 2018.

CAPÍTULO 44

Propedêutica Mamária

Bertha Andrade Coelho
Henrique Lima Couto
Vilmar Marques de Oliveira

1 Em paciente de 30 anos de idade com tumoração mamária de 1,5cm, móvel, bilobulada, lisa e elástica, confirmada pela ultrassonografia, a conduta é:

(A) Biópsia excisional.
(B) Biópsia incisional.
(C) Punção com agulha fina.
(D) Setorectomia.

Resposta: A.

COMENTÁRIO: atualmente, a resposta correta seria a opção C. Existem evidências robustas de que massas sólidas, ovais, circunscritas, paralelas à pele, hipoecoicas e sem características posteriores ou mínimo realce posterior têm probabilidade < 2% de malignidade, sendo a maioria dessas lesões consideradas fibroadenomas. Entretanto, o principal sinal ou sintoma do câncer de mama é um nódulo palpável que, embora menos comum na jovem, não é raro. O atraso no diagnóstico é frequentemente decorrente da desvalorização das queixas e de exames de imagem equivocados. O exame físico tem baixa sensibilidade, uma vez que apenas 72% dos nódulos clinicamente classificados como fibroadenomas comprovaram esse diagnóstico na histologia e 2% são carcinomas. Assim, embora com risco baixo de malignidade, uma medida de segurança assistencial para lesões palpáveis sugestivas de benignidade na terceira década seria a punção aspirativa por agulha fina.

2 A biópsia de mama com agulha grossa:

I. Pode levar ao diagnóstico definitivo, orientando a terapêutica, se positiva.
II. Permite a avaliação imuno-histoquímica do tumor.
III. Permite a realização em ambulatório/consultório.
IV. Exclui malignidade se o resultado for negativo.

Está correto apenas o contido em:
(A) I, II e III.
(B) I e III.

(C) II e IV.
(D) IV.

Resposta: **A.**

COMENTÁRIO: a *core biopsy* ou biópsia de fragmento é um método extremamente útil para diagnóstico e avaliação histológica de lesões sólidas. Nos fragmentos obtidos, apesar de muitas vezes pequenos, pode ser também determinada a invasão (o que não é possível na citologia) e realizada a imuno-histoquímica. No entanto, seu uso é limitado em lesões muito pequenas, próximas ao tórax ou a implantes de silicone e em axilas. Pode ser inconclusiva (situação em que não possibilita o diagnóstico definitivo) em lesões papilíferas e cicatrizes radiais, por exemplo, e pode, algumas vezes, subestimar diagnósticos de carcinoma *in situ* ou carcinoma invasor, não podendo excluir malignidade se o resultado for negativo em casos de discordância entre imagem e patologia.

3 Na classificação BI-RADS, a categoria 4A corresponde a lesão:
 (A) Benigna.
 (B) Maligna.
 (C) Pouco suspeita.
 (D) Muito suspeita.

Resposta: **C.**

COMENTÁRIO: a categoria 4A pode ser utilizada para definir um achado que necessita de intervenção, mas com baixa probabilidade de malignidade. Um achado maligno não é esperado, e pode estar recomendado acompanhamento em 6 meses ou de rotina após a confirmação histológica apropriada de lesão benigna. A probabilidade de malignidade para avaliações na categoria 4A varia de > 2% a ≤ 10%.

4 A imagem ultrassonográfica da mama em paciente com 40 anos de idade torna possível diagnosticar:
 (A) BI-RADS 2, em razão do eixo do nódulo paralelo à pele.
 (B) BI-RADS 3, em razão da sombra acústica irregular do nódulo.
 (C) BI-RADS 4, em razão da ecotextura heterogênea do nódulo.
 (D) BI-RADS 5, em razão do halo peritumoral.

Resposta: **B.**

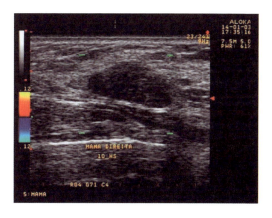

Comentário: o maior eixo paralelo à pele constitui uma das características das lesões da categoria 3, as quais são classicamente representadas por massas sólidas, ovais, circunscritas, paralelas à pele, hipoecoicas e sem características posteriores ou com mínimo realce posterior. Uma lesão da categoria 3 passa à categoria 2 quando se mantém estável por pelo menos 2 anos ou apresenta achados patognomônicos de benignidade, o que não é o caso.

5 A punção de macrocisto mamário recidivado em paciente de 42 anos de idade aspirou 18mL de líquido hemorrágico. A conduta consiste em:
(A) Reavaliações semestrais pela mamografia e/ou ultrassonografia.
(B) Medicar com tamoxifeno 10mg/dia.
(C) Ressecção da lesão para estudo histopatológico.
(D) Controle anual, se a citologia for negativa.

Resposta: C.

Comentário: cistos complexos (sólido-císticos) contêm nódulos murais, septos internos espessados ou paredes irregulares e/ou espessadas e são classificados como BI-RADS 4. A punção aspirativa por agulha fina (PAAF) não é adequada nesse tipo de lesão. Se for realizada apenas a aspiração da parte cística, a citologia pode ser falso-negativa mesmo em casos de carcinoma intracístico. Assim, é necessária a biópsia da parte sólida da lesão, que pode ser feita por *core biopsy*, mamotomia ou exérese cirúrgica da lesão. A biópsia excisional pode ser indicada em caso de recidivas locais e deve ser realizada quando o conteúdo do aspirado for sanguinolento (sempre afastando acidentes por punção) ou quando persistir massa palpável ou densidade mamográfica mesmo após a remoção de todo o líquido.

Na atualidade, a ressecção (cirurgia diagnóstica) não é a conduta inicial, uma vez que as biópsias de fragmento, as biópsias assistidas a vácuo (VAB) e as exéreses assistidas a vácuo (VAE) são capazes de estabelecer o diagnóstico adequado de malignidade, proporcionando uma intervenção cirúrgica em tempo único, ou excluir a malignidade, evitando cirurgias desnecessárias com sequelas inestéticas.

6 Paciente de 38 anos de idade refere mastalgia cíclica no período pré-menstrual Realizou ultrassonografia mamária, cujo resultado é mostrado na figura. A punção aspirativa obteve líquido límpido de cor palha. Conduta:

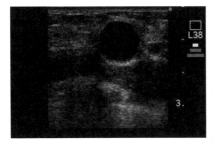

(A) Desprezar o líquido aspirado e reexaminar periodicamente a paciente.
(B) Encaminhar o líquido para citologia e definir a conduta conforme o resultado.
(C) Alcoolização da lesão.
(D) Realizar biópsia excisional da cápsula da lesão.

Resposta: A.

Comentário: cistos simples não precisam ser aspirados, quando assintomáticos. Em caso de dor, cisto complicado ou alguns com múltiplas septações, a aspiração por agulha fina está indicada, tornando-se tanto um procedimento diagnóstico como terapêutico. Se o líquido aspirado apresentar aspecto típico de cisto simples (coloração amarelada, esverdeada ou escura), poderá ser descartado, mas poderá ser enviado para citologia a pedido da paciente ou em casos de história pessoal de câncer de mama ou lesões atípicas.

7 Paciente de 45 anos de idade sem nódulos palpáveis na mama. As figuras correspondem à mamografia. Conduta:

(A) Observação e repetição da mamografia em 6 meses.
(B) Punção-biópsia aspirativa por agulha fina.
(C) *Core biopsy*.
(D) Biópsia guiada por estereotaxia.

Resposta: **D.**

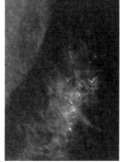
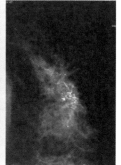

Comentário: essas microcalcificações visibilizadas representam calcificações lineares e ramificadas, finas, em distribuição segmentar, classicamente BI-RADS categoria 5. O próximo passo, após um exame mamográfico como esse, consiste em solicitar a ultrassonografia basicamente para avaliar se existem nódulos ou massas associadas a essa alteração mamográfica. Se a lesão for vista também à ultrassonografia, realiza-se a biópsia guiada por esse método por ser uma técnica mais confortável e rápida para a paciente. Caso essa alteração seja um achado exclusivamente mamográfico, é realizada a biópsia guiada por estereotaxia. Na atualidade, a biópsia aspirativa a vácuo (VAB), também conhecida como mamotomia guiada por estereotaxia, é o padrão-ouro para avaliação de microcalcificações agrupadas vistas somente à mamografia, devendo a exérese por marcação estereotáxica (cirurgia diagnóstica) ser reservada às situações em que a VAB não está disponível ou não é tecnicamente possível.

8 Paciente de 45 anos de idade em terapia hormonal. Mamografia BI-RADS 0. Deve-se:

(A) Nada fazer.
(B) Fazer acompanhamento a curtos períodos.
(C) Complementar a propedêutica.
(D) Prescrever raloxifeno.

Resposta: **C.**

Comentário: a categoria 0 é utilizada principalmente para indicar a necessidade de imagens adicionais para avaliação, que podem ser: exames prévios da paciente para comparação, compressão focal (com ou sem magnificação), mamografia em incidências especiais ou complementação com ultrassonografia ou mesmo ressonância magnética das mamas. É importante salientar que não é correto classificar uma mamografia sem achados como categoria 0 devido ao padrão de densidade mamográfica. Uma mama densa sem achados à mamografia é considerada BI-RADS categoria 1.

9 **Paciente de 40 anos de idade apresentou secreção sero-hemática à expressão mamária, uni-ductal, unilateral. O exame palpatório das mamas foi normal. Não faz uso de fármacos. A mamografia e a ultrassonografia das mamas também não revelaram anormalidades. A conduta é:**

(A) Ressonância magnética (RM) das mamas.

(B) Ductografia.

(C) Reavaliação em 6 meses.

(D) Setorectomia com a retirada do ducto envolvido.

Resposta: **A.**

COMENTÁRIO: um conceito básico em cirurgia oncológica estabelece que um diagnóstico pré-operatório adequado viabiliza o melhor planejamento terapêutico com as melhores possibilidades de cura e redução dos riscos de sequelas. Todo esforço deve ser direcionado à realização do diagnóstico por procedimentos percutâneos (*core biopsy* e biópsia assistida a vácuo) em detrimento das cirurgias diagnósticas, que devem ser evitadas. Diante de um exame clínico suspeito com mamografia e ultrassonografia sem alterações, deve-se prosseguir a investigação com RM das mamas. Uma lesão diagnosticada à RM pode ser localizada por meio de ultrassonografia de *second look* e biopsiada (*core* ou biópsia aspirativa a vácuo) ou, caso não encontrada, biopsiada (biópsia assistida a vácuo) guiada pela própria RM. A citologia apresenta pouco valor como exame complementar diagnóstico nos casos de descarga papilar patológica. Caso a avaliação completa por imagem seja inconclusiva, indica-se a excisão dos ductos principais, que poderá ter efeito tanto de diagnóstico como de tratamento. Portanto, o passo inicial para esse caso é a solicitação da RM das mamas (opção A).

10 **Paciente de 42 anos de idade, assintomática, chega ao consultório para mostrar o resultado de sua mamografia (é a primeira vez que foi submetida a esse exame). No laudo, constata-se a presença de nódulo regular, arredondado, medindo 0,5cm no quadrante superior medial da mama esquerda, e de calcificações ovaladas esparsas bilateralmente – classificação BI-RADS 3. Sobre esse resultado e a conduta adequada, assinale a afirmativa CORRETA:**

(A) Achado provavelmente benigno – repetir a mamografia a cada 6 meses por 2 anos.

(B) Achado provavelmente benigno – repetir a mamografia anualmente.

(C) Suspeita moderada de malignidade – proceder à biópsia excisional do nódulo.

(D) Suspeita moderada de malignidade – repetir a mamografia a cada 6 meses.

(E) Grande suspeita de malignidade – realizar biópsia excisional do nódulo.

Resposta: **A.**

COMENTÁRIO: o BI-RADS sugere que para a classificação de uma lesão como categoria 3 deve ser realizada a propedêutica mamária completa. Portanto, nódulos só podem ser categorizados como 3 após avaliação com mamografia e ultrassonografia mamária, pelo menos. Calcificações ovaladas

Capítulo 44 Propedêutica Mamária **373**

esparsas são alterações tipicamente da categoria 2. O acompanhamento de lesões mamográficas da categoria 3 sugerido pelo BI-RADS consiste em: reavaliação em 6 meses da mama alterada, reavaliação nos próximos 6 meses com mamografia bilateral e reavaliação em 12 meses com mamografia bilateral. Se o imaginologista mamário considerar necessário, deve sugerir novo controle em 12 meses ao término de 3 anos de acompanhamento da alteração da categoria 3 que, caso se mantenha estável, passará a ser classificada como categoria 2. Portanto, a resposta está parcialmente correta.

11 **Paciente de 61 anos de idade chega à consulta de rotina na Unidade Básica de Saúde com resultado de mamografia BI-RADS 2. Segundo as diretrizes brasileiras para rastreamento do câncer de mama, quanto à periodicidade do exame de mamografia na faixa etária da paciente, assinale a opção CORRETA:**

(A) A periodicidade deve ser semestral.
(B) A periodicidade deve ser anual.
(C) A periodicidade deve ser bienal.
(D) A periodicidade deve ser trienal.
(E) A paciente não tem indicação de rastreamento de câncer de mama nessa faixa etária.

Resposta: C.

COMENTÁRIO: o Ministério da Saúde, por meio do Instituto Nacional de Câncer (INCA), sugere o rastreamento mamográfico a cada 2 anos dos 50 aos 69 anos de idade. No entanto, a Sociedade Brasileira de Mastologia, bem como diversas outras entidades nacionais e internacionais, recomenda o rastreamento mamográfico anual a partir dos 40 anos de idade, e a decisão a respeito de quando cessar o rastreamento se dá em base individual de acordo com a avaliação clínica e o estado de saúde da paciente.

12 **Paciente de 50 anos de idade chega à consulta na Unidade Básica de Saúde com desejo de rastreamento de câncer de mama em virtude de diagnóstico recente na irmã. A recomendação do Ministério da Saúde neste caso é:**

(A) Autoexame das mamas.
(B) Exame clínico das mamas.
(C) Mamografia.
(D) Ressonância magnética.
(E) Ultrassonografia.

Resposta: C.

COMENTÁRIO: a mamografia é o método mais eficiente para rastreamento em base populacional do câncer de mama, e diversos estudos demonstram sua eficácia para a redução da mortalidade associada à doença. O Ministério da Saúde, por meio do INCA, sugere rastreamento mamográfico bienal dos 50 aos 69 anos de idade. Para populações de alto risco (risco estimado > 20% de desenvolvimento de câncer de mama ao longo da vida) é recomendado rastreamento a partir dos 25 anos de idade, associando-se mamografia, ultrassonografia e ressonância magnética das mamas no acompanhamento dessas pacientes.

374 Capítulo 44 Propedêutica Mamária

O Ministério da Saúde define como pacientes de alto risco as mulheres com história familiar de pelo menos um parente de primeiro grau (mãe, irmã ou filha) com diagnóstico de câncer de mama abaixo dos 50 anos de idade, as mulheres com história familiar de pelo menos um parente de primeiro grau (mãe, irmã ou filha) com diagnóstico de câncer de mama bilateral ou câncer de ovário em qualquer faixa etária, as com história familiar de câncer de mama masculino e aquelas com diagnóstico histopatológico de lesão mamária proliferativa com atipia ou neoplasia lobular *in situ*. Para essas mulheres, o Ministério da Saúde recomenda rastreamento mamográfico anual a partir dos 35 anos de idade.

13 **Paciente de 40 anos de idade, assintomática, sem histórico de câncer na família, tem implantes mamários de silicone bilateralmente inseridos há 8 anos. Chega ao hospital para exames de rotina e questiona sobre o rastreamento do câncer de mama. Assinale a opção CORRETA para este caso:**

(A) O histórico de implantes mamários de silicone não altera as recomendações do rastreamento do câncer de mama.

(B) A presença de implantes mamários de silicone invalida a mamografia como rastreamento.

(C) No caso de implantes mamários de silicone, o rastreamento do câncer de mama deve ser feito com ressonância magnética como primeiro exame.

(D) Na presença de implantes mamários de silicone, o rastreamento deve ser feito com mamografia em intervalos semestrais a partir dos 40 anos de idade.

(E) Na presença de implantes mamários de silicone, deve-se indicar ressonância magnética das mamas como rastreio após 10 anos.

Resposta: **A.**

COMENTÁRIO: a presença de implantes de silicone não altera os protocolos de rastreamento para câncer de mama. Antes dos 40 anos de idade, exames de imagem só devem ser solicitados mediante queixa da paciente ou histórico familiar de alto risco para a doença. No exame mamográfico é realizada uma incidência adicional, a de Eklund. A ressonância magnética das mamas é o melhor método para avaliação da integridade dos implantes, mas não é recomendada para rastreamento ou de rotina para as pacientes com implantes. Deve ser solicitada apenas se houver queixa relacionada com as próteses ou em caso de dúvidas em exames mamográfico ou ultrassonográfico.

14 **Qual é a melhor conduta diante de um nódulo complexo sólido-cístico?**

(A) Seguimento semestral.

(B) Seguimento anual.

(C) Biópsia com agulha fina.

(D) Biópsia com agulha grossa.

(E) Seguimento em 3 meses.

Resposta: **D.**

COMENTÁRIO: uma massa complexa contém componentes anecoico (cístico ou fluido) e ecogênico (sólido). Nódulos sólido-císticos incluem aqueles com parede espessa, septações espessas, massa

Capítulo 44 Propedêutica Mamária **375**

intracística ou mural e massas predominantemente sólidas com espaços císticos. Essas lesões são avaliadas como suspeitas (BI-RADS categoria 4), e recomenda-se uma biópsia de fragmento (biópsia por agulha grossa ou biópsia assistida a vácuo – mamotomia).

15 Considere que uma paciente de 45 anos de idade realizou ultrassonografia em virtude de nódulo palpável na axila esquerda, sendo observado linfonodo aumentado (medindo 2,8cm) com ausência de gordura hilar. A mamografia realizada há 4 meses foi classificada como BI-RADS 1 com mamas densas. Qual classificação deve ser anexada a essa ultrassonografia de acordo com o BI-RADS?

(A) Categoria 0.
(B) Categoria 1.
(C) Categoria 2.
(D) Categoria 3.
(E) Categoria 4.

Resposta: **E.**

COMENTÁRIO: linfonodos axilares aumentados e com distorção da arquitetura podem necessitar de correlação clínica e avaliação adicional, especialmente se forem novos ou consideravelmente maiores em comparação aos exames anteriores. Na ausência de uma causa infecciosa ou inflamatória conhecida, uma adenopatia axilar unilateral deve ser classificada como suspeita (BI-RADS categoria 4). A adenopatia axilar unilateral sugere carcinoma oculto de mama e menos frequentemente linfoma, melanoma metastático, câncer de ovário ou alguma outra neoplasia metastática. Recomenda-se, então, prosseguir com a biópsia de fragmento do linfonodo alterado guiada por ultrassom.

16 Sobre o uso do protetor de tireoide durante o exame de mamografia, assinale a opção CORRETA:

(A) Seu uso é imprescindível durante o exame de mamografia.
(B) Apesar da correlação entre mamografia e câncer de tireoide, o uso é facultativo.
(C) Somente deve ser utilizado em incidências adicionais da mamografia.
(D) Somente deve ser utilizado quando o aparelho for de mamografia analógica.
(E) Não é recomendado o uso de protetor de tireoide em exames de mamografia.

Resposta: **E.**

COMENTÁRIO: segundo o Colégio Brasileiro de Radiologia e Diagnóstico por Imagem, não existem dados consistentes que demonstrem que uma mulher submetida à mamografia tenha risco aumentado de câncer de tireoide. Além disso, a dose de radiação para a tireoide durante uma mamografia é extremamente baixa (< 1% da recebida pela mama). O protetor de tireoide pode inclusive interferir no posicionamento da mama e gerar sobreposição – fatores que podem reduzir a qualidade da imagem, interferir no diagnóstico e tornar necessária a repetição dos exames. Por esses e outros motivos, o Colégio Brasileiro de Radiologia, a Sociedade Brasileira de Mastologia e a Federação Brasileira das Associações de Ginecologia e Obstetrícia não recomendam o uso do protetor de tireoide em exames de mamografia.

BIBLIOGRAFIA

ACR BI-RADS® Atlas, Breast Imaging Reporting and Data System. 5th ed. Reston, VA: American College of Radiology, 2013.

Bagnoli F, Brenelli FP, Pedrini JL, Freitas Júnior R, Oliveira VM. Mastologia: do diagnóstico ao tratamento. 1. ed. Goiânia: Conexão Propaganda e Editora, 2017.

Frasson A, Novita G, Mille E, Zerwes F. Doenças da mama: guia de bolso baseado em evidências. 2. ed. Rio de Janeiro: Atheneu, 2018.

Silva CHM, Couto HL, Almeida Júnior WJ. Manual SOGIMIG: Mastologia. 1. ed. Rio de Janeiro: MedBook, 2018.

CAPÍTULO
45

Propedêutica do Colo
e Câncer de Colo Uterino

Raquel Leite Perini

1 **Mulher de 38 anos de idade apresenta infecção pelo papilomavírus humano (HPV), implicando risco potencial na gênese do carcinoma de colo. De posse dessas informações, assinale a opção CORRETA:**

(A) A junção escamocolunar (JEC) é o local de maior suscetibilidade para a ocorrência de infecção.
(B) Toda lesão cervical relacionada com o HPV deve ser estudada histologicamente após cone.
(C) A cura espontânea das lesões por HPV são raras, e todas as lesões devem ser tratadas.
(D) A identificação dos subgrupos é importante, sendo recomendável a cultura celular nesses casos.
(E) A infecção pelo HPV deixou de ser rotulada como doença sexualmente transmissível.

Resposta: **A.**

COMENTÁRIO: a JEC é o local onde o epitélio ectocervical encontra o epitélio endocervical e se caracteriza por uma abrupta mudança de células escamosas estratificadas não queratinizadas para epitélio colunar simples. A localização da JEC varia de acordo com a influência hormonal e ao longo da vida da mulher devido à eversão do epitélio colunar após a puberdade. Durante a gravidez, ocorre metaplasia das células basais de reserva para epitélio escamoso imaturo. A JEC recua para dentro do canal endocervical após a menopausa.

A chamada zona de transformação ou zona T é a porção da endocérvice que faz limite com a ectocérvice. Nessa região é comum a ocorrência de metaplasia escamosa. O epitélio de revestimento da endocérvice, que deveria ser cilíndrico e mucoso como o das glândulas, sofre metaplasia para epitélio plano estratificado não corneificado, semelhante ao da ectocérvice. As glândulas endocervicais abaixo da superfície mantêm o aspecto normal.

Em virtude da constante metaplasia, esse é o local onde pode surgir a maioria das anormalidades. É comum a presença de processo inflamatório crônico inespecífico (cervicite crônica). A importância da zona de transformação é que o epitélio metaplásico pode ser sede de atipias celulares chamadas de displasia (de grau leve, moderado ou grave). As células do tipo basal passam a ocupar mais de uma camada (normalmente só ocupam a primeira camada) e podem apresentar atipias nucleares. A displasia grave é considerada um carcinoma *in situ*, que é precursor do carcinoma do colo uterino.

2 Paciente de 36 anos de idade apresentou, na citologia oncótica, células escamosas atípicas de significado indeterminado (ASC-US). Foi submetida a duas novas citologias com intervalo de 6 meses, cujos resultados foram normais. A conduta é:

(A) Citologia trienal.
(B) Colposcopia.
(C) Curetagem endocervical.
(D) Colposcopia com biópsia dirigida.

Resposta: **A.**

Comentário: o acrônimo ASC-US indica uma atipia, ou seja, uma alteração nas características normais das células escamosas. Na grande maioria dos casos, o ASC-US é um achado benigno que pode ser provocado, por exemplo, por inflamações, infecções ou atrofia vaginal durante a menopausa. O risco dessas células virem a se tornar uma lesão pré-maligna existe, porém é muito baixo. Estudos mostram que cerca de 7% das mulheres com HPV e ASC-US desenvolvem câncer de colo uterino no prazo de 5 anos. Entre as mulheres que não têm o HPV, a taxa é de apenas 0,5%.

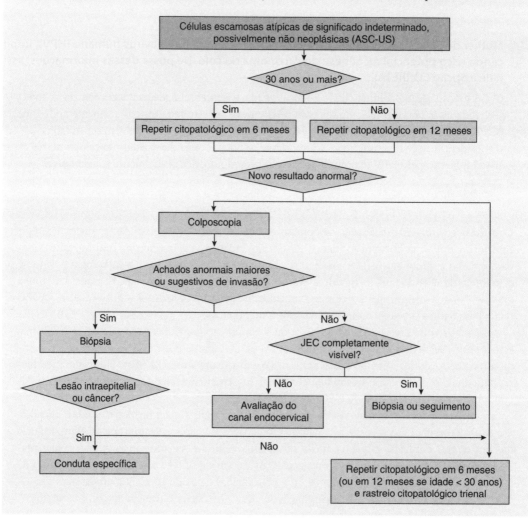

Diante de um resultado de exame citopatológico de ASC-US, a conduta em caso de uma mulher de 30 anos ou mais consistirá na repetição desse exame no intervalo de 6 meses. A segunda coleta deve ser precedida, quando necessário, do tratamento de processos infecciosos e de melhora do trofismo genital com o uso de estrogênio (para mulheres após a menopausa; resultado indicando atrofia com inflamação). Nas mulheres com menos de 30 anos de idade, o exame citopatológico deverá ser repetido em 12 meses. Se dois exames citopatológicos subsequentes com intervalo de 6 meses (no caso de mulheres com 30 anos ou mais) ou 12 meses (em mulheres com menos de 30 anos) forem negativos, a mulher deverá retornar à rotina de rastreamento citológico trienal; porém, se o resultado de alguma citologia de repetição for igual ou sugestivo de lesão intraepitelial ou câncer, a mulher deverá ser encaminhada à unidade de referência para colposcopia.

3 O diagnóstico desta colpocitologia oncótica é de infecção por:

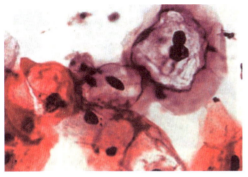

(A) HPV.
(B) Herpesvírus.
(C) *Chlamydia trachomatis*.
(D) *Mycoplasma hominis*.

Resposta: **A.**

Comentário: o diagnóstico da infecção pelo HPV se caracteriza pela presença de coilocitose (grandes vacúolos perinucleares), disceratose (queratinização imperfeita de células epidérmicas isoladas) e discariose (anomalias nucleares, especialmente aumento, hipercromatismo, irregularidades da forma do núcleo e aumento do número de núcleos por célula sem aumento apreciável do citoplasma ou do contorno celular). O estudo histológico, além de identificar as alterações histológicas sugestivas de infecção por HPV, possibilita diagnosticar outras lesões que podem estar associadas ao HPV ou isoladas e que fazem parte do diagnóstico diferencial.

4 No exame citológico, o resultado de lesão intraepitelial escamosa cervical de alto grau (HSIL), de acordo com o Sistema de Bethesda, representa os diagnósticos de outras classificações com a seguinte nomenclatura:
   I. Displasia leve – NIC-I.
   II. Displasia moderada – NIC-II.
   III. Displasia leve com HPV.
   IV. Carcinoma *in situ*.

Está correto apenas o contido em:
(A) I, II e III.
(B) I e III.
(C) II e IV.
(D) IV.

Resposta: C.

Comentário: Papanicolau criou uma nomenclatura que procurava expressar se as células observadas eram normais ou não, atribuindo-lhes uma classificação. Assim, falava-se em classes I, II, III, IV e V: a classe I indicava ausência de células atípicas ou anormais; a II, citologia atípica, mas sem evidência de malignidade; a III, citologia sugestiva, mas não conclusiva de malignidade; a IV, citologia fortemente sugestiva de malignidade; e a V, citologia conclusiva de malignidade.

O termo displasia foi introduzido na classificação, levando em conta alterações histológicas correspondentes, identificando displasias leves, moderadas e severas. Todos os graus eram grosseiramente referentes à classe III de Papanicolau, correlacionando também a classe IV com carcinomas escamosos *in situ*. A classe V continuou a indicar carcinoma invasor.

A classificação citológica mais atual do esfregaço cervical é a do Sistema de Bethesda, em que o diagnóstico citológico deve ser diferenciado para as células escamosas e glandulares. Inclui o diagnóstico citomorfológico sugestivo da infecção por HPV em virtude das evidências do envolvimento desse vírus na carcinogênese dessas lesões, dividindo-as em lesões intraepiteliais de baixo (LSIL) e alto (HSIL) graus e ressaltando o conceito de possibilidade de evolução para neoplasia invasora. Além disso, foi introduzida a análise da qualidade do esfregaço.

5 A figura mostra o desenho de um câncer de colo uterino no estádio (FIGO):

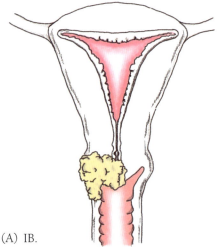

(A) IB.
(B) IIA.
(C) IIB.
(D) IIIA.

Resposta: B.

Comentário: em 2018 foi publicada a mudança no estadiamento do câncer de colo uterino pela Federação Internacional de Ginecologia e Obstetrícia (FIGO):

IA	Carcinoma invasivo que pode ser diagnosticado apenas por microscopia com profundidade máxima de invasão < 5mm
IA1	Medida de invasão do estroma < 3mm em profundidade
IA2	Medida de invasão do estroma ≥ 3mm e < 5mm em profundidade
IB	Carcinoma invasivo com invasão profunda mais profunda ≥ 5mm (maior que o estágio IA), lesão limitada ao colo uterino
IB1	Carcinoma invasivo ≥ 5mm de profundidade de invasão estromal e < 2cm na maior dimensão
IB2	Carcinoma invasivo ≥ 2cm e < 4cm na maior dimensão
IB3	Carcinoma invasivo ≥ 4cm na maior dimensão
II	O carcinoma invade além do útero, mas não se estende para o terço inferior da vagina ou para a parede pélvica Envolvimento do IIA limitado aos dois terços superiores da vagina sem envolvimento parametrial
IIA1	Carcinoma invasivo < 4cm na maior dimensão
IIA2	Carcinoma invasivo ≥ 4cm na maior dimensão
IIB	Com envolvimento parametrial, mas não até a parede pélvica
III	O carcinoma envolve o terço inferior da vagina e/ou se estende até a parede pélvica e/ou causa hidronefrose ou rim não funcionante e/ou envolve linfonodos pélvicos e/ou paraórticos
IIIA	O carcinoma envolve o terço inferior da vagina sem extensão para a parede pélvica
IIIB	Extensão para a parede pélvica e/ou hidronefrose ou rim não funcionante (a menos que seja conhecido por outra causa)
IIIC	Envolvimento dos linfonodos pélvicos e/ou paraórticos independentemente do tamanho e da extensão do tumor
IIIC1	Apenas metástase linfonodal pélvica
IIIC2	Metástase nos linfonodos paraórticos
IV	O carcinoma se estende para além da pelve verdadeira ou envolve (comprovada por biópsia) a mucosa da bexiga ou do reto (um edema bolhoso e, como tal, não permite que um caso seja atribuído ao estádio IV)
IVA	Acometimento de órgãos pélvicos adjacentes
IVB	Acometimento de órgãos distantes

6 A imagem colposcópica representa:

(A) Zona de transformação típica.
(B) Condiloma no colo uterino.
(C) Mosaico.
(D) Colpite focal.

Resposta: **C.**

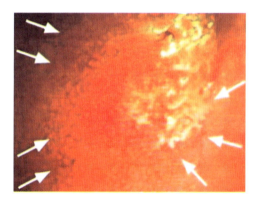

382 Capítulo 45 Propedêutica do Colo e Câncer de Colo Uterino

COMENTÁRIO: o colo uterino tem dois tipos de epitélio: o escamoso, que recobre a vagina e a ecto-cérvice, e o colunar, que reveste o canal cervical. A junção escamocolunar separa os dois epitélios na zona de transformação. As características colposcópicas que tornam possível diferenciar uma zona de transformação anormal de uma normal são: tonalidade de coloração das áreas aceto-brancas, limite de separação entre as áreas acetobrancas e o restante do epitélio, características vasculares e alterações cromáticas depois da aplicação do iodo. Os capilares do epitélio colunar são comprimidos durante o processo metaplásico e não são incorporados no epitélio escamoso recém-formado. Quando a neoplasia intraepitelial cervical se desenvolve como resultado da infecção pelo HPV ou por uma metaplasia atípica, o sistema capilar pode ser aprisionado (incorporado) no epitélio displásico doente. Isso constitui a base dos padrões vasculares de pontilhado e mosaico. Na figura é visto um exemplo desse padrão em mosaico.

7 O diagnóstico definitivo de câncer cervical *in situ* é dado por:

   I. Colpocitologia.
  II. Captura híbrida.
 III. Colposcopia.
 IV. Conização.

Está correto apenas o contido em:
(A) I, II e III.
(B) I e III.
(C) II e IV.
(D) IV.

Resposta: **D.**

COMENTÁRIO: o principal objetivo do exame de Papanicolau é detectar precocemente alterações pré-malignas na mucosa do colo uterino, geralmente provocadas pelo HPV. O Papanicolau é um exame de rastreio, ou seja, não estabelece o diagnóstico de câncer do colo uterino. O papel da colposcopia é visualizar alterações e direcionar a biópsia para uma indicação para o diagnóstico. A captura híbrida é um exame molecular capaz de diagnosticar o HPV ainda que não tenham aparecido os primeiros sintomas da doença. A conização é o procedimento preferencial para definir o diagnóstico, pois possibilita a avaliação histológica completa de toda a zona de transformação.

8 Câncer do colo uterino que atinge o terço inferior da vagina e os paramétrios laterais até a parede óssea deve ser classificado como estádio:

(A) IIA.
(B) IIB.
(C) IIIA.
(D) IIIB.

Resposta: **D.**

COMENTÁRIO: a descrição de acometimento até a parede óssea configura o estádio IIIB. Em 2018 foi publicada uma mudança no estadiamento do câncer de colo uterino pela FIGO (veja a questão 5).

9 **A conização cervical está indicada para:**

I. Propedêutica.
II. Polipose endocervical.
III. Lesões microinvasivas.
IV. Cervicite crônica.

Está correto apenas o contido em:
(A) I, II e III.
(B) I e III.
(C) II e IV.
(D) IV.

Resposta: **B.**

COMENTÁRIO: a conização é indicada quando a invasão (> 5mm) não pode ser descartada por colposcopia e biópsia dirigida da lesão, quando a biópsia mostra lesão microinvasora, quando a colposcopia é insatisfatória em caso de suspeita de invasão ou em caso de não concordância entre os métodos diagnósticos em caso de suspeita de invasão. Atualmente, nos casos de tumores escamosos invasores iniciais, a preferência é pela conização a frio, para evitar os danos térmicos e a fragmentação do material, porém também é aceito o uso da cirurgia de alta frequência (CAF) para essa conização diagnóstica, desde que sejam respeitados a técnica adequada e os princípios básicos desse procedimento, como a ressecção em peça única.

Nas lesões glandulares (adenocarcinoma invasor inicial), a preferência é pelo uso da conização a frio para estabelecer o estadiamento correto da lesão. As informações indispensáveis que devem estar contidas em um resultado anatomopatológico de uma conização de colo uterino, tanto a frio como por CAF, em uma lesão microinvasora escamosa ou glandular são:

- Tipo histológico e grau de diferenciação em caso de lesão invasora.
- Invasão dos espaços linfovasculares (sim ou não).
- Profundidade de invasão estromal (mm).
- Extensão da área tumoral invasora (mm).
- *Status* das margens cirúrgicas (livres, comprometidas por lesão intraepitelial, comprometidas por lesão invasora).

Com essas informações, o ginecologista poderá estadiar corretamente a paciente segundo os critérios da FIGO e indicar a melhor propedêutica para o caso.

10 **A imagem colposcópica mostra:**

(A) Zona de transformação normal.
(B) Mosaico.
(C) Pontilhado.
(D) Vasos atípicos.

Resposta: **C.**

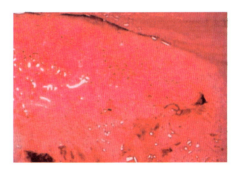

Comentário: quando a NIC se desenvolve como resultado da infecção pelo HPV ou de uma metaplasia atípica, o sistema capilar pode ser aprisionado (incorporado) no epitélio displásico doente. Isso constitui a base dos padrões vasculares de pontilhado e mosaico. O pontilhado fino se refere às alças capilares vistas de frente, apresentando pequeno calibre e localizadas umas próximas das outras. As alças capilares podem formar também uma rede em padrão de mosaico fino. Esses dois aspectos vasculares podem ocorrer juntos e ser encontrados em lesões de baixo grau (NIC-I). O pontilhado grosseiro e os mosaicos grosseiros são formados por vasos de maior calibre com distâncias intercapilares maiores. Ambos costumam aparecer em lesões NIC-II/III e na neoplasia invasiva precoce, como na figura em questão.

11 A figura mostra uma lesão neoplásica maligna com origem no colo uterino. O estádio estabelecido pela FIGO é:

(A) I.
(B) IIA.
(C) IIB.
(D) III.
(E) IV.

Resposta: **E.**

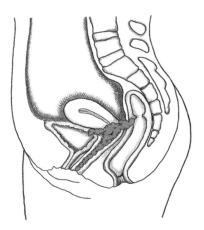

Comentário: a figura mostra invasão da parede da bexiga (anterior) e de reto (posterior) pelo tumor, além de acometimento de todo o canal vaginal (veja o estadiamento pela FIGO na questão 5).

12 O carcinoma do colo uterino é a segunda causa mais comum de morte por câncer em mulheres no mundo, e a infecção pelo HPV é o mais importante fator causal. A vacinação contra o vírus tem sido indicada com a finalidade de diminuir as taxas de infecção e, consequentemente, do carcinoma de colo uterino. Com relação à vacina bivalente para prevenção da infecção pelo HPV, pode-se afirmar que:

(A) Pode ser aplicada em mulheres que já apresentaram lesões por HPV.
(B) É segura para administração em gestantes.
(C) Não deve ser administrada em pacientes imunossuprimidas.
(D) Está liberada para o sexo masculino.
(E) Não apresenta proteção cruzada com outros tipos de HPV.

Resposta: **A.**

Comentário: atualmente, encontram-se disponíveis dois tipos de vacinas contra HPV: a quadrivalente (HPV4) e a vacina contra o HPV oncogênico (HPV2). Ambas são compostas por partículas vírus-*like* (VLP) preparadas pela técnica de DNA recombinante, que cria uma das proteínas que compõem o capsídeo do HPV, a proteína L1(2). A idade ideal para vacinação é entre os 11 e os 12 anos. A HPV4 confere proteção contra a infecção persistente pelo HPV, lesões cervicais precursoras de câncer, lesões vaginais e vulvares precursoras de câncer e verrugas genitais causadas pelos HPV tipos 6, 11, 16 ou 18, e a HPV2 age contra os tipos 16 e 18. Essas vacinas são contraindicadas para indivíduos que já apresentaram reação alérgica à vacina ou a um de seus componentes.

Grávidas devem ter a vacinação postergada. A HPV4 é contraindicada em indivíduos alérgicos à levedura *Saccharomyces cerevisiae*. A infecção prévia pelo HPV não constitui uma contraindicação para a vacinação, e não há evidências sobre proteção contra doença causada pelos tipos de HPV com os quais um indivíduo já tenha se infectado no momento da vacinação, mas a vacina pode proteger contra as doenças causadas pelos outros tipos abrangidos pela vacina.

A vacinação de mulheres com mais de 25 anos de idade é considerada segura e eficaz por órgãos regulatórios de alguns países, apesar de não haver estudos randomizados e controlados sobre mulheres nessa faixa etária. Assim, a critério médico, essas mulheres podem ser vacinadas.

A vacina contra o HPV se constitui em importante ferramenta para prevenção da infecção pelo vírus e doenças associadas, mas sua administração não elimina a necessidade do exame fundamental para prevenção do câncer do colo uterino, o Papanicolau, uma vez que esse tipo de câncer pode estar relacionado com outros tipos de HPV não prevenidos pela vacinação.

13 **Uma mulher de 22 anos de idade, saudável, com queixa de leucorreia, realizou exame colpocitológico. O resultado apresentado foi: amostra satisfatória para avaliação e ASC-US. A partir desse resultado, segundo as Diretrizes para Rastreamento do Câncer do Colo Uterino de 2016, assinale a opção que determina a conduta a ser adotada:**

(A) Repetir a citologia em 6 meses.
(B) Indicar a colposcopia.
(C) Solicitar o teste de HPV.
(D) Tratar a leucorreia e repetir a citologia.
(E) Repetir a citologia em 3 anos.

Resposta: **E.**

COMENTÁRIO: mulheres com menos de 25 anos de idade representam um grupo com maiores incidência e prevalência de infecção por HPV, porém a maioria dessas infecções tem resolução espontânea. Assim, as adolescentes com citologia de ASC-US podem ser acompanhadas. Apesar de não ser alvo do rastreamento do câncer do colo uterino, as recomendações para essa faixa etária visam orientar os profissionais a como proceder ao receberem as mulheres com esse diagnóstico citológico. Se a mulher até 24 anos tiver sido submetida ao exame citopatológico e apresentar ASC-US, a citologia deverá ser repetida em 3 anos. Caso essa atipia persista, deverá ser mantido o seguimento citológico trienal. No caso de novo exame normal, reinicia-se o rastreamento aos 25 anos. Caso a citologia se mantenha como ASC-US ou apresente maior gravidade, a mulher a partir dos 25 anos de idade deverá ser encaminhada para colposcopia.

386 Capítulo 45 Propedêutica do Colo e Câncer de Colo Uterino

14 Uma mulher de 30 anos de idade, nuligesta, foi submetida à excisão da zona de transformação por cirurgia de alta frequência por NIC-III. O resultado histopatológico revelou carcinoma escamoso de colo uterino com profundidade de invasão de 5mm sem invasão do
espaço linfovascular. Assinale, dentre as opções, a conduta a ser adotada neste caso:

(A) Conização com lâmina a frio.
(B) Traquelectomia radical com linfadenectomia pélvica.
(C) Histerectomia tipo II.
(D) Histerectomia tipo III.
(E) Histerectomia tipo II com preservação dos ovários.

Resposta: B.

COMENTÁRIO: a doença em estádio inicial é comumente tratada por cirurgia, quando os recursos
estão disponíveis. A doença microscópica pode ser tratada com tratamento conservador e cirurgias com preservação do útero. Lesões maiores exigem ressecções cirúrgicas mais agressivas.
Histerectomias radicais incluem ressecção da parte superior da vagina, paramétrio e ligamento
uterossacro e são padronizadas para tratar tumores < 4cm localizados no colo uterino.

Atualmente, o câncer em estádio FIGO IB1 pode ser tratado com histerectomia radical com
mapeamento de linfonodo sentinela e terapia adjuvante sob medida. Quando é desejada gravidez
futura, a traquelectomia radical preservadora da fertilidade com linfadenectomia pode ser indicada em casos selecionados (FIGO IB1 < 2cm).

15 Mulher de 54 anos de idade, sexualmente ativa, teve menopausa aos 50 anos e está assintomática. Ao exame físico, observa-se importante atrofia genital. Exame de colpocitologia oncótica mostrou atipias em células escamosas de significado indeterminado (ASC-US). Demais
exames rotineiros sem alterações. Assinale a opção que apresenta a conduta CORRETA:

(A) Repetir a colpocitologia oncótica em 2 anos.
(B) Eletrocoagulação das lesões.
(C) Repetir a colpocitologia após reposição de estrogênios via vaginal.
(D) Tratamento cirúrgico com traquelectomia.
(E) Indicar histerectomia.

Resposta: C.

COMENTÁRIO: as mulheres na pós-menopausa com diagnóstico citopatológico de ASC-US devem
ser conduzidas como as demais, mas a segunda coleta deve ser precedida de tratamento da colpite atrófica, quando presente. Essas mulheres, em razão da deficiência de estrogênio, apresentam
alterações celulares no colo uterino e na vagina, o que pode acarretar resultados falso-positivos
da citologia. A terapia por meio de estrogênio tópico melhora a qualidade desse exame.

16 Mulher de 20 anos de idade mostra resultado de exame citopatológico do colo uterino:
lesão intraepitelial escamosa de alto grau (HSIL). É nuligesta, coitarca há 3 anos, teve três
parceiros no último ano, assintomática. A conduta apropriada para esta paciente é:

(A) Repetir a citologia em 6 meses.
(B) Realizar pesquisa de HPV (biologia molecular).
(C) Realizar eletrocauterização com bisturi de alta frequência.

(D) Encaminhá-la para ambulatório de patologia cervical para realização de exérese de zona de transformação do colo uterino pelo método ver e tratar.
(E) Encaminhá-la para colposcopia e, em caso de lesão sugestiva de lesão de alto grau, proceder à biópsia.

Resposta: E.

Comentário: estudos mostram que a história natural da NIC-II em mulheres com menos de 24 anos de idade está muito próxima daquela da NIC-I. Em 12 meses de seguimento de NIC-II em adolescentes e mulheres jovens, é observada probabilidade de regressão em torno de 60% em alguns estudos, mas podendo chegar a 75% em 3 anos de seguimento. A regressão de NIC-III também tem sido observada em adolescentes ou mulheres jovens e tem motivado recomendações mais conservadoras, como tratamentos destrutivos (eletrocauterização, crioterapia e destruição a *laser*), porém com a desvantagem de não fornecer informação quanto ao tratamento da totalidade da lesão ou à existência de microinvasão ou invasão não suspeitada ou diagnosticada por biópsia, o que é muito raro nessa faixa etária. Tratamentos destrutivos têm sido recomendados quando não há suspeita de lesão invasiva ou glandular, a lesão é completamente visível e não se estende ao canal.

Mulheres até essa idade não estão incluídas na faixa etária-alvo do rastreamento do câncer de colo uterino, mas é importante orientar os profissionais quanto às condutas adequadas nessa situação para reduzir a probabilidade de malefícios decorrentes de procedimentos diagnósticos e terapêuticos desnecessários, principalmente relacionados com a função reprodutiva.

Na vigência de exame citopatológico com diagnóstico de HSIL, a paciente deve ser encaminhada para colposcopia. Se o achado colposcópico for menor, a paciente deverá ser mantida em seguimento anual citológico por 2 anos. Na presença de achado colposcópico maior, realiza-se biópsia.

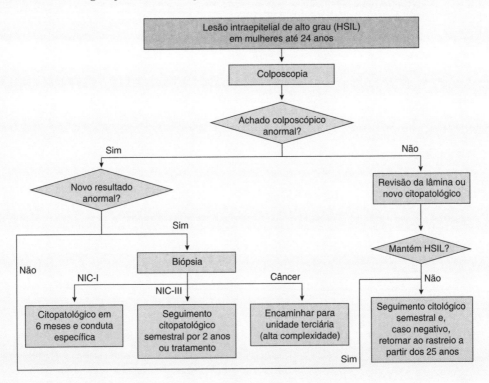

BIBLIOGRAFIA

Camisão CC, Brenna SMF, Lombardelli KVP, Djahjah MCR, Zeferino LC. Ressonância magnética no estadiamento dos tumores de colo uterino. Radiol Bras, São Paulo 2007; 40(3):207-15.

Colposcopia e tratamento da neoplasia intraepitelial cervical. Disponível em: https://screening.iarc.fr/doc/colpopt-manual.pdf. Acesso em 15/03/2019.

Crum CP. O trato genital feminino. In: Kumar V, Abbas AK, Fausto N (eds.). Robbins & Cotran patologia: bases patológicas das doenças. Rio de Janeiro: Elsevier, 2005:1105-67.

INCA. Diretrizes Brasileiras para o Rastreamento do Câncer do Colo Uterino 2016.

Instituto Nacional de Câncer José Alencar Gomes da Silva (Brasil). Diretrizes Brasileiras para o Rastreamento do Câncer do Colo do Útero. Rio de Janeiro: INCA, 2011.

Ministério da Saúde. Instituto Nacional de Câncer José Alencar Gomes da Silva (INCA). Biblioteca Virtual em Saúde Prevenção e Controle de Câncer. Disponível em: http://controlecancer.bvs.br/. 2. ed. revista, ampliada e atualizada. Diretrizes Brasileiras para o Rastreamento do Câncer. INCA, 2016.

Sociedade Brasileira de Imunizações (SBI); Federação Brasileira de Ginecologia e Obstetrícia (FEBRASGO). Consenso SBIM & FEBRASGO Vacinação da Mulher. [citado 2013 maio 5]. Disponível em: http://www.sbim.org.br/wp-content/uploads/2012/06/consenso-sbim-febrasgo_vac-mulher_120604_bx.pdf.

CAPÍTULO
46

Câncer de Endométrio

Marcella Falcão Leal

1 **Assinale a opção em que todos os fatores se relacionam com o risco de carcinoma de endométrio:**

(A) Múltiplos parceiros, obesidade, menopausa tardia.
(B) Terapia estrogênica isolada, diabetes, anovulação crônica.
(C) Abortamentos de repetição com curetagem, multiparidade e síndrome dos ovários policísticos.
(D) Menopausa precoce, altas doses de tamoxifeno, multiparidade.
(E) Idade avançada, terapia hormonal com reposição estrogênica, uso de contraceptivos hormonais.

Resposta: B.

COMENTÁRIO: foram descritos vários fatores de risco para o desenvolvimento do câncer de endométrio. Na maioria dos casos, ele está associado a um ambiente com excesso de estrogênio sem oposição da progesterona. A obesidade é a causa mais comum dessa produção endógena excessiva. O tecido adiposo em excesso aumenta a conversão de androstenediona em estrona. A anovulação também deixa o endométrio exposto à estimulação contínua do estrogênio. A terapia de reposição hormonal (TH) exclusiva com estrogênio é o segundo fator de risco mais importante. Outros fatores de risco para o desenvolvimento da neoplasia endometrial são: residir na América do Norte ou na Europa setentrional, doses acumulativas de tamoxifeno, tumores produtores de estrogênio, menarca precoce, menopausa tardia, infertilidade, nuliparidade, irregularidade menstrual, raça branca, idade avançada, história de *diabetes mellitus*, hipertensão arterial ou doença biliar.

2 **Com relação ao câncer de endométrio, é CORRETO afirmar que:**

(A) Se a citologia peritoneal for positiva, é estádio II.
(B) A sobrevida no estádio I, com cirurgia exclusiva, é de 35%.

390   Capítulo 46   Câncer de Endométrio

(C) Na ultrassonografia, identificando-se endométrio > 5mm na pós-menopausa, a conduta indicada consiste apenas em acompanhamento.

(D) O prognóstico depende do tipo histológico, diferenciação, invasão miometrial, extensão tumoral e invasão linfovascular.

(E) O estadiamento II acontece quando o tumor invade até a serosa ou anexos.

Resposta: D.

Comentário: a citologia peritoneal positiva não altera o estadiamento. A sobrevida no estádio I com a cirurgia exclusiva é de cerca de 80% a 90%.

Em uma paciente na pós-menopausa, em caso de ultrassonografia com linha endometrial > 4mm, está indicada avaliação posterior da cavidade endometrial por meio de histeroscopia ou biópsia endometrial. O valor da linha endometrial em mulheres na pré-menopausa varia com a fase do ciclo menstrual.

Variáveis prejudiciais no câncer de endométrio: estádio cirúrgico avançado, idade crescente, tipo histológico (carcinoma seroso papilífero ou adenocarcinoma de células claras), maior grau de diferenciação, invasão miometrial e do espaço linfovascular, citologia peritoneal positiva para células neoplásicas, tumores grandes, receptores de estrogênio e progesterona em altos níveis do tumor. O fator prognóstico mais importante para o carcinoma endometrial é o grau histológico. Histologicamente, os tumores pouco diferenciados ou indiferenciados estão associados a prognóstico consideravelmente pior devido à probabilidade de disseminação extrauterina através do sistema linfático e peritoneal adjacente.

No estádio II, o tumor invade o estroma do colo uterino, mas não se estende para além do útero (envolvimento glandular endocervical único deve ser considerado estádio I).

3 São fatores de risco que indicam a linfadenectomia no tratamento cirúrgico do câncer de endométrio:

   I. Extensão istmocervical.
  II. Tumor > 2cm.
 III. Invasão miometrial > 1/2.
  IV. Invasão miometrial > 1/3.

Está correto apenas o contido em:

(A) I, II e III.
(B) I e III.
(C) II e IV.
(D) IV.

Resposta: B.

Comentário: os fatores de pior prognóstico são os tipos histológicos serosopapilíferos, de células claras e os tumores endometrioides grau 3 (pouco diferenciados), invasão miometrial profunda (> 50%), invasão cervical e invasão do espaço vascular (estádios clínicos II e III).

O tamanho do tumor tem relação com a indicação ou não de radioterapia, mas não de linfadenectomia.

Capítulo 46   Câncer de Endométrio   **391**

4 | **Dos fatores prognósticos relacionados, NÃO é indicação para dissecção seletiva dos linfonodos pélvicos e paraórticos no câncer de endométrio:**

(A) Extensão istmocervical.
(B) Grau histológico 2.
(C) Invasão de mais de metade do miométrio.
(D) Ausência de receptores para estrogênio e progestogênio.

> Resposta: **D.**

COMENTÁRIO: os fatores de pior prognóstico são os tipos histológicos serosopapilíferos, de células claras e os tumores endometrioides grau 3 (pouco diferenciados), que apresentam invasão miometrial profunda (> 50%), invasão cervical, invasão do espaço vascular, citologia peritoneal positiva e invasão anexial.

Quanto às metástases linfonodais, no estádio IaG1 há menos de 5% de metástases e nos estádios IbG2 e G3 há entre 5% e 9% de linfonodos pélvicos positivos e 4% de paraórticos. No entanto, quando se trata de tumor G3 com invasão miometrial profunda e/ou doença extrauterina, ocorrem 20% a 60% de metástases linfonodais pélvicas e 10% a 30% de paraórticas.

A ausência de receptores hormonais não é indicação de linfadenectomia seletiva.

5 | **Uma mulher de 37 anos de idade, hipertensa, tentando engravidar há cerca de 1 ano, procurou atendimento por apresentar irregularidade menstrual há 4 meses. IMC = 34kg/m². Exame especular: mácula rubra e sangramento pelo orifício externo do colo em moderada quantidade com coágulos. Toque vaginal: útero em medioversão, intrapélvico e regular, indolor à mobilização. Anexos não foram palpados. A histeroscopia demonstrou lesão focal em parede lateral do útero, medindo 2cm. Realizada biópsia dirigida com laudo de adenocarcinoma do tipo endometrioide, grau histológico I. A ressonância magnética não demonstrou invasão do miométrio. Assinale a conduta que pode ser adotada, levando em conta a história clínica:**

(A) Histerectomia e anexectomia bilateral seguida de reposição estrogênica.
(B) Medroxiprogesterona 10mg/dia e seguimento com histeroscopia.
(C) Acetato de megestrol 160mg/dia e histeroscopia em 3 meses.
(D) Histerectomia tipo II com manutenção dos ovários.
(E) Ablação endometrial e terapia adjuvante com antiestrogênio.

> Resposta: **C.**

COMENTÁRIO: em geral, a estratégia de preservação da fertilidade pode ser adotada apenas em mulheres com adenocarcinoma de grau I sem invasão miometrial. O objetivo do tratamento hormonal é reverter a lesão, mas isso pode implicar risco de progressão da doença. Os progestogênios são os agentes mais usados. O acetato de megestrol, 160mg/dia via oral, mostrou-se eficaz. As pacientes precisam ser monitorizadas com biópsias endometriais repetidas ou dilatação e curetagem a cada 3 meses. A histerectomia estará indicada se a lesão não regredir ou se houver suspeita de progressão da doença.

6 | **Assinale o tipo histológico mais comum do câncer de endométrio:**

(A) Carcinoma mucinoso.
(B) Carcinoma de células claras.

392 Capítulo 46 Câncer de Endométrio

(C) Adenocarcinoma endometrioide.

(D) Carcinoma seroso.

Resposta: **C.**

COMENTÁRIO: o tipo histológico mais comum do câncer de endométrio é o adenocarcinoma endometrioide, responsável por mais de 75% dos casos. Esse tumor apresenta glândulas que se assemelham ao endométrio normal. Ele pode ter variantes, como viloglandular, secretor e de células ciliadas. Em geral, o comportamento biológico dessas variantes se assemelha ao do adenocarcinoma endometrial clássico.

7 Uma mulher de 67 anos de idade, IMC = 48kg/m², com história de sangramento genital há 2 meses, na pós-menopausa, em pequena quantidade, de caráter intermitente, foi submetida a exame ginecológico que evidenciou apenas colo atrófico e sangramento se exteriorizando em pouca quantidade pelo orifício externo do colo. Útero e anexos sem possibilidade de palpação devido a extenso panículo adiposo. Realizou ultrassonografia, que evidenciou linha endometrial heterogênea de 12mm sem outras alterações importantes. Foi submetida à histeroscopia cirúrgica com biópsia de área suspeita, cujo anatomopatológico foi de adenocarcinoma endometrioide do endométrio G2. Qual é a conduta mais adequada?

(A) Quimioterapia exclusiva.

(B) Histerectomia total abdominal + salpingooforectomia bilateral + linfadenectomia pélvica.

(C) Histerectomia total abdominal + salpingooforectomia bilateral + linfadenectomia pélvica e paraórtica.

(D) Radioterapia exclusiva.

Resposta: **D.**

COMENTÁRIO: as contraindicações cirúrgicas mais comuns são a obesidade mórbida e a doença cardiopulmonar severa. A braquiterapia pode obter sucesso no controle local e poderá ser combinada à teleterapia quando houver fatores de pior prognóstico ou recidiva. As pacientes portadoras de tumores G1 e G2 com receptores hormonais positivos e com contraindicação para a radioterapia podem ser candidatas ao uso de progestogênios em altas doses.

8 Qual a melhor forma de rastreio do câncer de endométrio em mulheres assintomáticas?

(A) Não há necessidade de rastreio.

(B) Citologia oncótica e ultrassom endovaginal anuais na pós-menopausa.

(C) Histeroscopia diagnóstica anual.

(D) Ressonância magnética da pelve com contraste a cada 2 anos.

Resposta: **A.**

COMENTÁRIO: não há indicação de rastreamento do carcinoma endometrial por qualquer método em mulheres assintomáticas portadoras ou não de fatores de médio ou alto risco para carcinoma endometrial. No entanto, mulheres na pós-menopausa com sobrepeso, diabéticas, em uso de

Capítulo 46 Câncer de Endométrio **393**

tamoxifeno ou hormônios esteroides sexuais ou com qualquer manifestação de hiperestrogenismo apresentam risco maior de câncer endometrial que a população normal na mesma faixa etária. Nesses casos, quando há a presença de sintomas, como sangramento uterino anormal, a realização anual de ultrassonografia, de preferência endovaginal, é benéfica em razão da possibilidade de diagnóstico precoce de alterações do endométrio.

9 Em quais mulheres é mandatório o rastreamento para câncer de endométrio, mesmo que assintomático?

(A) Obesidade mórbida com índice de massa corporal (IMC) > 40kg/m^2 na pós-menopausa.
(B) Pacientes com síndrome de Lynch a partir dos 35 anos de idade.
(C) Pacientes com mutações nos genes BRCA1 e BRCA2.
(D) Uso de contraceptivo oral combinado por mais de 5 anos na menacme.

Resposta: **B.**

Comentário: o câncer de endométrio é a manifestação extracolônica mais comum no câncer colorretal não poliposo hereditário (HNPCC – *hereditary nonpolyposis colorectal cancer*), também conhecido como síndrome de Lynch. As portadoras da síndrome têm risco de 40% a 60% de desenvolver câncer de endométrio. No entanto, menos de 5% dos cânceres de endométrio podem ser atribuídos ao HNPCC. Portadoras da síndrome e/ou com antecedente familiar de portador da mutação ou na ausência de confirmação da mutação genética, mas com suspeita dessa predisposição genética autossômica dominante na história familiar, devem ser rastreadas anualmente com biópsia endometrial a partir dos 35 anos de idade.

10 Mulher de 58 anos de idade, menopausada há 6 anos, IMC = 26,5kg/m^2, sem comorbidades, iniciou sangramento genital em pequena quantidade, intermitente, tipo borra de café, há 4 meses. Ao exame físico, apresentava sangramento pelo orifício cervical externo, em pequena quantidade, sem outras alterações. Ultrassom endovaginal com linha endometrial de 14mm sem outras alterações. Foi submetida à investigação da cavidade endometrial com biópsia de área suspeita, mas sem tumorações visíveis, cujo anatomopatológico identificou adenocarcinoma endometrioide G1. Qual a conduta a ser tomada?

(A) Histerectomia total abdominal + salpingooforectomia bilateral.
(B) Histerectomia total abdominal + salpingooforectomia bilateral + braquiterapia.
(C) Histerectomia total abdominal + salpingooforectomia bilateral + linfadenectomia sistemática seguida de radioterapia.
(D) Radioterapia exclusiva.

Resposta: **A.**

Comentário: no estádio IaG1, indica-se apenas cirurgia. Cirurgia recomendada: histerectomia total + salpingooforectomia bilateral por via laparotômica ou minimamente invasiva. Não há indicação de radioterapia adjuvante. A radioterapia não deve ser indicada para pacientes no estádio IG1 com invasão inicial do miométrio e com menos de 60 anos de idade.

BIBLIOGRAFIA

Casanova R, Chuang A, Goepfert AR, Hueppchen NA, Weiss PM, Beckmann CRB. Beckmann and Ling's obstetrics and gynecology. 8. ed. Wolters Kluwer, 2018.

National Comprehensive Cancer Network. NCCN Clinical Practice Guidelines in Oncology (NCCN Guidelines). Uterine Neoplasms. Version 3.2019 — February 27, 2019. Disponível em: https://www.nccn.org.

Federação Brasileira das Associações de Ginecologia e Obstetrícia. Manual de orientação de ginecologia oncológica da FEBRASGO. Rio de janeiro, 2010.

Hoffman BL, Schorge JO, Schaffer JI, Halvorson LM, Bradshaw KD, Cunningham FG. Ginecologia de Williams. 2. ed. Porto Alegre: AMGH, 2014.

CAPÍTULO
47

Tumores Anexiais

Ísis Caroline Firmano

1 **Dentre os diversos fatores epidemiológicos associados ao risco maior de câncer epitelial de ovário, NÃO se considera(m):**

(A) Raça branca.
(B) Mutação dos genes BRCA1 ou BRCA2.
(C) Baixa paridade ou nuliparidade.
(D) Salpingectomia pregressa.
(E) Endometriose e infertilidade.

Resposta: **D.**

COMENTÁRIO: idade avançada, raça branca, nuligesta, obesidade, mutação dos genes BRCA1 e BRCA2, histórico familiar de parente de primeiro grau, câncer colorretal hereditário sem polipose (também conhecido como síndrome de Lynch), endometriose e terapia de reposição hormonal pós-menopausa são fatores de risco. Atualmente, acredita-se que os STIC (do inglês, *serous tubal intraepithelial carcinomas*) sejam lesões precursoras dos carcinomas do tipo II, as quais são iniciadas nas tubas uterinas e capazes de se implantar no ovário e em outros sítios da pelve e da cavidade abdominal. Logo, a realização de salpingectomia é um fator protetor.

2 **São características de massa ovariana benigna, EXCETO:**

(A) Unilateralidade.
(B) Crescimento lento.
(C) Cápsula espessa.
(D) Aspecto cístico.

Resposta: **C.**

COMENTÁRIO: atualmente, as características ultrassonográficas seguem os Critérios de IOTA (*International Ovarian Tumor Analysis*):

Critérios de benignidade
• Unilocular
• Presença de componente sólido < 7mm
• Presença de sombra acústica posterior
• Tumor multilocular regular com diâmetro < 100mm
• Ausência de fluxo ao Doppler (escore 1)

3 Paciente apresenta tumor de ovário ao exame clínico e à ultrassonografia transvaginal. Se a dosagem de alfafetoproteína no sangue se encontra elevada, deve-se suspeitar de neoplasia da provável variedade:

(A) Neoplasia maligna mucinosa.
(B) Neoplasia maligna de células transicionais (tipo Brenner).
(C) Tumor do seio endodérmico.
(D) Neoplasia especializada – *struma ovarii*.
(E) Tumor de células da granulosa.

Resposta: **C.**

COMENTÁRIO: níveis aumentados de alfafetoproteína são frequentemente encontrados em pacientes com tumor do seio endodérmico ou do saco vitelínico.

4 O tratamento adequado dos tumores malignos epiteliais da tuba uterina deve ser:

(A) Histerectomia total com salpingectomia bilateral.
(B) Histerectomia radical.
(C) Histerectomia total com irradiação pélvica.
(D) Igual ao dos tumores epiteliais do ovário.

Resposta: **D.**

COMENTÁRIO: as opções de tratamento para pacientes com todos os estádios de câncer epitelial ovariano, câncer de tuba uterina e câncer peritoneal primário consistem em cirurgia seguida de quimioterapia à base de platina. Nos estádios iniciais, nem sempre há necessidade de quimioterapia.

5 São características ultrassonográficas de tumor ovariano que sugerem malignidade, EXCETO:

(A) Vegetações intracísticas.
(B) Bilateralidade.
(C) Áreas sólidas.
(D) Diâmetro > 6cm.

Resposta: **D.**

Capítulo 47 Tumores Anexiais **397**

COMENTÁRIO: a literatura médica contém muitas publicações com o objetivo de estimar a probabilidade de malignidade das massas anexiais. Dentre essas se destaca a do grupo IOTA:

Critérios de malignidade
• Tumor sólido irregular
• Presença de ascite
• Pelo menos quatro estruturas papilares
• Tumor multilocular com componente sólido e diâmetro ≥ 100mm
• Vascularização intensa (escore 4)

6 Paciente de 18 anos de idade, nuligesta, submetida à laparotomia para retirada de tumor anexial com cápsula íntegra. O exame histopatológico de congelação revelou teratoma imaturo. A conduta operatória consiste em:

(A) Anexectomia unilateral, coleta de lavado peritoneal, omentectomia infracólica e amostragem linfonodal homolateral.

(B) Pan-histerectomia, coleta de lavado peritoneal, omentectomia infracólica e amostragem linfonodal.

(C) Anexectomia bilateral, coleta de lavado peritoneal, omentectomia infracólica e amostragem linfonodal.

(D) Cirurgia de Wertheim-Meigs.

Resposta: **A.**

COMENTÁRIO: neste caso, estamos diante de um tumor de células germinativas no estádio IA – tumor unilateral com cápsula íntegra. Com esse diagnóstico histopatológico em paciente jovem, a conduta correta consistiria em salpingooforectomia unilateral e lavado peritoneal, não sendo necessárias a linfadenectomia e a omentectomia nesse tipo histológico.

7 Menina de 6 anos de idade se queixa de dor no baixo ventre. Ao exame, palpa-se massa móvel e dolorosa na fossa ilíaca direita. A ultrassonografia visibiliza tumor ovariano com diâmetro de 7cm. O tipo histológico provável é:

(A) Cisto folicular.

(B) Cistoadenoma seroso.

(C) Disgerminoma.

(D) Tumor de Brenner.

Resposta: **C.**

COMENTÁRIO: o disgerminoma é o tipo mais comum dos tumores das células germinativas. Sua incidência é maior em crianças, adolescentes e adultas jovens. Pode estar associado à disgenesia gonadal e alcançar grande volume. Esses tumores têm bom prognóstico mesmo nos casos de recidiva.

8 Na adolescência, o tumor ovariano mais comum é o:

(A) Coriocarcinoma.

(B) Disgerminoma.

398 Capítulo 47 Tumores Anexiais

(C) Poliembrioma.

(D) Teratoma.

(E) Tumor do seio endodérmico.

> Resposta: **D.**

COMENTÁRIO: o tumor mais comum nessa faixa etária é o teratoma maduro, derivado das célu-las germinativas. Apresenta derivados dos três folhetos embrionários: ectoderma, mesoderma e endoderma, podendo conter qualquer tipo de tecido em seu interior: dente, cabelo, cartilagem, osso, até tecido tireoidiano, que pode ser ativo e produzir hormônio, desenvolvendo quadro de hipertireoidismo e sendo chamado de *struma ovarii.*

9 **Com relação ao tipo histológico dos tumores de ovário, a maioria é de origem:**

(A) De células claras.

(B) De células indiferenciadas.

(C) Endometrioide.

(D) Epitelial.

(E) Cistoadenocarcinoma mucinoso.

> Resposta: **D.**

COMENTÁRIO: o câncer de ovário é a terceira neoplasia ginecológica mais incidente no mundo e a mais letal dentre os cânceres ginecológicos, sendo o epitelial o tipo mais comum (85% a 90%). Acomete mulheres entre a quinta e a sexta década de vida. Segundo dados do Instituto Nacional de Câncer (INCA) foram estimados, aproximadamente, 6.000 casos novos em 2018.

10 **Paciente de 26 anos de idade procura Hospital Universitário relatando aumento do volume abdominal há 4 meses, acompanhado de diminuição da frequência evacuatória, com fezes mais ressecadas e sensação de empachamento, dispareunia profunda e vômitos esporádicos. Refere ser usuária de contraceptivo oral, o último há 10 dias. Nega gestações. Levou um ultras-som de abdome que acusa massa pélvica de 20cm com septos espessos no interior. Qual seria a conduta recomendada?**

(A) Dímero-D, laparotomia com congelação.

(B) Ressonância magnética de abdome e β-hCG.

(C) Tomografia computadorizada de abdome e CA19-9.

(D) Exame ginecológico, solicitar ultrassom transvaginal e CA125.

(E) Alfafetoproteína, videolaparoscopia diagnóstica e terapêutica.

> Resposta: **D.**

COMENTÁRIO: a grande maioria das massas pélvicas tem como diagnóstico diferencial os tumores ovarianos, principalmente quando acompanhadas de sintomas de compressão intestinal. Sempre que houver suspeita de tumor ovariano, o próximo passo, após exame ginecológico, consistirá na realização de ultrassom transvaginal. Pensando no tumor ovariano mais comum, que é o da linhagem epitelial, deve ser dosado seu marcador tumoral: CA125.

Capítulo 47   Tumores Anexiais   **399**

11 Paciente de 32 anos de idade, nuligesta, procura atendimento ginecológico em virtude de dismenorreia secundária, o que tem tornado bastante debilitante o exercício de suas atividades. Dentre os exames solicitados, o ultrassom endovaginal revelou cisto de ovário esquerdo de conteúdo espesso, sem septos ou vegetações no interior, medindo 52 × 40 × 41mm. O valor do marcador tumoral CA125 era de 55,4UI/mL (normal < 35UI/mL). A orientação mais apropriada para esta paciente seria:

(A) Laparotomia exploradora com biópsia de congelação do ovário esquerdo.
(B) Deixar a paciente em amenorreia por 6 meses por meio de análogos do GnRH.
(C) Laparoscopia com ooforoplastia e biópsia de congelação.
(D) Punção guiada por ultrassom endovaginal do conteúdo do cisto, encaminhando-o para citologia oncótica.
(E) Histerectomia com ooforectomia bilateral e omentectomia.

Resposta: **C.**

COMENTÁRIO: a principal causa de dismenorreia secundária é a endometriose. Entre os locais de desenvolvimento estão os ovários, quando recebe o nome de endometrioma. Trata-se de lesão cística com paredes espessadas e conteúdo espesso e achocolatado (sangue) que vai se acumulando mês a mês e provocando o crescimento da lesão. O melhor método para diagnóstico é o histológico; a melhor via de acesso, a laparoscopia; e o tratamento de escolha é a exérese cirúrgica.

12 Na classificação histológica dos tumores ovarianos, todos os citados são considerados tumores epiteliais estromais, EXCETO:

(A) Cistoadenoma papilífero.
(B) Tumor de células da granulosa.
(C) Tumor de Brenner.
(D) Adenofibroma.

Resposta: **B.**

COMENTÁRIO: os tumores ovarianos, independentemente de serem malignos, *borderlines* ou benignos, são enquadrados em uma de quatro linhagens: epiteliais, derivados das células germinativas, derivados do estroma do cordão sexual ou metástase. Noventa por cento dos tumores ovarianos são derivados do epitélio. As neoplasias ovarianas são classificadas de acordo com sua histologia em:

- **Oriundas do epitélio superficial:** cistoadenoma mucinoso e seroso, endometrioma, tumor de Brenner.
- **Oriundas das células germinativas:** disgerminoma, teratoma maduro e imaturo, tumor do seio endodérmico, coriocarcinoma.
- **Oriundas do estroma ovariano:** tumor da célula da granulosa, tumor da célula da teca, tumor das células de Sertoli-Leydig, fibromas.

13 Em qual dos seguintes tumores de células germinativas são encontrados corpúsculos de Schiller-Duvall:

(A) Poliembrioma.
(B) Teratoma maduro.
(C) Teratoma imaturo.

(D) Disgerminoma.

(E) Tumor do seio endodérmico.

Resposta: E.

COMENTÁRIO: os tumores do saco vitelínico (tumor do seio endodérmico) são os principais tumores germinativos da infância. Há uma mistura de células epiteliais e mesenquimais, podendo ser visualizada a presença de estágios característicos de morfogênese das membranas extraembrionárias, assim como os corpúsculos de Schiller-Duvall.

14 **Com relação aos tumores de ovário, assinale a afirmativa ERRADA:**

(A) Os disgerminomas puros costumam ser radiossensíveis.

(B) As células em anel de sinete são típicas dos carcinomas serosos.

(C) Os marcadores imuno-histoquímicos, como CA125, têm sido mais úteis no seguimento que no diagnóstico.

(D) Os tumores residuais < 2cm apresentam melhor resposta aos agentes quimioterapêuticos.

(E) A cirurgia citorredutora pode ser feita no estádio III.

Resposta: B.

COMENTÁRIO: os disgerminomas puros são caracteristicamente muito sensíveis à quimioterapia e à radioterapia.

As células em anel de sinete são critérios histológicos para identificar o tumor de Krukenberg, um tumor metastático mais frequentemente oriundo do estômago.

O CA125 é uma glicoproteína usada como marcador dos tumores epiteliais, não sendo expressa exclusivamente pelas células tumorais ovarianas, mas por grande número de tipos celulares derivados do epitélio celômico: pleura, pericárdio, peritônio e epitélio mülleriano. Esse marcador não se apresenta como ferramenta útil para diagnóstico de modo isolado. No acompanhamento após tratamento, o nível elevado de CA125 corresponde à presença de recidiva tumoral em aproximadamente 90% das pacientes.

Os tumores ovarianos são considerados heterogeneamente sensíveis à quimioterapia, sendo a eficácia terapêutica diretamente dependente do tamanho do tumor residual após a cirurgia. Quanto maior o tumor residual, menor a possibilidade de a quimioterapia eliminar a doença completamente. Isso se deve ao maior número de células na fase G0 (grau de diferenciação inacessível) e, portanto, fora do espectro de ação dos citotóxicos, aumentando assim as chances de desenvolvimento de linhagem de células resistentes à quimioterapia. Doença residual com tumor < 2cm tem maior chance de resposta.

A cirurgia de ovário tem como principais objetivos o estadiamento da neoplasia e a citorredução, que é a ressecção máxima do tumor (mesmo que incompleta), visando à obtenção de melhores resultados no tratamento quimioterapêutico adjuvante. No estádio III, a cirurgia desempenha papel fundamental. O volume de doença residual tem implicação direta na sobrevida da paciente, que pode ser assim classificada:

* **Baixo risco:** citorredução completa (≤ 1cm).
* **Risco intermediário:** doença residual > 1cm.
* **Alto risco:** doença irressecável (múltiplas metástases hepáticas, envolvimento do hilo hepático, infiltração da raiz do mesentério) e doença residual > 2cm.

Capítulo 47 Tumores Anexiais **401**

15 Uma paciente de 22 anos de idade é atendida na Unidade de Pronto Atendimento (UPA) com dor pélvica súbita e crescente e temperatura de 37,5°C. Última menstruação há 25 dias e sexualmente inativa há 2 meses. Leva ultrassonografia abdominal recente que mostra tumor anexial de 12cm de diâmetro, cístico e de baixa perfusão à dopplerfluxometria. O diagnóstico provável é:

(A) Cisto de corpo lúteo.
(B) Doença inflamatória pélvica.
(C) Gravidez ectópica.
(D) Torção de anexo.

Resposta: **D.**

COMENTÁRIO: um quadro de dor e/ou massa pélvica faz diagnóstico diferencial com doença inflamatória pélvica aguda (DIPA), porém se trata de uma doença sexualmente transmissível, e a paciente não apresenta vida sexual ativa, o que também descartaria gravidez ectópica. A baixa perfusão à dopplerfluxometria sugere tumoração benigna, o que causaria dor por torção ou compressão de estruturas vizinhas. A massa assume grande dimensão e, quanto maior um tumor ovariano, maior a chance de torção sobre seu próprio eixo.

BIBLIOGRAFIA

Kurman RJ, Shih IeM. The dualistic model of ovarian carcinogenesis: revisited, revised, and expanded. Am J Pathol 2016 Apr; 186(4):733-47.

CAPÍTULO
48

Câncer de Ovário

Adriana Yoshida

1 **Os tumores serosos do ovário têm padrão histológico semelhante ao epitélio:**

(A) Endometrial.
(B) Da tuba uterina.
(C) Endocervical.
(D) Ectocervical.

Resposta: **B.**

COMENTÁRIO: o epitélio dos tumores serosos se assemelha ao epitélio tubário. Além disso, segundo o modelo dualístico da carcinogênese ovariana, os carcinomas derivam de tecido endometrial (carcinoma endometrioide, de células claras e seromucinoso), do epitélio da tuba (carcinomas serosos de alto e baixo graus, carcinossarcoma, carcinoma indiferenciado), das células germinativas (carcinoma mucinoso) e do epitélio transicional (carcinoma mucinoso e tumor de Brenner).

2 **Paciente de 10 anos de idade com tumor limitado a um ovário tem como diagnóstico histológico tumor do seio endodérmico. A conduta preconizada consiste em salpingooforectomia**

  I. unilateral e biópsia do ovário contralateral;
 II. bilateral;
III. unilateral seguida de radioterapia;
IV. unilateral seguida de quimioterapia.

Está correto apenas o contido em:
(A) I, II e III.
(B) I e III.
(C) II e IV.
(D) IV.

Resposta: **D.**

402

Capítulo 48   Câncer de Ovário   **403**

Comentário: o tumor do seio endodérmico ou do saco vitelínico é um tumor das células germinativas do ovário. Nas pacientes para as quais a preservação da fertilidade e da função ovariana é uma preocupação, esse tipo de neoplasia deve ser tratado com salpingooforectomia unilateral seguida de quimioterapia. Em estudo com 561 mulheres com tumores de saco vitelínico, omentectomia, histerectomia e amostragem/dissecção linfonodal não se associaram à melhor sobrevida global. Por outro lado, doença em estádio inicial, idade mais jovem e quimioterapia adjuvante foram fatores independentes associados à menor mortalidade.

3 **É sensível à radioterapia o seguinte tumor ovariano:**

(A) Tecoma.
(B) Disgerminoma.
(C) Brenner.
(D) Granulosa.

Resposta: **B.**

Comentário: os disgerminomas puros (tumores das células germinativas) são radiossensíveis, o que explica o uso da radioterapia nessas pacientes em vários países antes de 1980. Os tumores de células germinativas malignos eram tratados com cirurgia radical, radioterapia e quimioterapia com agentes disponíveis na época. Após 1980, as pacientes começaram a ser tratadas com cirurgia preservadora da fertilidade e quimioterapia baseada em cisplatina, ocorrendo o declínio do uso de radioterapia. Uma desvantagem do uso da radioterapia é a perda da fertilidade em razão da falência ovariana (ooforite actínica).

4 **São tumores de células germinativas do ovário que secretam alfafetoproteína:**

I. Teratomas imaturos.
II. Disgerminomas.
III. Tumores de células da granulosa.
IV. Tumores do seio endodérmico.

Está correto apenas o contido em:

(A) I, II e III.
(B) I e III.
(C) II e IV.
(D) IV.

Resposta: **D.**

Comentário: níveis aumentados de alfafetoproteína são frequentemente encontrados em pacientes com tumor do seio endodérmico ou do saco vitelínico. Além disso, aumento no nível sérico de alfafetoproteína se correlaciona com o estádio da doença. O marcador também é útil no diagnóstico da recorrência, sendo empregado no seguimento pós-tratamento dessas pacientes. Adicionalmente, esse marcador tumoral também é útil no diagnóstico de carcinoma hepatocelular e de um tipo específico de carcinoma gástrico.

404 Capítulo 48 Câncer de Ovário

---

5 Paciente de 39 anos de idade foi submetida à histerectomia abdominal com salpingoofo-rectomia bilateral por carcinoma ovariano. Durante a quimioterapia adjuvante apresentou, além de alopecia e mielossupressão, arritmia cardíaca aguda. Qual dos fármacos relaciona-dos deve estar sendo usado?

(A) Ciclofosfamida.
(B) Cisplatina.
(C) Paclitaxel.
(D) Melfalano.

Resposta: **C.**

COMENTÁRIO: os efeitos colaterais mais comuns do paclitaxel são: mielossupressão, alopecia, ar-tralgias e mialgias, neuropatia periférica, náusea e vômito, diarreia, mucosite e reação de hiper-sensibilidade. Por outro lado, a incidência de insuficiência cardíaca associada aos inibidores de polimerização de microtúbulo (paclitaxel e docetaxel) é relativamente baixa.

6 Paciente de 18 anos de idade com tumor ovariano sólido com 11cm de diâmetro. Submetida à laparotomia, o exame histopatológico por congelação revelou tumor de células da granu-losa limitado ao ovário. A conduta CORRETA é:

(A) Histerectomia com anexectomia e quimioterapia adjuvante.
(B) Histerectomia com anexectomia sem quimioterapia adjuvante.
(C) Ooforectomia unilateral.
(D) Tumorectomia sem ooforectomia.

Resposta: **C.**

COMENTÁRIO: os tumores das células da granulosa derivam do mesênquima ovariano e dos cor-dões sexuais e representam 70% de todos os tumores do estroma e cordões sexuais. Há dois subtipos de tumores das células da granulosa: o subtipo adulto (90% a 97% dos casos) e o juvenil (3% a 10%). A diferenciação dos subtipos não é realizada de acordo com a idade da paciente e sim pela aparência histológica do tumor. O tratamento cirúrgico em estádio inicial consiste em histerectomia total abdominal com salpingooforectomia bilateral. A salpingooforectomia unilate-ral pode ser considerada nos casos em que se deseja preservar a fertilidade. Em estádios avança-dos, a citorredução máxima é o tratamento preconizado.

7 Os tumores ovarianos de malignidade limítrofe

I. acometem predominantemente mulheres na pré-menopausa;
II. podem gerar implantes metastáticos, exclusivamente formas não invasivas;
III. devem ser diferenciados pela histopatologia do tumor primário;
IV. não devem ser considerados como causa de óbito.

Está correto apenas o contido em:
(A) I, II e III.
(B) I e III.

Capítulo 48   Câncer de Ovário   **405**

(C) II e IV.
(D) IV.

Resposta: **B.**

Comentário: também chamadas de tumores *borderlines* do ovário, essas neoplasias de origem epitelial são caracterizadas por proliferação celular e pela presença de leve atipia nuclear sem invasão estromal destrutiva. São diferenciadas de acordo com o tipo do epitélio: seroso (50%) e mucinoso (45%), e por subtipos menos comuns, que incluem o endometrioide, de células claras, seromucinoso e tumor de Brenner *borderline*. Acometem, em geral, mulheres 10 anos mais jovens que as com carcinomas. Em um terço dos casos, os tumores *borderlines* serosos estão associados aos implantes peritoneais. A subdivisão antiga de implantes invasivos e não invasivos foi modificada. Segundo a classificação mais recente, qualquer foco de implante invasivo é considerado carcinoma seroso de baixo grau peritoneal. Os implantes não invasivos recebem apenas a denominação de implantes. A maioria dos estudos não mostrou prognóstico adverso para doença com implantes, enquanto o carcinoma seroso de baixo grau peritoneal foi associado a uma sobrevida global menor.

8 O câncer de ovário é o quinto mais comum em mulheres nos países desenvolvidos. Diante de imagem ultrassonográfica suspeita, a mulher deverá ser encaminhada para avaliação cirúrgica. Assinale a opção que apresenta a descrição de imagem ultrassonográfica que indica suspeita de malignidade:

(A) Cisto com debris e paredes definidas medindo 2cm de diâmetro.
(B) Cisto com septações grosseiras e áreas sólidas irregulares.
(C) Cisto anecoico sem septos ou espessamentos com 4cm de diâmetro.
(D) Cistos foliculares bilaterais.
(E) Ovários microfoliculares.

Resposta: **B.**

Comentário: têm sido propostos muitos sistemas de escore para estimativa do risco de malignidade do tumor com base em achados ultrassonográficos. Um deles, as Regras Simples do grupo IOTA (*International Ovarian Tumor Analysis*), classifica a massa como benigna, maligna ou inconclusiva. As características de benignidade são: cisto unilocular, componente sólido < 7mm, presença de sombra acústica, tumor multilocular liso com maior diâmetro < 10cm e não detecção do sinal de *color Doppler*. As características de malignidade são: tumor sólido irregular, ascite, ≥ 4 estruturas papilares, massa multilocular irregular > 10cm de diâmetro e sinal forte do *color Doppler*. Para ser classificado como benigno o tumor só pode ter característica(s) benigna(s), sendo considerado maligno quando apresenta somente característica(s) maligna(s). Em caso de presença de característica(s) benigna(s) e maligna(s) no mesmo tumor ou se nenhuma dessas características estiver presente, o resultado das Regras Simples é inconclusivo.

9 Nos casos de câncer de ovário, não há evidências sólidas de que o rastreamento por ultrassonografia pélvica transvaginal afete a mortalidade. No estudo PLCO Trial, envolvendo 28.746 pacientes assintomáticas submetidas à ultrassonografia transvaginal e CA125 anualmente, os resultados de 5,8% dos testes foram anormais, com 566 cirurgias, e 72%

406 Capítulo 48 Câncer de Ovário

dos casos de câncer se encontravam em estádio avançado. Considerando essas informações, assinale a opção CORRETA:

(A) A ultrassonografia transvaginal é considerada normal na menopausa em caso de volume ovariano > 10 a 20cm³ ou na presença de imagens anexiais complexas.

(B) Quando a ultrassonografia transvaginal está alterada, não deve ser adicionada dosagem de CA125 para aumentar a sensibilidade do rastreamento.

(C) Não foi observado aumento da especificidade do diagnóstico de câncer de ovário com a adição do antígeno HE4 à ultrassonografia transvaginal e ao CA125.

(D) O HE4 apresenta sensibilidade semelhante ao CA125 nos casos de câncer de ovário, quando comparados aos casos-controle, e sensibilidade menor, quando comparados aos casos benignos.

(E) O rastreio do câncer de ovário somente deve ser recomendado em pacientes de alto risco, a partir dos 30 aos 35 anos de idade ou 10 anos antes do primeiro caso familiar.

Resposta: **E.**

COMENTÁRIO: a "salpingooforectomia redutora de risco", que consiste na salpingooforectomia bilateral, permanece como procedimento padrão para o manejo das pacientes com mutações nos genes BRCA1/BRCA2, devendo ser oferecida às mulheres entre 35 e 40 anos de idade e com a prole completa. Para as não candidatas a essa cirurgia, a ultrassonografia transvaginal e o CA125 sérico podem ser considerados, a critério clínico, a partir dos 30 aos 35 anos de idade.

10 Com relação ao carcinoma intraepitelial seroso da tuba (STIC), pode-se afirmar que:

(A) Encontra-se associado ao câncer de ovário nas linhagens estromal e germinativa.

(B) O local mais frequente nos exames histopatológicos é a porção intersticial da tuba.

(C) Tem base molecular no dano do DNA e há superexpressão do p53 (*p53 signature*).

(D) Relaciona-se com maior frequência à hiperplasia atípica do endométrio.

(E) É raro em mulheres com mutação dos genes BRCA1 e BRCA2.

Resposta: **C.**

COMENTÁRIO: atualmente, acredita-se que os STIC sejam lesões precursoras do carcinoma seroso de alto grau, que é um tumor do tipo II. Os tumores do tipo II se caracterizam por apresentar instabilidade cromossômica e mutações TP53.

11 Com relação à suspeita do envolvimento dos ovários por doença metastática (há massas sólidas anexiais bilateralmente), qual seria a propedêutica mínima ou básica, atendendo ao critério de importância ou prevalência do provável sítio primário da neoplasia maligna?

(A) Endoscopia digestiva alta, colonoscopia, mamografia, ultrassom do abdome total, investigação de medula óssea, ultrassom da tireoide.

(B) Ultrassom do abdome total, ultrassom da tireoide, mamografia, endoscopia digestiva alta, colonoscopia, investigação da medula óssea.

(C) Mamografia, investigação da medula óssea, ultrassom do abdome total, ultrassom da tireoide, colonoscopia e endoscopia digestiva alta.

(D) Investigação da medula óssea, ultrassom da tireoide, mamografia, endoscopia digestiva alta, colonoscopia, ultrassom do abdome total.

Capítulo 48   Câncer de Ovário   **407**

(E) Ultrassom da tireoide, mamografia, ultrassom do abdome total, colonoscopia, investigação da medula óssea, endoscopia digestiva alta.

Resposta: **A.**

Comentário: a prevalência do provável sítio primário da neoplasia maligna que acomete os ovários varia de acordo com as casuísticas de cada estudo; no entanto, os sítios primários mais comuns são estômago, cólon e mama. Os tumores de Krukenberg foram definidos como cânceres gastrointestinais que metastatizam para os ovários. No entanto, mais recentemente a expressão *tumor de Krukenberg* tem sido amplamente utilizada para descrever qualquer metástase para o ovário.

12 **Entre os diversos fatores epidemiológicos associados ao risco maior de câncer epitelial de ovário, NÃO é considerado:**

(A) Raça branca.
(B) Mutação do gene BRCA1 ou BRCA2.
(C) Baixa paridade ou nuliparidade.
(D) Salpingectomia pregressa.
(E) Endometriose e infertilidade.

Resposta: **D.**

Comentário: a salpingectomia pregressa é um fator de proteção contra câncer de ovário. A salpingectomia bilateral oportunística é recomendada pelas sociedades norte-americana e europeia para as pacientes da população geral (de baixo risco) com intuito de diminuir o risco de carcinoma de ovário. Esse procedimento deve ser realizado no momento da histerectomia por doença benigna ou como esterilização tubária.

13 **Quanto à abordagem terapêutica da doença avançada (estádios III e IV) do câncer de ovário, pode-se afirmar que:**

(A) Se o CA125 está elevado, ou seja, há indício de doença disseminada, a melhor opção será a quimioterapia neoadjuvante no tratamento primário, independentemente dos exames de imagem.
(B) Se a ressonância magnética de abdome e pelve revela doença ou massa volumosa, ocupando a pelve e ultrapassando a cicatriz umbilical, a melhor opção terapêutica no tratamento primário será a quimioterapia neoadjuvante.
(C) Se os métodos de imagem revelam doença em raiz de mesentério e no hilo hepático, a melhor opção é a cirurgia citorredutora como tratamento primário inicial.
(D) Se por métodos de imagem há indício de doença aparentemente confinada à pelve, sem comprometimento de reto e bexiga, a melhor opção será a quimioterapia neoadjuvante como tratamento inicial com o objetivo de obter o maior intervalo livre de doença.
(E) Os índices de predição de ressecabilidade (p. ex., propostos por Sugarbaker ou Fagotti) devem ser utilizados na decisão de realizar ou não a cirurgia citorredutora no tratamento inicial.

Resposta: **E.**

408 Capítulo 48 Câncer de Ovário

Comentário: os índices de predição de ressecabilidade em questão são os propostos por Fagotti, por meio de laparoscopia, e o *Peritoneal Cancer Index* de Sugarbaker, através de laparotomia mediana. A título de exemplo, os parâmetros preditivos de irressecabilidade avaliados por laparoscopia de Fagotti são: *omental cake*, carcinomatose peritoneal, carcinomatose diafragmática, retração mesentérica, infiltração intestinal, infiltração de estômago e metástases hepáticas. Cada parâmetro contabiliza dois pontos: em caso de pontuação final ≥ 8, a citorredução será incompleta em 100% das pacientes.

14 **Com relação ao marcador CA125, é possível afirmar que:**

(A) Encontra-se elevado na neoplasia ovariana de linhagem germinativa.
(B) É utilizado como método de rastreamento populacional do câncer de ovário.
(C) Apresenta elevada sensibilidade e adequada especificidade no diagnóstico da neoplasia maligna de ovário.
(D) Na maior parte das pacientes está elevado em caso de neoplasia maligna em estádio inicial.
(E) Trata-se de glicoproteína expressa por vários epitélios, como pericárdio, pleura, peritônio e epitélios de origem mülleriana.

Resposta: **E.**

Comentário: o CA125 é uma grande glicoproteína transmembrana da classe das mucinas associadas a membranas, sendo também conhecido como MUC 16. Com relação ao câncer de ovário, apresenta baixa especificidade, podendo estar aumentado em condições inflamatórias (cirrose, hepatite, endometriose, doença inflamatória pélvica etc.) ou outras neoplasias malignas (mama, pulmão, fígado, pâncreas, entre outras). Também é pouco sensível, sobretudo em carcinoma de ovário em estádio I, quando somente 50% das mulheres podem apresentar aumento do marcador. Em virtude das baixas sensibilidade e especificidade, não é um marcador útil no rastreamento de câncer de ovário na população de baixo risco.

15 **Quanto aos principais fármacos utilizados como primeira linha para o tratamento da neoplasia maligna do ovário, pode-se afirmar que:**

(A) Paclitaxel associado à carboplatina constitui a melhor opção de adjuvância para as neoplasias epiteliais.
(B) Independentemente da associação de fármacos adotada para o tratamento adjuvante, após o terceiro ciclo de quimioterapia nos tumores epiteliais *borderlines* mucinosos o esquema deve ser mudado para outros três ciclos para não haver clones neoplásicos resistentes.
(C) O conceito de tumores platino-sensíveis consiste na resposta após o terceiro ciclo de quimioterapia adjuvante durante o tratamento primário.
(D) O esquema BEP (bleomicina, etoposídeo e platina) constitui excelente opção terapêutica para o tratamento adjuvante da neoplasia maligna de células claras e de células transicionais do ovário.
(E) A técnica HIPEC (quimioterapia intraperitoneal hipertérmica) tem sua principal indicação na doença avançada da cavidade peritoneal sem condições da cirurgia com citorredução ótima.

Resposta: **A.**

Capítulo 48 Câncer de Ovário **409**

Comentário: o tratamento do tumor *borderline* mucinoso é eminentemente cirúrgico. O esquema BEP é a opção terapêutica para tumores malignos das células germinativas. Pacientes com tumores platino-sensíveis são aquelas que apresentam recorrência ≥ 6 meses. A técnica HIPEC tem sido utilizada em pacientes com câncer de ovário com variações na seleção de pacientes, nos fármacos administrados (mais comumente cisplatina ou carboplatina), na duração do tratamento e na temperatura. Estudos mostraram melhora nas sobrevidas livre de doença e global quando foi realizada a cirurgia citorredutora seguida de HIPEC.

16 **Com relação à linfadenectomia retroperitoneal (com abertura do retroperitônio desde a fossa obturatória na pelve até a altura dos vasos renais com exploração, remoção de linfonodos suspeitos ou amostragem linfonodal) em paciente com diagnóstico de neoplasia maligna epitelial de ovário no exame intraoperatório de congelação, pode-se afirmar que:**

(A) É tempo cirúrgico facultativo na cirurgia, pois, independentemente do estádio, não há impacto no intervalo livre de doença.

(B) É tempo cirúrgico obrigatório para o estadiamento da paciente, especialmente nos estádios I e II.

(C) É tempo cirúrgico facultativo nos estádios avançados (III e IV), pois não há impacto no intervalo livre de doença.

(D) É tempo cirúrgico facultativo, especialmente nos estádios avançados (III e IV), como alternativa ao possível tratamento quimioterapêutico, se a citorredução for ótima.

(E) A remoção cirúrgica de linfonodos aumentados ou anormais em topografia retroperitoneal não tem justificativa na terapêutica atual da neoplasia maligna do ovário, pois não há impacto nos índices de intervalo livre de doença.

Resposta: **B.**

Comentário: no caso de carcinoma de ovário aparentemente confinado aos ovários ou à pelve (estádios I e II), todo esforço deve ser feito durante o procedimento de citorredução primária no sentido de obter a máxima citorredução de toda doença pélvica e para avaliar doença oculta em abdome superior ou retroperitônio.

17 **Paciente apresenta tumor de ovário ao exame clínico e na ultrassonografia transvaginal. Se a dosagem de alfafetoproteína no sangue se encontra elevada, deve-se suspeitar de neoplasia da provável variedade:**

(A) Neoplasia maligna mucinosa.

(B) Neoplasia maligna de células transicionais (tipo Brenner).

(C) Tumor do seio endodérmico.

(D) Neoplasia especializada – *struma ovarii*.

(E) Tumor de células da granulosa.

Resposta: **C.**

Comentário: níveis aumentados de alfafetoproteína são frequentemente encontrados em pacientes com tumor do saco vitelínico, também chamado tumor do seio endodérmico (veja a questão 4).

410 Capítulo 48 Câncer de Ovário

---

18 **Com relação à tomografia por emissão de pósitrons (PET-CT) utilizando 18F-FDG no seguimento de pacientes com neoplasia maligna do ovário, pode-se afirmar que:**

(A) O radiofármaco utilizado é o tecnécio, com meia-vida de apenas 10 minutos.

(B) O exame pode revelar falso-positivos em razão da maior captação do tecnécio em áreas mais vascularizadas.

(C) O aumento da captação do 18F-FDG é facilitado pelo aumento da expressão das proteínas transportadoras de glicose (GLUT).

(D) O exame deve ser solicitado apenas de região específica do corpo humano para maior sensibilidade da gamacâmara na aquisição de imagens.

(E) Se houve aumento de dois valores consecutivos do CA125, mesmo < 35UI/L, é habitual haver no seguimento anormalidades no exame PET-CT.

> **Resposta: C.**

COMENTÁRIO: o F-18 *fluorodeoxyglucose positron emission tomography/computed tomography* (FDG PET/CT) pode ser útil no manejo das pacientes com câncer de ovário recorrente mediante a identificação de doença extra-abdominal e pode permitir planejamento adequado do *debulking* cirúrgico de doença retroperitoneal, hepática ou esplênica. O SUV (*standardized uptake value*) máximo reflete o grau de metabolismo de glicose dentro do tumor, sendo o metabolismo glicolítico aumentado nas lesões malignas.

BIBLIOGRAFIA

Chemocare. Paclitaxel. Disponível em: http://chemocare.com/chemotherapy/drug-info/Paclitaxel.aspx. Consulta em 21/02/2019.

Chong GO, Jeong SY, Lee YH et al. The ability of whole-body SUVmax in F-18 FDG PET/CT to predict suboptimal cytoreduction during primary debulking surgery for advanced ovarian cancer. J Ovarian Res 2019 Feb 4; 12(1):12.

Cowan RA, O'Cearbhaill RE, Zivanovic O, Chi DS. Current status and future prospects of hyperthermic intraoperative intraperitoneal chemotherapy (HIPEC) clinical trials in ovarian cancer. Int J Hyperthermia 2017 Aug; 33(5):548-53.

Curigliano G, Cardinale D, Suter T et al. Cardiovascular toxicity induced by chemotherapy, targeted agents and radiotherapy: ESMO Clinical Practice Guidelines. Ann Oncol 2012 Oct; 23(Suppl 7):vii155-66.

Esquivel J, Sticca R, Sugarbaker P et al. Cytoreductive surgery and hyperthermic intraperitoneal chemotherapy in the management of peritoneal surface malignancies of colonic origin: a consensus statement. Society of Surgical Oncology. Ann Surg Oncol 2007 Jan; 14(1):128-33.

Fagotti A, Ferrandina G, Fanfani F et al. A laparoscopy-based score to predict surgical outcome in patients with advanced ovarian carcinoma: a pilot study. Ann Surg Oncol 2006 Aug; 13(8):1156-61.

Guo YL, Zhang YL, Zhu JQ. Prognostic value of serum α-fetoprotein in ovarian yolk sac tumors: a systematic review and meta-analysis. Mol Clin Oncol 2015 Jan; 3(1):125-32.

Hauptmann S, Friedrich K, Redline R, Avril S. Ovarian borderline tumors in the 2014 WHO classification: evolving concepts and diagnostic criteria. Virchows Arch 2017 Feb; 470(2):125-42.

Kurman RJ, Carcangiu ML, Herrington CS, Young RHE (eds.). WHO classification of tumours of female reproductive organs. Lyon: IARC, 2014.

Kurman RJ, Shih IeM. The dualistic model of ovarian carcinogenesis: revisited, revised, and expanded. Am J Pathol 2016 Apr; 186(4):733-47.

Levin G, Zigron R, Haj-Yahya R, Matan LS, Rottenstreich A. Granulosa cell tumor of ovary: a systematic review of recent evidence. Eur J Obstet Gynecol Reprod Biol 2018 Jun; 225:57-61.

Nasioudis D, Chapman-Davis E, Frey MK, Caputo TA, Holcomb K. Management and prognosis of ovarian yolk sac tumors; an analysis of the National Cancer Data Base. Gynecol Oncol 2017 Nov; 147(2):296-301.

NCCN guidelines version 2.2018. Ovarian Cancer. Disponível em: https://www.nccn.org/professionals/physician_gls/pdf/ovarian.pdf. Consulta em 21/02/2019.

NCCN guidelines version 3.2019. Genetic/Familial High-Risk Assessment: Breast and Ovarian. Disponível em: https://www.nccn.org/professionals/physician_gls/pdf/genetics_screening.pdf. Consulta em 21/02/2019.

Pérez-López FR, Ceausu I, Depypere H et al. Interventions to reduce the risk of ovarian and fallopian tube cancer: an European Menopause and Andropause Society Position Statement. Maturitas 2017 Jun; 100:86-91.

Scatena R. Advances in cancer biomarkers. From biochemistry to clinic for a critical revision. Vol. 867. Springer, 2015.

Solheim O, Kærn J, Tropé CG et al. Malignant ovarian germ cell tumors: presentation, survival and second cancer in a population based Norwegian cohort (1953-2009). Gynecol Oncol 2013 Nov; 131(2):330-5.

Walker JL, Powell CB, Chen LM et al. Society of Gynecologic Oncology recommendations for the prevention of ovarian cancer. Cancer 2015 Jul 1; 121(13):2108-20.

CAPÍTULO 49

Doenças Benignas da Vulva e Câncer Vulvar

Marcella Falcão Leal

1 A cirurgia mostrada na figura foi indicada para o tratamento da(s) seguinte(s) doença(s) da vulva:

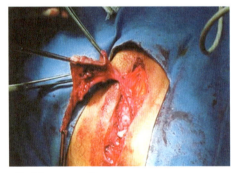

I. Líquen escleroso.
II. Melanoma.
III. Carcinoma estádio I.
IV. Neoplasia intraepitelial vulvar.

Está correto apenas o contido em:
(A) I, II e III.
(B) I e III.
(C) II e IV.
(D) IV.

Resposta: **D.**

Comentário: todas as neoplasias intraepiteliais vulvares (NIV) de alto grau devem ser tratadas. O tratamento padrão consiste em destruição local ou excisão da lesão. Deve ser individualizado com o objetivo de preservar a anatomia normal e a função genital da mulher e varia conforme a localização e o tamanho. As lesões classificadas como NIV2, NIV3 ou carcinoma *in situ* são mais bem manejadas com excisão local ampla com margem cirúrgica de no mínimo 5mm de tecido normal.

2 Paciente apresenta clínica de prurido e queimação vulvar. Qual é a hipótese diagnóstica?

(A) Hiperplasia pavimentosa.
(B) Líquen plano.
(C) Líquen escleroso.
(D) Vitiligo.

Resposta: **C.**

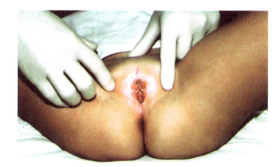

Comentário: o líquen escleroso ainda é de difícil diagnóstico em virtude de sua frequente associação a outros tipos de patologias vulvares. O prurido vulvar crônico ocorre na maioria das pacientes. A vulva é difusamente acometida com áreas epiteliais muito finas e esbranquiçadas, tipo "casca de cebola". A maioria das pacientes apresenta acometimento bilateral da vulva, sendo os locais mais comuns os grandes e pequenos lábios, o epitélio clitoriano e o corpo perineal. Em casos mais graves, pode ocorrer alteração da anatomia com a fusão dos lábios.

A etiologia do líquen escleroso é desconhecida, mas foi observada uma associação familiar e com distúrbios do sistema imunológico. Em 27% a 35% das pacientes está associado a áreas de acantose caracterizadas por hiperceratose. O líquen escleroso está associado a risco aumentado de desenvolvimento de câncer de células escamosas (CCE) da vulva (4%).

O tratamento inclui o uso de altas doses tópicas de esteroides (clobetasol).

3 Retificação e rarefação dos pelos pubianos, associadas à diminuição do sulco interlabial à inspeção da vulva em mulher na menacme, indicam:

(A) Hipotireoidismo.
(B) Líquen escleroatrófico.
(C) Esclerodermia.
(D) Hipoestrogenismo.

Resposta: **D.**

Comentário: existem receptores de estrogênio em vulva, vagina, bexiga, uretra, musculatura do assoalho pélvico e fáscia endopélvica. Sem a influência trófica do estrogênio, essas estruturas sofrem alterações que são comuns no período pós-parto, durante a lactação, na amenorreia hipotalâmica ou durante o climatério. O epitélio vulvar sofre atrofia, e há redução das glândulas sebáceas. A gordura subcutânea nos lábios menores desaparece com fusão dos lábios menores, perda da pilificação e estenose do introito vaginal.

4 Na profilaxia de trombose venosa profunda em paciente de 45 anos de idade internada para se submeter à vulvectomia radical, recomenda-se:

  I. Compressão venosa em membro inferior.
  II. Ácido acetilsalicílico.
  III. Heparina.
  IV. Cumarínicos.

Está correto apenas o contido em:
(A) I, II e III.
(B) I e III.
(C) II e IV.
(D) IV.

Resposta B.

Comentário: a anticoagulação é a conduta padrão para profilaxia de trombose venosa profunda (TVP), a menos que clinicamente contraindicada, juntamente com a compressão mecânica dos membros inferiores (meias compressivas ou botas pneumáticas). Inicialmente, em geral, está indicado o uso de heparina convencional ou de baixo peso molecular. A anticoagulação prolongada pode ser necessária em virtude da recorrência da TVP em neoplasias avançadas, que costumam cursar com estado de hipercoagulabilidade.

5 Considerando a figura, a biópsia da lesão está indicada em:

  I. Paciente imunodeprimida.
  II. Lesões que respondem ao tratamento convencional.
  III. Lesões que aumentam de número ou tamanho durante ou após tratamento.
  IV. Lesão condilomatosa isolada.

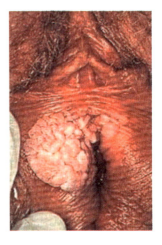

Está correto apenas o contido em:
(A) I, II e III.
(B) I e III.
(C) II e IV.
(D) IV.

Resposta: B.

Comentário: as lesões vulvares suspeitas e clinicamente significativas em geral são visíveis sem a necessidade de técnicas especiais. Para evitar atraso no diagnóstico, deve-se biopsiar a maioria das lesões focais vulvares, particularmente as pigmentadas, as verrugas genitais em pacientes menopausadas ou em pacientes imunocomprometidas, ou as verrugas que persistam apesar do tratamento tópico.

6 Quantos episódios anuais da doença apresentada na figura indicam terapia de supressão?
(A) 3.
(B) 4.
(C) 5.
(D) 6.

Resposta: **D.**

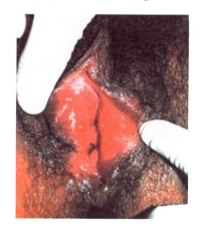

Comentário: a terapia de supressão está indicada a partir de seis episódios de infecção pelo vírus herpes simples na região genital feminina e tem por objetivo reduzir as recorrências e melhorar ou amenizar as lesões. As recorrências reduzem em 70% a 80%. Existem dados de segurança e eficácia com o uso do aciclovir por até 6 anos e valaciclovir e fanciclovir por até 1 ano de acompanhamento. A terapia pode também reduzir em cerca de 50% a transmissão sexual do vírus. A dose única diária resulta em aumento da adesão e em custo menor.

Terapia supressiva (> 6 episódios em 1 ano)

Aciclovir	200mg	4 × ao dia	6 meses a 1 ano
	400mg	2 × ao dia	6 meses a 1 ano
Fanciclovir	250mg	2 × ao dia	6 meses a 1 ano
Valaciclovir	500mg	1 × ao dia	6 meses a 1 ano
	250mg	1 × ao dia	6 meses a 1 ano

7 O tratamento da doença ilustrada na figura deve ser feito com:
  I. Propionato de clobetasol.
 II. Hidrocortisona.
III. Dipropionato de betametasona.
IV. Propionato de testosterona.

Está correto apenas o contido em:
(A) I, II e III.
(B) I e III.
(C) II e IV.
(D) IV.

Resposta: **B.**

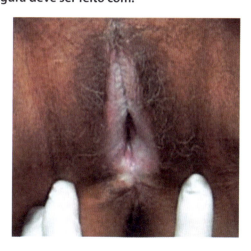

Comentário: o tratamento do líquen escleroso inclui o uso de altas doses tópicas de preparações de esteroides (clobetasol) em um esforço para reduzir os sintomas. É improvável que a lesão desapareça totalmente. Tratamento intermitente ou terapia de manutenção podem ser necessários indefinidamente. Em pacientes com padrão misto (áreas de hiperceratose), ambos os componentes precisam ser tratados para efetivar a resolução dos sintomas. As pacientes nas quais foi histologicamente confirmado um grande componente acantótico devem ser tratadas inicialmente com cremes à base de corticoide bem penetrantes. Com a melhora dessas áreas (geralmente em 2 a 3 semanas), a terapia pode ser direcionada ao componente liquenoide.

8 O tumor vulvar benigno ilustrado na figura é compatível com:

(A) Condiloma acuminado.
(B) Fibroma mole.
(C) Leiomioma.
(D) Lipoma.

Resposta: B.

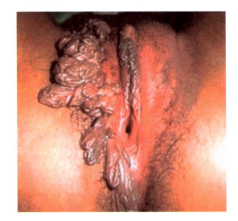

Comentário: trata-se de um tumor benigno raro da vulva com origem no tecido conjuntivo profundo e causado por proliferação de fibroblastos. Esses tumores são encontrados principalmente nos grandes lábios, variando de 0,6 a 8cm. As lesões mais longas podem ser pediculares, causando dor e dispareunia. Há indicação de exérese cirúrgica para as lesões sintomáticas ou quando o diagnóstico é incerto.

9 Mulher de 58 anos de idade, hígida, com lesão na vulva de 2cm no maior diâmetro, na face externa do pequeno lábio esquerdo. A histopatologia diagnosticou carcinoma epidermoide. A lesão se limita à vulva. Regiões inguinocrurais sem particularidades. Conduta terapêutica recomendada:

(A) Ressecção ampla, com margens, sem linfadenectomia.
(B) Excisão local radical com linfadenectomia ipsilateral.
(C) Excisão local radical com linfadenectomia bilateral.
(D) Vulvectomia radical com linfadenectomia bilateral.

Resposta: B.

Comentário: o estadiamento proposto pela Federação Internacional de Ginecologia e Obstetrícia (FIGO) adota como critérios: tamanho do tumor (T), invasão das estruturas perineais, comprometimento linfonodal (N) e metástases à distância (M) – ou TNM.

Em lesões com invasão estromal < 1mm, sem invasão angiolinfática, é recomendada exérese ampla da lesão sem linfadenectomia. A prevalência de linfonodos positivos nesse estágio é < 1%. Os riscos de recidiva aumentam na medida em que a margem de segurança diminui. A margem mínima recomendável é de 8mm. Em lesão não central com invasão estromal > 1mm e < 5mm, sem invasão angiolinfática, é recomendada exérese ampla da lesão com linfadenectomia unilateral.

10 Paciente de 46 anos de idade com tumor isolado e exofítico em grande lábio esquerdo. Foi submetida à exérese ampla da lesão. A histopatologia diagnosticou carcinoma escamoso bem diferenciado, medindo 2cm em seu maior diâmetro, invasão estromal de 0,8mm e margens cirúrgicas livres. A conduta a ser adotada é:
(A) Vulvectomia radical.
(B) Linfadenectomia inguinal ipsilateral.
(C) Vulvectomia simples.
(D) Seguimento.

Resposta: **D.**

Comentário: a conduta recomendada no estádio Ia T1aN0M0 é a exérese ampla da lesão sem linfadenectomia.
No seguimento, as pacientes deverão fazer exame clínico ginecológico com colposcopia e inspeção armada ou não da vulva a cada 3 meses por 2 anos e a cada 6 meses até 5 anos. Após o seguimento diferenciado, todas as pacientes deverão realizar anualmente os exames clínico-ginecológicos, e outros exames de imagem poderão ser solicitados de acordo com os sintomas e/ou exame físico alterado. A citologia cervical oncológica deve ser anual.

11 Adolescente atendida com história de queda a cavaleiro. Exame ilustrado na figura. Pode-se dizer que:
I. Devem ser avaliadas a capacidade de urinar e a presença de hematúria.
II. A lesão é sugestiva de abuso sexual.
III. Deve ser utilizada compressa de gelo nas primeiras 24 horas.
IV. Exige exame sob analgesia.

Está correto apenas o contido em:
(A) I, II e III.
(B) I e III.
(C) II e IV.
(D) IV.

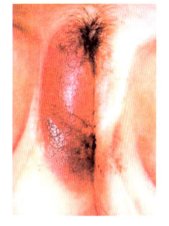

Resposta: **B.**

Comentário: trauma físico que atinge a genitália externa pode determinar lesões de graus variáveis, inclusive com o acometimento da genitália interna e de outros órgãos pélvicos e intra-abdo-

418 Capítulo 49 Doenças Benignas da Vulva e Câncer Vulvar

minais. As manifestações clínicas dependem dos órgãos comprometidos, da natureza do agente que causou o trauma, da intensidade e profundidade da lesão e da rotura vascular concomitante.

Os traumatismos podem se apresentar como simples escoriações ou até mesmo como lesões extensas da genitália externa, uretra e períneo. Por ser a região vulvar ricamente vascularizada, a força do impacto rompe o vaso sanguíneo sob a mucosa vulvar e/ou a pele perineal, e o hematoma e o edema se formam rapidamente. Pode alcançar grandes volumes, estendendo-se do clitóris até o períneo, podendo ocorrer oclusão do introito vaginal e da uretra.

Hematomas/edemas pequenos e de superfície intacta podem ser tratados com compressão no local, gelo e repouso; para a dor, são usados analgésicos e/ou anti-inflamatórios.

Os hematomas volumosos são mais graves, ocasionando até a compressão secundária das vias urinárias, disúria, dor à defecação e tenesmo retal. Deve-se proceder à abertura do hematoma e à hemostasia dos vasos. Também estão indicados repouso, anti-inflamatório e antibiótico de largo espectro e bolsas de gelo no períneo.

---

12 Paciente de 74 anos de idade com lesão ulcerada no terço médio do grande lábio esquerdo com 1,5 cm no maior diâmetro e linfonodos inguinais clinicamente negativos. O laudo histopatológico foi de carcinoma escamoso com penetração de 3 mm em profundidade. Tratamento:

(A) Hemivulvectomia esquerda.
(B) Vulvectomia com linfadenectomia inguinofemoral bilateral.
(C) Vulvectomia com linfadenectomia inguinofemoral esquerda.
(D) Excisão local radical da lesão com linfadenectomia inguinofemoral esquerda.

Resposta: **D.**

COMENTÁRIO: estádio Ib T1bN0M0. Invasão estromal > 1mm.

- **Sem invasão angiolinfática, em lesões não centrais, com invasão estromal < 5mm:** indicada exérese ampla da lesão com linfadenectomia unilateral.
- **Sem invasão angiolinfática, em lesões centrais, com invasão estromal < 5mm:** indicada vulvectomia simples.
- **Lesões centrais com invasão angiolinfática:** indicada vulvectomia radical.

---

13 Mulher de 71 anos de idade com carcinoma escamoso da vulva e lesão de 1cm adjacente ao meato uretral e com metástases para linfonodos inguinais bilaterais. O estadiamento pelos critérios da FIGO é:

(A) IIIA.
(B) IVA.
(C) IIB.
(D) IIIB.

Resposta: **B.**

COMENTÁRIO: de acordo com o FIGO, o estádio IVA consiste em tumor que invade qualquer uma das seguintes topografias: porção superior da uretra e/ou mucosa vesical, mucosa retal ou osso pélvico, ou linfonodos inguinofemorais.

Capítulo 49 Doenças Benignas da Vulva e Câncer Vulvar **419**

Opções de tratamento: vulvectomia radical e exenteração pélvica anterior e/ou posterior, radioterapia e/ou quimioterapia.

14 **Uma mulher de 65 anos de idade se queixa de prurido vulvar. Ao exame ginecológico, apresenta apagamento de pequenos lábios, mácula hipocrômica acometendo a face interna de grandes lábios e na região perineal, placa aveludada de 3cm em grande lábio direito e linfonodos inguinais de características normais. Foi realizada biópsia na referida placa aveludada, cujo exame anatomopatológico revelou carcinoma escamoso de vulva com invasão no estroma de 2mm. Assinale a conduta a ser adotada:**

(A) Excisão ampla de lesão com margem de segurança de 1cm.
(B) Excisão ampla radical com linfadenectomia inguinofemoral bilateral.
(C) Excisão ampla radical com linfadenectomia inguinofemoral ipsilateral.
(D) Vulvectomia com linfadenectomia inguinofemoral bilateral.
(E) Vulvectomia com linfadenectomia inguinofemoral ipsilateral.

Resposta: C.

COMENTÁRIO: estádio II, segundo a FIGO. Tumor confinado à vulva e/ou ao períneo com maior diâmetro > 2cm e linfonodos inguinais negativos.

Indicada vulvectomia radical. Radioterapia adjuvante vulvar está indicada em caso de margens exíguas (< 8mm) ou comprometidas, invasão angiolinfática e invasão estromal > 5mm. Radioterapia inguinal pode ser considerada em linfonodos clinicamente negativos.

BIBLIOGRAFIA

Casanova R, Chuang A, Goepfert AR, Hueppchen NA, Weiss PM, Beckmann CRB et al. Beckmann and Ling's obstetrics and gynecology. 8. ed. Wolters Kluwer, 2018.

Federação Brasileira das Associações de Ginecologia e Obstetrícia. Manual de ginecologia infanto-juvenil da FEBRASGO. Rio de Janeiro, 2010.

Federação Brasileira das Associações de Ginecologia e Obstetrícia. Manual de orientação de ginecologia oncológica da FEBRASGO. Rio de Janeiro, 2010.

Federação Brasileira das Associações de Ginecologia e Obstetrícia. Manual de orientação do trato genital inferior da FEBRASGO. Rio de Janeiro, 2010.

Hoffman BL, Schorge JO, Schaffer JI, Halvorson LM, Bradshaw KD, Cunningham FG. Ginecologia de Williams. 2. ed. Porto Alegre: AMGH, 2014.

CAPÍTULO
50

Outros Tumores Ginecológicos

Raquel Leite Perini

1 **São complicações da radioterapia externa dos tumores pélvicos:**

I. Retite actínica.

II. Cistite hemorrágica.

III. Fístulas vesico e retovaginais.

IV. Pneumonite.

Está correto apenas o contido em:

(A) I, II e III.

(B) I e III.

(C) II e IV.

(D) IV.

Resposta: **A.**

COMENTÁRIO: a radioterapia oferece um grande benefício ao tratamento por sua capacidade de danificar o DNA celular. Contudo, as células normais, não tumorais, estão igualmente sujeitas à radiação durante a terapia, e podem ocorrer alguns efeitos secundários. Como consequência do efeito da radiação, as pacientes podem apresentar queixas dermatológicas, como ressecamento, prurido, bolhas ou descamação, que, em geral, têm resolução espontânea dentro de poucas semanas após o fim do tratamento. Outro efeito colateral comum é a fadiga ("falta de energia"), que pode ser acentuada por outros tratamentos, como a quimioterapia.

Os efeitos imediatos são observados nos tecidos que apresentam maior capacidade proliferativa, como as gônadas, a epiderme, as mucosas dos tratos digestório, urinário e genital e a medula óssea. Eles ocorrem somente se esses tecidos estiverem incluídos no campo de irradiação e podem ser potencializados pela administração simultânea de quimioterapêuticos. Manifestam-se clinicamente por anovulação ou azoospermia, epitelites, mucosites e mielodepressão e devem ser tratados sintomaticamente, pois costumam ser bem tolerados e reversíveis. Os efeitos tardios se manifestam por atrofias e fibroses, provocando fístulas e úlceras crônicas.

Capítulo 50   Outros Tumores Ginecológicos   **421**

Como a radioterapia pélvica pode acometer os tratos intestinal e urinário, as pacientes podem apresentar queixas, como diarreia, sangramento urinário e retal e incontinência. Além disso, a radioterapia pode afetar o sistema reprodutivo, e algumas mulheres podem apresentar amenorreia e sintomas climatéricos, como coceira, ardor e ressecamento vaginais. Pode ocorrer também infertilidade permanente caso ambos os ovários sejam atingidos pela radiação.

As alterações de caráter genético e o desenvolvimento de outros tumores malignos são raramente observados.

2 **Dos tumores relacionados, o mais comum em mulheres com menos de 20 anos de idade é o:**

(A) Tumor de células germinativas.
(B) Tumor endometrioide.
(C) Adenocarcinoma seroso.
(D) Tumor de Brenner.

Resposta: **A.**

Comentário: em geral, o câncer de ovário é mais comum em mulheres com idade mais avançada que naquelas com menos de 40 anos. No entanto, alguns tipos de câncer de ovário, conhecidos como tumores de células germinativas, são mais frequentes em adolescentes e mulheres jovens. Os tumores de células germinativas são neoplasias benignas ou malignas derivadas das células germinativas, que dão origem aos espermatozoides e óvulos. Podem ocorrer dentro das gônadas (ovários ou testículos), mas também podem aparecer fora delas, sendo chamados de extragonadais (os locais mais comuns são sacrococcígeo, retroperitônio, mediastino e sistema nervoso central). Os tumores de células germinativas representam 3,3% dos tumores malignos na faixa etária pediátrica.

O câncer de ovário em estádio inicial geralmente é assintomático, e os sinais e sintomas, quando ocorrem, são inespecíficos e variam de acordo com a localização do tumor. Alguns desses sinais e sintomas são dor abdominal (crônica ou aguda), simulando um quadro de abdome agudo, distensão abdominal, massa palpável e puberdade precoce.

3 **A mutação genética mais comumente descrita em tumores sólidos envolve o gene:**

(A) BRCA1.
(B) ras.
(C) Ki67.
(D) p53.

Resposta: **D.**

Comentário: a carcinogênese ou oncogênese é um processo multifatorial composto de várias etapas que culminam na formação e no desenvolvimento de neoplasias. As neoplasias são distúrbios decorrentes da alteração da expressão de genes que estimulam a multiplicação celular, controlam a proliferação celular dentro dos limites fisiológicos, regulam a apoptose, comandam o reparo do DNA ou comandam os mecanismos de silenciamento genético.

Os genes que controlam a proliferação celular, também conhecidos como antioncogenes, estão envolvidos no controle de pontos estratégicos da cadeia de eventos relacionados com o crescimento e a diferenciação celular, evitando a multiplicação celular descontrolada. Esses genes, quando

422 Capítulo 50 Outros Tumores Ginecológicos

inativados, favorecem o aparecimento das neoplasias. Em geral, ambos os alelos de um gene devem sofrer mutação para que ocorra a carcinogênese. Os principais genes supressores de tumor são Rb, p53, INK4, p19, APC, WT-1, NF-1, entre outros, sendo o p53 o mais comumente descrito.

4 **Todos os tumores ginecológicos listados a seguir são comuns na infância e na adolescência, EXCETO:**

(A) Carcinoma embrionário.
(B) Disgerminoma.
(C) Teratomas imaturos.
(D) Tumor de Brenner.
(E) Tumor do seio endodérmico.

Resposta: **D.**

COMENTÁRIO: o tumor de Brenner é um tumor derivado do epitélio superficial do ovário que se assemelha morfologicamente ao epitélio de transição da bexiga. Trata-se de uma neoplasia rara, geralmente unilateral, constituindo 1,5% a 2,5% de todas as neoplasias de ovário. Afeta mais frequentemente as mulheres a partir da quinta década de vida e geralmente é assintomático, embora às vezes as pacientes apresentem sintomas endócrinos.

O tumor de Brenner é sólido e pode estar associado a cistos (mucosos, serosos ou endometrioides), constituindo tumores epiteliais mistos. A grande maioria dos tumores de Brenner é benigna. Os tumores de Brenner malignos são raros.

5 **Com relação à síndrome de Lynch (câncer colorretal hereditário não poliposo – HNPCC), pode-se afirmar que:**

(A) As variações nos genes MLH1, MSH2 e MSH6 não aumentam o risco de desenvolvimento da síndrome.
(B) Os cânceres de ovário e endométrio na síndrome estão relacionados com a mutação dos genes BRCA1 e BRCA2.
(C) A testagem de CA125 e HE4 deve ser evitada em função da quantidade elevada de resultados falso-positivos.
(D) A ressonância magnética se mostrou mais eficaz que o rastreamento por ultrassonografia transvaginal.
(E) O exame ginecológico anual, a ecografia transvaginal e o CA125 devem ser realizados a cada 2 anos a partir dos 35 anos de idade.

Resposta: **E.**

COMENTÁRIO: a síndrome de Lynch é a forma mais comum de carcinoma colorretal hereditário. Trata-se de uma síndrome com transmissão autossômica dominante de alta penetrância com aparecimento de lesões neoplásicas extracolônicas (endométrio, ovários, estômago, intestino delgado, trato urinário e outros). A síndrome de Lynch tem melhor prognóstico que o carcinoma colorretal hereditário esporádico do mesmo estádio. Cerca de 70% das pacientes com síndrome de Lynch apresentam mutação germinativa em genes reparadores de DNA, como MLH1, MLH2, MSH6, PMS1 ou PMS2.

Capítulo 50 Outros Tumores Ginecológicos **423**

O melhor conhecimento da doença possibilita maior eficiência no diagnóstico da síndrome. Os instrumentos de triagem aplicados a pacientes de risco consistem em história familiar detalhada, conhecimento das características clínicas e patológicas do tumor e realização de testes genéticos e teste imuno-histoquímico (necessários para selecionar os indivíduos que realizarão a sequência genômica para identificação das mutações). O aconselhamento genético e os programas de vigilância para famílias de risco elevado devem ser iniciados por volta dos 20 aos 25 anos de idade ou 5 anos mais cedo que o aparecimento de carcinoma colorretal hereditário em um familiar portador da doença.

Quanto ao rastreamento de neoplasias do endométrio e dos ovários, recomendam-se atenção a hemorragias vaginais irregulares ou pós-menopausa, exame ginecológico anual, ecografia endovaginal semestral e histeroscopia com biópsia endometrial, exame citológico cervicovaginal e dosagem de CA125 a cada 1 ou 2 anos a partir de 25 a 35 anos de idade.

6 Nas síndromes virilizantes femininas, a propedêutica clínica e laboratorial é imprescindível. Em caso de suspeita de tumor de células de Leydig, pode-se afirmar que:

(A) O sulfato de desidroepiandrosterona (SDHEA) muito aumentado com testosterona normal praticamente afasta o diagnóstico.

(B) A testosterona nunca está aumentada e a androstenediona está normal ou levemente aumentada.

(C) A testosterona está normal ou baixa e tanto a desidroepiandrosterona como a globulina ligadora de hormônios sexuais (SHBG) estão muito aumentadas.

(D) A androstenediona, a 17-hidroxiprogesterona e o SDHEA estão muito aumentados.

(E) A androstenediona pode estar normal e o SDHEA está muito aumentado.

Resposta: **A.**

COMENTÁRIO: os tumores de células de Leydig do ovário são tumores raros e frequentemente associados a quadros de virilização nas mulheres. Pertencem ao grupo dos tumores secretores de androgênio, que representam menos de 0,5% de todos os tumores do ovário. São inteira ou predominantemente compostos por células de Leydig, estando ausentes os elementos de Sertoli. Originam-se no parênquima ovariano ou no hilo, apresentando comportamento predominantemente benigno. Os casos de malignidade são extremamente raros.

Essa neoplasia normalmente cursa com hiperprodução de testosterona, podendo ocasionar virilização em 75% dos casos, manifestando-se clinicamente por aumento da oleosidade da pele e dos cabelos, hirsutismo de graus variados, aumento da libido, acne, infertilidade e irregularidades menstruais. Esse processo pode acarretar alopecia, obesidade central, alteração da voz, clitoromegalia, aumento da massa muscular e acantose nigricante.

Nos tumores do ovário produtores de androgênios, os níveis séricos de testosterona estão aumentados, com níveis séricos de SDHEA, androstenediona e 17-hidroxiprogesterona dentro da normalidade ou apenas ligeiramente aumentados. Os níveis de SDHEA tornam possível distinguir tumores produtores de androgênios com origem no ovário dos que têm origem na glândula suprarrenal, uma vez que esses valores se encontram aumentados quando a origem é suprarrenal.

7 A doença de Paget extramamária (DPE) é uma condição neoplásica incomum observada principalmente em áreas com numerosas glândulas apócrinas e écrinas. Na mulher, é mais comum na vulva, embora possa ocorrer em outros locais. A doença de Paget vulvar (DPV) pode

424   Capítulo 50   Outros Tumores Ginecológicos

ser classificada em primária, de origem cutânea, e secundária, de origem extracutânea, com significado clínico e implicações prognósticas importantes. Sua principal característica é:

(A) Basicamente uma lesão de células escamosas.
(B) Origem no sarcoma de vulva.
(C) Proliferação da glândula de Bartholin.
(D) Proliferação de células apócrinas.
(E) Origem dos melanócitos.

Resposta: **D.**

COMENTÁRIO: a doença de Paget é classificada em dois grupos: mamária e extramamária. A doença extramamária de Paget compõe um grupo raro de neoplasias cutâneas com diferentes localizações. As lesões são comumente encontradas em áreas com alta densidade de glândulas apócrinas: vulva, ânus, região perianal e axilas. A localização mais frequente da doença extramamária de Paget nas mulheres é a vulva, seguida da região perianal. Caracteriza-se pela proliferação intraepitelial de células apócrinas, as quais são denominadas células de Paget e estão localizadas na camada basal, podendo atingir toda a espessura do epitélio. Em apenas 20% dos casos há adenocarcinoma associado.

A doença é invasiva quando acomete a derme e a gordura subcutânea. Os sintomas não são específicos. A paciente refere prurido de longa data em 50% dos casos. É mais comum nas mulheres brancas, menopausadas, idosas (cerca de 70 anos) e de origem europeia. Clinicamente, as lesões são eczematoides, eritematosas, descamativas, com presença de estrias brancas (epitélio hiperceratinizado) e com as bordas pouco definidas. A principal etapa na avaliação da paciente com doença de Paget vulvar consiste na palpação cuidadosa da lesão vulvar. A presença de massa subjacente, nodularidade ou fibrose pode ser indicativa de adenocarcinoma subjacente associado e justifica a realização de biópsia profunda.

8 Uma paciente com neoplasia de células germinativas apresenta positividade em relação ao aumento dos níveis de alfafetoproteína e de β-hCG. Dentre as neoplasias listadas a seguir, a compatível com esse aumento é:

(A) Disgerminoma.
(B) Carcinoma embrionário.
(C) Tumor de células germinativas mistas.
(D) Coriocarcinoma.

Resposta: **C.**

COMENTÁRIO: os tumores de células germinativas do ovário são tumores incomuns, mas agressivos, observados com mais frequência em mulheres jovens ou adolescentes. Esses tumores são frequentemente unilaterais e costumam ser curáveis se encontrados e tratados precocemente. Os principais marcadores biológicos dos tumores de células germinativas são a alfafetoproteína (AFP), a fração beta da gonadotrofina coriônica (β-hCG) e a desidrogenase lática. Os tumores com elementos do saco vitelínico produzem AFP e os derivados do tecido trofoblástico, a β-hCG.

9 Com relação aos miomas uterinos, é INCORRETO afirmar que:

(A) Em caso de crescimento rápido do mioma e não regressão na pós-menopausa, deve-se suspeitar de leiomiossarcoma.

Capítulo 50   Outros Tumores Ginecológicos   **425**

(B) O tratamento com análogos do hormônio liberador de gonadotrofinas (GnRH) é uma opção quando não se deseja o tratamento cirúrgico.
(C) Após suspensão do tratamento com GnRH, ocorre o chamado efeito rebote com rápido crescimento do mioma.
(D) Ocorre em aproximadamente 25% das mulheres em idade reprodutiva.
(E) É mais comum em mulheres negras que brancas.

Resposta: B.

COMENTÁRIO: miomas são tumores benignos do útero e consistem em nódulos causados por enovelamento das fibras musculares provocado por distúrbio hormonal. Têm coloração esbranquiçada e consistência firme. São múltiplos na maioria dos casos.

A miomatose é uma doença que afeta cerca de 50% das mulheres, a maioria de pele negra. Outros fatores de risco associados ao desenvolvimento de miomas são a obesidade e a nuliparidade.

O estrogênio é o principal causador dessa doença. Por isso, a maior incidência de miomas se dá entre a fase reprodutiva e a chegada da menopausa.

Os análogos de GnRH são aplicados com a finalidade de redução do volume e dos sintomas, levando a um estado temporário de hipoestrogenismo (no máximo 6 meses). Em geral, são usados no pré-operatório com a finalidade de controle de sangramento no intraoperatório.

10 **São neoplasias que comumente enviam metástases para os ovários, EXCETO:**

(A) Mama.
(B) Estômago.
(C) Intestino grosso.
(D) Endométrio.

Resposta: B.

COMENTÁRIO: os tumores metastáticos são responsáveis por aproximadamente 15% dos casos de tumores ovarianos malignos. Os tumores primários mais frequentes são derivados do trato digestório baixo, da mama e do endométrio.

BIBLIOGRAFIA

Aspas AM, Baixa FR, Segura FG, Izquierdo AF, Musoles FB. Tumor bilateral de Brenner benigno. Departamento de Obstetrícia e Ginecologia, Serviço de Patologia, Hospital Universitário de Valência, Espanha.

Bozzini N. Leiomioma uterino. In: Manual de orientação da Febrasgo (eds.). São Paulo: Ponto, 2004:70-4.

Lima GR, Girão MJBC, Baracat EC. Fibromioma do útero. In: Ginecologia de consultório. 1. ed. São Paulo: Editora de Projetos Médicos, 2003:9-11.

Marcelino M, Nobre M, Conceição J et al. Um caso raro de hiperandrogenismo – tumor ovárico bilateral de células de Leydig. Acta Med Port 2010, 23:113-8.

Salvajoli JV, Souhami L, Faria SL. Radioterapia em oncologia. Belo Horizonte: Medsi, 1999.

Tinari A, Pace S, Fambrini M, Eleuteri Serpieri D, Frega A. Vulvar Paget's disease: review of the literature, considerations about histogenetic hypothesis and surgical approaches. Eur J Gynaecol Oncol 2002.

Vasen HFA, Möslein G, Alonso A et al. Guidelines for the clinical management of Lynch syndrome (hereditary non-polyposis cancer). J Med Genet 2007; 44:353-62.

Yetkin DO, Demirsoy ET, Kadioglu P. Pure Leydig cell tumour of the ovary in a post-menopausal patient with severe hyperandrogenism and erythrocytosis. Gynecol Endocrinol 2011; 27:237-40.

CAPÍTULO 51

Cirurgias Ginecológicas

Leonardo Pandolfi Caliman

1 A técnica de anticoncepção cirúrgica feminina mostrada na figura é chamada:

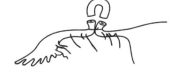 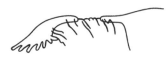

(A) Pomeroy.
(B) Uchida.
(C) Madlener.
(D) Irving.

Resposta: **A.**

Comentário: na técnica de Pomeroy, uma alça da porção ístmica da tuba é elevada e ligada em sua base com um ou dois nós, utilizando fio categute simples. Uma fenestração é criada com instrumento rombo através da messossalpinge da alça tubária e cada extremidade da tuba em cada lado dessa fenestração é cortada individualmente. As bordas se separarão assim que o categute perder a força tênsil.

Na técnica de Uchida, uma injeção de solução vasoconstritora é injetada abaixo da serosa da tuba, a cerca de 6cm da junção uterotubária, antes da incisão da tuba. A borda antimesentérica da mesossalpinge retrai e a tuba é cortada e ligada com a retirada da porção ístmica. O coto proximal amarrado irá retrair e a mesossalpinge será suturada.

Na técnica de Madlener, a porção ístmica/ampolar é levantada e ocluída por clampe e uma sutura com fio inabsorvível é realizada na base do clampe.

Na técnica de Irving, uma fenestração é realizada abaixo da tuba, a cerca de 4cm da junção uterotubária, utilizando tesoura ou uma pinça hemostática, e a tuba será ligada nas extremidades da fenestração com remoção do segmento entre a dupla ligadura. Uma bolsa profunda é criada no miométrio do útero, na parede posterior, medial à inserção do ligamento próprio do ovário homolateral para sepultamento da borda cranial da tuba seccionada.

2 A peça cirúrgica mostrada na figura é compatível com histerectomia vaginal pela técnica de:

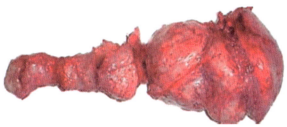

(A) Morcelamento.
(B) Ressecção cuneiforme.
(C) Hemissecção.
(D) Enucleação intramiometrial.

Resposta: **D.**

Comentário: durante a histerectomia vaginal, na tentativa de facilitar a remoção do útero (independentemente do tamanho) e evitar tração excessiva sobre os pedículos anexiais, sempre após ligadura das artérias uterinas, o cirurgião pode realizar a técnica de enucleação intramiometrial. O miométrio deve ser incisado em circunferência com o bisturi paralelo ao eixo longo do útero e abaixo da serosa que cobre o útero, o qual deve estar sempre sob tração (o movimento lembra o descascar de uma laranja). Essa técnica reduz o tamanho do útero, diminuindo sua largura e aumentando seu comprimento, o que facilita a remoção sem violar a integridade da cavidade endometrial. Outras técnicas seriam o morcelamento (que consiste em fatiar o útero em vários segmentos), a ressecção cuneiforme (a retirada de um fragmento central em cunha, incluindo o colo) e a hemissecção (secção do útero na porção central desde o colo até o fundo, separando-o em duas metades).

3 A culdoplastia de McCall realizada após histerectomia vaginal tem como finalidade evitar:
(A) Cistocele.
(B) Enterocele.
(C) Retocele.
(D) Uretrocele.

Resposta: **B.**

Comentário: na parte final da histerectomia vaginal é fornecido suporte para o manguito vaginal de modo a prevenir a ocorrência futura de enterocele ou de prolapso da cúpula vaginal. Vários métodos de reparo do manguito vaginal foram descritos. A técnica mais comumente aplicada para fechar o manguito vaginal posterior e evitar enterocele é a culdoplastia de McCall.

4 **A lesão distal do ureter, verificada durante a histerectomia, é tratada por:**

(A) Anastomose boca a boca simples.
(B) Reimplante na área trigonal.
(C) Anastomose em boca de peixe.
(D) Reimplante no fundo vesical.

Resposta: **D.**

Comentário: o tratamento adequado da lesão distal do ureter deve ser o reimplante ureteral, uma vez que esse tipo de lesão compromete seriamente a vascularização da porção distal do ureter. O local de reimplante, sempre que possível, deverá ser o fundo vesical, um pouco distante do trígono, de modo a minimizar qualquer potencial estenose ou lesão do orifício ureteral contralateral.

5 **Com relação à técnica de cerclagem mostrada na figura, é possível afirmar que:**

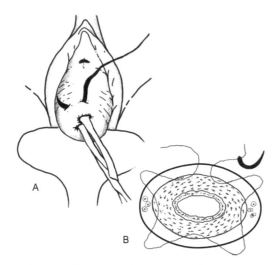

I. Trata-se da técnica de McDonald.
II. Está contraindicada nos casos de bolsa protrusa.
III. Os fios devem ser inabsorvíveis e espessos.
IV. Faz-se a sutura submucosa em bolsa.

Está correto apenas o contido em:
(A) I, II e III.
(B) I e III.
(C) II e IV.
(D) IV.

Resposta: **B.**

Comentário: na técnica de McDonald usada para correção da incompetência cervical, a abordagem é transvaginal e consiste na realização de uma linha de sutura ao redor da cérvice em estilo

Capítulo 51   Cirurgias Ginecológicas   **429**

bolsa de tabaco com passagem dos pontos nos quatro ângulos cardinais, aproximadamente no nível do óstio cervical interno. Para essa sutura, não é necessária a dissecção da mucosa cervical. Deve ser usado fio inabsorvível e espesso para que a amarradura seja feita com segurança (mersilene ou prolene). Idealmente, o procedimento de cerclagem deve ser feito eletivamente até 18 semanas para que sejam evitadas complicações, também podendo ser realizado em caráter de urgência, como nos casos de bolsa protrusa com canal cervical dilatado.

6 **A aspiração manual intrauterina (AMIU) é um procedimento realizado:**

   I. Com anestesia geral inalatória e vácuo-aspirador elétrico.
   II. Para esvaziamento uterino em gestação < 12 semanas.
   III. Para regular a menstruação sempre que houver atraso menstrual.
   IV. Com esvaziamento uterino em aborto incompleto com bloqueio paracervical.

   Está correto apenas o contido em:
   (A) I, II e III.
   (B) I e III.
   (C) II e IV.
   (D) IV.

   Resposta: **C.**

COMENTÁRIO: a AMIU é realizada para esvaziamento da cavidade uterina nas diferentes formas clínicas de abortamento com idade gestacional < 12 semanas e consiste no uso de uma seringa de 60mL conectada a uma cânula maleável inserida no útero por via transcervical. Ao ser tracionado, o êmbolo da seringa gera uma pressão de sucção em torno de 60mmHg. O procedimento pode ser realizado ambulatorialmente, por meio de bloqueio paracervical, ou em ambiente hospitalar, por sedação.

7 **Em uma paciente de 43 anos de idade, obesa, que será submetida a uma histerectomia vaginal, é correta a suspensão de:**

   (A) Antitireoidianos na véspera da cirurgia.
   (B) Ácido salicílico (AAS) na semana anterior à cirurgia.
   (C) Contraceptivos orais na semana que antecede a cirurgia.
   (D) Anti-hipertensivos no dia da cirurgia.

   Resposta: **B.**

COMENTÁRIO: pacientes em uso de antiagregante plaquetário apresentam risco aumentado de sangramento durante a cirurgia. Em casos selecionados, como em pacientes com angioplastia prévia, a suspensão rotineira dessa medicação no pré-operatório está associada a trombose coronariana e morte súbita. Nas situações em que a manutenção do antiagregante plaquetário não mostrar benefícios, ele deverá ser suspenso, adotando-se os tempos mínimos necessários para o restabelecimento da função plaquetária. AAS, clopidogrel e ticlopidina deverão ser suspensos 7 a 10 dias antes do ato cirúrgico. Os anti-hipertensivos e os antitireoidianos devem ser mantidos mesmo no dia da cirurgia, à exceção dos diuréticos, em virtude do risco de desidratação e hipocalemia.

430 Capítulo 51 Cirurgias Ginecológicas

---

8 Mulher de 55 anos de idade, índice de massa corporal (IMC) = 30,5kg/m², diabética e porta-dora de doença pulmonar crônica, necessita de pan-histerectomia. Além da antibioticopro-filaxia, deve-se utilizar:

I. Metformina para a hiperglicemia.
II. Tiroxina para melhorar o metabolismo.
III. Aminofilina para o broncoespasmo.
IV. Heparina para o tromboembolismo.

Está correto apenas o contido em:
(A) I, II e III.
(B) I e III.
(C) II e IV.
(D) IV.

Resposta: D.

COMENTÁRIO: como preparo pré-operatório em mulheres diabéticas em uso de hipoglicemiantes orais, recomenda-se a suspensão da medicação antes da cirurgia. Especificamente sobre as bigua-ninas, no caso a metformina, devem ser suspensas 48 horas antes da cirurgia, e as hiperglicemias são corrigidas com insulina regular conforme esquema de glicemia capilar. O hormônio tiroxina deve ser mantido em pacientes com hipotireoidismo na dose habitual. Em pacientes com doença pulmonar crônica com risco de broncoespasmo, é recomendado o uso pré-operatório de corticoide e agonista B2. A tromboprofilaxia medicamentosa está indicada para todas as pacientes submetidas a cirurgias ginecológicas oncológicas independentemente de fatores do risco ou nos casos com dois ou mais fatores de risco (idade > 40 anos, cirurgia prolongada, obesidade, uso de anticoncepcionais, doenças cardiovasculares, tabagismo, trombose prévia, trombofilia e imobilização prolongada).

---

9 Com relação ao equilíbrio hidroeletrolítico no pós-operatório:

I. A diurese habitual é de até 30mL/h.
II. A avaliação dos eletrólitos séricos se reflete na volemia.
III. A homeostase renal à hipernatremia é imediata.
IV. Balanço hídrico se baseia nas alterações do sódio.

Está correto apenas o contido em:
(A) I, II e III.
(B) I e III.
(C) II e IV.
(D) IV.

Resposta: C.

COMENTÁRIO: na maioria das situações clínicas, alterações no balanço de água ocorrem secunda-riamente a alterações no balanço de sódio. A homeostase renal leva de 3 a 4 dias para equilibrar uma hiponatremia ou uma hipernatremia. Os transtornos da composição eletrolítica estão asso-ciados a expansão de volume, contração de volume ou volume normal.

Capítulo 51   Cirurgias Ginecológicas   **431**

10 **O esquema padrão de antibióticos profiláticos para endocardite bacteriana subaguda em pacientes com anormalidade valvular que serão submetidas à cirurgia ginecológica é:**

(A) Ampicilina/gentamicina.
(B) Cloridrato de vancomicina/gentamicina.
(C) Amoxicilina isolada.
(D) Cloridrato de vancomicina isolada.

Resposta: **A.**

COMENTÁRIO: a profilaxia estará indicada em casos restritos e em pacientes com alto risco de adquirir endocardite bacteriana quando submetidas a procedimentos cirúrgicos geniturinários (pacientes com prótese valvular, valvulopatia corrigida, antecedente de endocardite infecciosa, valvulopatia em transplantada cardíaca e cardiopatias congênitas graves). Outras anormalidades valvulares não necessitam de profilaxia. A medicação de escolha nessa situação consiste na associação de ampicilina 2g EV à gentamicina 1,5mg/kg, ambas em dose única, administradas 30 minutos antes do procedimento.

11 **O distúrbio eletrolítico mais comum no período pós-operatório imediato é:**

(A) Acidose.
(B) Alcalose.
(C) Hipercalemia.
(D) Hiponatremia.

Resposta: **D.**

COMENTÁRIO: o distúrbio eletrolítico mais comum no pós-operatório imediato é a hiponatremia associada ao jejum prolongado e à hidratação venosa acima do necessário.

12 **É indicação de histerectomia via laparoscópica em detrimento da vaginal:**

I. Nuligestação.
II. Tumor ovariano benigno associado.
III. Neoplasia intraepitelial cervical.
IV. Endometriose.

Está correto apenas o contido em:
(A) I, II e III.
(B) I e III.
(C) II e IV.
(D) IV.

Resposta: **D.**

COMENTÁRIO: as indicações de histerectomia por laparoscopia são as mesmas da histerectomia por qualquer via. Considerando o conceito de cirurgia minimamente invasiva, a via laparoscópica seria a preferida nos casos em que estivesse contraindicada a via vaginal. A endometriose pélvica

432 Capítulo 51 Cirurgias Ginecológicas

pode impossibilitar ou tornar tecnicamente muito difícil a realização de uma histerectomia vaginal, aumentando o risco de complicações. Além disso, a doença endometriótica é abordada adequadamente pela laparoscopia, independentemente da topografia das lesões, sendo uma das indicações precisas para a via laparoscópica.

13 **Com relação à histerectomia, é possível afirmar que a complicação intraoperatória**

   I. de bexiga é minimizada na técnica subtotal;
  II. de ureter é mais frequente na ligadura dos vasos hipogástricos;
 III. hemorrágica é maior na técnica abdominal que na vaginal;
 IV. intestinal se limita aos casos de variantes anatômicas.

Está correto apenas o contido em:
(A) I, II e III.
(B) I e III.
(C) II e IV.
(D) IV.

Resposta: **B.**

COMENTÁRIO: na técnica da histerectomia subtotal ou supracervical, não há necessidade de dissecção longa do espaço vesicouterino e separação completa entre o colo uterino e a bexiga, diminuindo assim o risco de complicações e disfunções vesicais. Durante a histerectomia, duas situações apresentam risco particularmente alto de lesão ureteral: ligadura do complexo uterossacrocardinal e hemostasia nas extremidades vaginais. Quanto à complicação hemorrágica, o sangramento é maior na via abdominal que na via vaginal. As complicações intestinais durante histerectomia estão associadas a cirurgia prévia, endometriose, técnica inadequada de exposição, aderências pélvicas e variações anatômicas.

14 **Nas histerectomias, os ureteres são mais vulneráveis à lesão:**

   I. Quando visualizados diretamente.
  II. Nos processos aderenciais e endometrióticos.
 III. Quando se realiza histerectomia vaginal.
 IV. Quando existe prolapso uterino total.

Está correto apenas o contido em:
(A) I, II e III.
(B) I e III.
(C) II e IV.
(D) IV.

Resposta: **C.**

COMENTÁRIO: entre os diagnósticos clínicos que colocam o ureter sob risco maior durante a cirurgia ginecológica estão endometriose, úteros volumosos, miomas grandes, principalmente em

Capítulo 51 Cirurgias Ginecológicas **433**

ligamento largo ou cervicais, grandes massas anexiais, aderências pélvicas densas, lacerações na cesariana, cirurgia radical para câncer e prolapso uterino total. Dentre as vias para a histerecto-mia, a lesão ureteral é mais comum na abdominal, sendo a lesão obstrutiva a mais frequente, normalmente causada durante a tentativa de hemostasia local. A maneira mais importante de prevenção de lesões ureterais é o cirurgião saber constantemente e de modo inequívoco onde o ureter está localizado em todos os momentos da cirurgia.

15 **Em que situação pode estar indicada a realização da sutura de B-Lynch?**

(A) Infecção intrauterina.
(B) Incompetência istmocervical.
(C) Laqueadura tubária.
(D) Atonia uterina na hemorragia pós-parto.
(E) Laceração do canal de parto.

Resposta: **D.**

COMENTÁRIO: a sutura de B-Lynch consiste em técnica cirúrgica para atonia uterina puerperal em que uma sutura de sustentação é confeccionada ao redor do útero. Quando o fio é apertado e amarrado, a sutura adquire o aspecto de suspensório, comprimindo as paredes anterior e poste-rior do útero.

BIBLIOGRAFIA

Rock JA, Jones III HW. Te Linde: Cirurgia ginecológica. 10. ed. Rio de Janeiro: Revinter, 2012.

CAPÍTULO
52

Complicações Pós-Operatórias

Leonardo Pandolfi Caliman

1 Paciente diabética, obesa e hipertensa é submetida à histerectomia total abdominal. No quarto dia de pós-operatório, apresenta-se desidratada com hipotermia e sinais de toxicidade sistêmica. No flanco direito, observou-se área de pele eritematosa, dolorosa, quente e crepitante. Após 24 horas, tornou-se indolor, cianótica e com formação de bolhas na superfície. Qual seria a hipótese diagnóstica?

(A) Abscesso subaponeurótico.
(B) Fascite necrosante.
(C) Abscesso intra-abdominal.
(D) Abscesso intrapélvico.

Resposta: **B.**

COMENTÁRIO: a fascite necrosante é uma complicação infecciosa grave que acontece por penetração bacteriana simultaneamente na fáscia, no tecido subcutâneo e na pele. De caráter progressivo, é caracterizada por cianose da pele e frequentemente por necrose superficial com formação de bolhas. É mais comum em pacientes diabéticos.

2 Paciente de 30 anos de idade, submetida há 2 meses à histerectomia total abdominal por mioma uterino, refere perda involuntária de urina pela vagina. Realizado o teste com azul de metileno, as três gazes vaginais ficaram úmidas de urina incolor. Trata-se de fístula:

(A) Uretrovaginal.
(B) Ureterovaginal.
(C) Vesicovaginal.
(D) Vesicouterina.

Resposta: **B.**

Capítulo 52 Complicações Pós-Operatórias **435**

COMENTÁRIO: entre as principais causas de fístulas urogenitais estão as cirurgias ginecológicas, sendo a histerectomia responsável por 70% dos casos, formando mais comumente fístulas uretero ou vesicovaginais A queixa principal é a perda urinária involuntária pela vagina, podendo a topografia ser diferenciada pelo exame ginecológico com auxílio do teste do azul de metileno. Por meio de sondagem vesical de alívio, instila-se azul de metileno na bexiga e três conjuntos de gazes são colocados na vagina. Se o conjunto estiver molhado com urina incolor, entende-se que a fístula é ureterovaginal. Se estiver molhado de urina tingida de azul, entende-se que a fístula é vesicovaginal.

3 Com relação à fascite necrosante, pode-se afirmar que:

I. Poupa a musculatura subjacente.
II. Tem estreptococos hemolíticos como causadores.
III. Apresenta alta morbimortalidade.
IV. Manifesta toxicidade eminentemente local.

Está correto apenas o contido em:
(A) I, II e III.
(B) I e III.
(C) II e IV.
(D) IV.

Resposta: **A.**

COMENTÁRIO: a fascite necrosante envolve pele, tecido subcutâneo e fáscia, poupando a musculatura subjacente. Mais comumente causada por estreptococos beta-hemolíticos do grupo A, pode ser polimicrobiana. Relatada mais frequentemente em diabéticos e imunocomprometidos, tem alta taxa de morbimortalidade. As pacientes apresentam dor intensa na área do comprometimento, sinais de sepse e uma drenagem viscosa, turva e malcheirosa.

4 Paciente idosa apresenta episódios de hipotensão ortostática e lipotimia, indicativos de depleção de volume sanguíneo efetivo no pós-operatório de cirurgia por câncer de endométrio. Exame laboratorial constata hiponatremia. As seguintes causas devem ser consideradas, EXCETO:

(A) Doença renal.
(B) Insuficiência suprarrenal.
(C) Cirrose hepática.
(D) Uso de diuréticos tiazídicos.

Resposta: **C.**

COMENTÁRIO: no pós-operatório, a redução do volume sanguíneo efetivo com perda de sódio tem como causas doença renal crônica, terapia diurética e insuficiência suprarrenal.

5 Na comparação dos resultados da histerectomia via abdominal *versus* vaginal, constata-se risco maior de:

I. Complicações pela via abdominal.
II. Doença febril pela via vaginal.

436 Capítulo 52 Complicações Pós-Operatórias

III. Transfusão de sangue pela via abdominal.
IV. Tromboembolismo pela via vaginal.

Está correto apenas o contido em:
(A) I, II e III.
(B) I e III.
(C) II e IV.
(D) IV.

Resposta: **B.**

COMENTÁRIO: na comparação dos resultados, a histerectomia abdominal está associada a risco maior de complicações, morbidade febril, necessidade maior de transfusões de sangue, maior permanência hospitalar e mais tempo de convalescença.

6 Paciente no décimo dia de pós-operatório de histerectomia total abdominal por leiomioma uterino refere perda contínua de líquido pela vagina. Relata que está tendo micções normais. O exame subsidiário a ser solicitado é:

(A) Tomografia computadorizada do abdome.
(B) Ressonância magnética do abdome e da pelve.
(C) Urografia excretora.
(D) Cistoscopia.

Resposta: **C.**

COMENTÁRIO: a característica mais comum de uma fístula vesicovaginal é o vazamento contínuo de urina a partir da vagina. Quando acompanha a cirurgia ginecológica, a perda urinária se revela mais comumente nos primeiros 10 dias após a cirurgia. Pacientes com fístulas pequenas poderão eliminar quantidades normais de urina na micção. Após anamnese e exame físico, a urografia excretora pode auxiliar a localização da fístula, a avaliação da anatomia ureteral e a determinação da função renal.

7 O tratamento do íleo paralítico prolongado consiste em:

I. Instilação de material de contraste radiológico hipertônico para estimular a função.
II. Administração de agentes farmacológicos para estimular a função gastrointestinal.
III. Intervenção cirúrgica para corrigir o bloqueio intestinal.
IV. Sondagem nasogástrica e líquidos EV.

Está correto apenas o contido em:
(A) I, II e III.
(B) I e III.
(C) II e IV.
(D) IV.

Resposta: **D.**

Capítulo 52 Complicações Pós-Operatórias **437**

Comentário: a correção dos fatores contribuintes e os cuidados de suporte são os pilares do tratamento. Intervenções terapêuticas incluem repouso intestinal, hidratação EV, correção de eletrólitos, atividade física e uso criterioso de analgesia narcótica. Há benefícios com a descompressão nasogástrica nos casos de vômitos persistentes, ausência de resposta às medidas de apoio e nível hidroaéreo na radiografia de abdome em ortostase.

8 **Decorridos 10 dias de uma histerectomia total abdominal, a paciente passou a apresentar corrimento vaginal aquoso. À introdução transuretral de azul de metileno, observou-se a gaze molhada com líquido incolor apenas 20 minutos depois. Suspeita-se de:**

(A) Fístula vesicovaginal.
(B) Fístula uretrovaginal.
(C) Fístula ureterovaginal.
(D) Granuloma da cúpula vaginal.

Resposta: **C.**

Comentário: presença de corrimento vaginal aquoso 10 dias após histerectomia total abdominal tem como hipótese diagnóstica fístula geniturinária. A instilação de azul de metileno intravesical por cateter transureteral durante o exame ginecológico pode sinalizar o tipo de fístula. Quando a gaze colocada na vagina está tingida de azul, suspeita-se de fístula vesicovaginal. Se estiver molhada com líquido incolor, suspeita-se de fístula ureterovaginal.

9 **O sítio mais comum de infecção pós-operatória em ginecologia é:**

(A) Cúpula vaginal.
(B) Incisão.
(C) Pulmão.
(D) Trato urinário.

Resposta: **D.**

Comentário: o sítio mais comum de infecção no pós-operatório em ginecologia é o trato urinário, que tem como fator de risco importante a sondagem vesical de demora. Técnica estéril apropriada para inserção e manejo de cateter vesical é importante para prevenção de infecção do trato urinário.

10 **Decorridos 7 dias de histerectomia vaginal sem prolapso, a paciente passou a apresentar dor pélvica, disúria e secreção vaginal borrácea. Ao exame ginecológico, foi identificado abaulamento doloroso da cúpula vaginal. O diagnóstico provável é:**

(A) Celulite de cúpula vaginal.
(B) Abscesso pélvico.
(C) Infecção do trato urinário.
(D) Hematoma de cúpula vaginal.

Resposta: **D.**

438 Capítulo 52 Complicações Pós-Operatórias

Comentário: hematoma de cúpula vaginal se caracteriza por acúmulo de sangue internamente sobre o fundo vaginal, acarretando dor pélvica, disúria, tenesmo e perda de secreção escura-avermelhada via vaginal com presença de abaulamento ao toque na ausência de febre e calafrios.

BIBLIOGRAFIA

Rock JA, Jones III HW. Te Linde: Cirurgia ginecológica. 10. ed. Rio de Janeiro: Revinter, 2012.

CAPÍTULO 53

Endoscopia Ginecológica – Procedimentos Histeroscópicos e Laparoscópicos

Adriana Ribeiro da Silva

1 A alteração mostrada na imagem histeroscópica é compatível com:

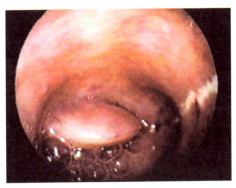

 I. Pólipo endometrial.
 II. Sinéquia uterina.
III. Leiomioma.
IV. Adenomiose.

Está correto apenas o contido em:
(A) I, II e III.
(B) I e III.
(C) II e IV.
(D) IV.

Resposta: **B.**

Comentário: a histeroscopia possibilita o estudo da cavidade uterina, viabilizando o diagnóstico diferencial de diversas patologias uterinas. O mioma submucoso se apresenta como um tumor esbranquiçado com superfície lisa ou bocelada, vasos dilatados e numerosos na superfície, de formato arredondado ou ovoide, total ou parcialmente localizado na cavidade uterina. Os pólipos endometriais geralmente são únicos e tendem a se situar no fundo uterino. Podem apresentar tamanhos variados, ser sésseis ou pediculados, e costumam apresentar superfície rosa-acinzentada, lisa e brilhante. Pode-se verificar a presença de hemorragia na ponta com pequenos cistos no estroma. As sinéquias uterinas são pontes de aderência entre as superfícies opostas da cavidade uterina. A adenomiose é caracterizada pela presença de glândulas de estroma endometrial na estrutura do miométrio. Assim, a histeroscopia possibilita o diagnóstico de adenomiose somente se associada à biópsia miometrial.

2 Em paciente de 39 anos de idade, infértil há 6 anos, com a seguinte imagem histeroscópica, está indicada a miomectomia por:

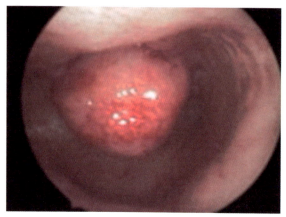

(A) Danazol.
(B) Laparotomia.
(C) Histeroscopia.
(D) Laparoscopia.

Resposta: C.

Comentário: a indicação de miomectomia histeroscópica deve respeitar alguns critérios, como tamanho do mioma, penetração na parede endometrial, largura da base e localização no útero.

Segundo a classificação da Federação Internacional de Obstetrícia e Ginecologia (FIGO), o escore 0 é atribuído a miomas < 2cm localizados no terço inferior da cavidade uterina, totalmente inseridos na cavidade uterina, com extensão da base ≤ 1/3 da parede acometida e localizados na parede uterina anterior ou posterior. O escore 1 é atribuído a miomas > 2 a 5cm, localizados no terço médio da cavidade uterina, com penetração no miométrio ≤ 50% e extensão da sua base > 1/3 a 2/3 da parede acometida, localizados na parede lateral uterina. O escore 3 é atribuído a miomas > 5cm localizados no terço superior da cavidade uterina, com penetração no miométrio > 50% e extensão da base > 2/3 da parede acometida. A classificação deve ser atribuída a cada mioma individualmente, e o somatório final sinalizará a possibilidade de uma miomectomia tecnicamente realizável. Escores de 0 a 3 determinam miomectomias histeroscópicas de baixa complexidade.

3 A imagem laparoscópica pode estar associada a:

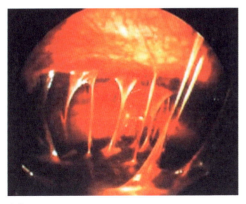

(A) Dismenorreia.
(B) Diverticulite.
(C) Dor pélvica crônica.
(D) Dor do meio do ciclo (*Mittelschmerz*).

Resposta: **C.**

COMENTÁRIO: a síndrome de Fitz-Hugh-Curtis (SFHC) é a manifestação crônica de doença inflamatória pélvica (DIP). Caracteriza-se pela inflamação da cápsula hepática, com ou sem envolvimento do parênquima hepático, apresentando-se à laparoscopia como aderências finas entre a face anterior hepática e a parede abdominal ou o diafragma, também chamadas de aderências em "cordas de violino". A principal faixa etária acometida é a de mulheres sexualmente ativas entre 20 e 40 anos. Cerca de 30% das causas de dor pélvica crônica estão associados à DIP, e as pacientes com SFHC apresentam quadro de dor pélvica aguda ou crônica associada à dor abdominal alta.

4 Paciente de 25 anos de idade, sem antecedentes de doença crônica, será submetida à laparoscopia diagnóstica. Analise as avaliações possivelmente obrigatórias no pré-operatório:

I. Eletrocardiograma.
II. Radiografia do tórax.
III. Coagulograma.
IV. História e exame físico.

Está correto apenas o contido em:
(A) I, II e III.
(B) I e III.
(C) II e IV.
(D) IV.

Resposta: **D.**

COMENTÁRIO: toda avaliação pré-operatória deve incluir anamnese e exame físico. Os exames laboratoriais devem ser solicitados de acordo com alterações/suspeitas encontradas na avaliação

442 Capítulo 53 Endoscopia Ginecológica – Procedimentos Histeroscópicos e Laparoscópicos

clínica. Nas pacientes que serão submetidas à anestesia geral, deve ser feito hemograma completo com plaquetas. Testes de função hepática e renal e glicemia de jejum só serão necessários em caso de histórico de doenças crônicas. Exame de urina de rotina está justificado nas cirurgias em que ocorre manipulação do trato urinário ou diante da suspeita de infecção do trato urinário ou de doença não diagnosticada. Estudos de coagulação devem ser realizados apenas se houver história familiar ou pessoal de risco. Em pacientes assintomáticas e com menos de 40 anos de idade, radiografia de tórax e/ou eletrocardiograma não são necessários.

5 **A laparoscopia tem como indicação na doença inflamatória pélvica:**

I. Drenagem de abscessos.

II. Lavagem da cavidade.

III. Confirmação diagnóstica.

IV. Instilação de antibióticos.

Está correto apenas o contido em:

(A) I, II e III.

(B) I e III.

(C) II e IV.

(D) IV.

Resposta: **A.**

Comentário: a doença inflamatória pélvica (DIP) compreende diferentes formas de infecção do trato genital superior feminino, como endometrite, salpingite, abscesso tubovariano e peritonite ou qualquer combinação dessas formas. Assim que surgir a suspeita de DIP, deve-se iniciar antibioticoterapia de largo espectro. O tratamento hospitalar com antibioticoterapia venosa dependerá da avaliação clínica da paciente. O tratamento cirúrgico está indicado em caso de falha do tratamento clínico, presença de massa pélvica que persista ou aumente, suspeita de rotura de abscesso tubovariano, hemoperitônio e abscesso de fundo de saco de Douglas e consiste em confirmação diagnóstica, lavagem de cavidade, drenagem de abscesso, salpingectomia uni ou bilateral, salpingooforectomia uni ou bilateral ou, ainda, histerectomia total com anexectomia bilateral.

6 **Na cirurgia laparoscópica:**

(A) A pressão intra-abdominal de CO_2 deve ser mantida em 20mmHg.

(B) A punção para pneumoperitônio deve ser realizada em posição de Trendelenburg.

(C) Os vasos epigástricos inferiores são menos suscetíveis a lesão.

(D) A introdução em Z é recomendada para o trocarte de 10mm.

Resposta: **D.**

Comentário: a pressão intra-abdominal de trabalho deve variar entre 12 e 15mmHg. Alguns autores preconizam o aumento temporário dessa pressão para 20 a 25mmHg somente no período da primeira punção com intuito de aumentar a distância entre a parede abdominal e as vísceras e grandes vasos. A punção para o pneumoperitônio deve ser realizada em posição supina. A complicação

Capítulo 53   Endoscopia Ginecológica – Procedimentos Histeroscópicos e Laparoscópicos   **443**

mais comumente relacionada com a punção na laparoscopia é a lesão dos vasos hipogástricos inferiores, causada, na maioria das vezes, durante a colocação dos trocartes acessórios. Caracteriza-se pelo sangramento intraperitoneal, pelo sangramento externo pelo sítio de punção ou pela formação de hematomas expansivos no peritônio e retroperitônio. A técnica de punção em Z minimiza o risco de lesões de vasos de parede abdominal, grandes vasos e vísceras.

7 **Na gravidez ectópica tubária, são indicações para o tratamento laparoscópico, EXCETO:**

(A) Gestação heterotópica.
(B) Gestação tubária com batimento cardiofetal (BCF) presente.
(C) Gravidez ectópica rota.
(D) β-hCG > 1.500mUI/mL em declínio.

Resposta: **D.**

Comentário: a laparoscopia deve ser o tratamento cirúrgico de escolha para pacientes com gravidez ectópica. São indicações de tratamento conservador: queda seriada do β-hCG, massa anexial < 3cm, BCF ausente e baixos níveis séricos de β-hCG ao diagnóstico. O tratamento com metotrexato deve ser instituído nos seguintes casos: diante de estabilidade hemodinâmica; ausência de contraindicação ao uso da droga e possibilidade de seguimento; ausência de sinais clínicos de rotura tubária; β-hCG < 5.000mUI/mL e sem aumento > 60% nas últimas 48 horas (pré-tratamento); e exames laboratoriais normais (hemograma, coagulograma, funções hepática e renal). Tratamento cirúrgico deve ser realizado em caso de instabilidade hemodinâmica e/ou sinais de rotura; β-hCG > 10.000mUI/mL, saco gestacional > 3,5cm à ecografia e presença de gravidez heterotópica.

8 **Dentre os meios de distensão, permite(m) o uso de energia monopolar durante a realização de histeroscopia:**

I. Soro fisiológico.
II. CO_2.
III. Ringer lactato.
IV. Glicina.

Está correto apenas o contido em:
(A) I, II e III.
(B) I e III.
(C) II e IV.
(D) IV.

Resposta: **C.**

Comentário: o soro fisiológico e o Ringer lactato são soluções salinas, e a presença de eletrólitos leva à condução do calor, não permitindo, assim, o uso de corrente monopolar. O CO_2 é o meio gasoso utilizado principalmente em histeroscopia diagnóstica e permite o uso de energia monopolar. A glicina é uma solução isotônica que não contém eletrólitos e é, portanto, adequada à energia monopolar.

444 Capítulo 53 Endoscopia Ginecológica – Procedimentos Histeroscópicos e Laparoscópicos

9 **As situações a seguir são indicações de laparoscopia, EXCETO:**

(A) Paciente de 53 anos de idade, em uso de terapia hormonal, apresentando cisto ovariano complexo à esquerda com captação de fluxo ao Doppler e CA125 normal.

(B) Paciente de 25 anos de idade, gestante de 10 semanas, apresentando imagem cística hipoecogênica à direita com captação de fluxo em anel periférico de 3cm associado à dor leve.

(C) Paciente de 30 anos de idade com dor pélvica súbita e intensa, associada à hipotensão, fez uso de metotrexato há 4 dias.

(D) Paciente de 35 anos de idade, nuligesta, em tratamento de infertilidade primária, apresentando imagem cística bem delimitada, homogênea, de 8cm, sem captação de fluxo ao Doppler, associada à dismenorreia intensa.

> Resposta: **B.**

COMENTÁRIO: a abordagem cirúrgica de massas pélvicas varia de acordo com a idade, a sintomatologia e os fatores de risco associados a cada paciente. Constituem indicações cirúrgicas: cistos simples > 7cm sem regressão após 6 a 8 semanas; lesão ovariana sólida; lesão ovariana com vegetação ou tumoração em parede; presença de ascite; massa anexial palpável ou sintomática, e suspeita de torção ou rotura. A laparoscopia é o método mais indicado nos casos de massas anexiais benignas, como cistos dermoides e endometriomas.

10 **São fatores de risco para intoxicação hídrica em histeroscopia:**

I. Miomectomia.
II. Intravazamento de 1.500mL de solução não eletrolítica.
III. Perfuração uterina.
IV. Hiponatremia.

Está correto apenas o contido em:
(A) I, II e III.
(B) I e III.
(C) II e IV.
(D) IV.

> Resposta: **A.**

COMENTÁRIO: a absorção indesejada de meio líquido em histeroscopia recebe o nome de intoxicação hídrica. Trata-se de uma perigosa complicação durante procedimentos mais complexos. Cirurgias mais longas, pressões de distensão altas e secções de vasos sanguíneos de maior calibre, como miomectomia, favorecem a maior absorção durante o procedimento e, assim, aumentam o risco de sobrecarga hídrica. A perfuração uterina torna possível a entrada do meio de distensão com maior velocidade na cavidade abdominal. O balanço hídrico deve ser rigorosamente acompanhado, e deve-se interromper a cirurgia se houver intravazamento de 1.500mL de solução não eletrolítica. A hiponatremia é uma das complicações causadas pela intoxicação hídrica.

BIBLIOGRAFIA

Berek JS et al. Berek & Novak – Tratado de ginecologia. 15. ed. Rio de Janeiro: Guanabara Koogan, 2014.

Crispi CP. Tratado de endoscopia ginecológica: cirurgia minimamente invasiva. 3. ed. Rio de Janeiro: Revinter, 2012.

SOGIMIG. Manual de ginecologia e obstetrícia. 6. ed. Rio de Janeiro: MedBook, 2017.

Pop A, Sharma S. Fitz-Hugh-Curtis Syndrome. Treasure Island (FL): StatPearls Publishing, 2018 Jan-Oct 27.

Federação Brasileira das Associações de Ginecologia e Obstetrícia (FEBRASGO). Sangramento uterino anormal. Série Orientações e Recomendações FEBRASGO. N. 7. São Paulo, 2017.

Triginelli AS, Silva Filho AL. Manual de clínica cirúrgica em ginecologia – pré, per e pós-operatório. Rio de Janeiro: Medsi, 2004.

CAPÍTULO

54

Uroginecologia

Mariana Furtado Meinberg

1 **A cistometria realizada por ocasião do estudo urodinâmico avalia:**

I. Atividade do detrusor.

II. Pressão uretral durante a micção.

III. Pressão vesical.

IV. Fluxo urinário no esvaziamento vesical.

Está correto apenas o contido em:

(A) I, II e III.

(B) I e III.

(C) II e IV.

(D) IV.

Resposta: **B.**

COMENTÁRIO: a cistometria é a etapa do estudo urodinâmico que avalia a fase de enchimento vesical para o estudo da relação pressão/volume durante o enchimento vesical, além da sensibilidade e capacidade vesical, atividade detrusora e complacência vesical, podendo incluir testes de esforço. A fase de esvaziamento vesical pode ser avaliada pela fluxometria e mais profundamente pelo estudo pressão/fluxo ou estudo miccional.

2 **Paciente de 30 anos de idade refere dor no baixo ventre e desconforto miccional. O exame de urina tipo 1 foi normal, e a urocultura não evidenciou crescimento de germes. A cistoscopia revelou úlcera vesical, cujo resultado anatomopatológico foi de úlcera de Hunner. O diagnóstico é:**

(A) Cistite crônica intersticial.

(B) Tuberculose.

(C) Endometriose.
(D) Neoplasia maligna.

Resposta: **A.**

COMENTÁRIO: a úlcera de Hunner é um achado à cistoscopia característico da cistite intersticial ou síndrome da bexiga dolorosa que se manifesta com sintomas de dor vesical, frequência urinária e urgência miccional. Trata-se de uma lesão da mucosa circunscrita, avermelhada, com pequenos vasos que emergem de uma cicatriz central e depósitos de fibrina ou coágulos. No entanto, o achado da úlcera não é obrigatório para o diagnóstico da cistite intersticial.

3 São opções para o tratamento da hiperatividade do detrusor, EXCETO:
(A) Imipramina.
(B) Oxibutinina.
(C) Terbutalina.
(D) Tolterodina.

Resposta: **C.**

COMENTÁRIO: as drogas anticolinérgicas constituem a primeira escolha no tratamento farmacológico da bexiga hiperativa, impedindo a interação da acetilcolina com os receptores pós-ganglionares muscarínicos, reduzindo a amplitude das contrações detrusoras e, por consequência, aumentando a capacidade vesical. A oxibutinina é um anticolinérgico pouco específico, mas com ação principalmente em receptores M1 e M3, enquanto a tolterodina é mais específica para receptores M2. A imipramina é um antidepressivo tricíclico com intensa ação anticolinérgica. Apesar de não existirem fortes evidências, alguns estudos demonstram que ela reduz episódios de perda involuntária de urina. A terbutalina é um fármaco beta-adrenérgico utilizado principalmente no tratamento do broncoespasmo.

4 A cirurgia representada na figura corresponde à:

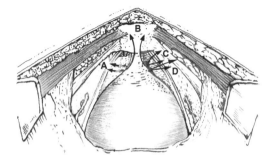

(A) Fixação da cúpula no ligamento sacroespinhoso.
(B) Colporrafia anterior.
(C) Correção retropúbica da incontinência urinária.
(D) Cirurgia tipo *sling*.

Resposta: **C.**

Comentário: a figura descreve a colpossuspensão de Burch, descrita por John C. Burch em 1961. A cirurgia consiste na fixação da fáscia paravaginal ao arco tendíneo da fáscia pélvica ou ao ligamento de Cooper. Em 1978 foi modificada, e as suturas paravaginais passaram a ser posicionadas mais próximas à uretra, porém com menos tensão. A cirurgia é indicada no tratamento da incontinência urinária aos esforços decorrentes de hipermobilidade uretral.

5 A figura mostra o tratamento cirúrgico de qual tipo de incontinência uretral?

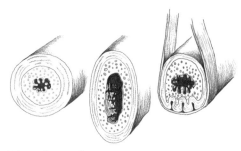

(A) Defeito esfincteriano.
(B) Hipermobilidade uretral.
(C) Hiper-reflexia.
(D) Transbordamento.

Resposta: **A.**

Comentário: na figura à esquerda está ilustrada uma uretra normal, enquanto a figura central mostra uma uretra com orifício interno alargado e redução da rugosidade da mucosa, caracterizando a insuficiência de esfíncter. A figura à direita mostra o tratamento cirúrgico de incontinência urinária aos esforços com uma faixa uretral ou *sling*. Os *slings*, apesar de desenvolvidos para tratamento da incontinência urinária aos esforços por hipermobilidade uretral, também apresentam resultados satisfatórios no tratamento da insuficiência de esfíncter.

6 Paciente de 82 anos de idade com doença de Alzheimer e cardiopatia grave apresenta prolapso genital grau IV. O uso do pessário evoluiu com erosão vaginal. O tratamento cirúrgico indicado é:

(A) Histerectomia vaginal.
(B) Histeropexia retroperitoneal.
(C) Colpocleise.
(D) Colpopexia sacroespinhal.

Resposta: **C.**

Comentário: no tratamento cirúrgico do prolapso genital, a escolha da técnica cirúrgica depende do grau do prolapso, da experiência do cirurgião e das condições clínicas da paciente, dentre outros fatores. Na paciente em questão, considerando a falha do tratamento conservador, opta-se pela cirurgia obliterativa, tendo em vista as condições clínicas da paciente. A colpocleise é uma

Capítulo 54 Uroginecologia **449**

cirurgia obliterativa geralmente indicada para pacientes que não toleram cirurgias extensas, de idade avançada e que não desejam manter atividade sexual.

7 **Paciente na menacme se queixa de disúria, polaciúria, tenesmo vesical e desconforto suprapúbico. O sedimento urinário apresentou 15 piócitos por campo. Culturas repetidas de urina e uretra foram negativas. O exame a fresco do conteúdo vaginal e a cistoscopia foram normais. Conduta:**

(A) Estrogenoterapia tópica por 20 dias.
(B) Quinolona por 7 dias.
(C) Estudo urodinâmico.
(D) Doxiciclina por 14 dias.

Resposta: **D.**

COMENTÁRIO: a presença dos sintomas sugestivos de infecção urinária com urocultura negativa e sedimento urinário com piúria sugere uretrite por *Chlamydia trachomatis*, também chamada de piúria estéril. O tratamento pode ser feito com azitromicina, 1g em dose única, ou doxiciclina, 100mg a cada 12 horas por 7 a 14 dias. Outras opções terapêuticas incluem ofloxacino, 300mg duas vezes ao dia por 7 dias, ou levofloxacino, 500mg uma vez ao dia por 7 dias.

8 **Com relação à cistite intersticial, pode-se dizer que:**

 I. Tem início insidioso.
 II. Ao exame ginecológico, há hipersensibilidade na região vesical.
 III. À cistoscopia, há hemorragias submucosas.
 IV. A urocultura é positiva.

Está correto apenas o contido em:
(A) I, II e III.
(B) I e III.
(C) II e IV.
(D) IV.

Resposta: **A.**

COMENTÁRIO: a cistite intersticial ou síndrome da bexiga dolorosa constitui uma síndrome dolorosa crônica, além de uma condição inflamatória que se apresenta com quadro de urgência, disfunções do sono, nictúria e dor pélvica associada à micção com importante comprometimento da qualidade de vida. Não existe um exame padrão-ouro para seu diagnóstico, sendo necessário descartar outras doenças para o início do tratamento. A urocultura se apresenta negativa e à cistoscopia podem ser vistas hemorragias submucosas ou úlceras de Hunner.

9 **Com relação ao tratamento das fístulas geniturinárias, é CORRETO afirmar que:**

 I. As vesicais supratrigonais são tratadas obrigatoriamente por via abdominal.
 II. O tratamento deve ser realizado logo que se faça o diagnóstico.

450 Capítulo 54 Uroginecologia

III. As ureterovaginais devem ser corrigidas por reanastomose ureteral.

IV. Nas vesicovaginais puntiformes é possível a resolução com drenagem prolongada.

Está correto apenas o contido em:

(A) I, II e III.

(B) I e III.

(C) II e IV.

(D) IV.

Resposta: **D.**

Comentário: as fístulas geniturinárias podem ter tratamento tanto cirúrgico como conservador. Algumas fístulas podem apresentar fechamento espontâneo com cateterismo vesical de demora. Estudos relatam melhores resultados quando a lesão tem tamanho < 1cm e o cateter é colocado em até 3 semanas após a formação da fístula. No caso da abordagem cirúrgica, se a fístula é identificada antes de 72 horas, pode ser realizado o reparo imediato. Do contrário, aguardam-se aproximadamente 3 meses para permitir o final da inflamação.

A via de abordagem depende da localização da fístula e da preferência do cirurgião. No caso das fístulas supratrigonais, a via abdominal apresenta melhores resultados, mas a cirurgia pode ser realizada via vaginal. As fístulas ureterovaginais são primariamente tratadas com a colocação de *stents* ureterais, e o reimplante ureteral geralmente fica reservado para casos de falha de tratamento, lesão ureteral e concomitância de fístula vesicovaginal.

10 Paciente de 48 anos de idade teve três partos vaginais dos 25 aos 30 anos de idade. Queixa-se de sensação de "bola na vagina" e perda de urina. Ao exame vaginal, observa-se, durante manobra de Valsalva, descida da parede vaginal anterior até as carúnculas do hímen. Quais são o diagnóstico e a classificação da distopia genital (segundo a classificação Baden-Walker)?

(A) Ausência de distopia genital.

(B) Prolapso genital completo.

(C) Cistocele grau I.

(D) Cistocele grau II.

(E) Cistocele grau III.

Resposta: **D.**

Comentário: a descida da parede vaginal anterior entre 1cm antes e 1cm além da carúncula do hímen constitui uma cistocele grau II, segundo a classificação de Baden-Walker.

11 Paciente, G2PN2, 34 anos de idade, procura o ginecologista com queixa de perda urinária involuntária. Refere sentir vontade de urinar e, caso haja fila no banheiro, não consegue segurar e acaba urinando na roupa. Nega comorbidades ou uso de medicações. O exame de urodinâmica mostrou contrações não inibidas do detrusor. Assinale a opção com o diagnóstico e o tratamento corretos:

(A) Urgeincontinência de estresse – tratamento com benzodiazepínicos.

(B) Incontinência urinária de urgência – tratamento cirúrgico com *sling* transobturatório.

Capítulo 54   Uroginecologia   **451**

(C) Incontinência urinária de urgência – tratamento inicial com medicação anticolinérgica (p. ex., oxibutinina).
(D) Incontinência urinária de esforço – tratamento cirúrgico com *sling* transobturatório.
(E) Incontinência urinária de esforço – tratamento com fisioterapia para fortalecimento da musculatura pélvica.

Resposta: **C.**

COMENTÁRIO: a bexiga hiperativa ou incontinência urinária de urgência compreende a "urgência urinária, usualmente acompanhada de frequência e noctúria com ou sem urgeincontinência, na ausência de infecção do trato urinário ou outra doença", de acordo com a International Continence Society (ICS). O tratamento farmacológico de primeira linha geralmente é feito com agentes anticolinérgicos, como oxibutinina, com intuito de reduzir a amplitude das contrações detrusoras e aumentar a capacidade vesical.

12 **O prolapso uterino está relacionado principalmente com a lesão dos ligamentos:**

(A) Redondos.
(B) Largos.
(C) Cardinais.
(D) Pubovesicocervicais.
(E) Infundíbulos ovarianos.

Resposta: **C.**

COMENTÁRIO: a sustentação do útero e da cúpula vaginal é feita principalmente pelo complexo uterossacrocardinal e sua lesão se manifesta clinicamente pelo prolapso uterino. A lesão dos ligamentos pubovesicocervicais geralmente se apresenta com a descida da parede vaginal anterior ou cistocele.

13 **Paciente de 70 anos de idade relata "bola na vagina" sentida nos últimos meses, associada à incontinência urinária aos esforços (IUE), como ao espirrar e tossir. Ao exame físico, apresentava retocele grau I e ausência de cistocele ou prolapso vaginal. Laboratorialmente, a urocultura foi negativa. Dentre as opções terapêuticas, o tratamento de primeira linha consiste em:**

(A) Duloxetina na dose de 80mg/dia.
(B) Imipramina na dose de 25mg/dia.
(C) Oxibutinina na dose de 10mg/dia.
(D) Treinamento para os músculos do assoalho pélvico.
(E) Toxina botulínica intravesical e neuromodulação sacral.

Resposta: **D.**

COMENTÁRIO: a paciente em questão apresenta quadro de IUE, cujo tratamento de primeira linha inclui mudanças nos hábitos de vida, como perda de peso, micção de horário, além de treinamento da musculatura de assoalho pélvico.

452 Capítulo 54 Uroginecologia

A duloxetina é um inibidor de recaptação de serotonina e noradrenalina que aumenta a capacidade vesical e o tônus do esfíncter uretral, sendo utilizada como opção farmacológica no tratamento da IUE; contudo, em pacientes idosas existe risco aumentado de depressão e déficit cognitivo, além de não se constituir em tratamento de primeira linha.

Imipramina, oxibutinina, toxina botulínica intravesical e neuromodulação sacral são tratamentos da bexiga hiperativa.

14 **É considerado(a) um fator etiológico para a distopia genital:**

(A) Alcoolismo.
(B) Constipação.
(C) Menarca precoce.
(D) Menopausa tardia.
(E) Nuliparidade.

Resposta: **B.**

COMENTÁRIO: situações de aumento crônico de pressão intra-abdominal constituem importante fator de risco para o prolapso genital. Os principais fatores de risco para o prolapso genital são paridade, parto vaginal, obesidade, menopausa, constipação intestinal, tosse crônica e histerectomia.

15 **Paciente procura consultório ginecológico com queixa de "bola na vagina" há 6 meses. Durante o exame, foi realizado o POP-Q (*Pelvic Organ Prolapse Quantification* ou Quantificação de Prolapso de Órgão Pélvico), que demonstrou o seguinte cenário:**

+3	+5	+8
5	4	12
+3	+6	+7

De acordo com o estadiamento do POP-Q, qual é o diagnóstico dessa paciente?

(A) EI.
(B) EII.
(C) EIII.
(D) EIV.
(E) E0.

Resposta: **C.**

COMENTÁRIO: o esquema mostra comprimento vaginal de 12cm com prolapso de parede anterior, posterior e uterino atingindo um ponto máximo de 8cm além do hímen, constituindo um prolapso uterino grau III. O prolapso seria completo se o ponto de maior prolapso atingisse 10, 11 ou 12cm além do hímen (comprimento vaginal total menos 2cm).

16 **Mulher refere perda de urina relacionada com as atividades físicas e ao tossir e espirrar. Diante desse quadro, é possível afirmar que:**

(A) Trata-se de incontinência por urgência miccional.

Capítulo 54 Uroginecologia **453**

(B) Seu tratamento só é possível por meio cirúrgico, pois as tentativas fisioterapêuticas não promovem melhora.

(C) As cirurgias retropúbicas, nessas situações, têm mostrado baixas taxas de sucesso.

(D) Grande parte desses casos consiste em alterações funcionais.

(E) A opção fisioterapêutica prevê reeducação do assoalho pélvico ante o aumento da pressão intra-abdominal.

Resposta: **E.**

COMENTÁRIO: o quadro clínico descrito compreende o diagnóstico de incontinência urinária aos esforços (IUE) a qual pode ser decorrente de insuficiência de esfíncter uretral ou de hipermobilidade do colo vesical (alterações anatômicas).

O tratamento de primeira linha consiste em medidas conservadoras, como perda de peso, micção de horário e treinamento da musculatura do assoalho pélvico. O treinamento da musculatura do assoalho pélvico é o tratamento não invasivo que apresenta os melhores resultados em termos de cura ou melhora da qualidade de vida, quando comparado a outros tratamentos conservadores no tratamento da IUE.

O tratamento cirúrgico é oferecido como segunda opção, sendo os *slings* de uretra média o procedimento de escolha. A via retropúbica apresenta melhores resultados quando comparada à transobturatória, porém com riscos maiores de obstrução urinária pós-operatória e lesão de bexiga intraoperatória.

17 **Com relação ao tratamento clínico da incontinência urinária, os fármacos utilizados para promover a contração da musculatura lisa da uretra são de origem:**

(A) Beta-adrenérgica.

(B) Alfa-adrenérgica.

(C) Betabloqueadora.

(D) Alfabloqueadora.

Resposta: **B.**

COMENTÁRIO: a musculatura lisa uretral tem inervação autônoma mediada por receptores alfa--adrenérgicos que, após estímulo, provocam aumento do tônus uretral, participando dos mecanismos de contenção da urina. Já na parede vesical, na inervação autônoma, predominam receptores muscarínicos que promovem contração da musculatura com consequente esvaziamento vesical.

18 **Na incontinência urinária de esforço, a perda de urina aos mínimos esforços sugere:**

(A) Deficiência esfincteriana intrínseca.

(B) Hiperatividade do detrusor.

(C) Lesão neurológica central.

(D) Litíase vesical.

Resposta: **A.**

454   Capítulo 54   Uroginecologia

> **Comentário:** na incontinência urinária aos mínimos esforços, a baixa pressão de perda aos esforços sugere quadros compatíveis com insuficiência de esfíncter, enquanto pressões de perda mais elevadas sugerem hipermobilidade do colo vesical.

19 No tratamento clínico da hiperatividade do detrusor, os fármacos utilizados incluem:

   I. Antimuscarínicos.
   II. Colinérgicos.
   III. Antidepressivos tricíclicos.
   IV. Betabloqueadores.

Está correto apenas o contido em:
(A) I, II e III.
(B) I e III.
(C) II e IV.
(D) IV.

Resposta: **B.**

> **Comentário:** o tratamento farmacológico da bexiga hiperativa visa inibir as contrações involuntárias da musculatura lisa do detrusor, de mediação muscarínica. Desse modo, fármacos de ação antimuscarínica são utilizados como primeira linha do tratamento farmacológico, principalmente os anticolinérgicos e antidepressivos tricíclicos.

20 Mulher de 35 anos de idade, um parto vaginal prévio, queixa-se de perda urinária em pequena quantidade durante atividades desportivas, como caminhada rápida na esteira ergométrica. Nega sensação de urgência ou perdas urinárias noturnas. O exame ginecológico não apresenta prolapsos genitais, e o exame urodinâmico mostra perda urinária com manobra de Valsalva com pressão de 80cmH$_2$O. Com relação ao caso clínico apresentado, assinale a opção CORRETA:

(A) O tratamento com anticolinérgicos, como oxibutinina, é a primeira opção.
(B) A reposição hormonal com estradiol via vaginal é efetiva para controle sintomático.
(C) Deve-se indicar tratamento cirúrgico para correção da cistocele.
(D) O exame de urinálise, ou de urina rotina, não tem função no diagnóstico dessa patologia.
(E) O tratamento mais efetivo é a cirurgia de *sling* com tela suburetral.

Resposta: **E.**

> **Comentário:** o diagnóstico da paciente é incontinência urinária aos esforços (IUE), excluindo tratamentos de bexiga hiperativa com anticolinérgicos. Na avaliação clínica, o exame de urina rotina é utilizado para excluir causas transitórias de incontinência urinária, como a infecção urinária. A estrogenoterapia tópica pode ser utilizada para o tratamento da IUE, mas somente em mulheres na pós-menopausa. O treinamento da musculatura do assoalho pélvico pode ser utilizado como tratamento da IUE, mas os *slings* suburetrais apresentam melhores resultados, sendo um dos tratamentos de escolha.

BIBLIOGRAFIA

A Y. Urethritis. In: AA W, editor. Treasure Island (FL): StatPearls Publishing LLC, 2019 Jan 6.

Blaivas JG, Olsson CA. Stress incontinence: classification and surgical approach. J Urol 1988; 139(4):727-31.

Bo K, Frawley HC, Haylen BT et al. An International Urogynecological Association (IUGA)/International Continence Society (ICS) joint report on the terminology for the conservative and nonpharmacological management of female pelvic floor dysfunction. Int Urogynecol J 2017; 28(2):191-213.

Chen YB, Wolff BJ, Kenton KS, Mueller ER. Approach to ureterovaginal fistula: Examining 13 years of experience. Female Pelvic Med Reconstr Surg 2019; 25(2):e7-e11.

Chung SH, Kim WB. Various approaches and treatments for pelvic organ prolapse in women. J Menopausal Med 2018; 24(3):155-62.

De Groat WC, Yoshimura N. Anatomy and physiology of the lower urinary tract. Handb Clin Neurol 2015; 130:61-108.

Dumoulin C, Hay-Smith J, Habée-Séguin GM, Mercier J. Pelvic floor muscle training versus no treatment, or inactive control treatments, for urinary incontinence in women: a short version Cochrane systematic review with meta-analysis. Neurourol Urodyn 2015; 34(4):300-8.

Eickmeyer SM. Anatomy and physiology of the pelvic floor. Phys Med Rehabil Clin N Am 2017; 28(3):455-60.

Fall M, Logadottir Y, Peeker R. Interstitial cystitis is bladder pain syndrome with Hunner's lesion. Int J Urol 2014; 21(Suppl 1):79-82.

Fong E, Nitti VW. Urinary incontinence. Prim Care 2010; 37(3):599-612, ix.

Ford AA, Ogah JA. Retropubic or transobturator mid-urethral slings for intrinsic sphincter deficiency-related stress urinary incontinence in women: a systematic review and meta-analysis. Int Urogynecol J 2016; 27(1):19-28.

Frej-Mądrzak M, Teryks-Wołyniec D, Jama-Kmiecik A, Sarowska J, Choroszy-Król I. Diagnosing Chlamydia trachomatis urinary tract infections – Preliminary report. Adv Clin Exp Med 2015; 24(3):441-5.

Hanno PM, Erickson D, Moldwin R, Faraday MM, American Urological Association. Diagnosis and treatment of interstitial cystitis/bladder pain syndrome: AUA guideline amendment. J Urol 2015; 193(5):1545-53.

Haylen BT, Maher CF, Barber MD et al. An International Urogynecological Association (IUGA)/International Continence Society (ICS) joint report on the terminology for female pelvic organ prolapse (POP). Int Urogynecol J 2016; 27(4):655-84.

Haylen BT, de Ridder D, Freeman RM et al. An International Urogynecological Association (IUGA)/International Continence Society (ICS) joint report on the terminology for female pelvic floor dysfunction. Neurourol Urodyn 2010; 29(1):4-20.

Iglesia CB, Smithling KR. Pelvic organ prolapse. Am Fam Physician 2017; 96(3):179-85.

Itkonen Freitas AM, Rahkola-Soisalo P, Mikkola TS, Mentula M. Current treatments for female primary stress urinary incontinence. Climacteric 2019:1-7.

Kinder MV, Bastiaanssen EH, Janknegt RA, Marani E. The neuronal control of the lower urinary tract: a model of architecture and control mechanisms. Arch Physiol Biochem 1999; 107(3):203-22.

Leone Roberti Maggiore U, Finazzi Agrò E, Soligo M, Li Marzi V, Digesu A, Serati M. Long-term outcomes of TOT and TVT procedures for the treatment of female stress urinary incontinence: a systematic review and meta-analysis. Int Urogynecol J 2017; 28(8):1119-30.

Mellano EM, Tarnay CM. Management of genitourinary fistula. Curr Opin Obstet Gynecol 2014; 26(5):415-23.

Oliveira LM, Dias MM, Martins SB, Haddad JM, Girão MJBC, Castro RA. Surgical Treatment for stress urinary incontinence in women: a systematic review and meta-analysis. Rev Bras Ginecol Obstet 2018; 40(8):477-90.

Patnaik SS, Laganà AS, Vitale SG et al. Etiology, pathophysiology and biomarkers of interstitial cystitis/painful bladder syndrome. Arch Gynecol Obstet 2017; 295(6):1341-59.

Schagen van Leeuwen JH, Lange RR, Jonasson AF, Chen WJ, Viktrup L. Efficacy and safety of duloxetine in elderly women with stress urinary incontinence or stress-predominant mixed urinary incontinence. Maturitas 2008; 60(2):138-47.

Smith A, Bevan D, Douglas HR, James D. Management of urinary incontinence in women: summary of updated NICE guidance. BMJ 2013; 347:f5170.

Truzzi JC, Silvinato A, Bernardo WM, Brazilian Society of Urology (SBU). Overactive bladder: pharmacological treatment. Rev Assoc Med Bras (1992), 2017; 63(3):197-202.

Veit-Rubin N, Dubuisson J, Ford A, Dubuisson JB, Mourad S, Digesu A. Burch colposuspension. Neurourol Urodyn 2019; 38(2):553-62.

Vergeldt TF, Weemhoff M, IntHout J, Kluivers KB. Risk factors for pelvic organ prolapse and its recurrence: a systematic review. Int Urogynecol J 2015; 26(11):1559-73.

Wei JT, De Lancey JO. Functional anatomy of the pelvic floor and lower urinary tract. Clin Obstet Gynecol 2004; 47(1):3-17.

Wilson MM. Urinary incontinence: selected current concepts. Med Clin North Am 2006; 90(5):825-36.

SEÇÃO III

GINECOLOGIA E OBSTETRÍCIA

CAPÍTULO 55

Noções Gerais de Ultrassonografia e Dopplervelocimetria

Guilherme de Castro Rezende

1 As imagens A e B se referem ao exame de dopplervelocimetria. Elas representam, respectivamente:

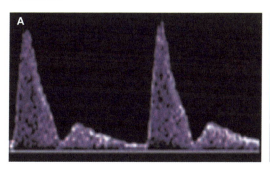 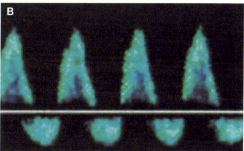

(A) Diástole zero e diástole reversa.
(B) Incisura e diástole zero.
(C) Diástole reversa e incisura.
(D) Incisura e diástole reversa.

Resposta: **D.**

Comentário: a incisura protodiastólica é um marcador da presença de musculatura na parede das artérias, sendo observada na OVF (onda de velocidade fluxo) após o pico sistólico, quando a velocidade vai se reduzindo gradativamente e pode ocorrer leve aumento em razão da contração da musculatura na parede arterial no início do período diastólico, desenhando uma chanfradura (incisura) no início da diástole, conforme ilustrado na figura A. Quando a frequência de retorno do eco é menor que a do som emitido, o fluxo está se afastando do transdutor e é demonstrado abaixo da linha de base, correspondendo ao fluxo diastólico reverso ou diástole reversa, conforme ilustrado na figura B.

2 São características de benignidade presentes na imagem ovariana, EXCETO:

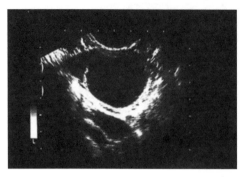

(A) Aspecto cístico.
(B) Área sólida.
(C) Paredes finas.
(D) Ausência de vegetações.

Resposta: **B.**

COMENTÁRIO: segundo os critérios do grupo IOTA (*International Ovarian Tumor Analysis*) e de Sassone, são características de benignidade na avaliação ultrassonográfica das massas pélvicas: cistos uniloculares, paredes finas (até 3mm) e sem septos ou vegetações (< 7mm). Os critérios de malignidade seriam: tumor sólido irregular, presença de ascite, presença de pelo menos quatro projeções papilíferas, tumor multilocular sólido irregular com maior medida ≥ 100mm e alto fluxo ao Doppler.

3 A estrutura assinalada na figura é de:

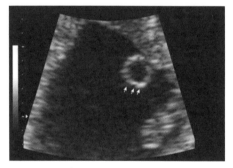

(A) Polo cefálico embrionário.
(B) Vesícula vitelínica.
(C) Saco gestacional.
(D) Conduto onfalomesentérico.

Resposta: **B.**

COMENTÁRIO: a vesícula vitelina é representada, à ecografia, como uma estrutura extra-amniótica esférica com o centro sonolucente e bordas hiperecogênicas, como representado na figura.

4 Gestante de 34 semanas, portadora de síndrome antifosfolípide, evolui com restrição do crescimento fetal. Realiza dopplervelocimetria umbilical, cujo sonograma é representado na figura. É CORRETO afirmar que o exame sugere:

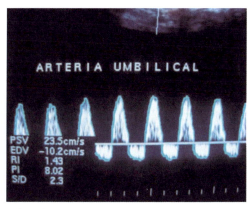

(A) Falência placentária muito grave.
(B) Presença de movimentos respiratórios do feto.
(C) Prosseguimento da gestação até 37 semanas.
(D) Centralização hemodinâmica do feto.

Resposta: **A.**

Comentário: o sonograma representado na figura corresponde à diástole zero na artéria umbilical, que representa lesão placentária grave, determinando redução da oferta de oxigênio e de nutrientes ao feto, o que está correlacionado a risco de óbito.

5 Durante a realização de ultrassonografia de rotina na 20ª semana, observa-se a alteração apresentada na figura. Isso deve alertá-lo para a busca de outros marcadores para:

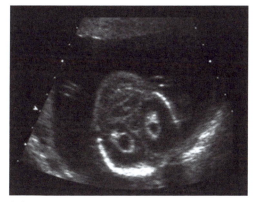

(A) Trissomia 21.
(B) Trissomia 18.
(C) Trissomia 13.
(D) Trissomia 10.

Resposta: **B.**

Comentário: a figura apresenta um corte transversal do polo cefálico fetal, evidenciando cistos de plexo coroide que são descritos como marcadores menores para cromossomopatias, estando associados à trissomia do cromossomo 18.

6 Desvio do mediastino, imagem de dupla bolha e alças intestinais em couve-flor na cavidade amniótica, na ultrassonografia morfológica, são indicativos, respectivamente, de:

(A) Hérnia diafragmática, gastrosquise e atresia duodenal.
(B) Hérnia diafragmática, atresia duodenal e gastrosquise.
(C) Gastrosquise, atresia duodenal e hérnia diafragmática.
(D) Atresia duodenal, hérnia diafragmática e gastrosquise.

Resposta: B.

Comentário: a hérnia diafragmática é decorrente de uma abertura no diafragma através da qual parte do conteúdo abdominal se projeta para dentro da cavidade torácica, ocasionando o desvio do mediastino para o lado oposto. O "sinal da dupla bolha" é o aspecto ecográfico mais específico para atresia e estenose duodenal. Na gastrosquise, as vísceras herniadas, que frequentemente são alças intestinais, estão em contato direto com a cavidade amniótica.

7 Gestante de 25 anos de idade, 26 semanas, realiza ultrassonografia obstétrica. A figura ilustra um corte transverso do tórax fetal. A letra E significa estômago, enquanto a letra C significa coração. O médico assistente deverá informar à paciente que:

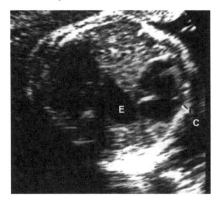

(A) A imagem ultrassonográfica não revela qualquer anormalidade.
(B) Trata-se de hérnia diafragmática que involui espontaneamente.
(C) Necessita de correção cirúrgica pós-natal, após 1 ano de vida.
(D) Trata-se de malformação muito grave, devendo ser referenciada a serviço terciário.

Resposta: D.

Comentário: a imagem ecográfica da hérnia diafragmática esquerda exibe o coração fetal desviado para a direita e uma imagem anecoica próxima ao coração, compatível com o estômago. Trata-se de uma malformação grave que, uma vez diagnosticada, deve levar ao encaminhamento a um serviço terciário.

Capítulo 55 Noções Gerais de Ultrassonografia e Dopplervelocimetria

8 Considerando a figura, o mecanismo de centralização está ilustrado na imagem identificada pela letra:

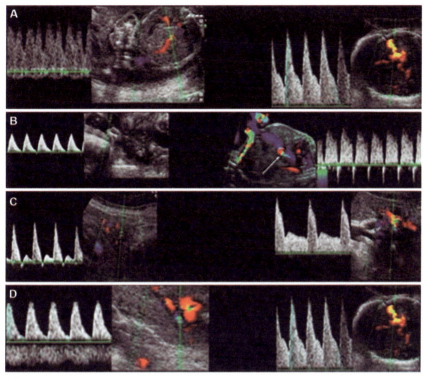

(A) A.
(B) B.
(C) C.
(D) D.

Resposta: **D.**

Comentário: o mecanismo da centralização de fluxo ocorre diante da redução da oferta de oxigênio ao feto como uma resposta à hipoxemia fetal decorrente de algum grau de insuficiência placentária, que na figura D está representada pelo aumento da resistência da artéria umbilical. Alguns órgãos considerados de alto metabolismo e com elevado consumo de oxigênio são privilegiados, como cérebro, coração e suprarrenais, através da dilatação de suas artérias, como representado pela diminuição da resistência da artéria cerebral na figura D.

9 A velocidade sistólica máxima da artéria cerebral média fetal é utilizada para orientar a conduta em gestantes com:

(A) Fetos com malformação cardíaca.
(B) Doença hemolítica perinatal.
(C) Doença hipertensiva específica da gestação.
(D) Fenômenos tromboembólicos.

Resposta: **B.**

464 Capítulo 55 Noções Gerais de Ultrassonografia e Dopplervelocimetria

---

> **Comentário:** o método não invasivo mais utilizado atualmente para predição de anemia fetal em gestante com doença hemolítica perinatal é a medida do pico de velocidade sistólica da artéria cerebral média.

10 Preencha as lacunas e assinale a opção CORRETA. A medida ultrassonográfica da translucência nucal (TN) é obtida no período compreendido entre _____ de gestação ou comprimento cabeça-nádega (CCN) entre _____, tendo correlação com a idade materna e a idade gestacional.

(A) 11 e 13 + 6 semanas/35 e 94mm.
(B) 11 e 13 + 6 semanas/45 e 84mm.
(C) 10 + 6 e 14 semanas/45 e 84mm.
(D) 10 + 6 e 14 semanas/35 e 94mm.
(E) 11 e 15 semanas/30 e 90mm.

Resposta: **B.**

> **Comentário:** TN deve ser medida entre 11 e 13 semanas e 6 dias ou CCN entre 45 e 84mm, seguindo as normas da Fetal Medicine Foundation (FMF).
>
> Esse intervalo para a medida da TN é estabelecido com base na incidência menor de acúmulo de fluido nucal em fetos com anomalias cromossômicas entre 14 e 18 semanas, enquanto a taxa de sucesso na obtenção da medida da TN entre 10 e 13 semanas varia de 98% a 100%, diminuindo para 90% na 14ª semana, pois o feto assume uma posição vertical, o que dificulta a obtenção adequada da imagem. A escolha de 11 semanas como a idade gestacional mais precoce para a medida da TN se justifica porque a biópsia de vilosidades coriônicas não deve ser realizada antes dessa idade gestacional (em virtude do risco de amputação transversa de membros fetais). Além disso, sabe-se que muitas malformações fetais graves podem ser diagnosticadas por meio da ultrassonografia no primeiro trimestre, desde que a idade gestacional mínima seja de 11 semanas por ocasião do exame.

11 Dentre as características ultrassonográficas dos tumores ovarianos listadas a seguir, assinale aquela relacionada com aspecto de benignidade:

(A) Massa ovariana > 10cm.
(B) Sólida ou complexa com componente sólido predominante.
(C) Excrescências papilares intracísticas.
(D) Septações finas.
(E) Septos > 3mm.

Resposta: **D.**

> **Comentário:** segundo os critérios do grupo IOTA e de Sassone, são características de benignidade na avaliação ultrassonográfica das massas pélvicas: cistos uniloculares, paredes finas (até 3mm), septos finos ou sem septos, vegetações < 7mm ou sem vegetações. Os critérios de malignidade seriam: tumor sólido irregular, presença de ascite, presença de pelo menos quatro

Capítulo 55 Noções Gerais de Ultrassonografia e Dopplervelocimetria **465**

projeções papilíferas, tumor multilocular sólido irregular com maior medida ≥ 100mm e alto fluxo ao Doppler.

12 **A avaliação do colo uterino deve ser realizada no exame morfológico, considerando que estudos recentes têm demonstrado a possibilidade de redução da incidência de parto pre-maturo com o uso de progesterona para paciente com colo curto. Com base nesse tema, assinale a opção CORRETA:**

(A) A medida do comprimento do colo uterino faz parte da avaliação abdominal da paciente, não necessitando submetê-la ao exame transvaginal.

(B) Um corte sagital do colo uterino deve ser obtido usando o eco glandular endocervical como guia para facilitar a identificação dos orifícios cervicais interno e externo.

(C) A imagem do colo deve ocupar 30% a 50% da tela.

(D) A bexiga da paciente deve estar repleta para contraste e, assim, melhor avaliação do colo.

(E) Colo curto é, por definição, aquele < 5cm.

Resposta: **B.**

COMENTÁRIO: a medida do colo uterino com intuito de predição do parto pré-termo deve ser rea-lizada por via transvaginal entre 20 e 24 semanas de gestação com a paciente de bexiga vazia, de modo a possibilitar a obtenção de um corte sagital do eixo longo do canal endocervical, identifi-cando os orifícios cervicais interno e externo. A imagem deve ser ampliada para que o colo ocupe no mínimo dois terços da imagem. Considera-se colo curto aquele < 2,5cm.

13 **Malformações uterinas são secundárias a falhas de desenvolvimento, reabsorção ou fusão dos ductos müllerianos. Com base no tema, assinale a opção CORRETA:**

(A) A ultrassonografia não fornece o diagnóstico preciso de malformação uterina, tornando-se dispensável atualmente.

(B) A hipoplasia uterina é encontrada em uma variedade de alterações endócrinas, e a relação corpo-colo é de 1 para 1.

(C) O útero bicorno aparece à ultrassonografia transvaginal como uma imagem única de fundo uterino, porém com dois colos.

(D) O útero didelfo é resultado de uma falha parcial da fusão dos ductos de Müller, aparecendo ao ultrassom como dois úteros e um colo.

(E) Agenesia renal é vista mais comumente em úteros septados que em outros tipos de malforma-ções uterinas.

Resposta: **B.**

COMENTÁRIO: o diagnóstico das malformações uterinas pode ser estabelecido por meio de ultras-sonografia endovaginal, histerossalpingografia e ressonância nuclear magnética. O útero bicorno é decorrente de uma anomalia de fusão e apresenta um colo único e dois cornos uterinos inde-pendentes. O útero didelfo representa a ausência de fusão completa dos ductos de Müller com a formação de dois úteros independentes. A hipoplasia uterina pode ser encontrada em uma variedade de alterações endócrinas, e a relação corpo-colo é de 1 para 1. A associação a anomalias renais é frequente na síndrome de Mayer-Rokitansky-Kuster-Hauser.

466 Capítulo 55 Noções Gerais de Ultrassonografia e Dopplervelocimetria

14 **A análise do endométrio é parte importante da avaliação ultrassonográfica da mulher nas diversas fases da vida. Sobre a avaliação endometrial ultrassonográfica, assinale a opção CORRETA:**

(A) A espessura endometrial é mais bem avaliada pela ultrassonografia transabdominal.

(B) O endométrio deve ser avaliado no plano transversal.

(C) A medida do endométrio deve incluir a camada mais interna hipoecoica do miométrio.

(D) O aspecto endometrial trilaminar (três linhas ecogênicas) indica que a paciente está no período ovulatório.

(E) A presença de endométrio atrófico ou mesmo não identificado, em pacientes menopausadas, é indicativa de neoplasia avançada.

Resposta: **D.**

COMENTÁRIO: a técnica adequada para avaliação do endométrio é preferencialmente por via endovaginal, e a medida do endométrio, em seu ponto de maior espessura, é feita no plano sagital, incluindo as duas camadas endometriais, englobando os *calipers* na interface endométrio-miométrio. O diagnóstico ultrassonográfico da neoplasia de endométrio é suspeitado mediante a identificação de endométrio espessado e de aspecto heterogêneo, sendo > 5mm na pós-menopausa.

15 **Paciente de 35 anos de idade com queixa de ciclos menstruais irregulares e muito dolorosos, com sangramentos fora do período esperado e menstruações prolongadas com sangramento em manchas escuras. Foi levantada a hipótese de adenomiose. Assinale a opção que relaciona corretamente o achado ultrassonográfico com o possível diagnóstico:**

(A) A presença de miométrio heterogêneo com áreas hipoecogênicas (possível edema) é o achado mais comum de adenomiose, porém pouco específico.

(B) O achado de cistos de retenção subendometrial circundados por área hiperecogênica de fibrose exclui o diagnóstico de adenomiose.

(C) O achado de endometrioma ovariano descarta a presença de adenomiose.

(D) As lesões de adenomiose sempre apresentam fluxo vascular em seu interior, verificável ao Doppler.

(E) O número de focos de adenomiose e a profundidade de invasão não se correlacionam com a gravidade dos sintomas de dor.

Resposta: **A.**

COMENTÁRIO: os achados ecográficos relacionados com a adenomiose são aumento do volume uterino, espessamento assimétrico das paredes uterinas, cistos miometriais, perda da interface endométrio/miométrio e heterogeneidade miometrial com áreas hipoecoicas com atenuação sônica e estrias ecogênicas lineares, sendo este achado fortemente associado à adenomiose. Os adenomiomas podem apresentar vasos radiados à dopplervelocimetria.

BIBLIOGRAFIA

Batistuta F. Sonoembriologia. In: Silva CHM (org.). Manual SOGIMIG de medicina fetal. 1. ed. Rio de Janeiro: MedBook, 2018:28-38.

Berghella V, Bega G, Tolosa J et al. Ultrasound assessment of the cervix. Clin Obstet Gynecol 2003; 46:947.

Ceccato Junior BPV. Avaliação ecográfica do útero. In: Silva CHM, Ceccato Junior BPV. Manual SOGIMIG de ultrassonografia em ginecologia e obstetrícia. 1. ed. Rio de Janeiro: MedBook, 2018:45-66.

Corrêa Junior MD, Melo DF, Caracas TL. Aloimunização Rh. In: Silva CHM (org.). Manual SOGIMIG de medicina fetal. 1. ed. Rio de Janeiro: MedBook, 2018:341-9.

Kosinski P. Evaluation of the uterine cervix and prevention of preterm birth. In: Silva CHM (org.). Manual SOGIMIG de medicina fetal. 1. ed. Rio de Janeiro: MedBook, 2018:446-51.

Mazzoni Junior GT. Restrição de crescimento fetal. In: Silva CHM (org.). Manual SOGIMIG de medicina fetal. 1. ed. Rio de Janeiro: MedBook, 2018:381-90.

Nicolaides KH, Azar G, Byrne D, Mansur C, Marks K. Fetal nuchal translucency: ultrasound screening for chromosomal defects in the first trimester of pregnancy. BMJ 1992; 304:867-9.

Paiato LCR, Boute T, Araújo Junior E. Malformações da parede abdominal. In: Silva CHM (org.). Manual SOGIMIG de medicina fetal. 1. ed. Rio de Janeiro: MedBook, 2018:303-6.

Pettersen HN, Lima Faria MM, Rebello MTP. Malformações torácicas. In: Silva CHM (org.). Manual SOGIMIG de medicina fetal. 1. ed. Rio de Janeiro: MedBook, 2018:280-302.

Rezende GC, Macedo FB, Chianca LM. Malformações do sistema nervoso central. In: Silva CHM (org.). Manual SOGIMIG de medicina fetal. 1. ed. Rio de Janeiro: MedBook, 2018:254-62.

Ribeiro da Silva A, Ferreira de Souza AV, Amaral TS. Abordagem das massas anexiais. In: Silva Filho AL (org.). Manual SOGIMIG de ginecologia e obstetrícia. 6. ed. Rio de Janeiro: MedBook, 2017:69-78.

Rizzi MCS, Abdalla JML. Avaliação ecográfica da cavidade endometrial. In: Silva CHM, Ceccato Junior BPV. Manual SOGIMIG de ultrassonografia em ginecologia e obstetrícia. 1. ed. Rio de Janeiro: MedBook, 2018:67-82.

CAPÍTULO
56

Bioética e Ética Médica

Ines Katerina Damasceno Cavallo Cruzeiro
Cláudia Navarro Carvalho Duarte Lemos

1 Sobre o segredo médico, sabe-se que revelar fato de que se tenha conhecimento em virtude do exercício de sua profissão, salvo por justa causa, dever legal ou autorização expressa do paciente, configura falta ética. Isso continua válido em algumas situações. É CORRETO afirmar que:

I. Mesmo que o fato seja de conhecimento público, exige-se o cumprimento dos preceitos éticos do segredo médico.

II. Quando do depoimento no processo judicial como testemunha, o médico estará liberado do segredo médico.

III. No caso de a paciente estar em coma, o médico deverá comparecer perante a autoridade e declarar seu impedimento.

IV. No caso em que a paciente tenha falecido, o médico estará liberado do segredo médico.

Está correto apenas o contido em:

(A) I, II e III.

(B) I e III.

(C) II e IV.

(D) IV.

Resposta: **B.**

COMENTÁRIO: no Código de Ética Médica (CEM 2010), Capítulo IX, que trata do sigilo médico, define-se que: "É vedado ao médico revelar fato de que tenha conhecimento em virtude do exercício de sua profissão, salvo por motivo justo, dever legal ou consentimento, por escrito, do paciente." Permanece essa proibição mesmo que o fato seja de conhecimento público ou o paciente tenha falecido. Ao prestar depoimento como testemunha, essa proibição se mantém. Nessa situação, o médico deve comparecer perante a autoridade e declarar seu impedimento. Na investigação de suspeita de crime, o médico também está impedido de revelar segredo que possa expor o paciente

468

Capítulo 56 Bioética e Ética Médica **469**

a processo penal. Além disso, o médico é proibido de revelar sigilo profissional relacionado com paciente menor de idade, inclusive a seus pais ou representantes legais, desde que o menor tenha capacidade de discernimento, exceto em situação que possa acarretar dano ao paciente.

2 Paciente em sua primeira consulta leva uma amiga que passa a assistir à anamnese e ao exame, bem como fazendo perguntas. Pode-se afirmar que:

(A) É direito da paciente ter um acompanhante, e este deve receber auxílio e informações do profissional.

(B) Para a presença de um acompanhante, a paciente deve fornecer um consentimento por escrito a fim de que não seja caracterizada quebra de sigilo profissional.

(C) Permitem-se acompanhantes exclusivamente nas consultas dos pacientes menores de idade e incapazes.

(D) É direito do médico realizar a consulta sem qualquer acompanhante, mesmo com a permissão da paciente.

Resposta: **A.**

COMENTÁRIO: a consulta é um ato em que deve ser preservada a intimidade/sigilo do paciente, exceto em consultas de pacientes menores de idade ou incapacitados, que deverão ser acompanhados pelos responsáveis legais. Entretanto, quando em perfeitas condições psíquicas, o paciente poderá permitir a entrada de um acompanhante, pois é vedado ao médico deixar de respeitar a vontade de qualquer pessoa considerada física e mentalmente capaz. Além disso, é vedado ao médico exercer sua autoridade de maneira a limitar o direito do paciente de decidir livremente sobre sua pessoa ou bem-estar. Portanto, o paciente tem o direito de ser acompanhado em consultas médicas, desde que o acompanhante não interfira ou atrapalhe a execução do ato médico.

3 Paciente tem indicação de biópsia de vilo corial e o médico solicita que ela e o marido assinem o termo de consentimento livre e esclarecido. Após o procedimento, a paciente aborta. Neste caso:

(A) O médico está isento de qualquer iniciativa do casal de questionar processualmente o mau resultado de seu caso.

(B) Ao assinar o termo, o casal assume total responsabilidade pelo resultado do procedimento.

(C) Como o casal assinou o termo, o médico está isento das complicações, mas a instituição pode ser processada.

(D) O fato de o casal ter assinado o termo não isenta o médico de ser questionado processualmente sobre o resultado.

Resposta: **D.**

COMENTÁRIO: segundo o Código de Ética Médica (CEM), é vedado ao médico deixar de obter consentimento do paciente ou de seu representante legal após esclarecê-lo sobre o procedimento a ser realizado, salvo em caso de risco iminente de morte. No entanto, o médico deve obrigatoriamente assumir a responsabilidade por qualquer ato profissional que tenha praticado ou indicado, ainda que solicitado ou consentido pelo paciente ou por seu representante legal (Capítulo III, Art. 4 do CEM, 2010).

470 Capítulo 56 Bioética e Ética Médica

4 **Quando se trata de questões éticas em apresentações sobre saúde:**

I. É lícito ao médico divulgar seu consultório quando realizar declarações na mídia.

II. Podem ser apresentadas, em público, técnicas e métodos científicos.

III. Após divulgar métodos e técnicas sem reconhecimento científico, cabe ao médico informar o Conselho Regional de Medicina (CRM).

IV. É vedado ao médico participar de anúncios ou comerciais sobre instituições de saúde, públicas ou filantrópicas.

Está correto apenas o contido em:

(A) I, II e III.

(B) I e III.

(C) II e IV.

(D) IV.

> Resposta: **C.**

COMENTÁRIO: segundo a Resolução do Conselho Federal de Medicina (CFM) 1.974/2011, que discute sobre publicidade e propaganda, é vedado ao médico fazer propaganda de método ou de técnica NÃO reconhecido como válido para a prática médica pelo CFM. No entanto, utilizando qualquer meio de divulgação leiga, o médico pode prestar informações, dar entrevistas e publicar artigos sobre assuntos médicos com fins estritamente educativos. A participação do médico na divulgação de assuntos médicos em qualquer meio de comunicação de massa deve assegurar a divulgação de conteúdo cientificamente comprovado, válido, pertinente e de interesse público.

Entretanto, por ocasião das entrevistas ou declarações na mídia, o médico deve evitar a autopromoção e o sensacionalismo. Para evitar a autopromoção, o médico NÃO pode utilizar entrevistas para angariar clientela, fazer concorrência desleal, pleitear a utilização de técnicas exclusivas e permitir a divulgação de endereço e telefone de consultório ou clínica. Além disso, a resolução do CFM também proíbe ao médico participar em anúncios de empresas comerciais ou de seus produtos, de qualquer a natureza, dispositivo esse que alcança inclusive as entidades médicas sindicais ou associativas.

5 **A fiscalização do cumprimento das normas estabelecidas no Código de Ética Médica é atribuição:**

I. das Comissões de Ética dos hospitais;

II. da vigilância sanitária;

III. dos Conselhos de Medicina;

IV. da autoridade judiciária.

Está correto apenas o contido em:

(A) I, II e III.

(B) I e III.

(C) II e IV.

(D) IV.

> Resposta: **B.**

Capítulo 56 Bioética e Ética Médica **471**

Comentário: a fiscalização do cumprimento das normas estabelecidas no Código de Ética Médica é atribuição dos Conselhos de Medicina, das comissões de ética (de clínicas, instituições de ensino/pesquisa e hospitais) e dos médicos em geral. O médico deve comunicar ao Conselho Regional de Medicina, com discrição e fundamento, fatos de que tenha conhecimento e que caracterizem possível infração do Código de Ética Médica e de qualquer outra norma que regule o exercício da medicina.

6 **Paciente com ausência congênita do útero participará de programa de reprodução assistida com útero de substituição de sua cunhada. A decisão deverá ser autorizada pelo:**

(A) Diretor técnico da clínica.
(B) Conselho Regional de Medicina.
(C) Poder Judiciário.
(D Médico assistente.

Resposta: **B.**

Comentário: na época em que a questão foi elaborada (2004) estava em vigor a Resolução do CFM de 1992, que determinava que as doadoras temporárias do útero (útero de substituição) deveriam pertencer apenas à família da doadora genética dos óvulos, em parentesco até o segundo grau, sendo os demais casos sujeitos à autorização do Conselho Regional de Medicina. Atualmente, está em vigor a Resolução 2.168, de 2017, que determina que a cedente temporária do útero deve pertencer à família de qualquer um dos parceiros (homem ou mulher) em parentesco consanguíneo até o quarto grau (primeiro grau – mãe/filha; segundo grau – avó/irmã; terceiro grau – tia/sobrinha; quarto grau – prima). Os demais casos, sem parentesco até o quarto grau de um dos parceiros (p. ex., amiga), necessitam de autorização prévia do Conselho Federal de Medicina. É importante sempre ressaltar que, no Brasil, a cessão temporária do útero NÃO pode ter caráter lucrativo e/ou comercial.

7 **De acordo com o Conselho Federal de Medicina (CFM), NÃO é ético:**

(A) Selecionar o sexo do futuro filho quando o casal já tiver dois ou mais filhos do mesmo sexo.
(B) Doação de oócitos apenas anônima e sem caráter comercial.
(C) Detectar doenças hereditárias em pré-embriões.
(D) O uso de útero de substituição de parentes até segundo grau, sem caráter lucrativo.

Resposta: **A.**

Comentário: segundo a última Resolução do CFM (2.168/2017), que dispõe sobre as técnicas de reprodução assistida, estas não podem ser aplicadas com a intenção de selecionar o sexo (presença ou ausência de cromossomo Y) ou qualquer outra característica biológica do futuro filho, exceto para evitar doenças no possível descendente.

A doação de gametas ou embriões não pode ter caráter lucrativo ou comercial, e os doadores não devem conhecer a identidade dos receptores e vice-versa. O sigilo sobre a identidade dos doadores de gametas e embriões, bem como dos receptores, deve ser obrigatoriamente mantido. Em situações especiais, informações sobre os doadores por motivação médica podem ser fornecidas

472 Capítulo 56 Bioética e Ética Médica

exclusivamente para médicos, resguardando-se a identidade civil do(a) doador(a). A seleção de embriões sem o diagnóstico de alterações genéticas causadoras de doenças é permitida, assim como para tipagem do sistema HLA do embrião, no intuito de selecionar embriões HLA-compatíveis com algum irmão já afetado.

Conforme descrito na questão anterior, a cessão temporária do útero pode ser realizada por parente até o quarto grau de qualquer um dos parceiros e não pode ter caráter lucrativo ou comercial (em 2004, quando a questão foi elaborada, era permitido apenas o parentesco até segundo grau).

8 **Mulher com problemas sexuais vai ao consultório acompanhada pelo marido, mas prefere ser atendida sozinha. O médico não aceita e solicita a permanência do esposo durante a consulta. Essa atitude:**

(A) Inibe o assédio sexual.
(B) Visa obter o apoio do marido.
(C) Fere o direito da paciente ao sigilo.
(D) Facilita o tratamento do casal.

Resposta: **C.**

COMENTÁRIO: a consulta é um ato em que deve ser preservada a intimidade/sigilo do paciente. Somente os casos de paciente menor ou incapacitado deverão ser acompanhados pelos responsáveis legais. O paciente, quando em perfeitas condições psíquicas, poderá permitir ou não a entrada de um acompanhante. O Conselho Federal de Medicina, porém, orienta os médicos para que, ao submeterem as pacientes a exames ginecológicos, pratiquem preferencialmente os referidos atos médicos na presença de auxiliar e/ou de acompanhante autorizado pela paciente.

9 **Médico recebe pedido do departamento pessoal de uma empresa solicitando a Classificação Estatística Internacional de Doenças e Problemas Relacionados com a Saúde (CID) para um atestado médico. Assinale a opção CORRETA para este caso:**

(A) Pode fornecer, pois o Código é de conhecimento público.
(B) Está impedido por se tratar de quebra de sigilo profissional.
(C) Deve fornecer nos casos de problemas ginecológicos comuns.
(D) Pode fornecer caso abone faltas superiores a 15 dias.

Resposta: **B.**

COMENTÁRIO: o atestado médico não é um mero documento administrativo com acesso irrestrito e não pode expor a privacidade/intimidade do paciente. Deve ser tratado como sigiloso, obrigando quem o maneja a guardar sigilo nos termos da Constituição e do Código de Ética Médica. Na elaboração do atestado médico, o médico assistente deve estabelecer o diagnóstico apenas quando expressamente autorizado pelo paciente (Resolução CFM 1.658/2002). O médico deve ainda registrar os dados de maneira legível e se identificar como emissor mediante assinatura e carimbo ou número de registro no Conselho Regional de Medicina.

Capítulo 56   Bioética e Ética Médica   **473**

10 Considere as seguintes afirmações:

I. Enquanto a ética se refere ao indivíduo, a moral se relaciona com a sociedade.
II. Quando se fala em ética médica, aplicam-se conceitos morais de dever a um grupo de profissionais.
III. Embora se confundam, a moral não faz parte da ética. Ambas variam em função do tempo, espaço e cultura.
IV. Ética é um ramo do conhecimento que estuda normas e princípios morais da sociedade.

Está correto apenas o contido em:
(A) I, II e III.
(B) I e III.
(C) II e IV.
(D) IV.

Resposta: C.

COMENTÁRIO: a ética está associada ao estudo fundamentado dos valores morais que orientam o comportamento humano em sociedade, enquanto a moral abrange costumes, regras, tabus e convenções estabelecidos por cada sociedade. Ética é um conjunto de conhecimentos extraídos da investigação do comportamento humano ao tentar explicar as regras morais de maneira racional, fundamentada, científica e teórica. Trata-se de uma reflexão sobre a moral. Moral é o conjunto de regras aplicadas no cotidiano e usadas continuamente por cada cidadão. Essas regras orientam cada indivíduo, norteando suas ações e julgamentos sobre o que é moral ou imoral, certo ou errado, bom ou mau.

Todas as profissões estão submetidas ao controle da conduta moral de quem as exerce com base em código de comportamento ético-profissional e mecanismos de fiscalização. São regras que explicitam direitos e deveres. O Código de Ética Médica contém as normas que devem ser seguidas pelos médicos no exercício de sua profissão, inclusive no exercício de atividades relativas ao ensino, à pesquisa e à administração de serviços de saúde, bem como no exercício de quaisquer outras atividades em que se utilize o conhecimento advindo do estudo da medicina.

11 Em uma maternidade do Sistema Único de Saúde, um obstetra plantonista atende a uma parturiente de 40 anos de idade, com gestação de termo, grande multípara com partos normais, sem intercorrências mórbidas. A pedido do casal, realiza, sem vantagens financeiras, cesariana para a consecução da laqueadura tubária. Pode-se afirmar que:

(A) Não havendo legislação a respeito, o ato médico foi louvável.
(B) Ele poderia efetuar a laqueadura pós-parto pela técnica periumbilical.
(C) O obstetra cometeu uma infração e pode ser penalizado.
(D) É ato legal, pois em grande multípara outras gestações seriam danosas à paciente.

Resposta: C.

COMENTÁRIO: segundo a Lei 9.263, de 12 de janeiro de 1996, que regulamenta o planejamento familiar no Brasil, é vedada ao médico a esterilização cirúrgica em mulher durante os períodos de parto ou aborto, exceto nos casos de comprovada necessidade por cesarianas sucessivas anteriores.

474   Capítulo 56   Bioética e Ética Médica

12   **Com relação à equipe cirúrgica, é INCORRETO afirmar que:**

(A) A composição da equipe cirúrgica é de responsabilidade direta do cirurgião responsável ou titular.

(B) Os profissionais de enfermagem, desde que devidamente habilitados e capacitados, podem atuar na cirurgia na condição de auxiliares do cirurgião.

(C) É obrigação do cirurgião titular realizar a descrição cirúrgica do procedimento, sua indicação, intercorrências e complicações da operação.

(D) Os acadêmicos de medicina podem atuar como auxiliares de cirurgia nos hospitais-escola desde que supervisionados por preceptores e dentro de um programa de treinamento.

Resposta: B.

COMENTÁRIO: segundo a Resolução 1.490/1998 do CFM, a composição da equipe cirúrgica é de responsabilidade direta do cirurgião titular e deve ser composta exclusivamente por profissionais de saúde devidamente qualificados. É vedado ao médico delegar a outros profissionais atos ou atribuições exclusivos da profissão médica. Deve ser observada a qualificação de um auxiliar médico, pelo cirurgião titular, visando ao eventual impedimento do titular durante o ato cirúrgico. Portanto, não deve ter como primeiro auxiliar um profissional de enfermagem, profissional não habilitado funcional e legalmente para substituí-lo em caso de eventual impedimento. É lícito o uso de acadêmico de medicina na qualidade de auxiliar e de instrumentador cirúrgico em unidades devidamente credenciadas por seu aparelho formador e de profissional de enfermagem regularmente inscrito no Conselho de origem, na condição de instrumentador, podendo esse concurso ser estendido também aos estudantes de enfermagem.

13   **São direitos sexuais e reprodutivos, EXCETO:**

(A) Direito à igualdade: de estar livre de todas as formas de discriminação, incluindo sua vida sexual e reprodutiva.

(B) Direito de exigir que seu parceiro compareça em consulta para tratamento de doença sexualmente transmissível.

(C) Direito de decidir ter filhos ou não e quando tê-los.

(D) Direito a contrair ou não o matrimônio e de planejar e formar uma família.

Resposta: B.

COMENTÁRIO: segundo o Código de Ética Médica, é proibido ao médico desrespeitar o direito do paciente ou de seu representante legal de decidir livremente sobre a execução de práticas diagnósticas ou terapêuticas, salvo em caso de risco iminente de morte. Portanto, em cumprimento ao Código de Ética, não se pode exigir que o paciente se submeta a tratamentos e/ou consultas médicas que não deseje. O planejamento familiar é um direito assegurado aos cidadãos brasileiros, conforme o que preceituam a Constituição Federal, em seu artigo 226, e a Lei 9.263, de 12 de janeiro de 1996.

14   **Com relação às Normas Éticas para utilização das técnicas de reprodução assistida no Brasil, é permitido:**

I. Útero de substituição.

II. Estudo genético pré-implantacional.

III. Doação de óvulos.

IV. Escolha de sexo por conveniência.

Capítulo 56 Bioética e Ética Médica **475**

Está correto apenas o contido em:
(A) I, II e III.
(B) I e III.
(C) II e IV.
(D) IV.

Resposta: **A.**

COMENTÁRIO: as técnicas de reprodução assistida (TRA) têm o papel de auxiliar a resolução dos problemas de reprodução humana, facilitando o processo de procriação. O Conselho Federal de Medicina (CFM) regulamenta normas éticas para a utilização das TRA, as quais são frequentemente atualizadas. A resolução atualmente em vigor é a de número 2.168, de 2017, que permite que as TRA sejam utilizadas desde que exista probabilidade de sucesso e não se incorra em risco grave de saúde para o(a) paciente ou o possível descendente. A assinatura do termo de consentimento livre e esclarecido é obrigatória. O útero de substituição é permitido, desde que a mulher que irá ceder o útero tenha parentesco até o quarto grau com um dos parceiros; o estudo genético dos pré-embriões está autorizado para evitar a seleção de embriões com o diagnóstico de alterações genéticas causadoras de doenças ou para selecionar embriões HLA-compatíveis para possível transplante de células-tronco em um irmão doente. No entanto, a seleção do sexo do embrião apenas por desejo dos pais é proibida pelo CFM. Essa resolução também determina as regras sobre a doação de gametas e embriões, que deve ser voluntária e anônima, ou seja, sem fins lucrativos.

15 **São princípios fundamentais da bioética, EXCETO:**
(A) Autonomia.
(B) Benevolência.
(C) Equidade.
(D) Justiça.

Resposta: **B.**

COMENTÁRIO: o termo bioética foi construído a partir das palavras gregas *bios* (vida) + *ethos* (relativo à ética). Seus princípios foram propostos inicialmente no Relatório Belmont, de 1978, para orientar as pesquisas com seres humanos e em 1979 foram estendidos à prática médica. São eles:

1. **Beneficência/não maleficência:** refere-se à obrigação ética de maximizar o benefício e minimizar o prejuízo.
2. **Autonomia:** é a capacidade de autodeterminação de uma pessoa, ou seja, o quanto ela pode gerenciar sua própria vontade, livre da influência de outras pessoas. Em pacientes intelectualmente deficientes e no caso de crianças, o princípio da autonomia deve ser exercido pela família ou responsável legal.
3. **Justiça:** refere-se à igualdade de tratamento e à justa distribuição das verbas do Estado para saúde, pesquisa etc. O princípio da justiça estabelece como condição fundamental a equidade: obrigação ética de tratar cada indivíduo conforme o que é moralmente correto e adequado, de dar a cada um o que lhe é devido.

A benevolência significa demonstrar bondade ou boa vontade em relação a outras pessoas, revelando altruísmo e empatia.

476 Capítulo 56 Bioética e Ética Médica

---

16 Com relação às técnicas de reprodução assistida (TRA), as normas éticas atuais estabelecem que:

 I. Devem facilitar o processo de procriação.
 II. Não tenham como finalidade selecionar caracteres biológicos ou sexo.
 III. Deve-se solicitar consentimento informado do casal quanto ao número de pré-embriões a ser transferido ou criopreservado.
 IV. Não existe um limite máximo ideal de pré-embriões a serem transferidos.

Está correto apenas o contido em:
 (A) I, II e III.
 (B) I e III.
 (C) II e IV.
 (D) IV.

Resposta: **A.**

COMENTÁRIO: a Resolução 2.168/2017 do Conselho Federal de Medicina (CFM) determina que as TRA têm o papel de auxiliar a resolução dos problemas de reprodução humana, facilitando o processo de procriação. É proibida a fecundação de oócitos humanos com qualquer outra finalidade que não a procriação humana. As TRA podem também ser utilizadas na preservação social e/ou oncológica de gametas, embriões e tecidos germinativos. Podem ser utilizadas desde que exista probabilidade de sucesso e não se incorra em risco grave de saúde para o(a) paciente ou o possível descendente. Não podem ser aplicadas com a intenção de selecionar o sexo ou qualquer outra característica biológica do futuro filho, exceto para evitar doenças no possível descendente. O consentimento livre e esclarecido será obrigatório para todos os pacientes submetidos às TRA. Quanto ao número de embriões a serem transferidos, o CFM determina que em mulheres até os 35 anos de idade é permitido transferir até dois embriões; em mulheres entre 36 e 39 anos podem ser transferidos até três embriões e em mulheres com 40 ou mais anos de idade, até quatro embriões. Nos tratamentos que incluem a doação de oócitos e embriões, considera-se a idade da doadora no momento da coleta dos oócitos, que deve ser até 35 anos, ou seja, no máximo dois embriões.

---

17 Gestante de 32 semanas, portadora de estenose mitral severa, apresenta edema agudo de pulmão que, apesar das medidas terapêuticas, evoluiu com parada cardíaca irreversível. Essa morte materna pode ser classificada como:

 (A) Morte materna indireta.
 (B) Morte materna direta.
 (C) Morte materna não gestacional.
 (D) Não é morte materna.

Resposta: **A.**

COMENTÁRIO: por definição, morte materna é a morte de uma mulher durante a gestação ou até 42 dias após o término da gestação, independentemente da duração ou da localização da gravidez por qualquer causa relacionada com ou agravada pela gravidez ou por medidas a ela associadas, porém não decorrente de causas acidentais ou incidentais. Trata-se de um dos indicadores de desenvolvimento social de um país. A morte materna obstétrica direta é aquela que ocorre por

Capítulo 56 Bioética e Ética Médica **477**

complicações obstétricas durante gravidez, parto ou puerpério em razão de intervenções, omissões, tratamento incorreto ou de uma cadeia de eventos resultantes de qualquer dessas causas (p. ex., aborto, pré-eclâmpsia etc.). A morte materna obstétrica indireta é aquela resultante de doenças que existiam antes da gestação ou que se desenvolveram durante esse período, não provocadas por causas obstétricas diretas, mas agravadas pelos efeitos fisiológicos da gravidez (p. ex., cardiopatia antes da gravidez, diabetes prévio etc.). A morte materna não obstétrica é a resultante de causas incidentais ou acidentais não relacionadas com a gravidez e seu manejo (p. ex., acidente de carro).

18 **Primigesta apresenta pré-eclâmpsia grave com 26 semanas, quando é decidida a interrupção da gestação por indicação materna. O recém-nascido morre no oitavo dia de vida. Essa morte será incluída no cálculo da mortalidade:**

(A) Neonatal precoce.
(B) Perinatal precoce.
(C) Neonatal tardia.
(D) Perinatal tardia.

Resposta: **C.**

Comentário: a mortalidade infantil consiste no número de óbitos de menores de 1 ano de idade, a neonatal precoce consiste no número de óbitos de crianças de 0 a 6 dias de vida completos, e a neonatal tardia é representada pelo número de óbitos de crianças de 7 a 27 dias de vida completos. A mortalidade infantil tardia ou pós-neonatal é caracterizada pelo número de óbitos de crianças de 28 a 354 dias de vida completos. A mortalidade perinatal inclui as mortes que ocorrem no período perinatal, que compreende 22 semanas completas de gestação e termina aos 7 dias completos após o nascimento, ou seja, de 0 a 6 dias de vida (período neonatal precoce). A mortalidade fetal consiste no óbito antes do nascimento com vida, ocorrido a partir da 22ª semana completa de gestação, ou fetos com peso $\geq$ 500g ou estatura a partir de 25cm. Abortamento é a expulsão ou extração de um produto da concepção com < 500g e/ou estatura < 25cm, ou menos de 22 semanas de gestação, tenha ou não evidências de vida e sendo espontâneo ou induzido.

19 **Por ter esquecido seu carimbo, um colega lhe pede para carimbar um atestado para uma paciente, afastando-a do trabalho por 15 dias. Você concorda. A paciente é despedida do emprego tendo como motivo várias faltas injustificadas. Ela apresenta, entre vários atestados, aquele que você havia carimbado. Nesse caso, aponte a opção CORRETA:**

(A) Por ser ato humanitário, você agiu de maneira acertada.
(B) O colega responderá por falsidade ideológica.
(C) O ato se caracteriza por ser antiético.
(D) Não há infração moral.

Resposta: **C.**

Comentário: o Código de Ética Médica proíbe ao médico expedir documento médico sem ter praticado ato profissional que o justifique, que seja tendencioso ou que não corresponda à

478 Capítulo 56 Bioética e Ética Médica

verdade. Além disso, no Capítulo III, Art. 5, fica explícito que é vedado ao médico assumir responsabilidade por ato médico que não praticou ou do qual não participou.

20 **Em qual das situações apontadas a seguir o médico é legalmente obrigado a quebrar o sigilo médico?**

(A) Atendimento de abortamento clandestino.
(B) Publicação de artigo científico de doença rara.
(C) Depoimento como testemunha.
(D) Pré-natal de usuária de droga ilícita com intuito de proteger o nascituro.
(E) Preenchimento do atestado de óbito.

Resposta: **E.**

COMENTÁRIO: o Código de Ética Médica determina que é vedado ao médico revelar fato de que tenha conhecimento em virtude do exercício de sua profissão, salvo por motivo justo, dever legal ou consentimento por escrito do paciente. Permanece essa proibição mesmo que o fato seja de conhecimento público ou o paciente tenha falecido; quando de seu depoimento como testemunha (nessa hipótese, o médico comparecerá perante a autoridade e declarará seu impedimento); na investigação de suspeita de crime, o médico estará impedido de revelar segredo que possa expor o paciente a processo penal.

Em casos de publicações médicas, é proibido ao médico fazer referência a casos clínicos identificáveis e exibir pacientes ou imagens que os tornem reconhecíveis.

O médico é obrigado a atestar o óbito de paciente ao qual vinha prestando assistência, exceto quando houver indícios de morte violenta, devendo constar a causa da morte.

21 **Tocoginecologista A trocou plantão com o colega B, avisando, porém, o colega C da clínica médica, também plantonista. Na data, o médico B teve um acidente de trânsito e não pôde ir ao plantão. Quem deve ser punido é o:**

(A) Médico A, pois o plantão era oficialmente dele.
(B) Médico B, porque não cumpriu o acordo com o colega.
(C) Médico C, caso não tenha comunicado ao chefe de plantão.
(D) Ninguém, pois houve acordo prévio e no dia do plantão ocorreu um acidente.

Resposta: **A.**

COMENTÁRIO: quando o médico deixar de comparecer ao plantão em horário preestabelecido ou se ausentar sem a presença de seu substituto, a direção técnica providenciará de imediato a presença de outro profissional, ficando o ausente sujeito às sanções do Código de Ética Médica, o qual dispõe ser infração ética deixar de comparecer a plantão em horário preestabelecido ou abandoná-lo sem a presença de substituto, salvo por justo impedimento.

O responsável pelo plantão é o médico que consta na escala oficial do serviço; portanto, as trocas entre os colegas nos plantões devem ser solicitadas oficialmente por escrito à direção da unidade.

22 **Paciente em choque hemorrágico por câncer do colo, atendida em setor de emergência pelo ginecologista de plantão, é transferida em ambulância, com acompanhamento médico,**

Capítulo 56 Bioética e Ética Médica **479**

para outro hospital, falecendo durante o trajeto. O atestado de óbito deverá ser fornecido pelo médico que:

(A) Acompanhava a remoção.
(B) Atendeu na emergência.
(C) Aguardava a paciente no outro hospital.
(D) Acompanhava o tratamento do câncer do colo.

Resposta: **A.**

Comentário: o preenchimento dos dados constantes na declaração de óbito é da responsabilidade do médico que atestou a morte. Os médicos dos serviços de atendimento e remoção pré-hospitalar para efeito de emissão de declaração de óbito são considerados médicos assistentes ou substitutos, devendo preencher o atestado.

24 **Após 2 anos de atendimento em consultório privado, tocoginecologista decide fechá-lo. Por quantos anos mais, a partir da data do último registro de atendimento de cada paciente, ele tem a responsabilidade pela guarda dos prontuários médicos?**

(A) 5.
(B) 10.
(C) 15.
(D) 20.

Resposta: **D.**

Comentário: segundo a Resolução 1.821/2007 do CFM, os prontuários dos pacientes registrados em papel, que não foram arquivados eletronicamente em meio óptico, microfilmado ou digitalizado, devem ser preservados pelo prazo mínimo de 20 anos a partir do último registro. Considerando a evolução tecnológica, para os prontuários dos pacientes arquivados eletronicamente em meio óptico, microfilmado ou digitalizado é necessária a guarda permanente.

BIBLIOGRAFIA

Conselho Regional de Medicina do Estado de São Paulo. Cadernos Cremesp – Ética em Ginecologia e Obstetrícia. 4. ed. São Paulo, 2011.
Conselho Federal de Medicina. Código de Ética Médica: Resolução CFM 1.931, de 17 de setembro de 2009. Brasília, 2010.
Junqueira CR. Bioética: conceito, contexto cultural, fundamento e princípios. In: Ramos DLP. Bioética e ética profissional. Rio de Janeiro: Guanabara Koogan, 2007.
Ministério da Saúde. Manual de Vigilância do Óbito Infantil e Fetal e do Comitê de Prevenção do Óbito Infantil e Fetal. 2. ed. 2009.
Conselho Federal de Medicina. Resolução CFM 1.490/1998: Equipe cirúrgica. Brasília, 1998.
Conselho Federal de Medicina. Resolução CFM 1.658/2002: Atestados médicos. Brasília, 2002.
Conselho Federal de Medicina. Resolução CFM 1.821/2007: Prontuário eletrônico. Brasília, 2007.
Conselho Federal de Medicina. Resolução CFM 1.851/2008: Atestados médicos. Brasília, 2008.
Conselho Federal de Medicina. Resolução CFM 1.974/2011: Propaganda em medicina. Brasília, 2011.
Conselho Federal de Medicina. Resolução CFM 2.168/2017: Técnicas de reprodução assistida. Brasília, 2017.
Resolução CFM 2.217/2018: Código de Ética Médica. Resolução CFM 2.217, de 27 de setembro de 2018, modificada pelas Resoluções CFM 2.222/2018 e 2.226/2019. Brasília, 2019.

CAPÍTULO

57

Metodologia de Pesquisa, Epidemiologia e Bioestatística

Mariana Furtado Meinberg

1 Considere as afirmações relativas à publicação de trabalhos científicos:

I. Os trabalhos retrospectivos de revisão de prontuário estão dispensados da avaliação pelos comitês de ética em pesquisa.

II. Estudos experimentais em animais não precisam da aprovação do comitê de ética, desde que autorizados pelo titular da cadeira.

III. O chefe do serviço ou departamento tem o direito de ser o primeiro autor ou coautor de todos os trabalhos que autorizou realizar e publicar no seu serviço.

IV. É vetado ao médico-chefe do serviço publicar, exclusivamente em seu nome, trabalho científico realizado por seus alunos e residentes sob sua orientação.

Está correto apenas o contido em:

(A) I, II e III.

(B) I e III.

(C) II e IV.

(D) IV.

Resposta: D.

COMENTÁRIO: conforme as diretrizes da Comissão Nacional de Ética em Pesquisa (CONEP/MS), na Resolução 196/96, versão 2012, toda pesquisa envolvendo seres humanos deverá ser submetida à apreciação de um Comitê de Ética em Pesquisa da instituição que referenda a investigação.

A diretriz brasileira para o cuidado e a utilização de animais para fins científicos e didáticos (DBCA) exige que pesquisadores e professores responsáveis por projetos ou protocolos com animais submetam o projeto a uma Comissão de Ética no Uso de Animais (CEUA).

No que diz respeito à autoria do trabalho, todos os autores do manuscrito devem ter participado o mínimo necessário para terem responsabilidade pública por seu conteúdo. A participação inclui: concepção ou desenho, análise e interpretação de dados, redigir ou revisar o artigo e aprovação de seu conteúdo.

Capítulo 57   Metodologia de Pesquisa, Epidemiologia e Bioestatística   **481**

2   **Com relação às diretrizes e normas da Comissão Nacional de Ética em Pesquisa (CONEP/MS), pode-se dizer que:**

I. Exige o consentimento livre e esclarecido assinado por cada participante.

II. Toda pesquisa envolvendo seres humanos deverá ser submetida à apreciação de um Comitê de Ética em Pesquisa.

III. Pesquisas em reprodução humana devem ser submetidas à aprovação da CONEP.

IV. O sujeito da pesquisa, após assinar o termo de consentimento, não pode se retirar do estudo.

Está correto apenas o contido em:

(A) I, II e III.

(B) I e III.

(C) II e IV.

(D) IV.

Resposta: **A.**

Comentário: de acordo com as diretrizes da CONEP, na Resolução 196/96, versão 2012, toda pesquisa envolvendo seres humanos deverá ser submetida à apreciação de um Comitê de Ética em Pesquisa da instituição que referenda a investigação, além de contar com o consentimento livre e esclarecido de cada participante da pesquisa e/ou seu representante legal. O termo de consentimento livre e esclarecido deve garantir plena liberdade do participante para se recusar a participar ou retirar seu consentimento, em qualquer fase da pesquisa, quando aplicável, sem penalização alguma. Nos casos de protocolos de áreas temáticas especiais (genética humana, reprodução humana, novas vacinas, novos procedimentos não consagrados pela literatura, estudos com populações indígenas, projetos que envolvam aspectos de biossegurança, pesquisas coordenadas no exterior ou com participação estrangeira e pesquisas que envolvam remessa de material biológico humano para o exterior e protocolos de constituição e funcionamento de biobancos) exigem, além de avaliação pelo Comitê de Ética em Pesquisa da instituição, parecer da própria Comissão Nacional de Ética em Pesquisa (CONEP).

3   **Seis meses após a submissão de artigo científico em periódico nacional, o autor não recebeu informação sobre o julgamento final. Nesse ínterim, o trabalho foi premiado em seção de tema livre em congresso de sociedade internacional. Nessa situação, é CORRETO:**

(A) Solicitar formalmente um pronunciamento dos editores.

(B) Encaminhar o artigo para outra revista nacional.

(C) Submeter à revista da sociedade organizadora do congresso.

(D) Desconsiderar a publicação, pois o trabalho já foi premiado.

Resposta: **A.**

Comentário: um mesmo artigo não pode ser publicado em mais de um periódico, pois fere as regras de direitos autorais; no entanto, pode ser apresentado em encontros ou congressos, preferencialmente em países diferentes. Essa prática pode ser inclusive recomendável, pois o autor expõe o texto provisório a uma avaliação por público especializado para receber críticas e sugestões

482 Capítulo 57 Metodologia de Pesquisa, Epidemiologia e Bioestatística

com intuito de melhorar a qualidade do trabalho. Não existe um prazo formal para a resposta dos editores sobre a aceitação do manuscrito, mas é de boa prática uma resposta o mais breve possível; portanto, a conduta mais adequada consiste em solicitar um pronunciamento dos editores.

4 **Com relação à mortalidade perinatal e neonatal, analise as seguintes afirmações:**

I. Óbito neonatal precoce é a morte de infante nascido vivo dentro dos primeiros 15 dias completos.

II. Coeficiente de mortalidade fetal é a razão entre o número de natimortos pesando ≥ 1.000g sobre natimortos pesando ≥ 1.000g somados aos nascidos vivos pesando ≥ 1.000g ao nascer, multiplicados por 1.000.

III. Coeficiente de mortalidade neonatal precoce é a razão entre as mortes neonatais precoces de infantes pesando ≥ 500g ao nascer sobre nascidos vivos pesando ≥ 500g ao nascer multiplicadas por 1.000.

IV. A anóxia anteparto e os problemas pulmonares neonatais são responsabilizados por mais de 50% dos óbitos perinatais.

Está correto apenas o contido em:
(A) I, II e III.
(B) I e III.
(C) II e IV.
(D) IV.

Resposta: **C.**

Comentário: a mortalidade neonatal precoce é definida pelo número de óbitos de 0 a 6 dias de vida completos por 1.000 nascidos vivos na população residente em determinado espaço geográfico, no ano considerado, e estima o risco de um nascido vivo morrer durante a primeira semana, além de refletir as condições socioeconômicas e de saúde da parturiente e a qualidade de assistência pré-natal, ao parto e ao recém-nascido.

O coeficiente de mortalidade fetal é o número de óbitos fetais (ocorridos a partir da 22ª semana completa de gestação ou 154 dias ou fetos com peso ≥ 500g ou estatura a partir de 25cm) por 1.000 nascimentos totais na população residente em determinado espaço geográfico, no ano considerado, e reflete a ocorrência de fatores vinculados à gestação e ao parto, entre eles o peso ao nascer, bem como as condições de acesso a serviços de saúde e a qualidade da assistência pré-natal e ao parto. Para fins de cálculos estatísticos de taxa de mortalidade perinatal para comparação internacional deverão ser incluídos apenas fetos mortos que pesam ≥ 1.000g ao nascer.

Prematuridade, asfixia/hipoxia e afecções respiratórias do recém-nascido constituem a maior parte das causas de mortalidade no período perinatal. Além dessas, é importante citar as infecções e malformações congênitas. A maioria dessas causas diz respeito à qualidade da atenção pré e perinatal. Portanto, estão corretas as afirmativas II e IV.

5 **O investigador deve se limitar a observar e analisar a relação existente entre a presença de fatores de risco ou características e o desenvolvimento de doenças em grupos da população, ou seja, os participantes devem ser observados por certo período para que sejam**

Capítulo 57 Metodologia de Pesquisa, Epidemiologia e Bioestatística **483**

verificadas mudanças na frequência da ocorrência da enfermidade associada à presença do fator de risco (estudo longitudinal). Essa definição corresponde ao estudo:

(A) De séries temporais.
(B) De caso-controle.
(C) De coorte.
(D) Clínico não randomizado e controlado.

Resposta: C.

COMENTÁRIO: uma série temporal é uma sequência de realizações (observações) de uma variável ao longo do tempo. Os estudos de caso-controle são estudos observacionais e retrospectivos que podem ser utilizados para investigar a etiologia de doenças ou de condições relacionadas com a saúde e para avaliar ações e serviços de saúde. Nesses estudos são definidos dois grupos: um com o agravo estudado (caso) e o outro sem o agravo estudado ou saudável (controle). Desse modo, verifica-se a frequência de determinado agravo na presença ou ausência de determinado fator condicionante/determinante (exposição). Assim, avalia-se a exposição a determinados fatores no passado por pessoas com determinada doença e pessoas saudáveis.

Os estudos de coorte são estudos observacionais prospectivos em que são definidos dois grupos: um exposto e um não exposto ao fator estudado, os quais são acompanhados durante certo período, e é avaliada a incidência da condição ou doença desejada.

Nos ensaios clínicos não randomizados e controlados, são analisados dois grupos escolhidos de maneira não aleatória: um exposto ao agente estudado e outro exposto a um placebo ou outro tipo de agente e, após acompanhamento prospectivo, os resultados são avaliados e comparados.

Na questão, trata-se de um estudo observacional, prospectivo, compatível com estudo de coorte.

6 A dengue é uma doença transmitida pelo mosquito *Aedes aegypti*, que também é vetor da febre Chikungunya e do Zika vírus. Um fato novo, que deixa as autoridades de vigilância sanitária e epidemiológica em alerta, é o aumento dos casos de microcefalia nos recém-nascidos, que pode estar relacionado com o Zika vírus. O conceito da vigilância epidemiológica e da medicina ocupacional que trata dos eventos inesperados, graves e indesejáveis, como o caso apresentado, é definido como:

(A) *Odds ratio.*
(B) Nexo técnico epidemiológico previdenciário.
(C) Efeito do trabalhador sadio.
(D) Taxa de gravidade.
(E) Evento sentinela.

Resposta: E.

COMENTÁRIO: o *odds ratio* (OR), ou razão de chances, é a razão entre a chance de um evento ocorrer em um grupo e a chance de ocorrer em outro grupo.

O nexo técnico epidemiológico previdenciário busca avaliar quais agravos ou acidentes estão associados a determinada função trabalhista ou atividade profissional pelo INSS no Brasil.

O efeito do trabalhador sadio é uma observação que levou à conclusão de que a população de trabalhadores apresenta taxas de mortalidade mais baixas quando comparada à população em

484 Capítulo 57 Metodologia de Pesquisa, Epidemiologia e Bioestatística

geral, possivelmente porque indivíduos incapacitados ou portadores de doenças graves são excluídos da força de trabalho.

A taxa de gravidade diz respeito ao número de dias de trabalho perdidos por afastamento, incapacidade permanente ou morte para cada 1.000.000 de horas de trabalho em uma empresa por um período.

O evento sentinela é definido como um evento inesperado que produz óbito ou lesão física ou psicológica grave.

Desse modo, a melhor opção é a E.

---

7 **A Razão de Mortalidade Proporcional de 50 anos ou mais (ou índice de Swaroop-Uemura) mede a proporção de mortes a partir da idade mencionada em relação à totalidade de mortes. Em um local com índice de Swaroop-Uemura alto, pode-se afirmar que:**

I. O coeficiente de mortalidade infantil desse local deve ser alto.

II. A desnutrição proteicocalórica nesse local deve ser pouco prevalente.

III. A expectativa de vida nesse local deve ser baixa.

IV. As afecções perinatais e as anomalias congênitas devem constituir as principais causas de morte entre menores de 1 ano de idade.

Está correto apenas o contido em:
(A) II.
(B) I e III.
(C) I e IV.
(D) II e III.
(E) II e IV.

Resposta: **E.**

COMENTÁRIO: o índice de Swaroop-Uemura ou razão de mortalidade proporcional, desenvolvido por dois pesquisadores da Índia e do Japão em 1957, utiliza a proporção de mortes em pessoas com mais de 50 anos de idade em relação ao total de óbitos de uma população, ou seja, quanto maior o índice, maior a expectativa de vida daquela população e menor a mortalidade de faixas etárias mais baixas, indicando maior desenvolvimento daquele local, pois os óbitos abaixo dos 50 anos de idade são considerados evitáveis. Desse modo, somente as afirmativas II e IV estão corretas.

Índice de Swaroop-Uemura:

$$\frac{\text{Número de óbitos em maiores de 50 anos} \times 100}{\text{Número total de óbitos)}}$$

---

8 **O conceito de vigilância em saúde, segundo o Ministério da Saúde, "é uma forma de pensar e agir tendo como objetivo a análise permanente da situação de saúde da população e a organização e execução de práticas de saúde adequadas ao enfrentamento de problemas existentes...". Diante desse conceito, assinale a opção que contempla práticas e características coerentes com a vigilância em saúde:**

(A) As ações preventivas devem ser separadas das ações de assistência para melhor operacionalizar as práticas de vigilância à saúde.

Capítulo 57 Metodologia de Pesquisa, Epidemiologia e Bioestatística **485**

(B) Intervenção sobre problemas de saúde, sejam danos, riscos e/ou determinantes de saúde e doença.
(C) As ações de vigilância epidemiológica, em razão de sua elevada especificidade de foco das doenças transmissíveis, não estão incluídas no conceito de vigilância à saúde.
(D) A vigilância em saúde está focada nas intervenções coletivas, campanhas nacionais e abrangentes, não sendo seu foco as ações individuais ou restritas a pequenos territórios.
(E) A vigilância ambiental e da saúde do trabalhador tem atuações distintas, sendo suas gestões ligadas, respectivamente, ao Ministério do Meio Ambiente e ao Ministério do Trabalho.

Resposta: **B.**

COMENTÁRIO: a vigilância epidemiológica é o processo sistemático e contínuo de coleta, análise, interpretação e disseminação de informação com a finalidade de recomendar e adotar medidas de prevenção e controle de problemas de saúde.

A vigilância epidemiológica pode atuar em diversas hierarquias, desde ações locais até internacionais, e não inclui somente os agravos de origem infecciosa, mas também doenças cronicodegenerativas, acidentes (inclusive de trabalho), situações de violência, fatores de risco e riscos ambientais.

Os principais objetivos são:

• Identificar e descrever o comportamento epidemiológico das doenças.
• Identificar e descrever epidemias e seus processos de disseminação.
• Interpretar a morbidade e a mortalidade por agravos de saúde.
• Recomendar medidas de prevenção e controle de agravos de saúde.
• Interpretar o impacto de medidas de intervenção.
• Avaliar a adequação das estratégias utilizadas para aplicação de medidas de prevenção e controle.

Assim, as medidas de prevenção em saúde não são necessariamente separadas das ações de assistência à saúde (opção A incorreta). Todos os agravos de saúde, inclusive as doenças infecciosas, estão incluídos na vigilância epidemiológica (opção C incorreta). A vigilância em saúde ocorre em qualquer nível, desde ações individuais até ações coletivas (opção D incorreta), e abrange as ações de controle ambiental e saúde do trabalhador (opção E incorreta).

9 No quadro representativo da história natural da doença (adaptado de Leavell e Clark), os níveis de prevenção – primária, secundária e terciária – correspondem, respectivamente, aos estágios:

(A) Sem doença, pré-doença, doença sintomática.
(B) Doença latente, pré-doença e doença sintomática.
(C) Pré-doença, doença latente e doença sintomática.
(D) Doença latente, doença sintomática e sem doença.
(E) Pré-doença, doença sintomática e cuidados paliativos.

Resposta: **C.**

COMENTÁRIO: em 1965, Leavell e Clark propuseram o modelo da história natural da doença, composto por três níveis de prevenção: primária, secundária e terciária. A prevenção primária

486 Capítulo 57 Metodologia de Pesquisa, Epidemiologia e Bioestatística

inclui as medidas de promoção da saúde e proteção específica, como medidas educativas, de saneamento básico e políticas de vacinação. A prevenção secundária visa ao diagnóstico e trata-mento precoce das doenças e à limitação da invalidez (p. ex., o rastreamento de câncer de colo uterino com o teste de Papanicolau). A prevenção terciária consiste nas medidas de reabilitação, tratamento de sequelas de doenças ou acidentes, visando à recuperação ou à manutenção em equilíbrio funcional.

Desse modo, a opção C traz a resposta correta.

10 **Marque a opção que contém todas as doenças de notificação compulsória em nível nacional:**

(A) Botulismo, caxumba e disenteria.
(B) Sarampo, rubéola e febre amarela.
(C) Óbito por Zika, diarreia e caxumba.
(D) Dengue, raiva e disenteria.

Resposta: **B.**

COMENTÁRIO: a Portaria 204 do Ministério da Saúde, de 17 de fevereiro de 2016, define a Lista Nacional de Notificação Compulsória de doenças, agravos e eventos de saúde pública nos servi-ços de saúde públicos e privados em todo o território nacional.

A notificação compulsória é obrigatória para os médicos, outros profissionais de saúde ou responsáveis pelos serviços públicos e privados de saúde que prestam assistência ao paciente.

As doenças podem ser de notificação imediata, a qual deve ser feita em no máximo 24 horas a partir do conhecimento da ocorrência de doença, agravo ou evento de saúde pública, pelo meio de comunicação mais rápido disponível, ou de notificação semanal, quando realizada em até 7 dias a partir do conhecimento da ocorrência de doença ou agravo.

A lista é atualizada periodicamente pelo Ministério da Saúde, sendo a mais recente a de 2016:

Nº	Doença ou agravo (ordem alfabética)	Notificação imediata (24h)	Notificação semanal
1	Acidente de trabalho com exposição a material biológico		x
	Acidente de trabalho: grave, fatal e em crianças e adolescentes	x	
2	Acidente por animal peçonhento	x	
3	Acidente por animal potencialmente transmissor da raiva	x	
4	Botulismo	x	
5	Cólera	x	
6	Coqueluche	x	
7	a. Dengue – Casos		x
	b. Dengue – Óbitos	x	
8	Difteria	x	
9	Doença de Chagas aguda	x	
10	Doença de Creutzfeldt-Jakob		x
11	a. Doença invasiva por *Haemophilus influenzae*	x	
	b. Doença meningocócica e outras meningites	x	

12	Doenças com suspeita de disseminação intencional: a. Antraz pneumônico b. Tularemia c. Varíola	x	
13	Doenças febris hemorrágicas emergentes/reemergentes: a. Arenavírus b. Ebola c. Marburg d. Lassa e. Febre purpúrica brasileira	x	
14	a. Doença aguda pelo vírus Zika		x
	b. Doença aguda pelo vírus Zika em gestante	x	
	c. Óbito com suspeita de doença pelo vírus Zika	x	
15	Esquistossomose		x
16	Evento de Saúde Pública (ESP) que se constitua em ameaça à saúde pública	x	
17	Eventos adversos graves ou óbitos pós-vacinação	x	
18	Febre amarela		x
19	a. Febre de Chikungunya		x
	b. Febre de Chikungunya em áreas sem transmissão	x	
	c. Óbito com suspeita de febre de Chikungunya	x	
20	Febre do Nilo Ocidental e outras arboviroses de importância em saúde pública	x	
21	Febre maculosa e outras riquetsioses	x	
22	Febre tifoide	x	
23	Hanseníase		x
24	Hantavirose	x	
25	Hepatites virais		x
26	HIV/AIDS – Infecção pelo vírus da imunodeficiência humana ou síndrome da imunodeficiência adquirida		x
27	Infecção pelo HIV em gestante, parturiente ou puérpera e criança exposta ao risco de transmissão vertical do HIV		x
28	Infecção pelo vírus da imunodeficiência humana (HIV)		x
29	Influenza humana produzida por novo subtipo viral	x	
30	Intoxicação exógena (por substâncias químicas, incluindo agrotóxicos, gases tóxicos e metais pesados)		x
31	Leishmaniose tegumentar americana		x
32	Leishmaniose visceral		x
33	Leptospirose	x	
34	a. Malária na região amazônica		x
	b. Malária na região extra-amazônica	x	
35	Óbito: a. Infantil b. Materno		x
36	Poliomielite por poliovírus selvagem	x	

37	Peste	x	
38	Raiva humana	x	
39	Síndrome da rubéola congênita	x	
40	Doenças exantemáticas: a. Sarampo b. Rubéola	x	
41	Sífilis: a. Adquirida b. Congênita c. Em gestante		x
42	Síndrome da paralisia flácida aguda	x	
43	Síndrome respiratória aguda grave associada a coronavírus: a. SARS-CoV b. MERS- CoV	x	
44	Tétano: a. Acidental b. Neonatal	x	
45	Toxoplasmose gestacional e congênita		x
46	Tuberculose		x
47	Varicela – caso grave internado ou óbito	x	
48	a. Violência doméstica e/ou outras violências		x
	b. Violência sexual e tentativa de suicídio	x	

Assim, nas opções A (caxumba), C (caxumba e diarreia) e D (disenteria) não estão incluídas doenças de notificação compulsória.

BIBLIOGRAFIA

Associação Brasileira de Normas Técnicas. NBR 14280 – Cadastro de Acidentes do Trabalho. Rio de Janeiro: ABNT, 2001.

Bonita R, Beaglehole R, Kjellström T. Epidemiologia básica. 2. ed. São Paulo: Santos, 2010.

Braga R. Ética na publicação de trabalhos científicos. Rev Port Med Geral Fam [online] 2013; 29(6):354-56.

Brasil. Ministério da Saúde. Portaria 204, de 17 de fevereiro de 2016. Define a Lista Nacional de Notificação Compulsória de doenças, agravos e eventos de saúde pública nos serviços de saúde públicos e privados em todo o território nacional, nos termos do anexo, e dá outras providências. Diário Oficial da República Federativa do Brasil, Brasília (DF), 2016 fev 18; Seção 1:23.

Brasil. Ministério da Saúde. Secretaria de Ciência, Tecnologia e Insumos Estratégicos. Departamento de Ciência e Tecnologia. Síntese de evidências para políticas de saúde: diagnóstico precoce de cardiopatias congênitas/Ministério da Saúde, Secretaria de Ciência, Tecnologia e Insumos Estratégicos, Departamento de Ciência e Tecnologia. Brasília: Ministério da Saúde, 2017:44 p:il.

Conselho Nacional de Controle de Experimentação Animal – CONCEA. Diretriz Brasileira para o Cuidado e a Utilização de Animais para Fins Científicos e Didáticos – DBCA. Portaria 465, de 23 de maio de 2013. Disponível em: http://www.mct.gov.br/upd_blob/0226/226494.pdf.

Conselho Nacional de Saúde. Diretrizes e normas regulamentadoras de pesquisas envolvendo seres humanos. Resolução 196/96.

Demarzo MMP, Aquilante AG. Saúde escolar e escolas promotoras de saúde. In: Programa de Atualização em Medicina de Família e Comunidade. Vol. 3. Porto Alegre: Artmed, 2008:49-76.

Fonseca SC, Coutinho ESF. Pesquisa sobre mortalidade perinatal no Brasil: revisão da metodologia e resultados. Caderno de Saúde Pública, Rio de Janeiro, 2004; 20(Sup 1):S7-S19.

Guidelines on authorship. International Committee of Medical Journal Editors. Br Med J (Clin Res Ed). 1985 Sep 14; 291(6497):722.

Guidelines on authorship. International Committee of Medical Journal Editors. [No authors listed].

Guimaraes TA. Rev Adm Contemp, Curitiba, dez 2004; 8(4):I-II. Disponível em: http://www.scielo.br/scielo.php?script=sci_arttext&pid=S1415-65552004000400001&lng=en&nrm=iso. Acesso em: 16/03/2019.

ICMJE. International Committee of Medical Journal Editors. Disponível em: http://www.icmje.org/recommendations. Acessado em fev/2019.

Lansky S, Friche AAL, Silva AAM et al. Pesquisa Nascer no Brasil: perfil da mortalidade neonatal e avaliação da assistência à gestante e ao recém-nascido. Cad Saúde Pública 2014; 30(Suppl 1):S192-S207.

Lima-Costa MF, Barreto SM. Tipos de estudos epidemiológicos: conceitos básicos e aplicações na área do envelhecimento. Epidemiol Serv Saúde 2003 dez; 12(4):189-201.

Medronho RA, Bloch KV, Luiz RR, Werneck GL. Epidemiologia I. São Paulo: Editora Atheneu, 2009.

Runciman W, Hibbert P, Thomson R, Schaaf TVD, Sherman H, Lewalle P. Towards an international classification for patient safety: key concepts and terms. International Journal for Quality in Health Care 2009; 21(1):18-26.

Swaroop S, Uemura K. Proportional mortality of 50 years and above: a suggested indicator of the component health, including demographic conditions in the measurement of levels of living. Bull World Health Organ 1957; 17(3):439-81.

Índice Remissivo

A

Abortamentos, 18
- aspiração manual intrauterina (AMIU), 19
- Brasil, 22, 23
- inevitável, 22
- insuficiência istmocervical, 20
- precoce, 21
- retido, 21, 24, 25
Abscessos
- mamários, 331
- retromamário, 94
- tubovariano, 287
Acretismo placentário, 127
Acrônimo ASC-US, 378
Adrenarca precoce, 229
Agentes anti-hipertensivos na gestação, 178
Alojamento conjunto, 85, 95
Amamentação
- contracepção, 82
- ovulação, 87
Amenorreias, 249
Aminoácidos, 7
Aminoblastos, 8
Amniorrexe prematura, 70
Amnioscopia, 155
Androgênios, 227
Anencefalia, 184
Anorgasmia primária, 354
Anovulação crônica, 256
Anti-hipoglicemiantes orais, 181
Anticoncepção cirúrgica, 426

Anticoncepcionais, 244
Anticorpo
- anti-HBc, 49
- anti-HIV, 275
Antirretroviral, 245
Aparelho urogenital feminino, 209
Apresentação pélvica, 106
Aromatase, 225
Artéria ovariana, 212
Asma na gravidez, 160, 182
Aspiração manual intrauterina (AMIU), 429
Assimetrias mamárias, 330
Assistência
- pré-natal de risco habitual e de alto risco, 45
- puerpério, 82
Atonia uterina, 66
Atrofia vulvovaginal, 357
Avaliação
- crescimento fetal, 136
- vitalidade fetal, 67
Azoospermia, 340

B

Bexiga cheia no pós-parto, 82
Bioestatística, 480
Bioética, 468
Biópsia de mama, 368
Biossíntese hormonal placentária, 8
Blastocisto, 4, 9
Bloqueadores dos canais de cálcio, 179
Blues, 84, 95, 98

Bócio tireotóxico neonatal, 159
Braquiterapia de baixa taxa de dose, 203

C

Câncer
- endométrio, 389
- gestação, 199
- mama, 203
- ovário, 398, 402
- vulvar, 412
Candidíase, 269
Captopril, 178
Carcinogênese, 421
Carcinoma de mama, 360
Cefalosporinas, 173
Células de Sertoli, 211
Cesariana-histerectomia, 94
Chlamydia trachomatis, 269
Ciclo menstrual, 216
Cirurgias ginecológicas, 426
Cistometria, 446
Cistos mamários, 32
Citomegalovírus, 145
Citotrofoblasto, 3
- de ancoragem, 5
Climatério, 321
Clitóris, 211
Colestase intra-hepática da gestação, 48, 156, 161
Colo uterino, câncer, 377
Compartimento superficial do períneo, 209
Conização do colo, 112
Contracepção na amamentação, 82, 85
Contraceptivos orais, 245
Controle glicêmico inadequado, 188
Corionicidade, 120
Cortisol, 8
Crescimento fetal, avaliação, 136
- intrauterino, restrição, 136
Culdoplastia de McCall, 427
Cumulus ovariano, 212

D

Defeitos do tubo neural, 190
Depressão pós-parto, 96
Derrame mamário, 359
Desacelerações intraparto, 67
Descarga papilar, 359
Desenvolvimento
- fetal, 3
- - testicular, 9
- puberal, 229
Deslocamento prematuro da placenta, 123, 191

Diabetes
- gestacional, 46
- - complicações, 167
- *mellitus*, 71
Diafragma urogenital, 211
Dietilestilbestrol, 227
Dilatadores osmóticos, 79
Discinesias, 102
Disforia
- gênero, 352
- puerperal, 95
Disfunção sexual, 356
Disgenesia gonadal pura, 241
Disgerminoma, 397
Dismenorreia, 294, 317, 399
Dispareunia, 356
Displasia, 380
Distócias
- de ombro, 107
- mecânicas, 102
Distúrbio do desejo sexual hipoativo (HSDD), 353
DIU, 86, 248
Diuréticos, 179
Doenças
- benignas
- - mama, 329
- - vulva, 412
- clínicas na gravidez, 154
- falciforme, 156, 162
- hemolítica fetal, 45
- infecciosas na gravidez, 168
- inflamatória pélvica, 283, 442
- malignas da mama, 359
- Paget, 424
- sexualmente transmissíveis, 147, 274
- trofoblástica gestacional, 37
Dopamina, 221
Dopplervelocimetria, 459
Dor pélvica, 293
Duloxetina, 452

E

Eclâmpsia, 197
Eixo hipotalâmico-hipofisário-gonadal, 231
Embriologia e desenvolvimento fetal, 3
Emergências obstétricas, 191
Enalapril, 178
Endométrio, câncer, 389
Endometriose, 293, 298, 399
Endoscopia ginecológica, 439
Entrelaçamento fetal, 117
Epidemiologia, 480

Escherichia coli, 171
Esteatonecrose, 334
Esterilização feminina, 246
Esteroidogênese, 223, 224
Estriol, 4
Ética médica, 468

F
Fármacos antimaláricos, 158
Fáscia de Scarpa, 213
Fascite necrosante, 434
Febre amarela na gestação, 170
- vacinação, 176
Fecundidade, 349
Fenômeno prozona, 278
Feto
- anencéfalo, 23
- grande para a idade gestacional, 105
Fibroadenolipomas, 334
Fibroadenomas, 333
Fisiologia menstrual, 215
Fístulas geniturinárias, 450
Flora vaginal, 270
Fórcipe obstétrico, 64
- Kielland, 102
Fraturas ósseas no recém-nascido, 104

G
Galactorreia, 257
Gamaglobulina anti-D, 45
Gemelaridade, 116
Genitália ambígua, 235
Gestação
- alteração do útero, 15
- atividade física, contraindicações, 16
- câncer, 199
- colestase intra-hepática, 48
- doenças
- - clínicas, 154
- - infecciosas, 168
- ectópica, 29
- exercícios físicos vigorosos, 14
- ganho ponderal deficiente, 16
- hábitos, 11
- IMC (índice de massa corporal), 16
- interrupção legal, 149
- modificações
- - fisiológicas, 11
- - mamárias, 11
- náuseas e vômitos, 192
- nutrição, 11
- pacientes cardiopatas, 167

- retenção de líquido, 13
- sinais de probabilidade, 14
- síndrome do túnel do carpo, 17
- sistema cardiovascular, 12
- terapêutica medicamentosa, 176
- vacinação, 47
- vícios, 11
Glibenclamida, 166, 181
Glomerulonefrites, 174
GnRH hipotalâmico, 215

H
Hábitos na gestação, 11
Hamartomas, 334
Hemangiomas, 261
Hemorragias da segunda metade da gestação, 122
Hepatite B, 168
Hérnia diafragmática, 462
Herpes genital, 275
Hidropisia fetal, 183
Hidrossalpinge, 348
Hiperêmese gravídica, 54
Hiperprolactinemia, 250, 255
Hipotireoidismo
- crônico, 231
- primário, 154, 181
Hipoxemia do sistema nervoso central fetal, 72
Histerectomia vaginal, 427
Histeroscopia, 439
Histerossalpingografia, 345
HIV, paciente portadora, 92
HPV (papilomavírus humano), 276
- contaminação do recém-nascido, 52
- diagnóstico, 379
- vacina, 277

I
Implantes de silicone mamários, 374
Incisura protodiastólica, 459
Incontinência urinária, 454
Índice de Bishop, 77, 79
Indução do parto, 76
Infecções congênitas, 144
Infertilidade conjugal, 337
Inibidores seletivos dos receptores de serotonina, 98
Inibinas, 217
Injeção intracitoplasmática de espermatozoides, 346
Inseminação intrauterina, 346
Inserção baixa da placenta, 5
Insinuação do polo cefálico fetal, 106
Insuficiência istmocervical, 20, 26
Interrupção legal da gestação, 149

Inversão uterina no pós-parto, 195
- tratamento, 195

J
Junção escamocolunar (JEC), 377

L
Lactação, 84
Lactogênese, 86
Lactogênio placentário, 4
Lactopoese, 86
Laparoscopia, 442
LH, 219
Libido, diminuição, 353
Linfócitos T-CD4+, 170
Linfonodos axilares, 375
Líquen escleroso, 413
Líquido amniótico, 8
- propriedades antibacterianas, 68
- volume, 67
Lúpus eritematoso sistêmico, 157, 163

M
Malformações
- fetais, 183
- - aconselhamento em medicina fetal, 183
- - anencefalia, 184
- - defeitos do tubo neural, 190
- - hidropisia fetal, 183
- - onfalocele, 188
- - trissomia do cromossomo 13, 187
- - ventriculomegalia, 185
- genitais, 239
- müllerianas, 242
Mamas
- câncer, 203
- doenças benignas, 329
- propedêutica, 368
Mamogênese, 86
Mamografia, 374
Manobra
- B-Lynch, 96
- McRoberts, 197
- Taxe, 89, 195
Massa ovariana, 395
Mastalgia, 330
Mastite puerperal, 97, 100
Medroxiprogesterona, 246
Menopausa, 227, 322
Menstruação, 215
Metformina, 166
Metildopa, 179

Metronidazol, 273
Metotrexato, 29
Minipílula, 247
Miomas, 425
Miomatose uterina, 304
Miomectomia, 97
Mola hidatiforme, 26, 37, 38
Mortalidade materna, 166
Mórula, 9

N
Náuseas e vômitos na gestação, 192
Nutrição na gestação, 11

O
Oncogênese, 421
Onfalocele, 188
Oogênese, 218
Orgasmo, disfunção, 355
Osteoblastos, 224
Osteoclastos, 224
Osteoporose, 325
Ovário, câncer, 398, 402

P
Pancreatite na gestação, 156, 162
Papiloma intraductal, 335
Parto, 56
- indução, 76
Perfil biofísico fetal, 68
Pesquisa, metodologia, 480
PET-CT, 202
Pielonefrite, 173
Placenta, 4
- acreta, 93
- descolamento prematuro, 123
- inserção baixa, 5
- prévia, 46, 123
Planejamento familiar – métodos
    anticoncepcionais, 244
Pneumonia, 179
Pós-datismo, 81
Pós-operatório, complicações, 434
Pré-eclâmpsia, 12, 71
Prematuridade, 110
- prevenção, 51
Probóscide, 186
Progesterona, 4, 6, 8, 218
Prolactina, 4, 249
Prolactinomas, 257
Prolapso uretral, 261
Prostaglandinas, 77, 219

Pseudo-hermafroditismo masculino, 239
Puberdade
- feminina, 233-236
- precoce, 230
Puerpério
- assistência, 82
- imediato, 83, 87
- patológico, 92
Punção de macrocisto mamário, 370

Q
Queratinização da pele fetal, 6

R
Radioterapia, 420
Raloxifeno, 335
Recém-nascido, fraturas ósseas, 104
Refluxo gastroesofágico, 161
Regra de Naegele, 53
Regressão dos ductos paramesonéfricos, 211
Reserva ovariana, 338
Resposta sexual, 353, 355
Restrições de crescimento intrauterino, 136
Ritmo circadiano, 216
Rotura
- prematura de membranas ovulares (RUPRO), 112
- uterina, 79, 196
Rubéola, 146, 169

S
Salpingectomia, 214
Salpingite ístmica nodosa, 296
Sangramento
- genital, 260
- transvaginal, 37
- uterino anormal, 260
Secreção vaginal, 267
Sêmen, análise, 346
Septo vaginal transverso, 240
Sertralina, 180
Sexualidade, 352
Sífilis, 179, 280
Síndromes
- anticorpo antifosfolípide (SAF), 27
- antifosfolipídica, 48, 349
- Asherman, 258
- Bandl-Frommel, 126
- bexiga dolorosa, 449
- Fitz-Hugh-Curtis, 441
- HELLP, 193
- hiperandrogênicas, 249
- hipertensivas na gestação, 128

- Lynch, 422
- Marfan, 65
- Morris, 239
- ovários policísticos, 259
- pré-menstrual, 317
- Rokitansky-Kuster-Hauser, 241
- Swyer, 241
- transfusão feto-fetal, 116, 117
- Turner, 251
Sonda de Foley, 77
- contraindicações, 78

T
Terapêutica medicamentosa na gestação, 176
Terapia de reposição hormonal, 324
Tetraciclinas, 176
Tireoidite pós-parto, 95
Tônus fetal, 74
Toxoplasmose, 50, 52, 144, 148
TPM, 317
Trabalho de parto, 56
Traçado cardiotocográfico, 70
Transexualismo, 352
Tricomoníase, 270
Trissomia do cromossomo 13, 187
Trofoblasto, 3
Trombofilia adquirida, 48
Tromboflebite pélvica séptica, 99
Trombose venosa superficial na gravidez, 53
Tumores
- anexiais, 395
- Brenner, 422
- mama (filoides), 360
- ovário da granulosa, 202

U
Úlcera de Hunner, 447
Ultrassonografia, 459
Ureter, lesão distal, 428
Urgências obstétricas, 191
Uroginecologia, 446
Útero bicorno, 209

V
Vacinação na gestação, 47
- contra gripe, 180
- febre amarela, 176
- imunização, 178
Vagina, suprimento sanguíneo, 210
Vaginismo, 354
- tratamento, 355
Vaginite inflamatória descamativa, 272

Vaginose bacteriana, 267
Varicela-zoster, 50
Vasa prévia, 127
Ventriculomegalia, 185
Versão cefálica externa, 103
Vesícula vitelina, 460
Vícios na gestação, 11

Vitalidade fetal, avaliação, 67
Vitamina A, consumo excessivo, 190
Vítima de abuso sexual, 276
Volume do líquido amniótico, 67
Vulva, doenças benignas, 412
Vulvodínia, 357
Vulvovaginites, 267